Lymphedema Management

The Comprehensive Guide for Practitioners

Joachim E. Zuther, MLD
Founder, Educational Director
Academy of Lymphatic Studies
Sebastian, FL, USA
Co-founder, North American Lymphedema
Education Association (NALEA)

Steve Norton, CDT Certified Instructor, CLT-LANA
Executive Director, Norton School of Lymphatic Therapy
Matawan, NJ, USA
Co-founder, North American Lymphedema
Education Association (NALEA)

With the collaboration of
Jane M. Armer, John Beckwith, Michael Bernas, Joy C. Cohn,
Teresa Conner-Kerr, Janice N. Cormier, Kate D. Cromwell,
Linda A. Koehler, Marga F. Massey, Maureen McBeth,
Linda McGrath Boyle, Judith Nudelman, Nicolle Samuels,
Brad Smith, Sarah A. Stolker

頁	段／行	誤	正
277	左段／下から13行目	歩行できない	歩行できる
279	左段／上から7行目	膝関節	足関節
279	左段／上から22行目	分節	部分
309	右段／上から17行目	外性器に	鼠径部を
329	左段／上から21行目	弾性スリーブ	弾性ストッキング
332	左段／下から7行目	微小血管	微小脈管
333	左段／下から18行目	「組織拡張器」	「組織拡張」
335	図5.249 2箇所	胸部再建術	乳房再建術
336	右段／下から11行目	乳房御再建術	乳房再建術
345	左段／下から2行目	卒業性	卒業生
360	下から8行目	地位療法	治療法

リンパ浮腫マネジメント　正誤表　（2016年9月26日付）　　　　　　　　　　　　　　　　　　　　株式会社ガイアブックス

頁	段／行	誤	正
35	左段／上から18行目	膠透圧	膠浸圧
41	右段／下から4行目	リンパ浮腫は下肢	リンパ浮腫は体肢
47	右段／下から5行目	リンパ浮腫発症率	リンパ浮腫発症率(5%)
48	左段／6行目	主要な遺伝子型	主要な表現型
48	左段／9行目	リンパ浮腫症候群	リンパ浮腫ではない症候群
73	左段／上から16行目	体格指数	肥満指数
80	図3.28 タイトル	発症率	発症状況
80	図3.28 縦軸	生存者分布と機能評価	リンパ浮腫未発症者分布の評価
80	図3.28 横軸	le_time	リンパ浮腫診断までの期間
80	図3.28解説／上から3行目	4種類の方法の比較と生存曲線	4種類の方法を比較したリンパ浮腫未発症者の分析
80	右段／上から15行目	早期生存者解析投影	リンパ浮腫未発症者の早期解析投影
111	左段／下から1行目	脂肪リンパ浮腫	脂肪性リンパ浮腫
111	右段／上から12行目	脂肪細胞	脂肪組織
112	右段／上から7行目	脂肪リンパ浮腫	脂肪性リンパ浮腫
114	左段／上から12行目	輸送能は悪循環の発生と、	輸送能は、
114	左段／上から13行目	重圧による壁在性不全	重圧による弁性および壁在性不全
115	左段／下から13行目	周囲組	周囲組織
118	右段／下から15行目	疼痛のみられることが多い乳腺を含む体肢と体幹	下肢や、疼痛のみられることが多い乳腺を含む体幹
136	右段／上から16行目	超伸縮性包帯	高伸縮性包帯
158	表4.4 再建法	TRM	TRAM
158	右段／上から9行目	放射線後	放射線療法後
178	左段／上から3行目	(図5.197を参照)	(図5.19を参照)
211	左段／下から15行目	(Shin 2003)	(Shim 2003)
228	右段／上から2行目	罹患組織の圧迫は避ける	非罹患組織の圧迫は避ける
234	左段／上から17行目	外性器領域	その領域
237	図5.72	体肢	体幹
237	右段／下から3行目	負部	腹部
238	左段／上から10行目	呈つくる	呈する
238	左段／下から6行目	疾患深刻の評価	疾患進展の評価
239	右段／上から6行目	多重減少	重量減少
241	右段／上から6行目	リンパ液の	液の
242	右段／下から19行目	望みたい	望み難い
248	右段／下から5行目	2.5mm厚	2.5cm厚
250	右段／下から13行目	肢位などが通常の原因である	肢位などが再貯留の通常の原因である
251	左段／上から2行目	リンパ液は	液体は
261	左段／下から4行目	手の基の	手の基部の
273	左段／下から6行目	中趾指節間関節	中足趾節間関節

Lymphedema Management
The Comprehensive Guide for Practitioners

リンパ浮腫マネジメント
～理論・評価・治療・症例～

ヨアヒム E. ツター／スティーブ ノートン
Joachim E. Zuther／Steve Norton

監修・監訳
加藤 逸夫／佐藤 佳代子

翻訳
藤田 真樹子

Copyright © of the original English language edition
2013 by Georg Thieme Verlag KG, Stuttgart, Germany
Original title: Lymphedema Management:
The Comprehensive Guide for Practitioners 3/e by
Joachim E. Zuther and Steve Norton

イラスト：Anthony Pazos, AZ, USA

重要な注記
　医学は、日々絶えることなく進歩しています。研究や臨床経験によって、我々は、知識──とりわけ適切な治療、適切な薬物療法に関する新たな見識を常に深めています。本書が薬剤の用法や投与について言及する場合、それらに関する参考文献が本書の出版時点の知識に沿ったものであるよう、著者、編集者および出版者は全力を尽くしています。
　とはいえ、本書に書かれた用法の指示や投与形態について、出版者側が補償や責任を負うわけではありません。全てのユーザーが各薬剤の添付文書を注意深く調べ、医師や専門家に相談する必要がないか、添付文書に記載された投与計画や禁忌が本書の記述と異ならないか、チェックする必要があります。そうした確認は、めったに用いられない、あるいは、市販されて間もない薬剤を用いる場合は、特に重要です。用いられる投与計画または用法は全て、ユーザー自身のリスクと責任を伴います。

監修・監訳のことば

　圧迫療法、圧迫下の運動療法、徒手リンパドレナージ、スキンケアの4つのコアを持つ複合的理学療法（CDT）を中心とした保存的治療法は、あらゆる種類のリンパ浮腫に対する治療手段として、ゴールドスタンダードであることは広く認知されており、早期に診断して、早期から真摯にCDTに取り組むことで、重症化を防ぎ、よいQOLで生涯を過ごすことが望めるが、根治を得ることは困難で、生涯治療を続けなければならないとされてきた。

　リンパ浮腫の根治とは、損なわれたリンパ循環をルートの如何を問わず正常化し、圧迫療法を必要とせずに浮腫の消退した状態を持続することと定義できる。CDTで効果が期待できない症例の最後の治療手段と見なされていた従来の各種の減量手術（容積縮小手術）やリンパ誘導手術では、術後に十分なリンパ循環を維持できず、容積の縮小効果は一時的で、CDTの継続は不可欠であった。1990年代になって再登場してきたマイクロサージャリーによるリンパ管細静脈吻合術において、根治例がみられるようになり、リンパ浮腫の根治の可能性を示唆するものとして注目されている。しかし、この術式も、術前及び術後早期にはCDTが欠かせず、吻合に使用したリンパアンギオンの自動運動能が回復しない進行した症例では著効は期待できない。現時点でも、リンパ浮腫治療におけるCDTのゴールドスタンダードの地位には何ら揺るぎはなく、それを中心とした保存的治療の一層の啓発と普及が望まれるところである。

　本書の著者二人は優れた認定リンパ浮腫療法士（CLT）であるとともに、各々養成校を運営して多くのCLTを養成してきた高名な教育者である。2013年に出版された本書第3版では、多くの臨床家が参加して、基礎から臨床に亘って大幅な改訂がなされている。医学は日進月歩の世界であり、リンパ系の生理学や病態生理学の最先端研究の情報を本書から読み取ろうとすることは、本書の副題目が示すように、当然本書の意図するところではない。リンパ浮腫の発症には様々な因子が関連しており、症例に応じた対応が必要であるが、本書には実に豊富な症例が提示され、対策が示されている。リンパ浮腫の治療は、手術的治療も含めて、統合的（集学的）治療である事を改めて感じさせられる。本書の「運営」の項目なども、我が国の現状と比較して興味深い。本書では、科学的な説明も難しすぎる書かれ方はされておらず、CLT養成校のテキストや、教室から臨床への架け橋にとどまらず、リンパ浮腫の診療に携わる全ての医療関係者にとってこの上ない良書であると確信している。関係各位の座右の書のひとつに加えられ、活用されることを願って止まない。

　我が国ではCDTのさらなる普及と発展を願って、2012年にリンパ浮腫に関連する4学会（日本脈管学会、日本リンパ学会、日本静脈学会、日本血管外科学会）が協力してリンパ浮腫療法士認定機構を立ち上げ、医師、看護師、理学療法士、作業療法士、あん摩マッサージ指圧師、柔道整復師などを対象に年2回のセミナーとリンパ浮腫療法士認定試験を行ってきた。本機構には2014年から日本フットケア学会も加わっている。3年が経過して全国都道府県からくまなく認定リンパ浮腫療法士（LT）が誕生し、2015年1月現在768人に達している。この認定試験の受験者にとっても、本書は良き参考書になると思われる。5年ごとの更新試験で努力しないLTは淘汰され、我が国のCDTの質の向上が期待される。米国には多くのLT養成施設があり、夫々の施設で独自のLTを認定していて、各施設認定LTの質の格差が問題となっているようである。

　共同監修・監訳者の佐藤佳代子さんは、略歴からもうかがえるように日本を代表するLTの教育者であるが、CDTのメッカとも云うべきフェルディ学校、フェルディクリニックに認定されたインストラクターの資格を持つほか、徒手リンパドレナージの源流であるボッダー式セラピストの資格も得ており、実技の解説の多い本書の読み合せは、実に楽しく勉強になったことを深く感謝している。

　本書の出版を取り上げられたガイアブックス社様、翻訳に当たられた藤田眞樹子様に心からお礼申し上げる。

社会医療法人　真泉会　今治第一病院
名誉院長　加藤　逸夫

日本語版 序文

　1999年、ドイツ留学から帰国した当初、日本ではリンパ浮腫という疾患や治療の重要性について十分に認識されておらず、完治は難しいものの致命的ではないとして、必要な治療が受けられる環境ではありませんでした。リンパ浮腫の治療に関わる臨床医の存在も一般的には情報が少なく、症状を抱えた患者の皆さんは、適切な医療になかなか辿り着くこともできず、大変ご苦労をされていました。

　近年、我が国においても、リンパ浮腫診療の普及はめざましい発展を遂げてまいりました。平成20年度診療報酬改定により「リンパ浮腫指導管理料」や「四肢リンパ浮腫の重症化を防ぐ弾性着衣の療養費支給」が保険適用として認められ、診断法の進歩、診療ガイドライン、療法士の整備など課題をひとつひとつ実現されようとしています。複合的理学療法が医療技術として評価され、保険収載されることが切望されるなか、今日に至る過程には先達の諸先生方の並々ならぬご尽力があり、この進展の流れを未来に繋げてゆくことが今後も大切な課題となります。

　本書は、長きにわたるアメリカ合衆国におけるリンパ浮腫診療の集大成といえる実践本となります。前半ではリンパ浮腫の病態や疫学、診断や評価方法、浮腫をきたす様々な疾患、治療について纏められ、後半では実際の日常診療においてよく遭遇するリンパ浮腫患者に対する具体的な治療指南がふんだんに紹介されています。とくに現場における執筆者の日々の豊富な臨床経験や難渋する症例への数々の工夫は、患者さんと向き合うリンパ浮腫療法士には身近な良書となることでしょう。

　実際のリンパ浮腫の症状には大幅な個人差があり、治療や指導にあたる際には個別に応じた対応が求められます。リンパ浮腫治療は長きにわたります。目の前の患者さんの生活環境や人生の夢や目標が尊重されながら、よりよい診療が実践されてゆくうえで本書が役立てられ、さらにリンパ浮腫への関心をもつ医療者が増えることを心より願っています。

学校法人後藤学園附属リンパ浮腫研究所
所長　佐藤　佳代子

第3版まえがき

癌治療後の続発性リンパ浮腫に焦点を当てた看護研究者である私にとって、『リンパ浮腫マネジメント〜理論・評価・治療・症例〜』第3版のまえがきを執筆させていただくのは名誉なことである。

米国では、リンパ浮腫の有病者が成人、小児を含め100万人を超えると推定されている。リンパ浮腫は支援や十分な治療を要する長期的な疾患だが、腫脹を小さくしその他の症状を管理するためにできることはたくさんある。この20年間、様々な分野の医師を含む多くの医療専門家が診療の一環としてリンパ浮腫の管理を行ってきた。

ヨアヒム E. ツター氏の執筆した『リンパ浮腫の管理』の初版と第2版が改められ(完全な解剖学、生理学、リンパ系の病理学;リンパ浮腫とその関連症状(静脈不全、脂肪浮腫、腋窩網症候群、創傷);管理の総合ガイド;複合的理学療法(CDT)の要素の説明;詳細な治療手順)、国際的に著名な執筆者によって項目が大幅に改訂された。拡充された内容としては:フィラリア症;リンパ浮腫に対する外科的および薬剤選択肢;浮腫とリンパ浮腫の違い;リンパ浮腫に関連する肥満;放射線により誘発される上腕神経叢障害;リンパ浮腫の栄養学的側面について;低出力レーザー治療;間欠的空気圧迫装置、弾性着衣の手入れ;エクササイズ;体幹のリンパ浮腫、診断が挙げられる。第3版への新たな寄稿者は、共著者のスティーブ ノートン氏、ジョーン ベックウィズ氏、マイケル ベルナス氏、ジョイ C. コーン氏、ジャニス N. コルミエ氏、ケイト D. クロムウェル氏、マーガ F. マッセイ氏、モーリン マクベス氏、リンダ マグラス ボイル氏、ジュディス ヌーデルマン氏、ニコル サミュエルズ氏、ブラッド スミス氏、サラ A. ストーカー氏、そして私である。

『リンパ浮腫の管理』は、米国内外でリンパ浮腫の教育者として名高いヨアヒム E. ツター、スティーブ ノートン両氏によって執筆、編集された。各養成校(アカデミー オブ リンパティック スタディ、ノートンスクール オブ リンパティック セラピー)のディレクターを務め、米国内の多くのリンパ浮腫療法士を指導し、CDTに20年以上も前に挑戦した方々である。執筆者として加えられたメンバーはいずれも高名な臨床家であり、そのほとんどが珍しい部位(体幹、頭頸部、外性器、神経障害、ステージ3の四肢)のリンパ浮腫を有する患者の治療やこの分野の研究者のための特別なワークショップを開催している。

療法士は、複雑な診断を受けた進行期患者に基本的なCDTを施行する上で具体的かつ実用的なヒントを必要とする。この第3版は、現在利用できる限定的なリソースを補う有益な一冊である。著者は、治療の成功を導くためのエビデンスに基づく経験的な最新のテクニックにも言及している。本書は、第一線のこれらのスクールで開講されるCDT認定コースのためのガイドとして、新たに養成されるリンパ浮腫専門家のためのテキストとして使えるよう構成されている。従って、この第3版には、現役の療法士には特に関心の高い新しい項目、前版までに掲載された項目の更新、体肢の浮腫やまれに見られるその他の腫脹を有する患者および麻痺患者におけるCDTの施行の実践ガイドが含まれている。いくつかの項目に、「方法」という見出しで技術的なガイドラインを盛り込んだ。現役のリンパ浮腫専門家であればきっと本書に興味を持ち、本書が他書よりも正確かつエビデンスに基づき、だが難しくはなく、科学的に濃密すぎないということに気づかれることだろう。本書は、教室から臨床現場への架け橋となり、実践において引き続き参考としていけるものである。

基本的なおよび複雑な症例におけるCDTの施行のための実用的なガイドラインを提供することに加え、本書はリンパ浮腫のケアにおける問題や複雑性を理解するために十分な概要を、研究者や医師、その他医療専門家向けに提供する。療法士、医師、教育者、研究者らの理解をより深めるため、フルカラーの多数の挿絵、図および写真でいくつかの重要なポイントが強調されている。編集者らの深遠な知識と豊富な経験が本書のいたるところで発揮されている。

療法士の背景や環境に関わらず、リンパ浮腫の管理の主な目的はリンパ浮腫の状態をよりよく理解し、患者の最適な健康と機能の状態を取り戻すことを手助けすることである。著者も同じ思いであろう。このような医学的文献を世に送りだしてくれた素晴らしい同僚である、ヨアヒム E. ツター氏とスティーブ・ノートン氏を心から讃えたい。

ジェーン M. アーマー , PhD, RN, FAAN
Jane M. Armer, PhD, RN, FAAN

第2版まえがき

米国リンパ浮腫ネットワーク（NLN）の設立者兼常任理事として、この『リンパ浮腫マネジメント〜理論・評価・治療・症例〜』第2版のまえがきを書かせていただけることを光栄に思う。

私がヨアヒム E. ツター氏（ジョー）と出会ったのは、1995年にサンフランシスコで開催されたバンデージング・ワークショップの会場であった。リンパ系に興味を持った我々は、知識が不足し困惑していたと同時に、次のようなビジョンを描いていた。それは、この興味深い分野の認識を広めるとともに専門家を養成すること、様々な基礎原因により四肢が膨脹した無数の患者を支援し、救うこと、そして最も重要なこととして、この患者を消耗させる症状に対して十分な治療を施すこと、であった。

その後、これらの多くのビジョンを現実のものにしていった。特に、数千名もの公認のリンパ浮腫療法士が誕生し、様々な分野の医師が強い関心を示すようになり、学術機関における基礎研究および臨床研究が著しく進歩し、医学系の査読審査誌で発表されるようになった。

ジョーは新しい情報を広めることによりリンパ浮腫に関する世間の関心を高めたばかりでなく、数千名もの理学療法士、作業療法士、看護師、マッサージ療法士、医師の研修を行うアカデミー オブ リンパティック スタディの設立を通して専門家の教育にも大きく貢献している。その結果、米国には数百カ所ものリンパ浮腫クリニックが大学や病院、リハビリテーションセンターに設置されている。多数の医師がこれまでの医療にリンパ系を取り入れている。だがジョーは、米国の医学スクールでリンパ系の科目が最低限しか教えられていないことを認識した。そこで、全分野の教育機関のための教科書を作成することが絶対に必要であることを悟った。

ジョーが2005年に初版を出版するとまもなく、リンパ浮腫のコミュニティにとって優れた財産となり、リンパ浮腫クリニックや養成課程、その他医療現場で広く用いられるようになった。本テキストは分かりやすく記され、うまく構成されており、素早く参照できるよう各章ごとに色分けされたタグが付けられている。各章は論理的な構成になっていて、解剖学に始まり、その後はリンパ系の生理学と病態生理、併存疾患と治療が続き、また、運営や資料のことにも触れている。全体に配備された図表や写真が本書をより確かなものとしている。優れた用語集によって専門用語がすぐに見つけられる。

初版の出版から4年間で、リンパ系をより深く学ぶ療法士や研究者がこれまで以上に高度な知識を身に付け、リンパ系に影響し腫脹をきたす併存疾患が新たに特定し、リンパ系の教育に重要な新しい情報を加えることが必要となった。

初版の章の一部を更新および改訂し、様々な話題に関する新たな項目や最新情報を付け加える必要を認識したジョーは、第2版の出版準備のため編集に取り掛かった。

腋窩網症候群について扱うため、この正体不明の現象に関する解剖学、生理学、評価および治療について説明する新たな章を加えた。また新版には、クリッペル トレノーネイおよびパークス ウェーバー症候群についても記載する。クリッペル トレノーネイ症候群は、誤解が多くきちんと治療されないことの多い、血管系およびリンパ系の異常で、リンパ浮腫クリニックで診察される場合が多い。創傷に関する章は改訂し、一般的な皮膚変化や慢性のリンパ浮腫に関連する創傷の種類について詳しく扱う。

友人でもある我が同僚のジョー ツター氏の長年の専心、揺らぎのない信念、そして第2版の著作活動に敬服する次第である。

サスキア R. J. サイアデンス
Saskia R. J. Thiadens

第3版序文

　本書は、リンパ浮腫治療の分野の発展の証であり、現役のリンパ浮腫療法士およびリンパ浮腫に関わる人々に特に有用となるものである。多数出版された初版と第2版は、世界中の数多くの療法士と患者の皆さんのお役に立てることができた。とりわけ、複合的理学療法（CDT）を実績的かつ有効に適用して様々な臨床症状を治療するための具体的で高度な専門的ガイダンスを含むリソースはアメリカの療法士には提供されていない。非常に優れた経験豊富な様々な専門家が本書の編集のために結集し、それぞれが抱える数百もの症例をもとに、広範で有効な豊富なアドバイスへと反映させた。

　新たに加えられた項目としては、リンパ浮腫のテーピング、遺伝学および造影法、創傷、麻痺した体肢および進行期病変の患者における圧迫療法が挙げられる。頭頸部および体幹の腫脹、病的肥満、緩和的治療を受ける患者の治療、さらに、判断の難しい種々の原発性および続発性リンパ浮腫に対する特殊な治療についても追記した。また顕微鏡下リンパ管手術とリンパ浮腫の外科的治療の転帰の概要についても項を割いた。認定リンパ浮腫療法士（CLT）向けの腫瘍学的リハビリテーションの項では、癌生存率の展望の変化を考慮して、重要な追加事項を記載する。最後に、現患者や今後の患者がさらに多くの恩恵を受けられるよう、生活の質、浮腫の検出および確認の方法を現在の研究の観点とともに記述する。

　拡充した項目としては、発泡体パッドを用いた上肢および下肢のバンデージ、弾性着衣および包帯を用いる際の臨床的検討事項と注意の指示、外性器の徒手リンパドレナージ（MLD）およびバンデージ技術のステップ、弾性着衣の選択と適用に関する見解が挙げられる。リンパ浮腫の効果的な治療に関連する全身の様々な合併症に対するCDTの適用についてより大きく取り上げ、患者評価、早期発見・管理、リスクの軽減、エクササイズ、および、医師の視点から見たリンパ浮腫診断について大々的に改めた。さらに、腋窩網症候群、クリッペル　トレノーネイおよびパークス　ウェーバー症候群および創傷のケアに関しても本版で改めた。

　私がこの20年間仲間として尊敬し、国内で多くの療法士を育成してきた第3版の共著者には、いくら感謝してもしきれない。共通のビジョンを持つことで、我々の運営する2つの養成校は共に、個々の教育課程のテキストとして本書を用いることとなる。我々の協力によって、CDTの基準と集積された総合的なエビデンスベースに対する敬意が深まり、その優れた成果を証明できることを願っている。また、我々の提携により、医師の関係とその責任性が強化され、リンパ浮腫を中心とする施設の密な連携が進歩することも期待している。それには、高度な技能を持つリンパ浮腫療法士（セラピスト）を認定する育成者の連携と専心、協力が欠かせない。我々は、リハビリテーション療法全般の中の専門家として、リンパ浮腫療法の弱点についても痛感している。最後になったが、患者に受け入れられる安全な治療を将来的に確立し、リンパ浮腫のつらい症状の軽減におけるCDTの有効性を証明していくことを主な目標として取り組んでいく所存である。

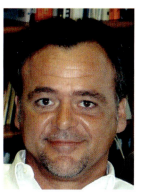 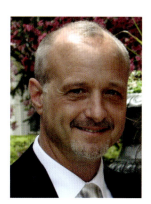

ヨアヒム　E. ツター　　　　スティーブ　ノートン

第2版序文

3年の間に第2版を出版するに至ったことを光栄に思っている。初版が多数売れたということは、リンパ学への関心が高まった証拠である。

最新の所見を反映し、すべての執筆者が各章に変更を加えた。第1章(循環器系、リンパ系の発生学)、第3章(病理学、段階、治療アプローチ)の脂肪浮腫の項目、および、第5章(予防)に追記した。

第3章の腋窩網症候群(Cording Syndromeとも呼ばれる)、並びに、第5章のクリッペル トレノーネイおよびパークス ウェーバー症候群の追記は、リンダ A. ケーラー氏による。

ヨアヒム E. ツター

謝 辞

2005年に本書の初版を出版してから此の方、長くも心躍る日々を過ごしてきた。前2版と新版の『リンパ浮腫管理』に並々ならぬご協力をくださった同僚・友人の皆様に深く感謝申し上げる。

リンパ浮腫コミュニティ、並びに、リンパ系とその疾患および機能不全、現在用いることのできる介入的方法によるリンパ浮腫とその関連症状の管理方法についてよりよく学びたいと考える人々にとって、本書を価値のあるリソースとするために、関係各位のご協力は欠かせないものであった。

2004年に本書初版を監修してくださったヘザー ヘットリック氏(PT、PhD、CWS、CLT、ニューヨーク大学理学療法学科の臨床准教授)には大変感謝している。同氏の多くの鋭いご指摘とご提案のおかげで、本書の質が高められた。

Thieme Publishers社(米ニューヨーク、独シュトゥットガルト)の編集者の皆様にも御礼申し上げたい。特に、アンジェリカ マリー フィンドゴット氏とアン ランパ タ氏の素晴らしいご協力と忍耐のおかげで、これまでの3版の本を制作することができた。

第2版の前書きを執筆していただいた、サスキア R. サイアデンス氏(RN、国際リンパ浮腫ネットワークの設立者兼ディレクター)にも深く御礼申し上げる。サスキアはリンパ浮腫の権威の一人であり、リンパ浮腫の教育、治療、研究、米国内外での啓発のためこの20年間奔走を続けている。

第3版の前書きの執筆とその他有益な加筆に貴重な時間を割いてくださった、ジェーン M. アーマー氏(PhD、RN、FAAN、シンクレア看護学科教授、エリス・フィッシェル癌センター ナーシングリサーチ ディレクター、米国リンパ浮腫フレームワーク実行委員長)にも心から感謝したい。

最後に、米国の偉大なリンパ浮腫教育者の一人であり、長年尊敬する私の友人、スティーブ・ノートン氏には、共著者として本第3版の執筆にご協力いただき、そして今後もお力添えいただけるであろうことに大変感謝している。この分野における彼の豊富な経験と我々の共有するビジョンは、本書を非常に充実させるものである。

ヨアヒム E. ツター

寄稿者一覧

ジェーン M. アーマー、PhD、RN、FAAN
(Jane M. Armer)
シンクレア看護学校　教授
エリス フィッシェル癌センター付属
ナーシング リサーチ ディレクター
ミズーリ大学コロンビア校付属ノートンスクール オブ
リンパティック セラピー（米ミズーリ州）　顧問、講師

ジョーン ベックウィズ、PT、CLT-LANA
(John Beckwith)
ノートンスクール オブ リンパティック セラピー
主任インストラクター
LANA理事会　メンバー
聖心医療センター（米オレゴン州スプリングフィールド）
リンパ浮腫スペシャリスト

マイケル ベルナス、MS
(Michael Bernas)
アリゾナ大学（米アリゾナ州ツーソン）医学部外科
准科学研究員

ジョイ C. コーン、PT、CLT-LANA
(Joy C. Cohn)
ペン セラピー アンド フィットネス
リンパ浮腫チームリーダー
ノートンスクール オブ リンパティック セラピー
（米ペンシルベニア州フィラデルフィア）
上級主任インストラクター

テレサ コナー カー、PhD、PT、CWS、CLT
(Teresa Conner-Kerr)
エロン大学（米ノースカロライナ州エロン）
理学療法教育学科解剖学研究室
准教授・コーディネーター

ジャニス N. コルミエ、MD、MPH
(Janice N. Cormier)
テキサス大学付属M.D.アンダーソン癌センター
外科腫瘍学科（テキサス州ヒューストン）教授

ケイト D. クロムウェル、MS
(Kate D. Cromwell)
テキサス大学付属M.D.アンダーソン癌センター
外科腫瘍学科（テキサス州ヒューストン）

リンダ A. ケーラー、PT、CLT-LANA
(Linda A. Koehler)
フェアビュー医療センター（米ミネソタ州ミネアポリス）
リンパ浮腫プログラム
リンパ浮腫療法士

マーガ F. マッセイ、MD、CLT、FACS
(Marga F. Massey)
ナショナル インスティテュート オブ リンフォロジー
（米サウスカロライナ州チャールストン、ルイジアナ州
ニューオリンズ、ユタ州ソルトレークシティ、
イリノイ州シカゴ）
顕微鏡下乳房再建、リンパ浮腫ケア設立

モーリン マクベス、MPT、CLT-LANA
(Maureen McBeth)
ノートンスクール オブ リンパティック セラピー
主任インストラクター
マーシー医療センター付属センター フォー
レストラクティブ セラピーズ（米メリーランド州ボルチモア
ウェインズバーグ）　癌ケアプログラムマネージャー

**リンダ マグラス ボイル、
PT、DPT、OCS、CLT-LANA**
(Linda McGrath Boyle)
リハイバレー ヘルス ネットワーク
腫瘍学臨床チームリーダー
ノートンスクール オブ リンパティック セラピー
（米ペンシルバニア州アレンタウン）
主任インストラクター

スティーブ ノートン
(Steve Norton)
CDT臨床インストラクター、CLT-LANA
ノートンスクール オブ リンパティック セラピー
(米ニュージャージー州マタワン) 常任理事
北アメリカリンパ浮腫教育協会(NALEA) 共同設立者
リンパ浮腫＆創傷ケアエデュケーション(LLC)
共同創業者

ジュディス ヌーデルマン、MD
(Judith Nudelman)
ブラウン大学(米ロードアイランド州プロビデンス)
家庭医学臨床准教授

ニコル サミュエルズ、
MSPT、CLT-LANA、CWS、CKTP
(Nicolle Samuels)
ヘッグ メモリアル健康センター
(米アイオワ州ロックバレー)
リハビリテーション アンド ウェルネス サービス
ディレクター

ミーガン スキャライズ、OTR/L、CLT
(Meghan Scalise)
ドクターマーガ プラクティス グループ
治療ディレクター
リンパ浮腫コンサルタント

ブラッド スミス、MS、CCC-SLP、CLT
(Brad Smith)
言語病理学者
テキサス大学付属M.D.アンダーソン癌センター頭頸部
外科言語病理学部門 認定リンパ浮腫療法士
ノートンスクール オブ リンパティック セラピー
(米テキサス州ヒューストン)
専門家養成インストラクター

サラ A. ストーカー、MSPT、CLT-LANA
(Sarah A. Stolker)
リンパ浮腫リハビリテーション専門家
マーシー インテグレーティブ セラピー サービス
(米ミズーリ州セントルイス)
ノートンスクール オブ リンパティック セラピー
主任インストラクター

ヨアヒム E. ツター、MLD
(Joachim E. Zuther)
アカデミー オブ リンパティック スタディ
(米フロリダ州セバスチャン) 設立者、教育ディレクター
北米リンパ浮腫教育協会(NALEA) 共同設立者

目 次

監修・監訳のことば── 加藤 逸夫 ... V
日本語版 序文──── 佐藤 佳代子 ... VI
第3版まえがき ... VII
第2版まえがき ... VIII
第3版序文 ... IX
第2版序文 ... X
謝辞 ... X
寄稿者一覧 ... XI

1 解剖学　1

循環器系　2
構成要素 ... 2
体循環 ... 2

リンパ系　3
リンパ系の発生と発達 ... 3

局所解剖学　4

構成要素　4
リンパ液 ... 4
リンパ負荷物質 ... 4
リンパ管 ... 5
リンパ組織 ... 10

リンパ分水嶺　13
矢状面分水嶺 ... 13
水平面分水嶺 ... 15
体幹と体肢の間の分水嶺 ... 15

領域間吻合　16

各部位におけるリンパ排液と局所リンパ節群　16
頭皮と顔のリンパ排液 ... 17
頸部のリンパ排液 ... 17
体幹のリンパ排液 ... 19
上肢のリンパ排液 ... 20
下肢のリンパ排液 ... 23

推奨文献　27

2 生理学　29

心臓および循環　30

血圧　31
毛細血管内圧 ... 32

毛細血管を介した物質交換　33
拡散 ... 33
浸透および浸透圧 ... 34
膠質浸透および膠質浸透圧 ... 35
ろ過および再吸収 ... 35

リンパ系の生理学　38
時間当たりのリンパ液量およびリンパ系の輸送能 ... 38
リンパ系の安全弁機能 ... 38

リンパ系の不全　39
機能的不全 ... 39
機械的不全 ... 40
混合型不全 ... 40

浮腫とリンパ浮腫の区別　41
浮腫 ... 41
リンパ浮腫 ... 41

スターリングの水分平衡の理解　42

推奨文献　43

3 病理学　45

リンパ浮腫　46
定義 ... 46
リンパ浮腫の発症率 ... 46
乳癌以外の癌患者におけるリンパ浮腫の発症率 ... 47
リンパ浮腫の遺伝学 ... 48
リンパ浮腫の発症原因 ... 49
リンパ浮腫の段階 ... 55
重症度に基づくリンパ浮腫の分類 ... 58
リンパ浮腫の増悪因子 ... 58
回避機構 ... 59

リンパ浮腫における合併症 60
腋窩網症候群 64
リンパ浮腫が生活の質に及ぼす影響 67
リンパ浮腫の診断 71

リンパ浮腫の評価　75

リンパ浮腫の研究：
測定および発症の評価における課題 79
放射線誘発性の上腕神経叢障害およびリンパ浮腫 87
リンパ系の画像診断 89
リンパ浮腫の治療方法 92

慢性静脈不全とリンパ静脈不全　98

慢性静脈不全の定義 98
血栓後症候群 98
下肢における静脈の動力学 98
CVIの病態生理 98
CVIの段階 99
合併症 100
評価 101
治療方法 101

創傷および皮膚病変　102

慢性リンパ浮腫に関連する
一般的な皮膚の変化と創傷の種類 103
創面環境調整 108

脂肪浮腫　111

定義 111
原因と自然経過 111
脂肪浮腫の病理学および病態生理 111

段階 111
評価 112
治療方法 112
侵襲的治療法 113

外傷性浮腫　113

定義 113
病態生理 113
リンパ系における炎症の影響 113
治療方法 114

炎症性リウマチ　115

定義 115
滑膜性関節の解剖学 115
病態生理 116
リンパ系における影響 116
治療方法 117

反射性交感神経性ジストロフィー　117

定義 117
病理学および段階 117
リンパ系との関係 118
治療方法 118

周期性特発性浮腫　118

複合的理学療法 118

参考文献　119

推奨文献　122

4　複合的理学療法　127

歴史と背景　128

リンパ系の発見 128
複合的理学療法の発展 128

複合的理学療法の目標　129

複合的理学療法の構成要素　129

徒手リンパドレナージ 129

圧迫療法　135

圧迫療法の効果 135
ラプラスの法則 136
弾性包帯 136
弾性着衣 137

運動とリンパ浮腫　146

呼吸エクササイズ 147
抵抗エクササイズ 147
リンパ浮腫のための有酸素運動 148

皮膚と爪の手入れ　149

リンパ浮腫管理における2期のアプローチ　150

集中治療期 150
自己管理期 152

リンパ浮腫のための文書記録　153

癌生存者のための複合的理学療法　154

はじめに 154
手術 156
放射線療法 157
乳房放射線治療 159
化学療法 159
標的療法 160
安全な複合的理学療法介入のためのガイドライン ... 160
まとめ 161

参考文献　162

推奨文献　163

5 治療

全般的な検討事項 ... 166

各部位における基本的な徒手リンパドレナージの施行 ... 166
側頸部および顎下領域 ... 167
簡略的な頸部の手順 ... 167
後頸部および後頭部 ... 168
顔 ... 168
後胸部 ... 169
腰部 ... 170
前胸部 ... 170
腹部（浅部および深部への施術） ... 171
上肢 ... 173
下肢 ... 174

治療の手順 ... 176
体幹のリンパ浮腫 ... 176
片側性続発性上肢リンパ浮腫 ... 178
両側性続発性上肢リンパ浮腫 ... 179
片側性続発性下肢リンパ浮腫 ... 181
両側性続発性下肢リンパ浮腫 ... 183
片側性原発性下肢リンパ浮腫 ... 184
両側性原発性下肢リンパ浮腫 ... 186
外性器リンパ浮腫 ... 187
静脈リンパうっ滞性浮腫 ... 189
脂肪性リンパ浮腫 ... 190
頭頸部リンパ浮腫 ... 191
小児リンパ浮腫 ... 208

リンパ浮腫のための弾性テーピング ... 211
概要 ... 211
適応および禁忌 ... 211
準備および材料 ... 211
応用 ... 212
弾性テーピングの患者指導 ... 213
除去 ... 214

リンパ浮腫の一般的な合併症の治療戦略 ... 215
外科的瘢痕 ... 215
減量手術による瘢痕 ... 215
角質増殖症 ... 217
病的なひだ ... 218
悪臭と悪臭防止 ... 219
真菌感染 ... 220
放射線性外傷 ... 220
乳頭腫 ... 222
リンパ小胞およびリンパ瘤 ... 223
側副静脈 ... 223
体肢の麻痺 ... 224
自己誘発性リンパ浮腫（人為的、人工的） ... 225
悪性リンパ浮腫 ... 225
蜂巣炎 ... 226

複合的理学療法のプロトコールのバリエーション：原発性および続発性リンパ浮腫 ... 226
原発性リンパ浮腫患者への適用 ... 226
続発性リンパ浮腫患者への適用 ... 232

終末期患者への複合的理学療法の施行 ... 234
現実的な目標の設定 ... 234
複合的理学療法の各手順の利点と制約 ... 235
複合的理学療法による全身性浮腫の管理 ... 237
結論 ... 238

脂肪浮腫の管理：診断および患者プロファイルの理解 ... 239
誤った知識と誤診 ... 239
心理学的観点および個人の性格 ... 239
脂肪浮腫の特定および治療の適用 ... 239
治療のための実用的ガイドライン ... 241
代替療法 ... 242
弾性着衣 ... 243

弾性包帯の施行 ... 243
必要な材料 ... 244
リンパ浮腫の包帯法：発泡体パッドの選択 ... 247
リンパ浮腫の包帯法：実用的ガイドライン ... 250
上肢の包帯法 ... 253
下肢の包帯法 ... 256

発泡体パッドを用いた包帯法の手順 ... 261
発泡体パッド用いた腕への包帯法手順（詳細） ... 261
発泡体パッド用いた下肢の包帯法手順（詳細） ... 271

外性器リンパ浮腫の治療 ... 280
続発性外性器リンパ浮腫 ... 280
原発性外性器リンパ浮腫 ... 280
リンパ浮腫発症の素因 ... 281
合併症 ... 281
外科的療法 ... 281
保存療法 ... 282

体幹リンパ浮腫 ... 292
胸部のリンパ浮腫 ... 292
腹部のリンパ浮腫 ... 296

創傷がみられるときの包帯法 ... 297
使用上の注意および禁忌 ... 297
創傷の治療 ... 297
圧迫の適用 ... 298
まとめ ... 300

弾性着衣のための採寸法 ... 300
ストッキングとパンティストッキングのための測定 ... 300
アームスリーブのための測定 ... 302
手部と手指の弾性着衣のための評価 ... 303
頸部と顎の弾性ストラップおよびフェイスマスク ... 304

上胸部および乳房の弾性着衣 ... 305	患者の教育 ... 312
	認定リンパ浮腫療法士 ... 312
圧迫包帯法の代替法；正しい在宅ケアシステムを選択するための指針 ... 306	セルフバンデージ ... 312
	うっ滞除去エクササイズ ... 317
代替装具を用いる理由 ... 306	セルフMLD ... 320
重要な検討事項 ... 306	注意 ... 326
製品カテゴリー ... 307	リンパ浮腫と航空旅行 ... 330
代替装具の効果の最大化 ... 308	
患者の教育と長期的な圧迫療法 ... 308	**外科治療** ... 331
製品カテゴリー別に提案される修正 ... 309	リンパ浮腫の外科治療 ... 331
	認定リンパ浮腫療法士のための胸部および腋窩再建術の基礎 ... 332
病的肥満患者の管理における治療の検討事項 ... 309	
課題 ... 309	**参考文献** ... 337
装置 ... 309	
治療上の課題 ... 310	**推奨文献** ... 340

6 運営 ... 343

リンパ浮腫クリニックの開設 ... 344	**リンパ浮腫プログラムを開始するための備品** ... 345
スタッフ ... 344	
必要なスペース ... 344	**医療費償還制度および請求** ... 346
設備品 ... 345	CPTコード ... 347
市場の問題 ... 345	
	書類の見本およびテンプレート ... 348
	推奨文献 ... 362

付 録 ... 363

索引 ... 364

推奨文献

American Medical Association. CPT Look Up Page. https://ocm.ama-assn.org/OCM/CPTRelativeValueSearch.do? submit button = accept. Accessed September 5, 2012

Centers for Medicare and Medicaid Services. http://www.cms.gov. Accessed September 5, 2012.

Centers for Medicare and Medicaid Services. The Women's Health and Cancer Rights Act. https://www.cms.gov/Regulations-and-Guidance/Health-Insurance-Reform/HealthInsReformforConsume/downloads/WHCRA-Helpful_Tips_2010_06_14.pdf. Accesssed September 5, 2012

Electronic Code of Federal Regulations 14 CFR, Chapter 1, part 25, section 25-831. http://ecfr.gpoaccess.gov/cgi/t/text/text-idx?c=ecfr&tpl=/ecfrbrowse/Title14/14tab_02.

Electronic Code of Federal Regulations 14 CFR, Chapter 1, part 25, section 25-841. http://ecfr.gpoaccess.gov/cgi/t/text/text-idx?c=ecfr&tpl=/ecfrbrowse/Title14/14tab_02.

Lymphology Association of North America Certified Lymphedema Therapist Candidate information brochure. http://www.clt-lana.org. Accessed June 29, 2012

1 解剖学

循環器系 2
リンパ系 3
局所解剖学 4
構成要素 4
リンパ分水嶺 13
領域間吻合 16
各部位におけるリンパ排液と局所リンパ節群 16

循環器系

　循環器系または心血管系の循環では、心臓、血液および血管が複合的に機能し、身体中の器官や組織に酸素と栄養を供給し老廃物を運び去る。その重要な機能の中でも循環器系は、運動時に増大するエネルギー需要に合わせて血流を増大し、また、体温を調節している。外部の物質や生物が身体に侵入すると、循環器系は攻撃を受けている部位に白血球や抗体などの免疫系の疾患撃退物質を輸送する。また、損傷や出血があった場合に、循環器系が罹患部位に凝固作用のある細胞と蛋白質を送って止血し、治癒を促す。

構成要素

　心臓、血液および血管は、心臓をモーターとする循環器系を形成する3つの構成要素である。

心臓　心臓は、右心房、右心室、左心房、左心室の4つの部屋に分かれている。これらの部屋の壁は心筋と呼ばれる筋組織から成り、連続的かつリズミカルに血液を送り出している。こうした心臓のポンプ作用は心拍ごとに2段階で起こり、弛緩期には心臓は休息し、収縮期には心臓が収縮して、脱酸素化された血液を肺に送り込み(肺循環)、酸素化された血液を身体に送り出す(体循環)。各心拍の間、基本的に60-90mlの血液が心臓から送り出される。

血液　血液は、3種類の細胞で構成されている。酸素を運ぶ赤血球、病気と闘う白血球、血液を凝固させる血小板である。これらの細胞はすべて、血漿と呼ばれる液体に含まれ血管によって運ばれる。血漿は黄色味がかっており、水、塩、蛋白質、ビタミン、無機質、ホルモン、溶解ガス、脂質から成る。

血管　3種類の異なる血管が、複雑な管のネットワークを全身に形成している。動脈は心臓から血液を運び出し、静脈は心臓へ血液を運び込む。毛細血管は動脈と静脈の間をつなぐ微小な血管で、そこで酸素と栄養が身体組織に拡散される。血管の内部層(血管内膜)には、血液輸送のための滑らかな通路を作る内皮細胞が並んでいる。この内部層は結合組織(中膜)と、血管の拡張・収縮を可能にする平滑筋で囲まれている。

　動脈は、心臓から押し出される血液の圧力に耐えるべく、静脈よりも厚い壁を備える。動脈の壁には、より発達した平滑筋のシステムも備わっている。血圧が小さい静脈は動脈ほど筋組織が発達していない。そのため静脈には、心臓に向かう血流だけを可能にして血液の滞留を防ぐ一方向の弁がある。最も微小である毛細血管は顕微鏡でしかみることができない。毛細血管を10本並べても人間の毛髪ほどの厚みしかない。

　体循環は、酸素化された血液を心臓から(左心室を出発)大動脈を経由して肺を除く身体のすべての組織へと運び、二酸化炭素などの老廃物を含む脱酸素化された血液を心臓(右心房)へと戻す。肺循環は、この使用済みの血液を心臓から(右心室を出発)肺動脈を経由して肺へと運ぶ。肺では、血液が二酸化炭素を放出して酸素を吸収する。酸素化された血液はその後肺静脈を経由して心臓(左心房)へと戻り、体循環へと送られる。

体循環

　大動脈から小さな動脈が枝分かれして身体の様々な部位へと到達する。これらの小さい動脈は、細動脈と呼ばれるさらに小さい動脈へと枝分かれする。細動脈の分枝は徐々に細くなり、ついには毛細血管となる。血液が毛細血管へ到達すると血圧は大幅に低下する。

　毛細血管の壁は薄いため、血液からの酸素や栄養は組織や器官の細胞のすき間を満たす間質液という液に拡散する。溶けた酸素や栄養はその後、細胞膜を介して間質液から細胞へと入る。一方、二酸化炭素およびその他の老廃物は細胞を出て間質液中を拡散し、毛細血管の壁を経由して、血液へと入る。このように、血液は栄養を運び、毛細管を出ることなく老廃物を廃棄する。

　毛細血管は静脈端で静脈に移行し、細静脈と呼ばれる細い静脈を形成する。これらの静脈が順番に合流して徐々に大きい静脈を構成する。最終的に静脈は2つの大きな静脈へと集束する。下半身からの血液を流す下大静脈と上半身からの血液を流す上大静脈である。これら2つの大きな静脈が心臓の右心房で合流する。

　血圧は細動脈と毛細血管で散逸するため、静脈血は非常に低い血圧で心臓へと流れる。静脈に数センチの間隔で配列される一方向の弁によって重力に逆らう血流が可能になる。周囲の筋、例えばふくらはぎや腕の筋肉が収縮すると、血管は圧縮され心臓の方へ血液を押し戻す。一方向の弁が適切に機能していると、血液は心臓の方向にだけ流れ、戻ってしまうことはない。弁に欠陥があり血液の逆流が可能となった静脈は拡張し、ひどい場合には静脈瘤を形成する。

　リンパ系は、リンパ液が組織間隙から血流へと流れ込むことを可能にする補助経路の役割を果たす。リンパ液が静脈循環への途中でリンパ節を次々と通過することで、リ

ンパ液から不純物がろ過される（**図1.1**）。

心血管系は、リンパ系と密接に関わっている。2つの系の共通性を次に挙げる。
- 表在系、深部系、器官系
- 同様の脈管構造
- 白血球（いずれも単球とリンパ球が含まれる）
- 血漿（リンパ系はろ過された血漿を血流に戻す）
- 血清タンパク（リンパ系では低濃度）
- 心臓への共通の経路
- 感染や疾病から身体を保護

2つの系の主な違いを次に挙げる。
- リンパ系は閉鎖循環系ではない。従って、リンパ循環というよりもリンパ輸送と呼ぶ方が適切である
- リンパ系には中心のポンプがない
- リンパ輸送にはリンパ節による関所が備わる

リンパ系

リンパ系の発生と発達

リンパ系は妊娠5週目の末期に発達を開始する。リンパ管、リンパ節および脾臓が、中胚葉から形成される。

中胚葉は一次胚細胞の3つの層の中間層である。他の2つの層は外胚葉と内胚葉である。中胚葉は、結合組織、筋、骨、尿生殖器系および循環器系を含む複数の組織および構造を発生させる点で異なる。

リンパ系は静脈と密接に関連しながら独自に発達し、一部の胎児静脈のすぐそばの小さい盲端部から増殖を開始する（リンパ嚢）。これらのリンパ嚢は多数の静脈性毛細血管が集合することにより成長する。最初に静脈系との連結が失われ、後に嚢の形成によって回復する。従って、リンパ系は発達的には静脈系の分枝であり、リンパ管の内壁は内皮である。

リンパ嚢は間葉組織の融合と拡張から発達する。近接する間隙組織が2カ月目の最後までに、初期のリンパ系を構築する毛細リンパ管のネットワークへと融合する。ヒト胚には、リンパ管の由来となる6つのリンパ嚢がある。対になった頸部リンパ嚢および後部リンパ嚢と、対ではない後腹膜リンパ嚢および乳糜槽リンパ嚢である。リンパ嚢は、頸部から骨盤部の間で頭尾方向に発達する。乳糜槽を除くすべてのリンパ嚢は後期の段階で細長い結合組織の橋によって分断され、リンパ節群に変形する。乳糜槽の下部も同様に変形するが、上部は成熟した乳糜槽として残る。

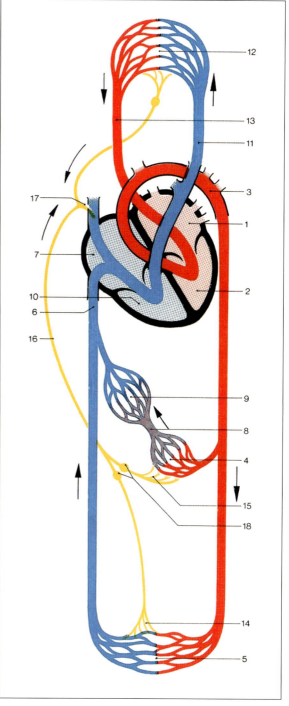

図1.1 循環系の器官 1. 左心房 2. 左心室 3. 大動脈 4. 腸の毛細血管ネットワーク 5. 他の器官の毛細血管ネットワーク 6. 下大静脈 7. 右心房 8. 門脈 9. 肝臓の毛細血管ネットワーク 10. 右心室 11. 肺動脈 12. 肺の毛細血管ネットワーク 13. 肺静脈 14. 表在および深部リンパ系 15. 腸のネットワークの排液を行うリンパ管 16. リンパ本幹 17. 静脈角 18. リンパ節

(Kahle W, Leonhardt H, Platzer W. Color Atlas/ Text Of Human Anatomy, Vol.2 Internal Organs. 4th edition Stuttgart- New York: Thieme: 1993より)

局所解剖学

リンパ系は表在系と深部系に分けられ、筋膜（皮膚とその下部組織にをつなぐ）にて隔てられている。表在系は皮膚と皮下組織の排液を担うのに対し、深部（筋膜下）リンパ系は筋組織、腱鞘、神経組織、骨膜および関節構造（体肢の遠位関節の一部は表在層を介して排液する）からのリンパ液を排液する。表在系の輸送管は皮下脂肪組織内に埋まっていて、深部系の輸送管は基本的に血管に伴走し、それらは同じ層に所属する。穿通する脈管が深部系と表在系をつなぐ。

内部器官のリンパ系は深部系に属する。

構成要素

リンパ系はリンパ液の生成と輸送を行うリンパ管、および、リンパ組織で構成されている（10ページの「リンパ組織」の項参照）。

リンパ液

間質液は、リンパ系にいったん入ると「リンパ（液）」と呼ばれる。リンパ液は、腸管系の排液を担うリンパ管でみられる濁った乳糜液（腸内リンパ管によって吸収された脂肪酸がリンパ液を乳白色に濁らす）を除き、無色透明の半流動性の液体である。

リンパ液は**リンパ負荷物質**(lymphatic loads)で構成されている。これはFöldiによる造語で、リンパ系を介して間質を出るすべての物質を総称したものである。

リンパ負荷物質

リンパ負荷物質には、蛋白質、水、細胞の成分や粒子、および脂肪が含まれる。

蛋白質　24時間内に、血液をめぐる蛋白質の半分以上が毛細血管（および後毛細血管小静脈）を出て間質腔（組織間隙）に移動する。従って、間質組織中の蛋白質濃度は血液中よりも常に低い。間質組織中の蛋白質は、細胞への栄養供給、免疫防御および血液凝固（フィブリノーゲン）に重要な仕事を果たす。また、脂質、無機質、ホルモンおよび老廃物の輸送も担っている。蛋白質は、膠質浸透圧差の維持などといった体液平衡にも重要な役割を果たしている（第2章「ろ過および再吸収」も参照）。

蛋白質は、毛細血管から血流に再び入ることはできない。

> 間質組織を循環する蛋白質は、リンパ系の働きによって血流に戻る。毛細リンパ管レベルにある細胞間の隙間（**図1.2および1.3**）により、大きい蛋白質分子の吸収が可能となる。

細菌の分解によって生じた蛋白質などの外来性蛋白質もリンパ負荷物質を構成する。

リンパ浮腫の症例において蛋白質が十分に戻らないことから起こる影響については第3章で述べる。

水　毛細血管系からろ過により排出される水の約10-20％が水のリンパ負荷物質となる。ろ過による残留物は、胸管、右リンパ本幹および静脈角から血液循環に戻され、その量は1日当たり最大2〜3ℓになる。だが、胸管および右リンパ本幹によって戻される3ℓほどの水よりもかなり大量のリンパ負荷物質が、体内で1日に産生される。リンパ節レベルの毛細血管がほとんどのろ過残留物を再吸収する（10ページの「リンパ節」を参照）。

リンパ負荷物質の水は身体の体液調節に重要な役割を果たし、他のリンパ負荷物質の溶媒の役目を担っている。

細胞および粒子　白血球（および場合により赤血球も）は持続的に毛細血管を出てリンパ管に吸収される。血流に戻るリンパ球の循環は、身体の免疫反応に重要な役割を果たす。

外傷や再生組織、さらには細菌や癌から生じた細胞断片も、リンパ系によって輸送される。癌細胞はリンパ系を利用してリンパ節や他の組織に転移する。

呼吸、消化、損傷によって身体に入るその他の粒子（様々な発生源からの埃、ごみ、カビ胞子、その他の細胞成分）もリンパ管に吸収されてリンパ節へ輸送され、そこで免疫反応メカニズムが活性化される。

脂肪酸　特定の脂質化合物は小腸の血管によって再吸収されず、乳糜管と呼ばれる小腸のリンパ管によって吸収される。乳糜管は、前述したリンパ負荷物質に加えて、脂肪酸と脂質化合物を血流に戻す。リンパ液に脂肪が含まれていると、通常は透明なリンパ液が乳白色になる。

リンパ管

リンパ管は、血液の供給されるあらゆる部位にみられる。その例外として、中枢神経系（CNS）が挙げられる。爪組織、角膜および毛髪にはリンパ管はない。

リンパ管は、毛細リンパ管、前集合リンパ管、集合リンパ管およびリンパ本幹に区別できる。以下の項で各リンパ管の特性について説明する。

毛細リンパ管

毛細リンパ管は、また文献においては起始リンパ管とも呼ばれ、リンパ排液系の始まりである。これらは、皮膚または粘膜の内皮下層の間質腔にある毛細血管の閉じた末端部のすぐそばから始まる（図1.2および1.3）。表在リンパ管系の毛細リンパ管は相互に連結され、身体表面全体を覆う**毛細リンパ管網**と呼ばれるネットワーク状の集合体を形成する。このリンパ管網の網目は、指（屈側）、手掌および足底ではさらに細かくなっている。

毛細リンパ管は毛細血管に似ているが明らかな違いがある。毛細リンパ管の方が毛細血管よりもわずかに大きく、内腔がいびつで、より透過性がある。この独特の構造により、毛細リンパ管は巨大分子（蛋白質など）も吸収できる。毛細リンパ管の平らな内皮細胞は単一の層に並んでいる。細胞間は連続的に結合し（**密着結合**：tight junction）、相互に密接するかまたは重なりあっている。内皮細胞のこの重複構造は入口弁を形成する（開放性結合：open junction）。このような構造をとることで、蛋白質、水およびその他の巨大分子物質が心血管系へ確実に戻される。

繋留フィラメントと呼ばれる半弾性線維が、毛細リンパ管の内皮下層にある微小線維ネットワークを周辺の結合組織とつないでいる（図1.3）。これにより、組織圧が高い状態でも毛細リンパ管を開いたままにすることができる。

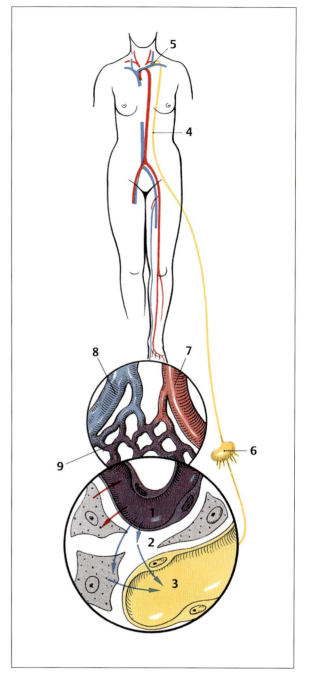

図1.2 リンパ液還流　1. 毛細血管　2. 間質組織　3. 毛細リンパ管　4. 大きいリンパ管（集合リンパ管およびリンパ本幹）　5. 静脈角　6. リンパ節、7. 前毛細血管細動脈　8. 後毛細血管静脈　9. 毛細血管
(Kahle W, Leonhardt H, Platzer W. Color Atlas/ Text Of Human Anatomy, Vol.2 Internal Organs. 4th edition Stuttgart- New York: Thieme: 1993より)

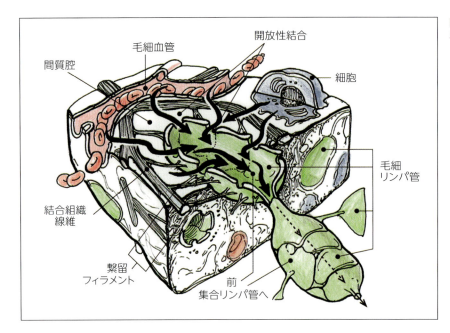

図1.3
毛細リンパ管と繋留フィラメント

> 毛細リンパ管の主な目的は、リンパ系にリンパ負荷物質を吸収すること、すなわち**リンパ生成**である。

前述したように、毛細血管のろ過物の最大20％が間質組織に残るため、間質液の容積と圧力は増大する。液が堆積するほど、結合組織線維が相互に引き伸ばされて、毛細リンパ管を周辺の線維ネットワークとつなぐ繋留フィラメントが引っ張られる。

繋留フィラメントがこの力を毛細リンパ管に伝え、今度は拡張して、内皮細胞の開放性結合がより開いて入口のようになる。毛細リンパ管の内腔（低圧力）と周辺組織（高圧力）との圧力差が吸収効果を及ぼし、組織液およびその他の成分を間質腔からリンパ系へ移動させる。

このリンパ負荷物質の方向性をもった流動は、毛細リンパ管の容量が限界になると止まる。この段階においては、毛細リンパ管内部の圧力が周辺の間質組織内の圧力よりも大きくなる。この圧力差によって開放性結合が閉じる。毛細リンパ管の開閉が、間質腔の液体の量に応じて機能する。これらの領域では、反復過程が、毛細血管への血液供給と毛細血管からの液体の限外ろ過と共に繰り返し行われている。

外部から結合組織を動かすことによって（第4章「徒手リンパドレナージ」も参照）繋留フィラメントを刺激して毛細リンパ管を開き、リンパ負荷物質をリンパ系により多く吸収させることもできる。

毛細リンパ管には弁はないため、リンパ液は毛細リンパ管網をどの方向にも自由に行き来できる。生理学的条件下では、わずかに大きな前集合リンパ管の抵抗の方が、毛細リンパ管の抵抗よりも低いため、液は毛細リンパ管から前集合リンパ管へ移動する。

前集合リンパ管

前集合リンパ管は毛細リンパ管と集合リンパ管をつなぐ。表在リンパ管系の前集合リンパ管は基本的に、組織の皮下脂肪層に備わる表在性の集合リンパ管と毛細リンパ管をつなぐ。これら前集合リンパ管の一部は、筋膜を穿通して表在リンパ系と深部リンパ系とをつなぐ（**前集合リンパ管の穿通**）。

前集合リンパ管の壁組織は多様である。内皮細胞は主として密着結合を有し、壁の一部には平滑な筋組織が存在する。毛細リンパ管と同じく、内皮細胞間に開放性結合を有する箇所もある。前集合リンパ管にも弁があるが、集合リンパ管よりもその数は少ない。

> 前集合リンパ管の主な目的は、リンパ液を毛細リンパ管から集合リンパ管に輸送することだと考えられている。一部に存在する毛細管様の壁構造によって、前集合リンパ管はリンパ負荷物質を吸収することができる。前集合リンパ管を起始リンパ管の一部とみなす文献があるのはこのためである。

集合リンパ管

集合リンパ管は、リンパ液をリンパ節およびリンパ本幹に輸送する。集合リンパ管の直径は0.1-0.6mmである。壁は静脈と同じ構造をしていて、明確な3つの層で構成される。内部層（内膜）は内皮細胞と基底膜から成り、中間層（中膜）には平滑筋組織のネットワークが含まれ、外部層（外膜）にはコラーゲン組織が存在する。

集合リンパ管には、静脈と同様の弁があり、一方向（近位）への流動を可能にする。弁の間隔は不規則で、6-20mm（大きい管では最大10cm）と幅広い。近位と遠位の弁の間に位置する集合リンパ管の断片を**リンパ分節**と呼ぶ（**図1.4**）。集合リンパ管の弁部位の中膜に含まれる筋組織は分節部ほど平滑ではない。リンパ分節は、安静時には1分当たり最大10-12回、自発性収縮をする（**リンパアンギオモトリック＝リンパ管自動運動能**）。

健康な集合リンパ管では、収縮期には近位の弁が開いて、遠位の弁が閉じる。拡張期にはそれと逆のことが起こる。これにより、リンパ液が遠位から近位の分節へと流れる。弁閉鎖不全を有するリンパ管拡張症の場合、リンパ液が遠位のリンパ分節へ逆流する（**リンパ管逆流**）。

集合リンパ管は、リンパ生成の増大に反応して収縮頻度を増大させる能力を持つ。リンパ分節に流入するリンパ液が増加することにより、分節の壁が伸張し、リンパ管自動運動能が増大する（**リンパ安全弁機能**；第2章「リンパ系の安全弁機能」も参照）。

リンパ管自動運動能に影響するその他の因子は、リンパ分節の壁に対する外的な引き伸ばし（徒手リンパドレナージ）、体温、筋および関節ポンプの活性化、腹式呼吸、隣接する動脈の脈動、および、特定の組織ホルモンである。局所性交感神経緊張の刺激も、集合リンパ管の律動頻度を増大させる。

前述した通り、表在の集合リンパ管と深部の集合リンパ管に区別することができる。表在性集合リンパ管の輸送管は皮下脂肪層に埋め込まれていて、排液領域内をリンパ節へと完全に真っ直ぐに続いているのに対し、深部と器官系に含まれる集合リンパ管はそれぞれ、大きい血管および器官の血管の解剖学的構造をなぞっている。

> 集合リンパ管は、**排液領域**と呼ばれる特定の部位からリンパ負荷物質を排出する役目を持つ。表在リンパ系の大半の排液領域が、**リンパ領域**に細分割される。

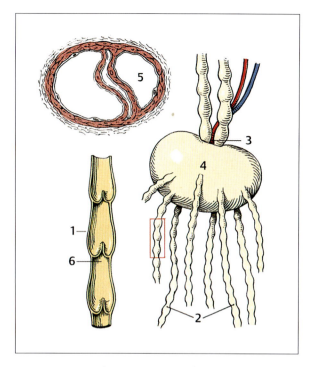

図1.4 集合リンパ管　1. 集合リンパ管　2. リンパ節への輸入リンパ管　3. リンパ節からの輸出リンパ管　4. リンパ節　5. 集合リンパ管の弁部位の断面図　6. リンパ分節
(Kahle W, Leonhardt H, Platzer W. Color Atlas/ Text Of Human Anatomy, Vol.2 Internal Organs. 4th edition Stuttgart- New York: Thieme: 1993より)

リンパ領域は同じ身体部位の排液を担う複数の集合リンパ管から成る。1つのリンパ領域のすべての集合リンパ管は、リンパ液を同じ群のリンパ節（所属リンパ節）へ輸送する。リンパ領域は**リンパ分水嶺**によって区切られている（本章で後述）。リンパ節へと向かう体肢の集合リンパ管は分水嶺と平行しているが、体幹の集合リンパ管は分水嶺を起始とする傾向がある。

同じ領域に属する集合リンパ管同士の結合（**領域内リンパ管相互吻合**）が頻繁にみられ、末梢部位からリンパ液を十分に戻すために重要である。近接する領域の集合リンパ管同士の結合は頻繁にはみられない。これらの領域間吻合は場所によって異なる（本章の後半を参照）。

リンパ本幹

リンパ本幹は集合リンパ管と同じ壁構造を示すが、基本的に中膜の筋構造がより発達している。リンパ本幹は集合リンパ管と同様、交感神経系の支配を受ける。リンパ管内の弁は、集合リンパ管と同じ構造、受動機能を有する。

1 解剖学

| 毛細リンパ管 → 前集合リンパ管 → 集合リンパ管 → リンパ節 → リンパ本幹 → 静脈角 |

図1.5　リンパ液が静脈系に戻るまで

> 集合リンパ管は、表在、深部および器官系からのリンパ液をリンパ本幹に戻し、そこでリンパ液が静脈角へ戻される。

腰リンパ本幹　左右腰リンパ本幹は、下肢、下腹部および外性器の排液を担う（**図1.6**および**1.7**）。両腰リンパ本幹は、腸リンパ本幹（消化器系、肝臓および膵臓からのリンパ液を排液）とともに、**乳糜槽**（**図1.6**および**1.7**）を形成する。乳糜槽で、消化器系からの乳糜性のリンパ液が他の様々な組織からの透明なリンパ液と混ざり合う（後述の「表在と深層」で説明）。この袋状の貯液槽の場所は様々だが、通常はT11とL2の脊椎レベルの間にあり（前部）、長さは3-8cm、幅は0.5-1.5cmである。

胸管　胸管は乳糜槽とともに起始し、身体最大のリンパ本幹である。長さは36-45cm、幅が1-5mmである。起始部は腹膜と脊柱の間に位置し、乳糜槽と同様、T11とL2の間にある（**図1.6**および**1.7**）。胸管は、静脈角に到達するまでに大動脈裂孔で大動脈とともに横隔膜を穿通し、頭方向に後縦隔を走行する。多くの場合、胸管はリンパ液を左静脈角に注ぐ（1日当たり平均3ℓ。全身のリンパ液の約4分の3に相当）。左静脈角は左内頸静脈と左鎖骨下静脈から成る（**図1.7**）。静脈角と胸管の間の結合部の弁

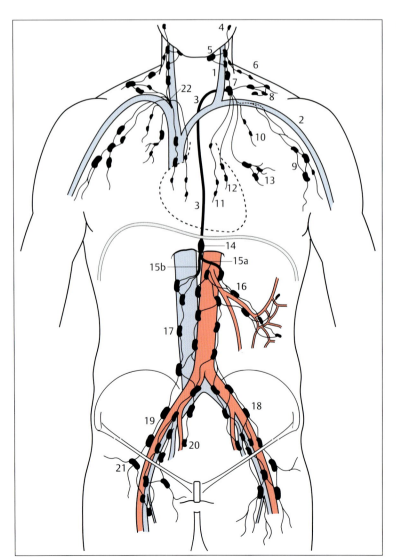

図1.6　身体で最も重要なリンパ本幹とリンパ節群
1. 内頸静脈（左）
2. 鎖骨下静脈（左）
3. 胸管
4. 耳下腺リンパ節
5. 顎下リンパ節
6. 副神経周辺リンパ節
7. 内頸リンパ節と（左）頸リンパ本幹
8. 鎖骨上リンパ節と（左）鎖骨上リンパ本幹
9. 腋窩リンパ節と（左）鎖骨下リンパ本幹
10. 肋間リンパ節と（左）肋間リンパ本幹
11. 胸骨傍リンパ節と（左）胸骨傍リンパ本幹
12. 前縦隔リンパ節と（左）前縦隔リンパ本幹
13. 気管気管支リンパ節と（左）気管気管支リンパ本幹
14. 乳糜槽
15a. 左腰リンパ本幹
15b. 右腰リンパ本幹
16. 腸間膜リンパ節
17. 腰リンパ節
18. 腸骨リンパ節
19. 腸骨リンパ節
20. 腸骨リンパ節
21. 鼠径リンパ節
22. 右リンパ本幹

(Wittlinger H et al. Dr. Vodder's Manual Lymph Drainage. Stuttgart- New York:Thieme:2001 より)

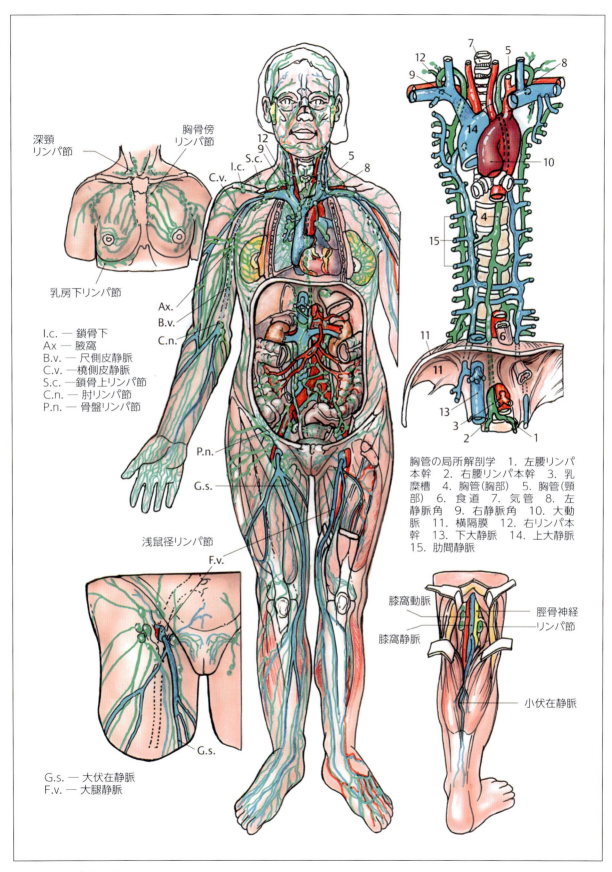

図1.7　リンパ系：概要

は、静脈血がリンパ系に逆流するのを防ぐ。

右リンパ本幹　この1-1.5cmの長さの本幹は基本的に、右頸部リンパ本幹、鎖骨上リンパ本幹、鎖骨下リンパ本幹、胸骨傍リンパ本幹が集まって形成され、右静脈角（右内頸静脈と鎖骨下静脈によって形成）の領域の静脈系に接合する。1日に身体を通過するリンパ液の約4分の1が右リンパ本幹を経由して静脈系に戻る（図1.6および1.7）。

　頸部、鎖骨上、鎖骨下、胸骨傍リンパ本幹は上半身の両側にある。これらは別個にあるいは胸管または右リンパ本幹とともに個々の静脈角に接合する（この領域でリンパ浮腫の管理に基本的に関連しないその他のリンパ主幹については省略する）。

頸リンパ本幹　頸リンパ本幹は、頭頸部で生じるリンパ液をろ過する内頸リンパ節からの輸出リンパ管が集まって形成される（図1.6および1.8）。

鎖骨上リンパ本幹　鎖骨上リンパ本幹は、頭頸部、肩部、乳腺の一部からのリンパ液をろ過する鎖骨上リンパ節の輸出リンパ管で形成される（図1.8）。

鎖骨下リンパ本幹　鎖骨下リンパ本幹（長さ最大3cm）は、上肢、上腹部（前部と後部）、乳腺の大半、および、肩部からのリンパ液をろ過する腋窩リンパ節から生じるリンパ液を排出する（図1.6および1.8）。

胸骨傍リンパ本幹　胸骨傍リンパ節から続く胸骨傍リンパ本幹は、乳腺の一部に加え、胸膜の一部、横隔膜、肝臓、心膜、および、胸部と腹部の横紋筋組織からのリンパ液を排出する（本章後半の「乳腺の排液」を参照）。

リンパ組織

　リンパ組織は、細網細胞によって生成される細網線維の枠組みで構成される。リンパ組織は、拡散した細胞増殖巣として、結合組織内の高密度の小体として（特に腸内では扁桃またはパイエル板として）、あるいは、リンパ節、脾臓および胸腺などの包嚢内に閉じ込められたリンパ系細胞の凝集としてみられる（図1.9）。基本的に、リンパ組織はリンパ球の産生および供給を主に担っていると言える。

リンパ節

　リンパ節には主な3つの機能がある。

防衛機能　リンパ節は、リンパ液中の有害な物質（癌細胞、病原体、ごみ、塵など）をろ過する。

免疫機能　リンパ節は、抗原に刺激されたリンパ球（抗体）を産生する働きを持つ。リンパ球は、血液とリンパ系を循環する白血球である。リンパ球はリンパ節と脾臓に存在し、直接的に（T細胞とマクロファージ）および間接的に（抗体を産生するB細胞）外敵を攻撃する、免疫系の一部である。リンパ節で産生された抗体は輸出リンパ管から出て、全身に供給されるためリンパ液内から血液へと移動する。輸出リンパ管内のリンパ球数は輸入リンパ管内よりも多い。

リンパ液の濃縮　リンパ節内の血管はリンパ液の水分のほとんどを再吸収するため、胸管（および右リンパ本幹）から静脈系に戻るリンパ液の量は減る。

> 丸く腎形または豆形をした被包性のリンパ器官は、平均的な人体に600-700個存在し、その大半は、腸および頭頸部といった場所（病原体の入り口）に戦略的に存在する。

　成人におけるリンパ節の大きさは0.2-0.3cmである。リンパ節の形、数および大きさは、年齢、性別、体質によって異なる。一通りの数のリンパ節が誕生時に存在し、生きる過程でリンパ節の大きさは増減するが、再生したり消滅したりはしない。

　大半のリンパ節が脂肪組織の中にあり、群状または鎖状に配列されている。被膜部位は高密度の結合組織で構成される。

　リンパ液は、被膜部位を穿通する輸入リンパ管を介してリンパ節に入り、輸出リンパ管を介してリンパ節門からリンパ節を出る（図1.10）。集合リンパ管もリンパ節を相互に連結している。例えば、あるリンパ節の輸入リンパ管がさらに近位にあるリンパ節（2次性リンパ節）の輸出リンパ管でもある。ろ過機能を確実に行うため、リンパ液は大半の場合、血液循環に戻るまでに複数のリンパ節を通過する。

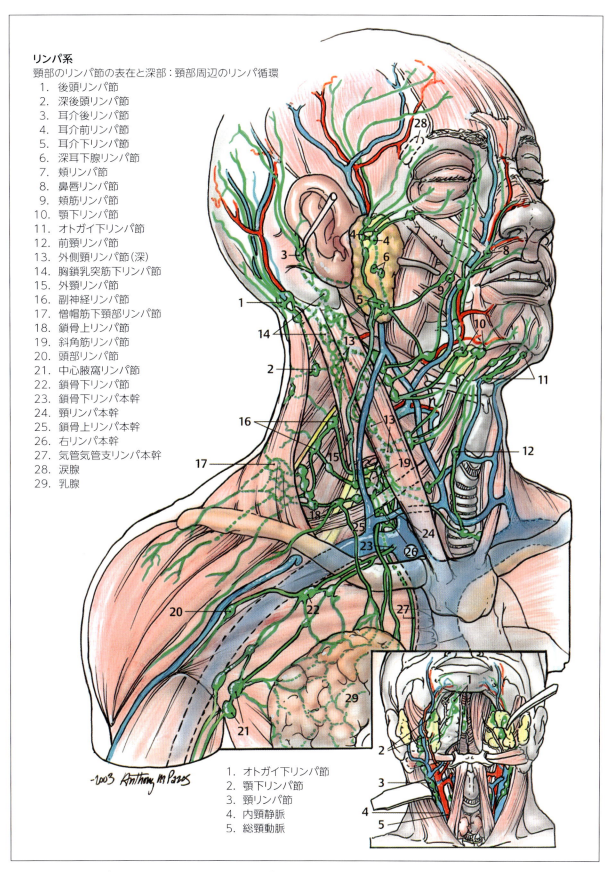

図1.8 頸部のリンパ節の表在と深部：頸部周辺のリンパ循環

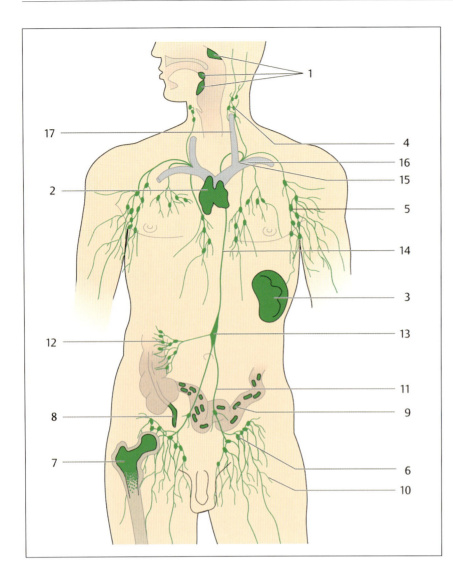

図1.9 リンパ組織、リンパ管および局所リンパ節
1. 扁桃腺
2. 胸腺
3. 脾臓
4. 頸部リンパ節
5. 腋窩リンパ節
6. 鼠径リンパ節
7. 骨髄
8. 虫垂
9. 腸内のパイエル板
10. 鼠径リンパ節への輸入リンパ管
11. 腰リンパ本幹
12. 腸リンパ節
13. 乳糜槽
14. 胸管
15. 左静脈角
16. 鎖骨下静脈
17. 内頸静脈

出典：Faller A, Schuenke M. The Human Body. Stuttgart-New York:Thieme;2004.

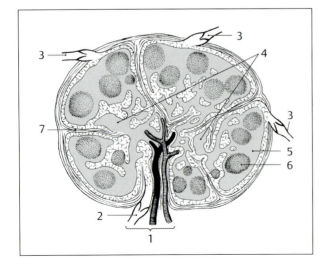

図1.10 リンパ節の断面図
1. リンパ門（血管が入り、血管とリンパ管がリンパ節を出る）
2. リンパ節からの輸出リンパ管
3. 被膜部を穿通する輸入リンパ管
4. リンパ節の外部層とリンパ門の間のリンパ細網組織
5. リンパ洞
6. リンパ小節
7. 梁柱

出典：Feneis H, Dauber W. Pocket Atlas of Human Anatomy. Stuttgart - New York:Thieme;2000.

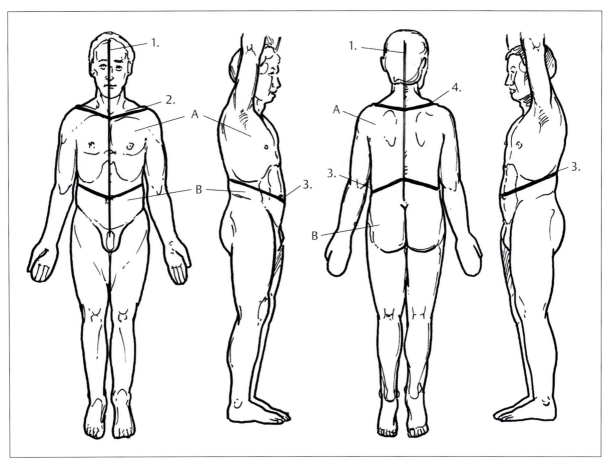

図1.11 リンパ分水嶺　1. 矢状面(正中)分水嶺(前後)　2. 上位水平面分水嶺(前部)　3. 水平面(横断面)分水嶺(前後)　4. 上位水平面分水嶺(後部)　A. 上区画(前後)　B. 下区画(前後)

リンパ節の内部は、リンパ節の内腔を区画化する梁柱から成る。リンパ門の辺りから始まるこれらの梁柱には、リンパ節内の血管が含まれている。梁柱の間には多数のリンパ球とマクロファージが存在し、ゆるい線維網で接続されている。

リンパ液は、被膜領域、梁柱、防御細胞群の間に位置するリンパ洞内を循環する。リンパ液が輸入リンパ管からリンパ節内のリンパ洞へ入ると、リンパ液流は集合リンパ管よりかなり遅くなるため、マクロファージが有害物質を特定し貪食しやすくなる。

多くの場合、局所リンパ節はリンパ輸送の最初の防御線である。局所リンパ節のグループの流域には、複数のリンパ領域が含まれている。例えば、鼠径部に位置するリンパ節の支流(鼠径リンパ節)は、下肢、鼠径部、外性器(皮膚)、会陰部、下区画(腹部と腰部)で構成される。

リンパ分水嶺

分水嶺は、互いの領域を区切る皮膚上の線であり、含まれる集合リンパ管は少ない(図1.11および図1.12)。同じ領域内の集合リンパ管は頻繁に吻合するが、隣接する領域間で連結することは多くない。

体幹、および、体幹と体肢の間に存在する分水嶺を次の項で説明する。

矢状面分水嶺

矢状面分水嶺(正中分水嶺)は、頭頂から会陰部を結ぶ(前後)。頭部、頸部、体幹および外性器のリンパ排液を半分に分ける。

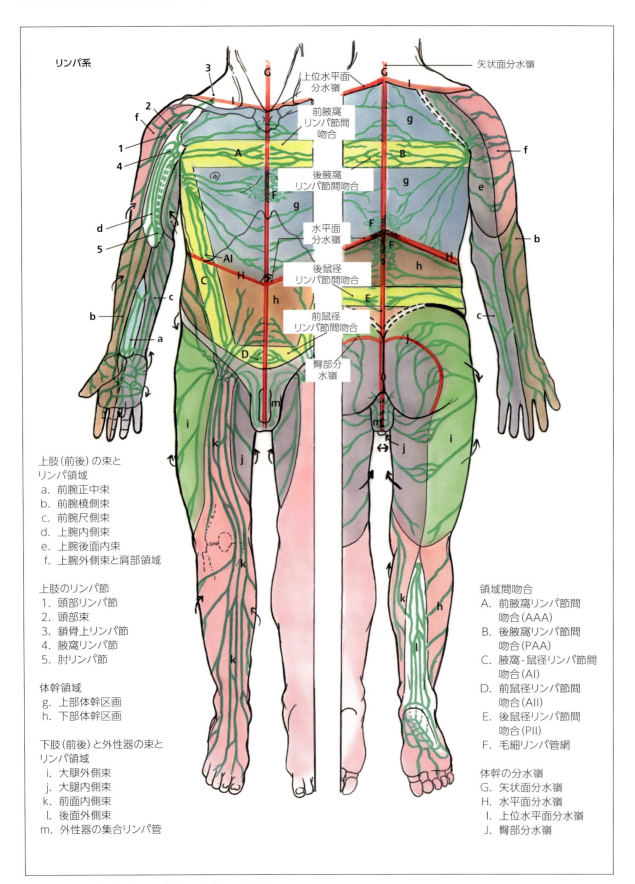

図1.12 リンパ分水嶺、リンパ吻合およびリンパ領域

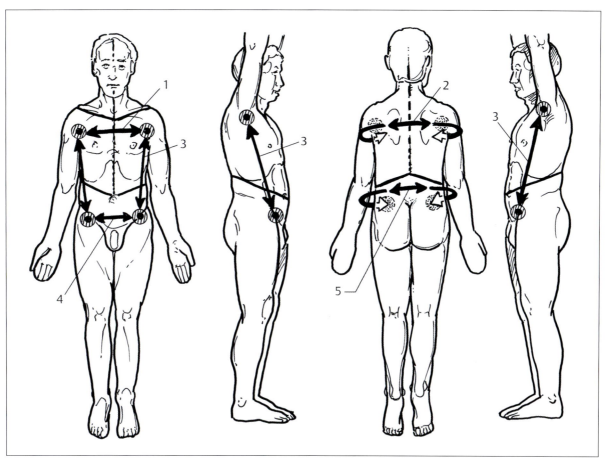

図1.13 リンパ吻合　1. 前腋窩リンパ節間(AAA)吻合　2. 後腋窩リンパ節間(PAA)吻合
3. 腋窩-鼠径リンパ節間(AI)吻合(鼠径-腋窩リンパ節間(IA)吻合)とも言う　4. 前鼠径リンパ節間(AII)吻合
5. 後-鼠径リンパ節間(PII)吻合

水平面分水嶺

上位水平面分水嶺は、頸部と肩部のリンパ領域を腕および胸部の各領域から区切る。頸静脈切痕（胸骨柄）から肩峰へと外側に走行し、C7とT12の間の脊椎レベルへと後方へ続く線を形成する。

下位水平面（または横断面）分水嶺は、臍から始まり、胸郭の尾部端から脊柱へと続く。この分水嶺は、体幹の上部領域と下部領域を区切る。

矢状面分水嶺と水平面分水嶺は体幹に4つの領域を形成する；これらの領域を区画と呼ぶ（本章の「体幹のリンパ排液」も参照）。

体幹と体肢の間の分水嶺

下肢と体幹を区切る分水嶺（鼠径分水嶺）は恥骨結合から始まり、腸骨陵から仙骨尖へと続く。腋窩ヒダを横断する烏口突起から始まり、後部を回って肩甲棘の中点へと続く線は、腕と体幹を区切る（腋窩分水嶺）。

正常な場合は、集合リンパ管内部の弁の位置と向きによって、隣接する領域間にリンパ液は流れない。一部のリンパ液は、毛細リンパ管（毛細リンパ管網）を介して分水嶺間を流れる。

リンパうっ滞がある場合、リンパ液が正常な流れに逆らって、分水嶺間を別の経路から移動することも可能になる：

- 毛細リンパ管網の毛細管膨張（図1.12）。リンパ液のうっ滞により、関連部位のリンパ管が膨張する。その後、拡張した集合リンパ管および前集合リンパ管内の抵抗が増大して、リンパ液は毛細リンパ管に押し戻され（皮膚逆流）、分水嶺を超える。
- 集合リンパ管の異常な拡張により、最終的には弁閉鎖不全が起こる。弁閉鎖不全によって、うっ滞した領域から浮腫の起こっていない近隣の領域へリンパ液が逆流する。これらの経路は、**領域間吻合**と呼ばれる（図1.12および図1.13）。

表1.1　局所リンパ節の支流および輸出リンパ管

	リンパ節	表在性の支流（皮膚）	輸出リンパ管
1	オトガイ下	下唇の中央部、顎と頬	6へ→VAへ
2	顎下	下眼瞼の内側、頬、鼻、上下唇、顎の外側	6へ→VAへ
3	耳下腺	側頭頭頂部の頭皮、前額、上眼瞼、下眼瞼の外側部、耳介前	6へ→VAへ
4	耳介後	頭頂部の頭皮、耳介後	6および7へ→VAへ
5	後頭	後頭部の頭皮、上頸部	7へ→VAへ
6	内頸静脈	1-5のリンパ液を受け取る	頸リンパ本幹→VA
7	副神経	4-5のリンパ液を受け取る	8→VA
8	鎖骨上	7および肋間リンパ節からのリンパ液を受け取る、前外側頸部の皮膚、上腕外側の一部、乳腺の一部	鎖骨上リンパ本幹→VA
9	胸骨傍	乳腺（25％以下）	胸骨傍リンパ本幹→VA
10	腋窩	上肢、乳腺（75％以下）、上区画（前後）	鎖骨下リンパ本幹→VA
11	鼠径	陰茎および陰嚢の皮膚、膣の下部、会陰部、肛門、臀部、下区画（前後）	骨盤→腰リンパ節→腰リンパ本幹→乳糜槽→胸管→VA

VA＝静脈角

領域間吻合

　領域内の正常なリンパ液の流れが阻害されると、うっ滞に対する身体自身の回避機構の一部として、領域間吻合が活性化して浮腫を防ぐ（第3章 p.59「回避機構」も参照）。浮腫がみられた場合、これらの吻合を使って滞留したリンパ液を手動でルート変更させることができる。例えば、右上肢にリンパ浮腫が認められる場合、前・後胸部の両腋窩リンパ節間吻合と右側の腋窩 - 鼠径リンパ節間吻合を用いて、リンパ液を近接する支流へルート変更することができる（リンパ浮腫の治療における吻合に関する詳細は第5章を参照）。

　本幹の集合リンパ管は基本的に、分水嶺から始まり局所リンパ節へ真っ直ぐに進む。これらの集合リンパ管のいくつかが、直列または水平に近隣の流域の集合リンパ管へと向かう。これらの集合リンパ管は同じ領域内の他のリンパ管に比べて頻繁に吻合する。

前腋窩リンパ節間（AAA）吻合　この接続は、左右上区画に認められる。この吻合の集合リンパ管は体幹前面の対側の腋窩リンパ節群との間をつなぐ。

後腋窩リンパ節間（PAA）吻合　これは、上区画の後面にある対側の腋窩リンパ節間をつなぐ。

腋窩-鼠径リンパ節間（AI）吻合　腋窩-鼠径リンパ節間吻合は鼠径-腋窩リンパ節間（IA）吻合とも呼ばれる。同側の上下区画の集合リンパ管が接続して同側の腋窩および鼠径部のリンパ節群を形成する。

前鼠径リンパ節間（AII）吻合　この吻合は恥丘部位のあたりに位置し、前下区画の対側の鼠径リンパ節をつなぐ。

後鼠径リンパ節間（PII）吻合　この吻合を形成する集合リンパ管が仙骨にみられ、後下区画の対側の鼠径リンパ節群をつなぐ。

各部位におけるリンパ排液と局所リンパ節群

　リンパ浮腫そのものは、もっぱら皮膚と皮下組織に発現する。本項では、身体各部の表在リンパ系について集中的に説明し、深部リンパ系および器官系のリンパ排液については折に触れて注釈するにとどめる（図1.1）。次の説明では、リンパ節の数を括弧内に記す。

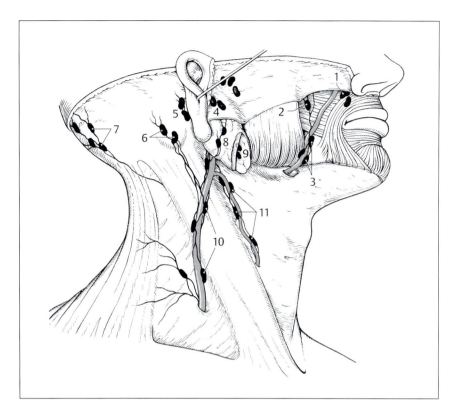

図1.14　頭頸部の表在リンパ節
1. 鼻唇リンパ節（鼻唇ひだの下）
2. 頰筋リンパ節（頰筋の深部）
3. 顎下リンパ節（下顎に位置する）
4. 耳下腺リンパ節（耳介前）
5. 耳介下リンパ節（耳介後）
6. 乳突リンパ節（耳介後）
7. 後頭リンパ節
8. 深耳下腺リンパ節（耳下腺筋膜の下）
9. 腺内リンパ節（耳下腺内）
10. 浅外リンパ節（外側頸リンパ節）
11. 浅前リンパ節（前頸リンパ節）

出典：Feneis H, Dauber W. Pocket Atlas of Human Anatomy. Stuttgart - New York:Thieme;2000.

頭皮と顔のリンパ排液

　この部位の集合リンパ管の大半が頭部と頸部との境目に沿って環状に配置されたリンパ節へと排液する。環状の輸出リンパ管の大半は深頸リンパ節を経由する（本章の外側リンパ節群を参照）。以下の局所リンパ節は、まとめて**頸部リンパ系**と呼ばれる。

オトガイ下リンパ節（2-3）
位置：広頸筋の奥に位置し、顎二腹筋前部の筋腹の間の脂肪組織にある（**図1.8、1.14および1.15**）。

支流：下唇と顎の中心部

顎下リンパ節（3-6）
位置：下顎の後ろの顎下唾液腺の表面（**図1.8、1.14および1.15**）

支流：下眼瞼の内側部、頰、鼻、上眼瞼、および下唇と顎の外側部

耳下腺リンパ節
　（深部リンパ節群では最大8以下、表在リンパ節群では9；文献によって数が異なる）

位置：表在リンパ節群は耳の前部の耳下腺周辺の皮下脂肪組織に直接埋め込まれ、深部リンパ節群は耳下腺に埋め込まれている（**図1.8および1.14**）。

支流：側頭頭頂の頭皮、前額、上眼瞼、下眼瞼の外側部、耳介前部の皮膚

耳介後リンパ節（2-3）
位置：胸鎖乳突筋の乳様突起の停止部、後耳介筋の下（**図1.8および1.14**）

支流：頭頂部の頭皮と耳介後部

後頭リンパ節（1-3）
位置：頭半棘筋の停止部（**図1.8および1.14**）

支流：後頭部の頭皮と頸部上部の皮膚

頸部のリンパ排液

　頸部のリンパ節は、前部と後部のリンパ節群に区別できる。これらの群はさらに深部リンパ節群と表在リンパ節群に分けられる。

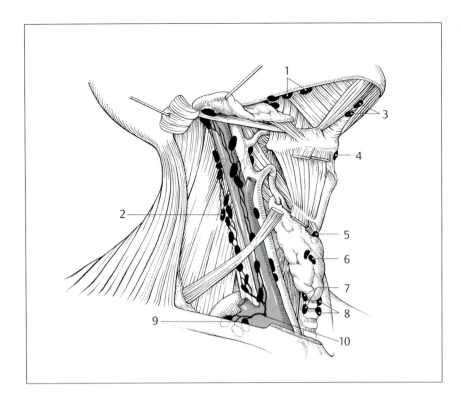

図1.15 頭頸部の深部リンパ節
1. 顎下リンパ節
2. 内頸リンパ節
3. オトガイ下リンパ節
4. 舌骨下リンパ節
5. 喉頭前リンパ節
6. 甲状腺リンパ節
7. 気管傍リンパ節
8. 気管前リンパ節
9. 鎖骨上リンパ節
10. 右静脈角

出典：Feneis H, Dauber W. Pcket Atlas of Human Anatomy. Stuttgart-New York: Thieme: 2000.

前頸リンパ節群

このグループに属するリンパ節は不規則で一貫性がない。表在リンパ節（前頸リンパ節）は前頸静脈の周辺に集まる。その支流域には、前頸部の皮膚と筋構造の部分が含まれる（図1.14）。

このグループの深部リンパ節は、喉頭、気管、甲状腺の前部と外側に位置する。より深いリンパ節は喉頭の下部と甲状腺、気管の上部の排液を行う。表在および深部のリンパ節群の輸出リンパ管は、外側リンパ節群の一部である深頸リンパ節へと流れ込む（図1.8および図1.15）。

外頸リンパ節群

表在部（外頸リンパ節）に属するリンパ節は、甲状腺と鎖骨上リンパ節の間の外頸静脈に沿って集まっている。このリンパ節群の深部は、頭蓋底から静脈角の辺りへと広がる脂肪組織に埋め込まれている。リンパ節が鎖を形成し、胸鎖乳突筋（前部）、僧帽筋上部（後部）、鎖骨（下部）に囲まれた外側頸三角部の縁をたどる。深部外側リンパ節鎖の間には多数の接続が存在する（図1.8および図1.15）。

内頸リンパ節（10-20）

位置：内頸静脈に沿った胸鎖乳突筋の後部
支流：頭皮と顔（頸静脈を取り巻くリンパ循環）、鼻腔、口蓋（軟および硬）、舌、扁桃腺、中耳、咽頭、喉頭（声帯を含む）

輸出リンパ管は、頸リンパ本幹（本章の「リンパ本幹」を参照）に入る。それは、直接または胸管を介して静脈角へ、あるいは右リンパ本幹へそれぞれ流入する（図1.8および図1.15）。

副神経リンパ節（5-20）

位置：僧帽筋上部に沿った副神経の前部

支流：後頭リンパ節と耳介後リンパ節からリンパ液を受け取る。

その他の支流：後頭部頭皮、外頸部の皮膚、頸部筋構造の部分

副神経リンパ節からの輸出リンパ管は鎖骨上リンパ節とつながる（図1.8）。

鎖骨上リンパ節（4-12）

位置：肩甲舌骨筋の筋腹下部と胸骨舌骨筋（静脈角の領域）の間、鎖骨の後ろ

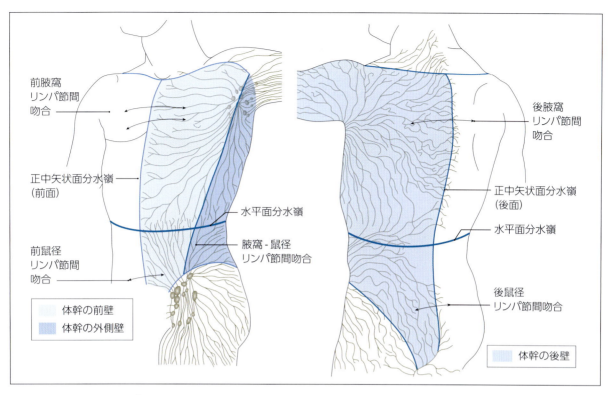

図1.16 体幹の表在リンパ系の分水嶺と吻合
出典：Wittlinger H et al. Dr. Vodder's Manual Lymph Drainage. Stuttgart-New York: Thieme: 2001.

支流：副神経リンパ節からのリンパ液を輸送する。

その他の支流：前外頸部の皮膚、肋間リンパ節、上腕外側、乳房の乳腺組織の部分

　鎖骨上リンパ節からの輸出リンパ管は、鎖骨上リンパ本幹（本章の「リンパ本幹」を参照）に入るそれは、直接または胸管を介して静脈角へ、あるいは右リンパ本幹へとそれぞれ流入する（図1.8）。

> 胸管や静脈角の領域を終端とする他の本幹と、鎖骨上リンパ本幹とは近位にあり接続する可能性があり、乳腺、肺、食道からの転移性腫瘍だけでなく、生殖器官や消化器官からの転移性腫瘍も鎖骨上リンパ節内に認められることを説明している。

体幹のリンパ排液

　体幹は4つの領域、すなわち区画に分けられる（図1.11および図1.12）。上部領域（前後）は上位および下位水平面分水嶺（本章の後半を参照）と、上肢と体幹を分ける腋窩分水嶺の間に位置する（本章の「体幹と体肢の間の分水嶺」を参照）。上部領域の局所リンパ節は腋窩リンパ節である。下位水平面分水嶺と、下肢と体幹を分ける分水嶺が下部領域の輪郭を成している。所属リンパ節は鼠径リンパ節である。上部領域と下部領域は矢状面分水嶺（本章の前述を参照）によって上下左右の区画に分けられる。

　全区画の集合リンパ管は、車輪の輪留めのように、局所リンパ節群を中心として分水嶺から放射線状に広がっている（図1.12および図1.16）。集合リンパ管の一部は近接する領域の集合リンパ管との接続を形成しており、領域間のリンパ液の流れを可能にしている（本章の「領域間吻合」を参照）。

　毛細リンパ系の構造については、本章の「毛細リンパ管」の項に記す。毛細リンパ管叢が、分水嶺領域を含む体幹前部および後部の全表面を覆っている（図1.12）。

> リンパ液はリンパ管叢を使って、局所リンパ節を経由して体肢から体幹へ、あるいは区画間を移動する。

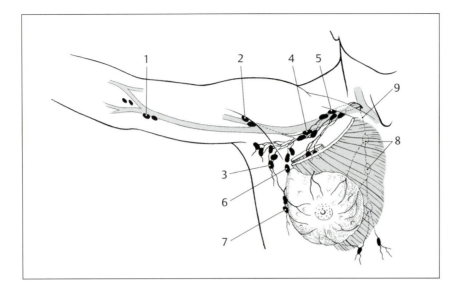

図1.17　乳腺の排液
1. 肘リンパ節
2. 腋窩リンパ節の外側（鎖骨下）群
3. 腋窩リンパ節の後部（肩甲下）群
4. 中心腋窩リンパ節
5. 上腋窩リンパ節
6. 腋窩リンパ節の前部（胸筋）群
7. 乳腺傍リンパ節（乳腺の外縁上）
8. 胸骨傍リンパ節
9. 胸骨傍リンパ本幹

出典：Feneis H. Dauber W. Pocket Atlas of Human Anatomy, Stuttgart-New York: Thieme; 2000.

乳腺の排液

局所リンパ節：腋窩（および間接的に鎖骨上）および胸骨傍リンパ節

腋窩リンパ節（10-24）

位置：三角形の輪郭を成し、先端が腋窩、前縁が小胸筋、後縁が肩甲下筋である。大半のリンパ節が脂肪組織に埋め込まれており、その他は血管（外側胸動脈、肩甲下動脈、腋窩静脈）と神経（肩甲下神経）の周辺に位置する。腋窩リンパ節は筋膜上下の組織で認められ、5つの群に分けられる（**図1.7**、**1.16**および**1.17**）。

- 前部（胸筋）群
- 後部（肩甲下）群
- 中心群
- 外側（鎖骨下）群
- 先端群

支流：腋窩リンパ節は同側の上区画（前後）、同側の乳腺（75％以下）、同側の上肢からリンパ液を受け取る。

腋窩リンパ節からの輸出リンパ管は、鎖骨下リンパ本幹（本章の「リンパ本幹」を参照）に入る。それらは直接または胸管を介して静脈角へ、あるいは右リンパ本幹へ流入する。

胸骨傍（内胸）リンパ節（4-6）

位置：肋間腔の前縁に内胸動脈と並走する（**図1.17**および**1.18**）。

支流：乳腺（25％以下）、肝臓と胸膜の一部、横隔膜、心膜、胸部と腹部の横紋筋組織。輸出リンパ管は胸骨傍リンパ本幹を経由して静脈角に至る。

乳腺のリンパ管は乳管の壁にある肋間腔の叢から始まる。腺組織の中心部から始まるこれらのリンパ管は乳輪の下に位置する複雑な叢へと続く。この叢はまた、乳腺の中心部を覆う皮膚や乳輪、乳頭からもリンパ液を受け取る。およそ4本の輸出リンパ管がこの領域から出て、乳房のおよそ3/4（主に外側区画）のリンパ液を腋窩リンパ節に排出する。乳腺の内側のリンパ液を排出するリンパ管は同じ腺内リンパ管叢から始まって胸壁を通り抜け、乳腺組織の約1/3（主に内側区画）の排液を行う胸骨傍リンパ節へとつながる。

乳腺内のリンパ管叢は乳房のすべての排液領域と相互に接続している。この接続により、外側区画は胸骨傍リンパ節にも排液し、内側区画は腋窩リンパ節にも排液する。

乳癌の転移は中心腋窩リンパ節に最も多く認められる。

上肢のリンパ排液

上肢のリンパ管は表在と深部に分けられる。2つの層の間の接続が両方向に認められる。手部の領域では、深部から表在への接続が主に占める。前集合リンパ管の穿通（本章の前述を参照）は腕の他の領域では表在から深部への接続を形成している。

表在、深部どちらの局所リンパ節も腋窩リンパ節である。

表在

至るところの皮膚に広がる毛細リンパ管叢の網は手掌と手指の屈筋の面でさらに細かくなっている。上肢（およ

各部位におけるリンパ排液と局所リンパ節群　21

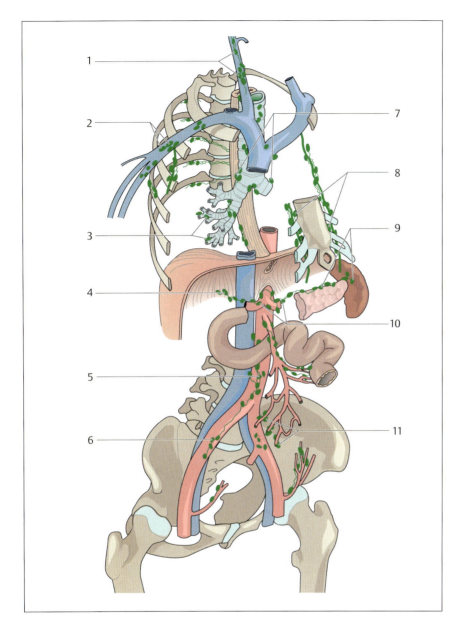

図1.18　体幹の局所リンパ節
1. 深頸リンパ節
2. 腋窩リンパ節
3. 気管支肺リンパ節
4. 肝リンパ節
5. 総骨盤リンパ節
6. 骨盤リンパ節
7. 気管気管支リンパ節
8. 胸骨傍リンパ節
9. 脾臓と膵臓のリンパ節
10. 結腸（腹部）リンパ節
11. 腸間膜リンパ節（100-150）

出典：Faller A. Schuenke M. The Human Body. Stuttgart-New York: Thieme; 2004.

び下肢）の領域は**束**とも呼ばれる（図**1.12**および**1.19**）。

手部の集合リンパ管

各手指の両側を下って背面に至る集合リンパ管が手指のリンパ管叢の排液を行う。

手掌の密なリンパ管叢から、集合リンパ管は異なる方向に走行する。**母指内転筋領域**（*mesothenar territory*）に属する集合リンパ管は、手掌中央のリンパ管叢の排液を行い、母指球と小指球の間上を走行して前腕内側の領域を形成する。**手の橈側領域**（*radial band territory*）は手掌の橈側縁、示指と母指の間の水かき、母指球の排液を行う。**手の尺側領域**（*ulner band territory*）は手掌の尺側縁、小指球の排液を行う。**手の下行領域**（*descending band territory*）は水かきに加え、中手指節間関節掌側を覆う近隣の皮膚の排液を担う。橈側、尺側、下方向の領域に属する集合リンパ管は手の回りを通って手背の集合リンパ管に合流し、またそれは指節間関節からのリンパ負荷物質の排液も担っている。リンパ管は手背から手首を通って前腕の集合リンパ管に合流する。

22　1　解剖学

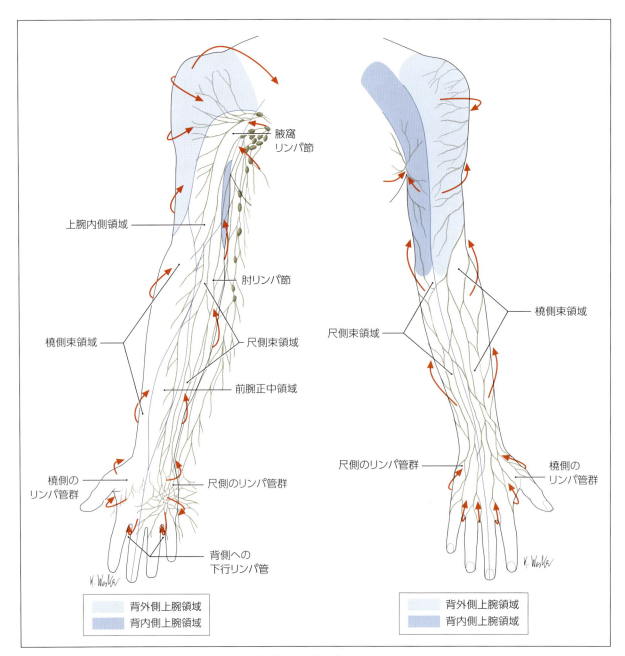

図1.19 a,b　上肢の表在リンパ系　(a) 前面(掌側)と(b) 後面(背側)
出典：Wittlinger H et al. Dr. Vodder's Manual Lymph Drainage. Stuttgart-New York: Thieme; 2001.

前腕の集合リンパ管

　この領域の20-30の集合リンパ管は橈側、尺側、正中領域に分けられる。**前腕正中領域**（*median forearm territory*）は母指内転筋領域につながり、前腕の前面に位置する。手背側からくる集合リンパ管は、それぞれ橈側皮静脈と尺側皮静脈に付随する**前腕橈側領域**（*radial forearm territory*）および**前腕尺側領域**（*ulnar forearm territory*）で前腕につながる。どちらの束の集合リンパ管も前腕の周囲を巡って前肘部の正中領域で合流し、そこで数が減る。

　肘リンパ節は尺側皮静脈のそばに位置し、尺側領域の集合リンパ管からのリンパ液を補助的にろ過する。前肘リンパ節の数はさまざまである。

　前腕橈側の領域に属するリンパ管は、橈側皮静脈と共に腋窩または鎖骨上リンパ節群まで上行する場合がある。Kubikは、この排液路を「長上腕型」（人口の16％に存在）

と説明しており、腋窩リンパ節郭清の症例において重要な機能を果たすものとしている（長上腕型を有する人は続発性上肢リンパ浮腫を発症しない、など）。

上腕の集合リンパ管

前腕からくる集合リンパ管はそのまま、上腕内側の上腕二頭筋と上腕三頭筋の間に位置する**上腕内側領域**（*medial upper arm territory*）に沿って腋窩リンパ節群へと走行する。この領域の集合リンパ管は、上腕後面の内側と肩の皮膚の排液も行う。

上腕外側の領域は上腕後面の外側と肩の皮膚の排液を担当する。その集合リンパ管は部分的に腋窩リンパ節と鎖骨上リンパ節に排液する。鎖骨上リンパ節を通過するリンパ管は概ね、鎖骨下窩に沿って橈側皮静脈に随伴する。この経路は**頭部束**とも呼ばれ、さまざまな数のリンパ節を含む（三角筋胸筋リンパ節）。

深部

筋膜下組織（中手指節間関節、指節間関節を除く）は深部リンパ系を介して排液する。そのリンパ管は深部血管に付随する。前腕では、橈側、尺側、掌側、背側骨間動脈に対応する4つのセットを構成する。上腕では、集合リンパ管は概ね上腕動脈に付随し、リンパ液を腋窩リンパ節へと輸送する。

下肢のリンパ排液

腕と同様、つま先以外の下肢のリンパ管は表在と深部に分けられる。皮下組織と筋層の間の筋膜はつま先にはないため、この2層の違いは識別できない。

両層は前集合リンパ管の穿通を介してつながっている。また、鼠径リンパ節の表在と深部の間にも接続がある（**図1.7**および**1.20**）。

表在

浅鼠径リンパ節（6-12）

位置：大伏在静脈の周辺に集まり、脂肪組織に埋め込まれたこれらのリンパ節は、大腿三角（鼠径靭帯、縫工筋、内転筋により輪郭を形成）内側の上部に認められ、2つの群に分けられる。水平群に属するリンパ節は鼠径靭帯の直下に鎖状に配置されている。伏在静脈穿通枝周辺に位置するリンパ節は垂直群に属する（**図1.7**および**1.20**）。

支流：水平群は陰茎の外皮、陰嚢、腟の下部、会陰部、肛門、臀部、臍点から下（下区画）の前後体幹壁からリンパ液を受け取る。垂直群は主に下肢の表在リンパ管を担当す

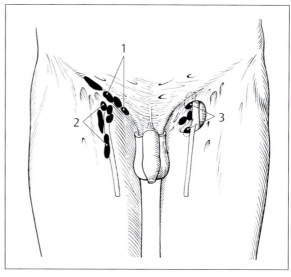

図1.20 鼠径リンパ節
1. 水平群の鼠径リンパ節（表在）
2. 垂直群の鼠径リンパ節（表在）
3. 深鼠径リンパ節
出典：Feneis H, Dauber W. Pocket Atlas of Human Anatomy. Stuttgart - New York:Thieme;2000.

る。また、陰茎の外皮、陰嚢、腟、会陰部、肛門の排液を行う一部のリンパ管からもリンパ液を受け取る。

輸出リンパ管は鼠径靭帯下の筋膜を穿通し、集合リンパ管の大半は骨盤動脈に沿って骨盤リンパ節と接続する（**図1.7**および**1.21**）。そこからさらに、リンパ節は腰リンパ節（脊椎レベルL5-L1に沿って位置する）と腰リンパ本幹を通って、乳糜槽と胸管に到達する（**図1.7**および**1.22**）。

足部の集合リンパ管

あらゆる部位の皮膚を覆う毛細リンパ管叢の網目は足底と足趾の屈側で細かくなっている。足背の集合リンパ管は足底の大半、足趾、内果周辺の排液を行い、足関節の前部と内側を通って、下腿部の前内側領域の一部として続いていく。外果と足部の外縁および後縁（足底の外側を含む）のリンパ液を排液する集合リンパ管は、脚の後面外側の領域に属する集合リンパ管として近位方向に続く（**図1.12**および**1.23**）。

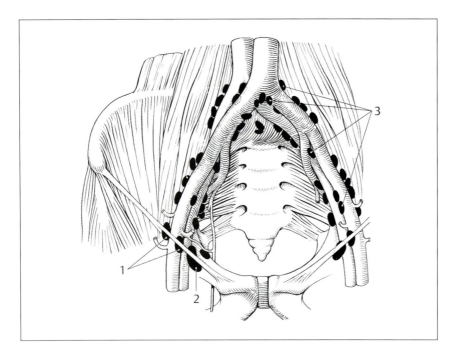

図 1.21　骨盤リンパ節
1. 裂孔リンパ節
2. クロケーまたはローゼンミューラーのリンパ節
3. 骨盤リンパ節

出典：Feneis H, Dauber W. Pocket Atlas of Human Anatomy. Stuttgart - New York:Thieme;2000.

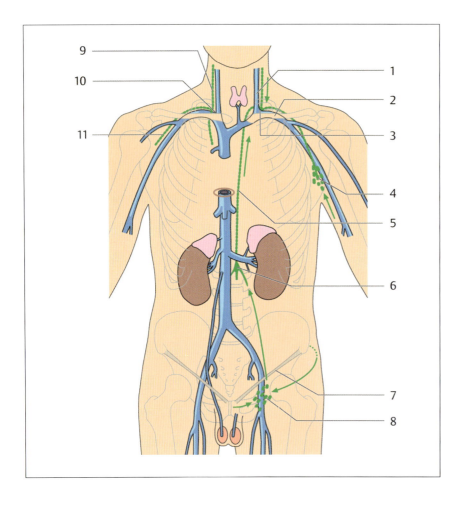

図 1.22　リンパ経路
1. 内頸静脈
2. 鎖骨下静脈
3. 左静脈角
4. 腋窩リンパ節
5. 胸管
6. 乳糜槽
7. 鼠径靭帯
8. 鼠径リンパ節
9. 頸リンパ本幹
10. 右静脈角
11. 鎖骨下リンパ本幹

出典：Faller A, Schuenke M. The Human Body. Stuttgart-New York:Thieme;2004.

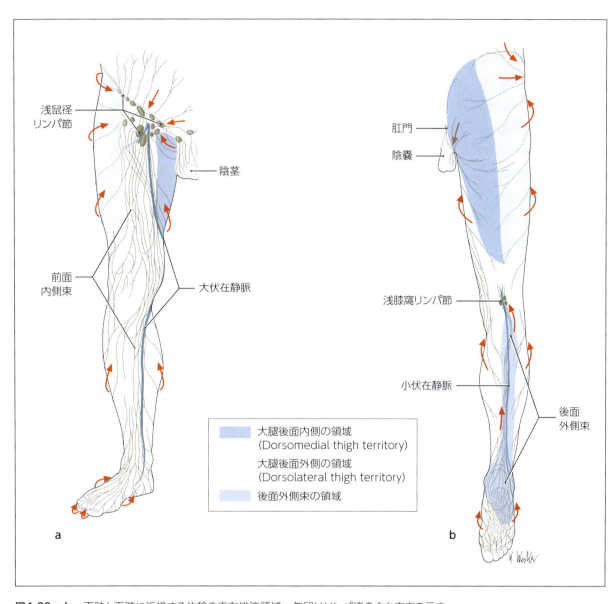

図 1.23 a,b 下肢と下肢に近接する体幹の表在排液領域。矢印はリンパ流の主な方向を示す。
(a) 前面(正面) と (b) 後面(背面)
出典：Wittlinger H et al. Dr. Vodder's Manual Lymph Drainage. Stuttgart-New York: Thieme; 2001.

下腿部と膝の集合リンパ管

下腿部は2つの領域に区分できる。前面内側の領域（ventromedial territory）は足部の大半（足背と内果からつながる集合リンパ管の続き）とふくらはぎ中部の皮膚を除く下腿部の皮膚の排液を行う。前面内側群の集合リンパ管は後面外側の領域（dorsolateral territory）に属する集合リンパ管よりも大きく数が多い。後面外側群の集合リンパ管は足部の後面外側縁で交流し、ふくらはぎの中部に位置する皮膚からも排液し、小伏在静脈に従って浅膝窩リンパ節に続く。浅膝窩リンパ節から、リンパ液は深膝窩リンパ節へと続き、そこから筋膜下集合リンパ管に従って、深鼠径リンパ節へ向かう（**図1.7**、**1.12**および**1.24**）。

前面内側の領域の集合リンパ管は大伏在静脈とともに脚を上行して大腿骨の内側上顆の後ろを通って大腿部に向かう（**図1.12**、**1.23**、**1.25**および**1.26**）。これらのリンパ管は膝関節内側下部で平均4-6本ほどに数が減る（下腿部は5-10本）。膝関節の外科的介入、特に膝関節の内側の切開術は関節より遠位の組織を含む重症な術後腫脹を引き起こす場合がある。

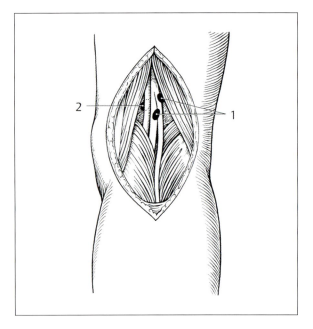

図1.24 膝窩リンパ節　1. 浅膝窩リンパ節　2. 深膝窩リンパ節
出典：Feneis H, Dauber W. Pocket Atlas of Human Anatomy. Stuttgart - New York:Thieme;2000.

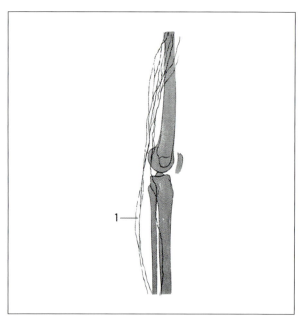

図1.25 下肢の前面内側の領域　1. 膝関節から大腿骨の内側上顆の背後を通る前面内側の領域の集合リンパ管
出典：Kahle W,Leonhardt H, Platzer W. Color Atlas/Text Of Human Anatomy,Vo1 2 Internal Organs. 4th edition Stuttgart-New York: Thieme: 1993.

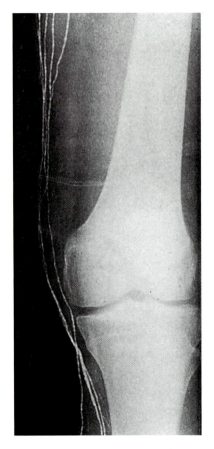

図1.26 前面内側領域のX線写真

大腿部の集合リンパ管

　前面内側の領域に属するリンパ管は大伏在静脈に沿って浅鼠径リンパ節へと続く。大腿外側の領域は大腿部外側と臀部外側の皮膚のリンパ排液を行う。大腿内側の領域は大腿部内側、臀部内側、会陰部のリンパ排液を担う。臀部中部と大腿部後面を通って膝窩へと走行する分水嶺が2つの領域を隔てている(臀部分水嶺；**図1.12**)。

深 部

　下肢の深部リンパ系は、筋構造、腱、靱帯、関節構造のリンパ排液を行う。膝関節下の深部リンパ管は脛骨前部、脛骨後部、腓骨の3セットで構成され、いずれも対応する血管に付随する。3つとも深膝窩リンパ節へリンパ液を輸送する。

　大腿部の深部集合リンパ管は大腿深動脈に沿う傾向があり、深鼠径リンパ節へと走行する。臀部の集合リンパ管は臀部動脈に沿って走行し、骨盤リンパ節にリンパ液を輸送する。

深膝窩リンパ節（4-6）

位置：膝窩に含まれる脂肪に埋め込まれている（図 1.7 および 1.24）。

支流：後面外側束に属する集合リンパ管によって排液される皮膚の部位（浅膝窩リンパ節は深膝窩リンパ節へと排液する）；足部、下腿部の筋および腱組織と大腿後面の遠位部；足関節と膝関節の後面

深膝窩リンパ節の輸出リンパ管は内転筋裂孔を通り、大腿動脈に沿って深鼠径リンパ節に向かう。

深鼠径リンパ節（1-3）

位置：大腿静脈の内側の筋膜下。3つのリンパ節がある場合は、最も下位のリンパ節は大伏在静脈と大腿静脈の結合部の下に、真ん中のリンパ管は大腿管の中部に、上位のリンパ管は大腿輪の外側部に位置する。上位のリンパ節はクロケーまたはローゼンミューラーのリンパ節としても知られる（図 1.20 および図 1.21）。

支流：深鼠径リンパ節は、大腿動脈に付随する深集合リンパ管によって輸送されたリンパ液、陰茎亀頭と陰茎体、陰核の外部層から輸送されたリンパ液を受け取る。浅鼠径リンパ節によって既にろ過されたリンパ液も深部群を通過する。

推奨文献

Bates DO, Levick JR, Mortimer PS. Change in macromolecular composition of interstitial fluid from swollen arms after breast cancer treatment, and its implications. Clin Sci (Lond) 1993;85(6):737–746

Clodius L, Foeldi M. Therapy for Lymphedema Today. Inter Angio; 1984:3

Földi E, Földi M, Clodius L. The lymphedema chaos: a lancet. Ann Plast Surg 1989;22(6):505–515

Földi M, Földi E. Das Lymphoedem. Germany: Gustav Fischer Verlag; 1991

Földi M, Kubik S. Lehrbuch der Lymphologie. Germany: Gustav Fischer Verlag; 1999

Guyton AC. The lymphatic system, interstitial fluid dynamics, edema, and pulmonary fluid. In: Guyton AC. Textbook of Medical Physiology. 7th ed. Philadelphia: WB Saunders; 1986:361–373

Olszewski W. Peripheral Lymph: Formation and Immune Function. Boca Raton, FL: CRC Press; 1985

Tortora GJ. Grabowski SR. Principles of Anatomy and Physiology. 7th ed. New York: HarperCollins College; 1993

Weissleder H, Schuchardt C. Lymphedema, Diagnosis and Therapy. 3rd ed. Köln, Germany: Viavital-Verlag; 2001

Zöltzer H, Castenholz A. The composition of lymph. [Article in German] Z Lymphol 1985;9(1):3–13

2 生理学

心臓および循環 30
血圧 31
毛細血管を介した物質交換 33
リンパ系の生理学 38
リンパ系の不全 39
浮腫とリンパ浮腫の区別 41
スターリングの水分平衡の理解 42

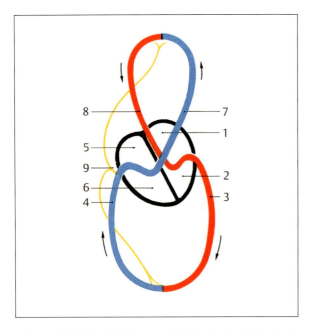

図2.1 肺循環と体循環　1.左心房　2.左心室　3.大動脈　4.下大静脈　5.右心房　6.右心室　7.肺動脈　8.肺静脈　9.低血圧系へのリンパ系の還流

出典：Kahle W, Leonhardt H, Platzer W. Color Atlas/Text Of Human Anatomy,Vo1 2 Internal Organs. 4th edition Stuttgart- New York:Thieme:1993.

リンパ系の主な機能の1つが、組織から血液循環への液の移動を促すことである。毛細血管、組織、リンパ管の間の複雑な液輸送を基本的に理解することは、リンパ系と体液恒常性におけるリンパ系の役割の理解につながる。

心臓および循環

心血管系は、酸素と栄養を身体器官に供給し代謝廃棄物を組織から除去するよう設計された精密なネットワークである。その主な構成要素は心臓と、身体中に血液を輸送する血管系である。循環系の中で、血管と肺の間で相互に血液を供給する部分は肺循環と呼ばれ、肺以外の全身の血流は体循環によって循環している（高血圧系）（図2.1）。

肺で酸素化された血液は心臓の左心室から、身体最大の血管である大動脈に送り出される。大動脈は左心室から上胸部へと弧を描いて、その後、腹部へと下り、動脈循環の主幹を形成する。その後、酸素を豊富に含む血液を様々な身体系に供給する無数の細かい動脈へと分枝する。これらの動脈はさらに細かい血管、前毛細血管細動脈に分枝する。前毛細血管細動脈はさらに、血液細胞が一列縦隊でしか通れないほど狭い、細かい毛細血管に分枝する。

大きい動脈と細動脈の壁は、結合組織（外膜）で構成される外層と、平滑筋構造の中層（中膜）、内皮細胞の内層（内膜）でできている。細かい毛細血管の壁には筋線維は含まれておらず、単一の内膜細胞層のみが含まれる（図2.2）。この壁構造は毛細血管と周辺組織との間の特定の物質の交換を可能にする（血管壁透過性）。毛細血管壁を形成する内皮細胞がその透過性を制御している。壁を通した交換は、血液と組織液の間で、酸素（O_2）、二酸化炭素（CO_2）、栄養、水分、無機イオン、ビタミン、ホルモン、免疫物質、代謝産物について行われる。大部分の代謝老廃物は腎臓を通って血液から排出される。

平均的な毛細血管は長さが1mm以下、血管径が8μm以下である。毛細血管内の流速は1秒あたり0.2mm以下で、特定の組織に分布する毛細血管の本数や密度は代謝活性に比例する。すべての毛細血管が身体の端々に行きわたっているものとして、全長は96,500kmに及ぶ。二分して広げると、サッカー競技場1.5倍分の面積を覆うことができる。

後毛細血管細静脈を通って毛細血管から出た血液は酸素含有量が少ない。静脈血は、心臓に向けて徐々に大きくなる静脈を通って、上大静脈、下大静脈を介して右心房につながる。壁の薄い静脈内圧は動脈系よりもかなり低い（図2.3）。大きい静脈内部にある弁の仕組みが静脈血の下肢への滞留を防いでいる。実際、静脈系の血圧は低いため、筋や関節のポンプ、腹式呼吸、心弛緩期の吸引効果による助けがなければ、十分な血液を心臓へ戻すことはできない。弁の仕組みが機能するのとともに、これらの補助機構が心臓への静脈血還流を推進する。

右心室を離れた血液は肺動脈を介し、酸素含有量の少ない血液を肺に運ぶ肺循環に到達する。そこで2つの動脈に分枝し、各肺にひとつずつ分布し、壁の薄い肺毛細血管に到達する。そこで血管を出たCO_2は、口や鼻から体外に出る。酸素は肺毛細血管から血液へと再び入り、新たに酸素化された血液は肺静脈から左心房へ戻る。肺循環における動脈と静脈の役割は、体循環と逆である（図2.1）。

血圧　31

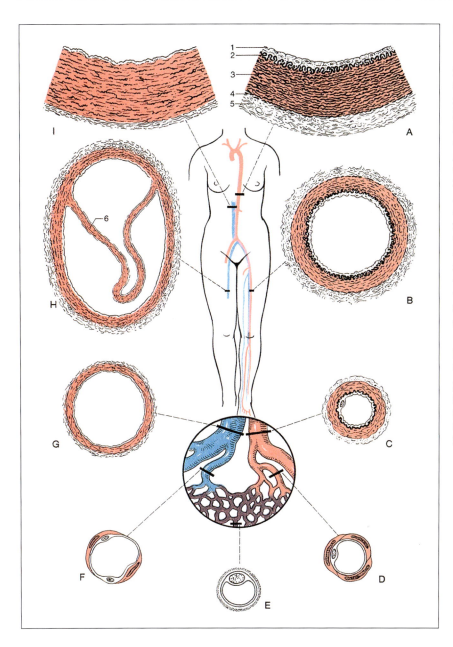

図2.2 体循環のさまざまな部位における血管壁の層　A. 大動脈：1. 内膜　2. 内弾性板　3. 平滑筋構造を含む中膜（有窓弾性板を含む）　4. 外弾性板　5. 外膜　B. 大型の末梢動脈　C. 小型の末梢動脈　D. 前毛細血管細動脈（内膜は平滑筋構造から成る1、2枚の輪状層で形成される）　E. 毛細血管（壁には平滑筋構造を含まない）　F. 後毛細血管静脈（壁には不規則に分布した筋細胞が含まれる）　G. 小型の末梢静脈（壁は内皮とらせん状に配置された平滑筋構造で構成されるが、ほとんどは明確な3層構造を持たない）。H. 大型の末梢静脈（Gと同じ壁構造を持つ）小型および大型の静脈には無数の弁（半月状のポケット弁）があり、心臓の向きに開いている。上大静脈、下大静脈、門脈循環、腎臓、脳の静脈には弁はない　6. 静脈弁の断面図　I：下大静脈（壁には発達した内膜があり、中膜に存在するらせん状の縦走筋は小さい束に配置されている）

出典：Kahle W, Leonhardt H, Platzer W. Color Atlas/Text Of Human Anatomy, Vol 2 Internal Organs. 4th edition Stuttgart-New York: Thieme: 1993.

血圧

血圧は、血液が血管壁を押す力である。水銀柱ミリメートル（mmHg）で測定され、血液が心臓から体循環に押し出される収縮期に左心室と大動脈で最高値に達する。最低値は心筋の弛緩期に記録される。

> 血管内部の血圧は心臓からの距離に半比例する。心臓から遠くなると下がり、動脈よりも毛細血管の方が低い。

血圧は個人の年齢、性別、体格によってさまざまである。成人の正常な収縮期血圧の大まかな目安は、年齢＋100である。弛緩期血圧は収縮期血圧のおおよそ2/3である。

平均血圧は収縮期血圧と拡張期血圧の合計を2で割った値で、健康成人の正常値は約100mmHgである。体循環の動脈端と静脈端の間では持続的に低下する。心臓近くの静脈では、血圧はわずか1.5-4mmHgである（図2.3）。心臓への十分な静脈還流は先述の補助機構によって決まる。

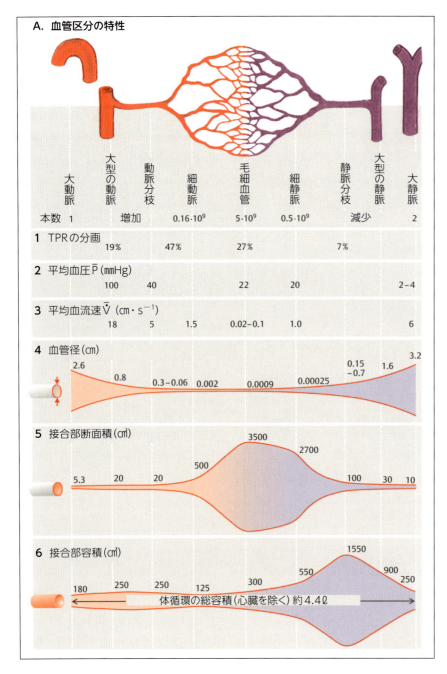

図 2.3
平均血圧は血管区分や
その他の特性によって異なる。
TPR, 全末梢血管抵抗

出典：Despopoulos A, Silbernagl S. Color Atlas of Physiology. 5th ed. Stuttgart-New York: Thieme; 2003.

　肺循環も低血圧系に属し、肺動脈の収縮期血圧は25mmHg以下である。

毛細血管内圧

　動脈系の血管径は分枝していくほど減少する。これら血管内の抵抗は血管径に反比例する（血管が小さくなると抵抗は大きくなる）。血管内の抵抗が増すと、毛細血管内圧（BCP）は減少する（図2.3、本章後半の「ろ過および再吸収」も参照のこと）。

　大動脈や大型動脈の血管径は大きいため、これらの血管の平均血圧はわずかにしか下がらない。前毛細血管細動脈や毛細血管内の抵抗は極めて高く（血管径が小さいため）、これらの血管内の血圧は大幅に減少する。毛細血管の動脈端の平均血圧は29mmHg以下（BCP_{art}）、静脈の平均血圧は14mmHg以下（BCP_{ven}）である。

　前毛細血管細動脈の中膜の輪状平滑筋（**前毛細血管括約筋**）の収縮あるいは拡張もまた、毛細血管内圧に影響を及ぼす。これらの括約筋の収縮期には、前毛細血管細動脈の血管径が減少し、血液は動脈静脈間吻合を介して、

後毛細血管細静脈へと直接迂回される。毛細血管に到達する血液が少ないと、毛細血管内圧は低下する。括約筋が拡張すると、より多くの血液が毛細血管に入り込み、その結果毛細血管内の血圧は上昇する（**血管拡張**）。

自律神経系の交感神経枝が前毛細血管括約筋を制御する。交感神経枝は組織の代謝必要性（毛細血管によって供給される組織の低酸素症など）、外的因子（体温）、ホルモンに応じて、毛細血管への血流を調節することができる。

毛細血管内圧は、不十分な静脈還流（静脈不全または心不全、妊娠）によっても上昇する。静脈うっ滞は壁の薄い静脈の拡張を引き起こし、その結果、静脈滞留が起こり静脈の血圧は上昇する。静脈うっ滞は毛細血管にも影響を及ぼし、毛細血管内の血液量が増加して、毛細血管内圧の上昇が引き起こされる（**受動的血管拡張**）。毛細血管内圧の変動はろ過量増加により他の様々な原因で生じるリンパ浮腫やむくみに重大な影響を及ぼすことがある（本章後半の「混合型不全」も参照）。

毛細血管を介した物質交換

身体は、血管内と血管外という2つの基本的な体液区分で構成されているととらえることができる。血管内区分は、心臓内腔と血管で構成されており、血液を含む。血管外システムは血管内区分以外のすべてのものを指す。血管外区分は間質、細胞およびリンパ管の各亜区分や、髄液を含む特殊な系など、多くの亜区分から成る。

これらの区分間で、体液、ガス、栄養、その他の物質が絶えず交換されている。この交換を行う主な場所が、毛細血管内の毛細血管床である。毛細血管床は同じ前毛細血管細動脈により供給される複数の毛細血管で構成される。一部の物質は内被膜間を輸送されるが、物質（特に水）は毛細血管壁の細孔を通って出る場合もある。

毛細血管を介した物質交換とリンパ浮腫との臨床的関連性については「ろ過および再吸収」の項で後に詳しく述べる。

拡散、浸透、ろ過、再吸収が、毛細血管を介した物質交換に関連する仕組みである。

拡 散

> 拡散は濃度の高い場所から低い場所へ溶液中の分子およびその他の粒子が平衡移動することである（濃度勾配）。

濃度の高い場所と低い場所が連なっているとき、濃度の低い場所から高い場所へよりも、濃度の高い場所から低い場所へより多くの物質が拡散する（正味の拡散）。正味の拡散を受ける物質は濃度差により低い方へ移動する。しばらくした後、これらの物質は均等に分布する。すなわち、拡散平衡に達する。この状態ではこれ以上、正味の拡散は起こらない。拡散における物質の交換はエネルギーとは独立しており（受動的経過）、以下の因子によって影響を受ける。

温度：温度が高いと、急速に拡散が起こる。
濃度勾配：濃度の差が大きいほど、速やかに拡散する。
分子の大きさ：小さい分子（O_2など）ほど、大きい分子（蛋白質など）よりも速やかに拡散する。
表面積：表面積が大きいほど、速やかに拡散する。
拡散距離：距離が短いほど、より効果的に（そして速く）拡散する。

拡散は、単純な拡散と遅い拡散に区別できる。単純な拡散では、濃度（または温度）の高い場所から低い場所への分子の移動は、濃度勾配に沿っていずれの分離もなく起こる。単純な拡散は身体中の間質腔や細胞内で起こる。遅い拡散の場合、関連する溶液を膜が仕切る（図2.4）。

毛細血管壁や細胞膜間の分子の移動をよりよく理解するには、以下の例が分かりやすい。膜を介して濃度の異なった2つの溶液が区切られている。片方には糖分子が含まれた水が、もう片方には糖分子が含まれていない水が入っている。膜は糖分子も水分子も完全に透過できる。糖分子はいずれの方向へも移動するが、濃度の高い溶液から、膜の細孔を通って濃度の低い方へと移動（拡散）する。2つの溶液の糖と水の濃度が同じになると、平衡（これ以上動かない状態）に達する（図2.5）。

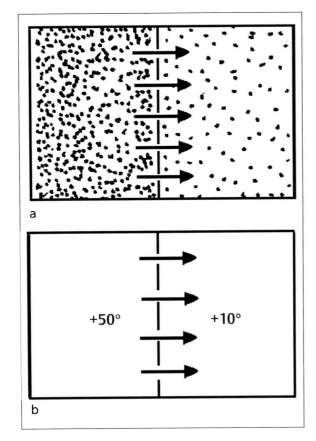

図 2.4 a, b 拡散　**a.** 遅い拡散（2つの溶液を仕切る膜が濃度の高い方から低い方への分子の移動を遅らせる）　**b.** 温度拡散（温度が高い方から低い方へ移動する）

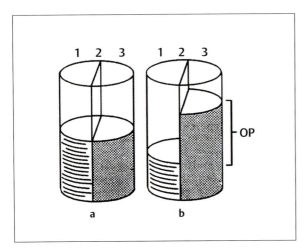

図 2.5 a, b 浸透　1. 水を含む室　2. 膜　3. 水と糖を含む室　**a.** 膜は水も糖も透過できる（遅い拡散）　**b.** 選択性膜は糖を透過できないが水は透過できる。
OP, 浸透圧（mm Hg）。室3の水位が上がると、静水圧の上昇が起こる

拡散はもっぱら、身体の全組織のO_2とCO_2の交換に用いられる点を理解することが重要である。大半の栄養やその他物質の身体への取り込みも老廃物の除去も、拡散によって行われている。ガス交換と代謝を十分行うには、短距離の拡散が欠かせない。健康状態では、すべての組織細胞が、供給する毛細血管から細胞の直径2、3個分の範囲内にある。

臨床関連性：腫脹がある場合、毛細血管とその毛細血管が血液を供給する細胞との距離が増大する。この拡散距離の増大により、その細胞への酸素と栄養の供給は急激に減少する。老廃物とCO_2が細胞や間質組織内に蓄積する。この状況が、感染や皮膚損傷、細胞の損傷、治癒遅延を過度に被りやすい環境を招く。合併症を予防し、損傷した組織の治癒を促すため、組織腫脹のごく早期にうっ滞除去治療を開始しなければならない。

浸透および浸透圧

> 浸透は、水分子だけを透過し他の分子を透過しない選択的透過（半透）膜を通して、水分子が水分濃度の高い場所から低い場所へと移動または拡散することである。

身体の細胞膜は基本的に水を透過する。水は浸透によって身体中で平衡する。

細胞膜を通した水のプロセスをよりよく理解するため、水の入った容器の例をここでも用いる。膜を介して濃度の異なった2つの溶液が区切られている。片方には糖分子が含まれた水が、もう片方には糖分子が含まれていない水が入っている。糖溶液では、水の濃度が低い。水分子が占めるはずのスペースを糖分子が占めている。水分子は、半透膜を通して濃度の高い方からもう片方の溶液へと拡散する。糖分子は膜を透過できないため、容器の片方（糖溶液を含む方）への浸透のみが起こり、こちら側の水位が上昇する。こちら側の静水圧が上昇し、膜の両側の水圧差が起こる。これを浸透圧（OP）とよび、mmHgで測る（図2.5）。

水をもう片方（水分子の濃度が高い溶液）に再び移動させるには、水位が増した容器の片側に、浸透圧と等しい水圧をかける必要がある。この水圧は糖分子の親水効果を上回る必要がある。

細胞膜間を最も多く拡散する物質は水である。1秒あたりに十分な水が細胞膜を双方向に移動すると、細胞自体の容積の100倍にも及ぶ。

臨床関連性：細胞を行き来する水の容積は等しいため、細胞の容積は一定である。ただし、特定の条件下では膜間に水の濃度差が生じる。リンパ浮腫やリンパ系障害の場合、その部位の間質組織液内の蛋白質濃度が上昇する（高蛋白性浮腫）。これらの蛋白質の親水性と間質内の溶質の高濃度により、水分子が間質腔へ移動し、関連する部位の体積が増大する。この浸透圧を上回る、すなわち、水分子を細胞と毛細血管に戻すには、浮腫の部位に適切な圧力をかけることである。

膠質浸透および膠質浸透圧

血漿中の蛋白質濃度は血漿1ℓあたり75gまでである。蛋白質は毛細血管膜を容易に拡散しない血漿中で唯一の溶解物質である。毛細血管から間質液へと移動したこれらの蛋白質は、リンパ系によって間質腔からすぐに除去される。したがって、血漿中の蛋白質濃度は平均して、大半の間質液より約3倍高い。血漿中の蛋白質は間質液（間質液の膠質浸透圧：COP_{IP}）の蛋白質よりも高い膠質浸透圧（COP_{PL}、膠透圧ともいう）を有する。COP_{PL}の正常値は平均して25mmHg以下である。

臨床関連性：リンパ浮腫における蛋白質濃度の上昇の影響とそれによる間質液のCOP_{IP}の上昇についてはすでに「浸透および浸透圧」の項で述べた。患者と療法士にはリンパ浮腫の治療において間欠的空気圧迫装置の使用に注意が必要である。これらの装置は一時的に間質組織から水を除去して蛋白質を機械的に残す。その結果、COP_{IP}が上昇する（すなわち蛋白質分子が毛細血管からより多くの水を引き寄せる）。利尿薬にはこれと同じ作用がある（第3章の「リンパ浮腫の治療法」を参照）。

血中の蛋白質量が減少した場合（低蛋白血症）、血漿蛋白質の膠質浸透圧（COP_{PL}）は低下する。これにより、多くの水が毛細血管を出て、組織に滞留する。低蛋白血症による浮腫は全身の体表面に影響し（全身性浮腫）、リンパ浮腫と混同してはならない。

ろ過および再吸収

膜を通した水の受動的交換のもう1つの例がろ過である。

このプロセスは膜の両側の圧勾配に依存しており、常に、高圧部位から低圧部位へと移動する。

すでに述べた通り、毛細血管の膜は微小分子（溶質）を含む水（溶媒）は透過するが、血漿蛋白質などの大きい分子は透過しない。

圧勾配は血圧によってもたらされる；毛細血管内部の

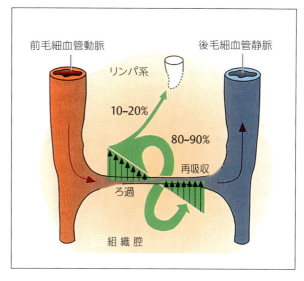

図2.6　毛細血管レベルでのろ過と吸収

出典：Faller A, Schuenke M. The Human Body. Stuttgart-New York: Thieme: 2004.

圧は間質圧よりも高い。ろ過に作用する別の力は、血漿蛋白質の膠質浸透圧である。

Ernest Henry Starling（1866-1927）は、正常な条件下では毛細血管内の平均血圧と血漿蛋白質の膠質浸透圧がほぼ等しいことを発見した（スターリングの水分平衡）。しかし、毛細血管の動脈端の毛細血管内圧（29mmHg）は血漿蛋白質の膠質浸透圧（25mmHg）よりも高いため、水は毛細血管膜を通して間質へとろ過される→ろ過（$BCP_{art} > COP_{PL}$）。

毛細血管の静脈端では、毛細血管内圧（14mmHg）が血漿蛋白質の膠質浸透圧（25mmHg）よりも低く、水は毛細血管へと再吸収される→再吸収（$BCP_{art} < COP_{PL}$）（**図2.6**および**2.7**）。

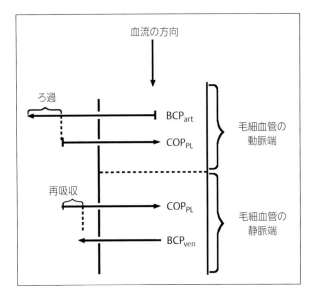

図2.7 毛細血管内圧（BCP_{art}とBCP_{ven}）と血漿蛋白質の膠質浸透圧（COP_{PL}）がろ過と再吸収に及ぼす作用

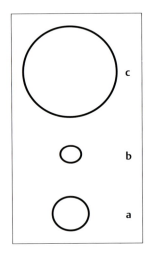

図2.8 a, b, c 前毛細血管細動脈において前毛細血管括約筋が毛細血管内圧と血圧に及ぼす作用　**a.** 正常な筋緊張における前毛細血管細動脈の血管径　**b.** 前毛細血管括約筋の収縮が前毛細血管細動脈の血管径の減少をきたす。毛細血管に到達する血液が減り、毛細血管内圧が低下する。前毛細血管細動脈の中枢側の血圧が上昇する。**c.** 前毛細血管括約筋の拡張が前毛細血管細動脈の血管径の増加をきたす。毛細血管に到達する血液が増え、毛細血管内圧が上昇する。前毛細血管細動脈の中枢側の血圧が低下する。

ろ過を介して血管を出た水は組織細胞に押し寄せ、栄養と供にその他の溶質を運ぶ。再吸収によって戻った液には静脈系へと戻る細胞からの老廃物が含まれている。このろ過と再吸収の「バランス」は前毛細血管括約筋の収縮または拡張によって頻繁に変化する（本章前述の「毛細血管内圧」を参照）。括約筋の拡張期には、毛細血管内圧はろ過のみが可能な値まで上昇する。括約筋が収縮すると、毛細血管全域の再吸収のみが起こるよう毛細血管内圧が減少する（図2.8）。

> 1日の間に20ℓまでの体液（流れる血液中の血漿の0.5％）が腎臓以外の毛細血管から間質腔にろ過される。このろ過液の約80-90％が毛細血管に再吸収される。残る10以下-20％は正味のろ過量とも言われ、リンパ系を介して血液循環に戻される量はおよそ3ℓである。

ろ過と再吸収に影響するその他の因子が、間質液の膠質浸透圧（COP_{IP}）と間質液圧（IP）である。

間質液の膠質浸透圧（COP_{IP}）：毛細血管膜は通常蛋白質分子を透過しないが、血液中を循環する蛋白質の約半量が1日の間に毛細血管と後毛細血管細静脈を出る。蛋白質の透過性は組織によって異なり、それぞれの微小構造に依存している。前述の通り、血管周囲腔に蛋白質が存在すると間質に膠質浸透圧（COP_{IP}）が生じ、それは平均8mmHg以下である。COP_{IP}は水分子を間質腔に移動させるため、その作用は液を再吸収する血中蛋白質の作用に反して働く。

間質液圧（IP）：これは間質液内の圧力である。本書で詳しく扱わないのは、この間質液圧を測定することが極めて難しいためである。負の値（減圧）を報告する論文もあれば、正の値を報告する論文もある。値が正の場合、ろ過に反し再吸収を促す作用を示している。値が負の場合、ろ過を促し再吸収に反して作用する。

正味のろ過圧

毛細血管の動脈端でこの値を決定するには、毛細血管におけるすべての内方向の力を外方向の力から差し引く必要がある。

外方向の力：BCP_{art}、COP_{IP}、IP（負の場合）
内方向の力：COP_{PL}、IP（正の場合）

> 正常な条件下では、毛細血管の動脈端においては外方向の力が内方向の力より大きい。

正味の再吸収圧

毛細血管の静脈端でこの値を決定するには、外方向の力を内方向の力から差し引く必要がある。

内方向の力：COP_{PL}、IP（正の場合）
外方向の力：BCP_{ven}、COP_{IP}、IP（負の場合）

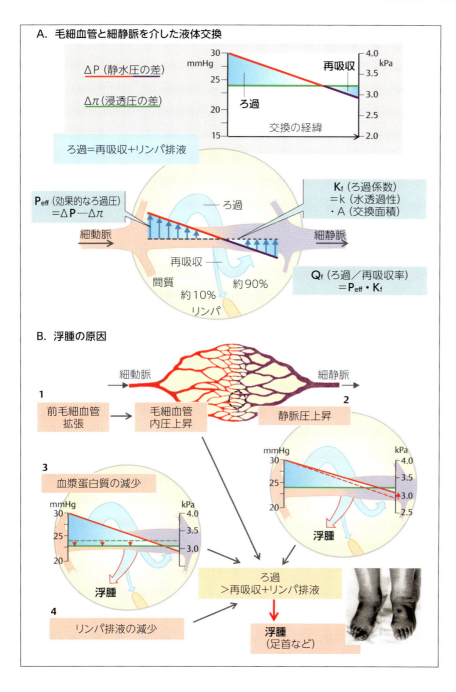

図2.9 浮腫の原因
1. 血管拡張(熱、マッサージ、感染、激しい運動)
2. 不十分な静脈還流による受動的血管拡張(静脈不全または心不全、妊娠)
3. 低蛋白血症(栄養不足、腎および肝疾患)
4. リンパ系の輸送能の低下

出典:Despopoulos A, Silbernagl S. Color Atlas of Physiology. 5th ed. Stuttgart-New York: Thieme; 2003.

> 正常な条件下では、毛細血管の静脈端においては内方向の力が外方向の力より大きい。

臨床関連性:ほぼすべての治療の手段や行為(病態によっても同様に)が正味のろ過および正味の再吸収に影響を及ぼす。ろ過と再吸収の関係や相互作用を理解すれば、なぜリンパ系を助ける治療の手段や行為もあれば、反して作用するものもあるのかが理解しやすくなる。

正味のろ過の増加:毛細血管内圧が上昇すると、より多くの水が毛細血管を出る。毛細血管に入る血液量が増すと、毛細血管内圧は上昇する(血管拡張)。原因としては、マッサージ、温度変化(氷、熱、サウナ、日焼け)、受動的血管拡張(不十分な静脈還流)、激しい運動、感染、その他の因子が考えられる(図2.9)。

より多くの水が毛細血管を出ると、水によるリンパ負荷が増大する。大半の場合、リンパ系の機能している健康な人においては何も問題はみられない。リンパ系は安全弁機能を活性化することにより、リンパ負荷物質の増大に対処することができる(本章後半の「リンパ系の安全弁機能」

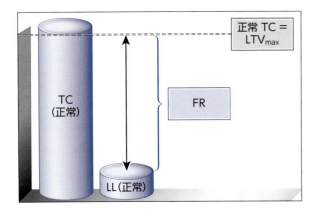

図2.10 健全なリンパ系の機能的予備　*FR*：リンパ系の機能的予備；*LL*：リンパ負荷量またはリンパ液量；*LTV*：時間当たりのリンパ液量（TC＝LTV_{max}）；*TC*：リンパ系の輸送能

を参照）。

しかし、リンパ系が損傷していたり、浮腫やリンパ浮腫の場合のように負荷が高すぎたりすると、リンパ系は多くの場合、正味のろ過量の局所的な増加に対応できない。さらなる問題の発生や治療過程の逆行を避けるため、正味のろ過を大幅に増加させている原因（熱、感染、激しい運動、静脈還流の障害）を防ぐ必要がある。

正味の再吸収の増加：間質腔から毛細血管への水の再吸収を促すことが浮腫およびリンパ浮腫の管理における治療目標である。専用の包帯や弾性着衣を用いて有用な圧迫をかけることによって組織圧を増大することが、その目標達成を助ける（第4章の「圧迫療法」を参照）。正味の再吸収が増加すると同時に、正味のろ過は減少する。

リンパ系の生理学

毛細血管壁を通してのリンパ液の移動に影響する複数の因子について述べたところで、次は最も重要な機能の1つを理解するべく、リンパ系の生理学的能力について述べる必要がある。その機能とは、間質液の除去により浮腫の予防を活性化するとともに、蛋白質その他の物質を除去することである。

時間当たりのリンパ液量およびリンパ系の輸送能

時間当たりのリンパ液量（LTV）は、リンパ系が一定時間に輸送できるリンパ液の量である。LTVは安静時には低く、活動時には高くなる。

リンパ管系の輸送能（TC）は最大の頻度および振幅を利用したリンパ系により輸送されるリンパ液の量である。時間当たりの最大リンパ液量に等しい（TC＝LTV_{max}）。

生理的条件下で、静止時の時間当たりのリンパ液量はリンパ系の輸送能の10％以下である。LTVとTCの差が、リンパ系の**機能的予備**（*functional reserve: FR*）である（図2.10）。

正常な時間当たりのリンパ液量、輸送能、およびリンパ系の機能的予備の関係を明確にするため、胸管の例を用いる。第1章に述べたように、胸管によって血液循環に戻される正常なリンパ液の量は24時間あたり2-3ℓである。特定の病状では、1日あたり20ℓ以上のリンパ液を記録する。リンパ系は機能的予備によって、LTVの増加に伴う組織内のリンパ液と蛋白質の増加に対応できる。

リンパ系の安全弁機能

水と蛋白質のリンパ負荷物質の増加（水：正味のろ過量の増加）に対応する身体の能力は、能動的および受動的な浮腫予防対策から成る。

受動的な浮腫予防：毛細血管を離れる水の量が増加することによって、間質組織に滞留する液の量が増加し、間質液圧が上昇する。「正味のろ過圧」と「正味の再吸収圧」の項を参照すると、IPの増大によって、正味のろ過圧が減少して正味の再吸収圧が増大するため、浮腫の保護が強化されることが明らかである。間質にさらに水が入ると、間質蛋白質の濃度勾配が低下するため、COP_{IP}が低下する。これらの受動的な方法により、より多くの水を毛細血管に再吸収させることができる。

能動的な浮腫予防：リンパ系は自身の安全弁機能を活性化する。すなわち、毛細リンパ管のレベルでリンパ形成を増大させ、さらに、集合リンパ管とリンパ本幹の収縮回数を増やす（LTVの増加）ことで水と蛋白質のリンパ負荷に対応する（図2.11）。

毛細リンパ管と繋留フィラメントに対する間質組織への体液滞留の影響については第1章の「毛細リンパ管」の項ですでに述べた。集合リンパ管とリンパ本幹内のリンパ圧が増大すると、リンパ分節壁内側の平滑筋構造が刺激され、これらのリンパ管の収縮頻度と振幅が増加する。

組織中の蛋白質量が増えた（炎症）場合も、安全弁機能が活性化される。蛋白質の蓄積はCOP_{IP}の増加を引き起こし、それが今度は毛細血管からの水の流出を引き起こす。その結果増大したリンパ負荷は、リンパ系に対し前述と同じ効果を及ぼす。

> リンパ系は輸送能が水と蛋白質のリンパ負荷よりも大きい場合に健全とされる。

リンパ系の不全

リンパ系の不全は、リンパ系の輸送能がリンパ系の負荷よりも小さい場合（TC＜LL）に起こり、リンパ系不全は間質組織に浮腫（局所性または全身性）を引き起こす。

リンパ系の不全型には、機能的、機械的、混合型の3つがあり、浮腫またはリンパ浮腫を引き起こす。

機能的不全

機能的不全（*dynamic insufficiency*）は最も多くみられる不全型で、**高液量不全**（*high-volume insufficiency*）とも呼ばれる。この場合、（水または蛋白質と水の）リンパ負荷が解剖学的にも機能的にも無傷なリンパ系の輸送能を超える（LL＞TC）；前述のとおり、リンパ系の機能的予備の限界までが、この輸送能である（**図2.12**）。

> 能動的および受動的な浮腫予防策を使い果たして浮腫に至った場合、機能的不全が起こる。

> 浮腫は、身体の間質腔に異常なほど大量の体液が滞留することによって起こる腫脹であり、視診や触診（圧痕）が可能である。疾患というよりも症状であり、心不全、運動不足、慢性静脈不全（ステージIおよびII）、低蛋白血症、妊娠、その他の要因によって引き起こされる。

臨床関連性：機能的不全が長期に渡って認められる場合（例えば数か月：期間は症状や重症度によって異なる）、リンパ系に二次性損傷が起こる。長期に渡って、その輸送能で機能する集合リンパ管におけるリンパ内圧が増大すると、集合リンパ管の壁とその弁機能に損傷が起こる可能性がある。集合リンパ管への二次障害はリンパ管の輸送能を減少させるため、その状況は悪化する。

リンパ系とリンパ組織への二次損傷を防ぐには、できる

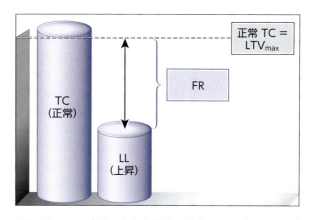

図2.11 リンパ系の安全弁機能　健全なリンパ系はリンパ管自動運動能を増大することにより、リンパ液量の増加に対応する。*FR*：リンパ系の機能的予備；*LL*：リンパ負荷量またはリンパ液量；*LTV*：時間当たりのリンパ液量（TC＝LTV_{max}）；*TC*：リンパ系の輸送能

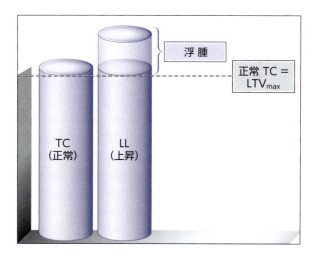

図2.12 機能的不全　リンパ液量が健全なリンパ系の輸送能を超えることにより、浮腫が発症する。*LL*：リンパ負荷量またはリンパ液量；*LTV*：時間当たりのリンパ液量（TC＝LTV_{max}）；*TC*：リンパ系の輸送能

だけ早期に水による（炎症の場合には蛋白質と水）リンパ負荷を減少させなければならない。局所性浮腫においては、これは通常、挙上、圧迫、運動によって実現される。徒手リンパドレナージ（MLD）は機能的不全の場合に選択される治療法ではない。MLDは減少したリンパ系の輸送能を増大させる。過負荷状態ではあるが健全なリンパ系の輸送能を徒手リンパドレナージによって高めることはできない。

圧迫療法およびMLDは心不全（血行動態的機能不全）に起因する浮腫には絶対に禁忌である。心臓に還流する液量が増加することにより、心臓の過負荷やその他の損傷が起こる場合があるためである。

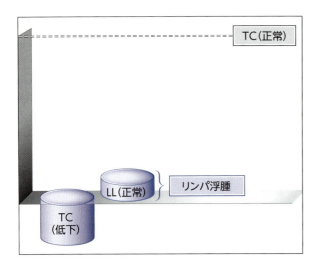

図2.13　機械的不全　輸送能が正常なリンパ液量を下回る。*LL*：リンパ負荷量またはリンパ液量；*TC*：リンパ系の輸送能

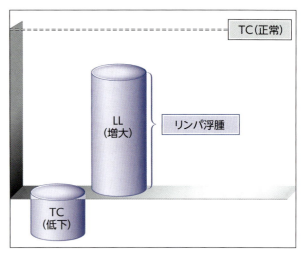

図2.14　機械的／機能的な混合型不全　*LL*：リンパ負荷量またはリンパ液量；*TC*：リンパ系の輸送能

機械的不全

典型的な機械的不全（*mechanical insufficiency*）（低容量不全［*low-volume insufficiency*］）は、機能的もしくは器質的な原因によりリンパ系の輸送能が低下する（図2.13）。

> 障害が重度であれば、リンパ系は正常なリンパ負荷を処理することも（TC＜LL［正常］）、水と蛋白質のリンパ負荷の増大に対応することもできなくなる。

リンパ系に関連する外科手術、放射線治療、外傷または炎症（器質的原因）は機械的不全を引き起こしうる。機能的原因には、特定の薬剤や毒性（フィラリア症）への反応としてのリンパ管の麻痺、ならびに、リンパ管拡張の結果としての弁機能不全が含まれる。リンパ分節壁は、リンパ管内圧の上昇により線維性となり、その後蛋白質が壁構造に滲出する（壁在性不全）。

> 例えば組織からの水と蛋白質の除去など、リンパ系が基本的な機能を1つ実施できないことで、高蛋白浮腫またはリンパ浮腫が起こる。

臨床関連性：リンパ浮腫を未治療のままにすると、重症な結果を招く。水、蛋白質、その他老廃物が間質内に貯留し、組織損傷が起こる。蛋白質を多く含む腫脹は拡散距離を延長させるため、マクロファージやリンパ球の循環障害によって、生体防御機構の能力が低下する。これが感染（蜂巣炎）への高度感受性をもたらす。

リンパ浮腫を減少させ、さらなる損傷を防ぐには、複合的理学療法（CDT、第4章を参照）を用いてこの症状を治療し、過剰な血管拡張（正味のろ過量の増加）を引き起こす状況と感染症を予防することが必須である。CDTには副作用はほぼなく、長期に渡る優れた効果が認められている。

混合型不全

混合型不全（*combined insufficiency*）では、リンパ系の輸送能が低下し、リンパ負荷の容量が同時に増加する（図2.14）。

輸送能が、正常なリンパ負荷量を下回り（機械的不全）、かつリンパ負荷量が健康なリンパ系の輸送能より大きくなると（機能的不全）、リンパ系の不全が最大となる。この両者が重なると、重度の組織障害（壊死）や関連部位の慢性炎症が起こる。

機能的かつ機械的不全があると、混合型不全に至る可能性がある。本章ですでに述べたとおり、機能的不全が長い間続くと、集合リンパ管の壁や弁が損傷を受ける。その結果起こる輸送能の低下が混合型不全をきたす。

機械的不全が存在するうえに、水または蛋白質と水のリンパ負荷が増大すると、混合型不全が起こる。

臨床関連性：機能的不全がみられる際、さらなる合併症状を避けるための主要な目標は、リンパ負荷を減らすことである。リンパ浮腫（機械的不全）における臨床目標はできるだけ早期に間質の腫脹を減少させることである。

感染症、外傷、特定の運動がリンパ負荷の増大をきたし、さらなる合併症とともに混合型不全を引き起こすことを知ることも重要である。この状況を避けるには、リンパ浮腫を患う患者に対しできる限り多くの情報を提供することが必要である（第5章「患者の教育」、「注意」を参照）。

浮腫とリンパ浮腫の区別

"腫脹"という語は浮腫と相互に用いることができる；一部、腫脹をリンパ浮腫とみなすべき場合がある。むくみ形成の元の原因は異なるものの、いずれもリンパ系の機能的または機械的不全による皮膚の軟部組織への体液貯留に関連する。

浮腫とリンパ浮腫の違いを理解するには、身体の大部分が水で構成されていることを考えることが重要である。『Guyton's Textbook Of Medical Physiology』によると、平均体重の男性の水分含有率は60％以下、女性は55％以下である。体重70kgの男性であればこれは40ℓもの水に相当する。水の約2/3が細胞内液領域の体細胞内に残り、1/3が細胞外液領域内に存在する。細胞外に残る体液のうち、1/5が血管内液として血管内に存在する。残る体液（10.5ℓ以下）は細胞の間の間質組織に分布する（間質液）。

体液、ガス（酸素と二酸化炭素）、栄養および老廃物が、血液と間質組織との間で絶えず交換されている。この交換の主な場所は最も小さい血管であり身体の微小循環の一部である毛細血管である。毛細血管は単一の細胞層から成る非常に薄い壁をもつ。これらの細胞のすき間が毛細血管と組織の間での物質の交換を可能にしている。間質腔にある水は毛細血管から浸み出した液である（本章の「ろ過および再吸収」も参照）。

> 過剰な間質液が滞留するときに浮腫が起こる。これは過剰な水が毛細血管を出た場合か、あるいは、組織内の水が毛細血管に効率的に再吸収されない場合に起こる。浮腫は全身に発症する場合もあれば（全身性浮腫または広汎性浮腫）、特定の部位にのみ発症する場合もある（局所性浮腫）。

正常な条件下では、身体は身体に入る水の量と出る水の量を同じにすることで、組織内の体液バランスの維持に努める。しかし、複数の要因が身体の体液バランスを乱し、それにより浮腫が発症する。

浮腫

本章ですでにのべたとおり、浮腫はそれ自体が疾患ではなく、以下の複数の状況に起因する症状である。

- うっ血性心不全（CHF）
- 慢性静脈不全（CVI）
- 運動不足（長時間の立位や座位、麻痺）
- 妊娠
- 締め付けた宝飾類、包帯または弾性着衣

これらのいずれの場合も、間質組織への体液の貯留は静脈血の還流不全（静脈うっ滞とも呼ばれる）に起因する。高容量の血液とその後の静脈および毛細血管内の静水圧の上昇によって、体液を組織から血管へ移動させることが難しくなる。リンパ系が必死にこのアンバランスを修正しようとする一方、組織液の増加はリンパ管が代償するにはあまりに大きい。

浮腫は血清蛋白質の濃度変化によっても起こりうる（低蛋白血症）。血中蛋白質は水と塩分を血液内に留めることができ、蛋白質濃度が下がると毛細血管を出入りする水の動きに影響し、過度の水を組織に貯留させる。血清蛋白質の不足は腎、肝または甲状腺疾患、栄養不足、出血過多、慢性排液性創傷、過度の熱傷によって引き起こされる。外傷性事象や関節炎による炎症性反応も、浮腫発症の一般的な原因である。

浮腫は視診と触診が可能な組織内の過剰な体液貯留である。浮腫組織に母指で優しく一定の圧力をかけると一時的に凹みができる（圧痕性浮腫）。浮腫は一過性または永続性の症状で、治療は基礎症状の改善に重点を置く。その症状が治まれば浮腫は消える。基礎原因が改善されなければ、関連部位の挙上や弾性着衣の装着、利尿薬、塩分摂取量の減少に注目した食事の変更によって浮腫を治療する。

リンパ浮腫

リンパ浮腫はリンパ系が基本機能の1つである特定部位の組織からの水と蛋白質の除去を行えなくなることによって起こる。この不全は、リンパ系の発達異常によって（原発性リンパ浮腫）、あるいは、癌の手術におけるリンパ節の切除または放射線照射やリンパ系の感染症によって（続発性リンパ浮腫）引き起こされる。リンパ浮腫は下肢、頭頸部、体幹、外性器に認められる。患者によっては組織への水と蛋白質の貯留が徐々に起こる場合も突然起こる場合もあるが、いずれにせよ高蛋白性の浮腫である。リンパ浮腫における高蛋白は、特にリンパ浮腫が未治療

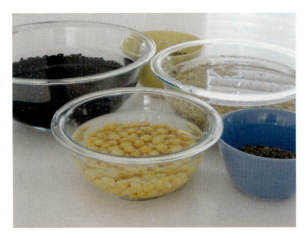

図2.15　膠質浸透　豆への単一方向の水の流れ

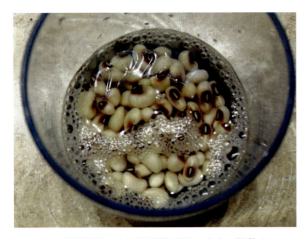

図2.16　制限拡散　水は半透膜を通して自由に移動する。蛋白質は残る

であるかまたは治療に失敗した場合、時間に伴う組織の硬化、感染、体積増加などの二次的な合併症を招く。

> 低蛋白性のむくみである浮腫と違い、リンパ浮腫は症状ではなく疾患であり、リンパ系の部分的な不全であるその基礎原因は元に戻すことはできない。リンパ浮腫は独力では消えず、適切な治療をしなければ進行し続ける。

　リンパ浮腫管理の目標は、健全なままのリンパ管やその他リンパ経路を利用して、リンパ浮腫性のむくみを正常またはできるだけ正常に近い大きさにまで減少することである。リンパ浮腫が取り除かれたら、次の目標はその減少を維持し、リンパ液の再滞留を予防することである。これらの目標は複合的理学療法（CDT）と呼ばれる国際的に認められたゴールドスタンダードのリンパ浮腫治療によって達成できる。CDTはリンパ浮腫に関連する世界中および国内の多くの学会や団体によってリンパ浮腫の選択されるべき治療として認識されている。

　リンパ浮腫の病態生理については第3章で述べる。第4章と第5章ではこの症状に対するさまざまな介入方法について説明する。

スターリングの水分平衡の理解

　知識を強化するには、一般によくみられる分かりやすい生物学的、物理的、化学的、生理学的プロセスの例を見るのがよい。この乾燥豆の例では、微小循環において作用する多くのプロセスが示されるので参考になる。

プロセス1：例えば、豆のたくさん入ったスープを作ろうとした場合、豆は乾燥した状態で手に入ることが多いので、水で戻さなければならない。豆を水で戻すには、水を張ったボウルに豆を何時間もつけておく必要がある。何時間も経過した後は、次のこのことが確かめられる。
予期される結果（**図2.15**）：
- 豆が湿っている（水で膨らんでいる）
- ボウルにはほとんど水が残っていない
- 豆の外皮が破裂している

予期されない結果：
- 豆と水が完全に均質化している（マッシュ状／スープ状）

作用における原則：生理学的比較
予期される結果を支持する「生理学的原則」は何か。
- 制限拡散：豆の外皮は半透膜である。半透膜は孔を通らない大きい物質（蛋白質）を保持し、水の透過を可能にする。蛋白質は留まり、水は自由に移動する。毛細血管壁は大型の分子や細胞を留め、水を自由に通過させるよう作用する。
- 膠質浸透：豆はほぼ蛋白質なので、拡散は単一方向であるため（水のみが内側に移動できる）。
- 膠質浸透圧（COP）：豆（蛋白質）の多くが、水を溜めこむためにより多くのスペースを必要としたため、圧が及んで外皮が「破裂」した。血中の血漿は血管壁に対する圧を保持するが（蛋白質による）、破裂はせず、順応し調整される（**図2.16**）。

プロセス2：ここで、豆をボウルから取り出して布巾でくるむ。水は豆からボウルに漏れ出していない。
- 予期される結果：豆は水を保持し飽和したままである。重力の影響はない。
  これはなぜか。豆（蛋白質）と水の間に生まれた膠質浸透圧は、大気中の気圧＋豆の外皮によって生み出された圧力（＋かぶさる布巾の圧力）よりも大きい。

作用における原則：生理学的比較
- COP_{PL}がBCPを超える＝再吸収。血漿の膠質浸透圧（COP_{PL}）は容器の低い外圧（内方向）で表される毛細血管内圧（BCP）よりも大きい。
- 限外ろ過（UF）がない。血液（蛋白質の豊富な豆）は水を搾り出す機械的な力がない限り自然と水を漏出しない。

プロセス3：膨らんだ豆（血漿蛋白質）からどのようにして水を遊離させるか。何が起こる必要があるか。
豆から水を遊離させる方法は、布巾で機械的に優しく絞ることである。この外圧によって水を貯留する豆の力よりも大きな力が生まれ、水は蛋白質から引き出される。水だけがボウルに浸み出し、タンパク質は半透膜（外皮）によって保持される。

作用における原則：生理学的比較
- BCPがCOP_{PL}を超える＝限外ろ過。毛細血管の動脈枝では、毛細血管内圧が（血漿の）膠質浸透圧を超える。このプロセスは限外ろ過（UF）と呼ばれる。水は血液の微小循環（豆）を出て、蛋白質は保持される。この限外ろ過プロセスの後、一定量の水がボウル（間質）にろ過される。

プロセス4：豆が再びボウルにつけられ、周囲の圧力が開放された場合はどうなるか。蛋白質が完全な膠質浸透圧を得て水を飽和させる吸引力を生成したときに再吸収（R）が起こる。

作用における原則：生理学的比較
- COP_{PL}がBCPを超える＝再吸収。毛細血管の静脈枝で血液が失われると、BCPが低下して血漿蛋白質のCOPがBCPを上回り、水が蛋白質の方に引き寄せられる。

プロセス5：（あらかじめ水だけを入れた）ボウルに部分的に飽和した豆を入れた場合どうなるか。
布巾と豆を一緒に水につけると、水の一部は布巾を通っ

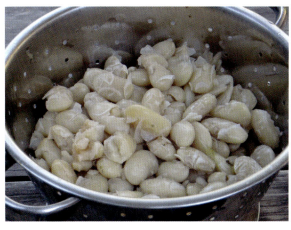

図2.17　限外ろ過　膨らんだ豆は水を保持している。水を遊離させるには機械的な力が必要である

てボウル（間質）の中の豆に染み込む。ボウルの中に乾燥した豆を入れると、布巾の中の豆に戻る水の量は減る（図2.17）。

作用における原則：生理学的比較
- COP_{IP}がUFを増大させ、再吸収を減少させる。

　水を引き寄せる磁石のように、膠質浸透圧（COP_{IP}）を生成する間質蛋白質は血液中に戻るはずの血管外の水を保持する。この力が毛細血管（豆）から間質（ボウル）への水の「漏出」（限外ろ過）を支持すると同時に、再吸収を介して静脈枝（豆）に戻る水量を減らす。

推奨文献

Földi M. Kubik S. Lehrbuch der Lymphologie. Germany: Gustav Fischer Verlag; 1999

Guyton AC, Hall JE. Textbook of Medical Physiology. 9th ed. Philadelphia: WB Saunders; 1996

Kügler C, Strunk M, Rudofsky G. Venous pressure dynamics of the healthy human leg. Role of muscle activity, joint mobility and anthropometric factors. J Vasc Res 2001;38(1):20–29

Kuhnke E. Die Physiologischen Grundlagen der Manuellen Lymphdrainage. Physiotherapie 1975;66

Silbernagl S, Despopoulos A. Color Atlas of Physiology. 6th ed. New York: Thieme Medical Publishers; 2009

Weissleder H, Schuchardt C. Erkrankungen des Lymphge-faes-systems. Köln: Viavital Verlag; 2000

3 病理学

リンパ浮腫	46
リンパ浮腫の評価	75
慢性静脈不全とリンパ静脈不全	98
創傷および皮膚病変	102
脂肪浮腫	111
外傷性浮腫	113
炎症性リウマチ	115
反射性交感神経性ジストロフィー	117
周期性特発性浮腫	118

リンパ浮腫

定 義

リンパ浮腫はごく一般的な重症疾患であり、300万人以上のアメリカ人が罹患している。リンパ系の輸送能（TC）が正常なリンパ負荷（LL：第2章「機械的不全」を参照）を下回った場合、主に皮下組織に異常な量の水や蛋白質が滞留する。

リンパ浮腫は体肢、体幹、腹部、頭頸部、外性器および内臓に生じ、徐々に発症する患者もいれば、突然発症する患者もいる。西半球に住む人の大半はさまざまな癌（乳癌、子宮癌、前立腺癌、膀胱癌、リンパ腫、黒色腫）の外科手術や放射線治療後にリンパ浮腫を発症し、その場合は続発性リンパ浮腫と呼ばれる。他の患者は人生のあらゆる段階で明らかな原因なく発症し（原発性リンパ浮腫）、また別の患者は外傷や深部静脈血栓症の後に発症する。発展途上国においては、寄生虫（フィラリア症）による発症が数百万例を占める。

リンパ浮腫は、患者に長期的な身体的および心理社会的影響を及ぼすため深刻であり、治療せず放置すれば進行し続ける。リンパ浮腫と他の病状（心不全や静脈不全、慢性関節炎症状など）が合併すると、すでに傷害のあるリンパ系にさらにストレスがかかるため、病態生理学的影響がさらに悪化する（第2章「混合型不全」を参照）。見た目の変形は隠しがたく、合併症が頻繁に発生する（線維症、蜂巣炎、リンパ管炎、リンパ漏など）。リンパ浮腫はまた、症状の診断と治療における専門知識の全面的な欠如や、癌治療を受けた患者のリンパ浮腫を医師が軽視する傾向にあることからも深刻である。

リンパ浮腫の発症率

リンパ浮腫の発症率に関する特別な研究はこれまでのところなく、文献で報告された推定率は世界中でさまざまである。世界のリンパ浮腫発症例2億5000万件のうち1億4000万件が、寄生虫感染症であるフィラリア症を併発していると推定され（本章後述の「続発性リンパ浮腫」を参照）、最も主な原因である。

> 米国では、乳癌手術後、特に腋窩リンパ節郭清後、放射線治療を受けた患者で高発症率のリンパ浮腫が認められる。

米国では、皮膚癌以外で乳癌が女性の癌として最も多い。すべての女性は乳癌発症のリスクを有する。女性の乳癌発症の確率は年齢とともに増加する。乳癌の症例の大半は50歳以降に発症する。乳癌は若齢者では少ないが、若い女性は高齢女性に比べて悪性の乳癌にかかる傾向があり、このことが若い女性の生存率が低い理由である。発症率は、人種グループ内でも国内の地域内でもさまざまである（表3.1）。

表3.1　年齢別の乳癌発症率

～30歳	2212人に1人
～40歳	235人に1人
～50歳	54人に1人
～60歳	23人に1人
～70歳	14人に1人
～80歳	10人に1人
以降	8人に1人

出典：National Cancer Institute, 1999

基本的に、米国の女性の8人に1人が生涯において乳癌を発症すると言われる（詳しくは、国立癌研究所（National Institute for Cancer）のウェブサイト http://www.cancer.gov/cancerinformation（2012年6月9日現在）を参照のこと）。

他の癌の生存者でリンパ浮腫のリスクを有するのは、上肢または下肢の悪性黒色腫；婦人科癌、卵巣、精巣、前立腺癌；大腸、膵臓、肝臓癌の手術や放射線治療を受けた患者である。前立腺癌における根治的リンパ節郭清後の下肢リンパ浮腫（または外性器リンパ浮腫あるいはその両者）の発症率が70％以上とする調査報告がある。

手術中に切除されたリンパ節が多いほど、リンパ浮腫の発症率は高くなると基本的に考えられる。いずれかの種類のリンパ浮腫に罹患する患者の正確な数は不明である。

乳癌手術を受けた女性における上肢リンパ浮腫の発症率については多くの統計結果が得られている。研究では、発症率は乳癌患者の6-7％であることが示されている（1984年4月発行の『Breast Cancer Digest』の報告では腋窩リンパ節手術を受けた患者の50以下-70％がリンパ浮腫を発症するとされている）。基本的に、追跡調査期間が長い調査ほど、より高い発症率と重度の腫脹が報告される。より保存的な外科療法（非定型的乳房切除術）では発症率が増加すると感じている研究者もいる。外科医は、切除するリンパ節が少ないセンチネルリンパ節郭清によってリンパ浮腫が減少することを期待している（本章後述の「続発性リンパ浮腫」の内容を参照）。現在のところ、これを明言できる十分な追跡調査情報はない。

表3.2 乳癌以外の癌患者におけるリンパ浮腫の発症率

悪性腫瘍の種類	患者数	研究数	リンパ浮腫の評価方法	累積加重発症率(%)	発症率、範囲(%)
泌尿生殖器	1060	8	主観的：下肢の周囲径	11	3-9
膀胱	267			16	3-9
陰茎	244			21	4-5
前立腺	549			4	4-6
婦人科	2829	25	主観的：下肢の周囲径、水置換法、一般的な毒性基準[1]	25	0-73
子宮頸	1657			27	2-49
子宮内膜	168			1	1*
外陰	1004			30	0-73
頭頸部	139	1	主観的：下肢の周囲径	4	5-8
肉腫	54	1	主観的	30	30*
黒色腫	4259	19	主観的：下肢の周囲径、容積	9	1-66
上肢				3	1-39
下肢				18	6-66

*これらの疾患部位に関する研究が1件しかないため発症率の範囲はない

他の統計上の数字に基づき、米国には続発性リンパ浮腫の患者が200-300万例、原発性リンパ浮腫が100-200万例存在する。

> 原発性リンパ浮腫は生涯いずれの時点でも発症する。続発性リンパ浮腫は手術直後や、術後数カ月以内、数年以内、20年以上後にも起こりうる。

乳癌以外の癌患者におけるリンパ浮腫の発症率

リンパ浮腫は重大な乳癌生存者の問題として認識されている。しかし、この慢性進行性症状は、特にリンパ節郭清を要する他の固形腫瘍の治療後にも起こりうる。乳癌治療後のリンパ浮腫に関する発症率とリスク因子を調べる研究[1]はいくつかあるが、他の腫瘍の治療後のリンパ浮腫に関しては知られていない。

我々の調査グループは、腫瘍に関連する医学文献の体系的レビューとメタ解析を実施し、報告された乳癌以外の癌治療後のリンパ浮腫の発症率とリスク因子を特定した[2]。我々は3つの主要な医学論文データベース（MEDLILNE、Cochrane Library databases、Scopus）を調査し、1972年から2010年の間に発表された治療後リンパ浮腫のすべてのプロスペクティブ研究を特定した。腫瘍の種類に従ってこれらの研究を特定し分類した。外科処置、放射線治療、追跡調査期間、リンパ浮腫の測定基準、リンパ浮腫の発症率に関する詳細な情報を各記事から抽出した。個々の研究の質を評価するためにQuality Assessment Tool for Diagnostic Accuracy Studies[3]を用い、0（最悪の質）から14（最高の質）の評価を付けた。リンパ浮腫発症率の総推定値は、試験の規模に基づき、腫瘍の種類別に加重平均を用いて算出した。

黒色腫（19件）、婦人科癌（25件）、泌尿生殖器癌（8件）、頭頸部癌（1件）、肉腫（1件）の患者の続発性リンパ浮腫について評価する計47件の文献が特定された。試験品質スコアの中央値（範囲）は、黒色腫では7ポイント（4-10）、婦人科系癌では7ポイント（4-10）、泌尿生殖器癌では5ポイント（3-9）、頭頸部癌では5ポイント（4-10）、肉腫では7ポイントであった。これらの報告に含まれた8341例のうち、16％がリンパ浮腫を併発していると診断され、報告された発症率は0-73％であった。報告された発症率にみられるこれほどの開きは、各研究における臨床的なリンパ浮腫の定義、リンパ浮腫の測定法および追跡調査期間の重大な非均一性に起因している。

肉腫を有する患者は、リンパ浮腫の累積発症率が最も高く（30％）、次いで婦人科癌（20％）、黒色腫（16％）、泌尿生殖器癌（10％）、頭頸部癌（4％）の順である（表3.2）。黒色腫の患者のうち、腋窩リンパ節郭清を受けた患者のリンパ浮腫発症率は、鼠径大腿リンパ節郭清を受けた患者（28％）より低かった。全体として、22研究2837例がさまざまな腫瘍のため骨盤リンパ節郭清を受け、リンパ浮腫発症率は22％であった。放射線治療を受けた18研究1716例のリンパ浮腫発症率は31％であった。

メタ解析の結果から、リンパ浮腫の発症率は原発性腫瘍の種類、治療、解剖学的位置によりさまざまに異なることが示された。現在、臨床現場におけるリンパ浮腫の定義または測定に関するゴールドスタンダードは存在せず、癌治療後のリンパ浮腫は見過ごされ過小診断されることが多い。固形腫瘍の治療においてリンパ節郭清を受けるすべての患者は生涯、リンパ浮腫発症のリスクにさらされている。医療提供者の認識を高めることが必要であり、術後の調査が重要である。この症状早期発見と治療は絶対であるため、最低でも腫脹の徴候の観察や体肢重感および絞扼感などのリンパ浮腫の関連症状の評価を調査に含めなければならない。

リンパ浮腫の遺伝学

遺伝性リンパ浮腫

米国および欧州では、リンパ浮腫は主に癌治療後の続発性症状として現れる。しかし、家族性（遺伝性）の原発性リンパ浮腫も存在し、早くも1892年にはMilroy[2]によって認識されている。長く知られているにも関わらず、分子生物学と特に分子リンパ学における研究でリンパ管・血管遺伝学の発展がみられたのはわずか過去10-15年である[5]。標準化された評価手順がなく、遺伝子に関連したリンパ系異常の患者に重点を置くための装置を備えた施設が少なく、テストの選択肢が限られているため、実際の発症率は明白でない。テストを含む入手可能なエビデンスに基づく原発性リンパ浮腫の患者のうち、5-10％が遺伝性であると推定するのが妥当である。女性の発症率がわずかに高く、男性は概ね誕生時、女性は思春期に発病する。だがこの特徴に診断的有用性はない。これらの患者におけるリンパ系異常の検査から、リンパ浮腫の基礎原因としてリンパ管およびリンパ節の発育不全、低形成、過形成が認められた。現在までに調べた患者の大半は常染色体優性遺伝子変異を有しており、つまりは次世代へ引き継がれる突然変異遺伝子が1つあれば疾患が引き起こされることを意味している。その他はそれぞれの親から突然変異遺伝子をもらう必要がある常染色体劣性遺伝子である。これらの遺伝子の一部は浸透率が低く、すなわち、遺伝子があるからといってその作用が明白ではない。また、発現の程度や種類がさまざまな遺伝子もある。臨床チームがこれらの特性を注意深く評価する必要がある。

Online Mendelian Inheritance in Man（OMIM）遺伝子カタログは主に先天性の遺伝性疾患に重点を置いている[5]。このカタログは頻繁に更新され容易に検索可能である。リンパ浮腫またはリンパ管拡張症に重点が置かれており、リンパ浮腫を症状の1つとして含めるおよそ40種類の症候群があり、これらの多くが複数表現型のリンパ系異常を有し、他のさまざまな系に関与する[6]。OMIMには登録されていない症候群もさらに存在する[7]。

既知の遺伝子

主要な遺伝子型または一致した特徴としてリンパ浮腫を含む症候群に関連する遺伝子が現時点で7種類特定されており、2種類は特別に定義された関連したリンパ浮腫症候群、6種類は染色体異常を有する症候群である（**表3.3**）。これらの変異および染色体異常はヒトゲノム全体に散在し、これまで発見された遺伝子が一カ所に隔離されているわけではないらしい。特定されたすべての変異は染色体のqあるいは長腕に認められている。新たな遺伝子についてもこの場合が当てはまるか否かが調べられている。

臨床評価法

リンパ系の発達における特殊な遺伝子の役割とリンパ浮腫に関連する症候群の理解については近年大きく前進したが、臨床的な表現型と遺伝子型との機械的なつながりについては未だ定義しきれていない。患者へのアプローチにおける最初の手順は病歴や理学的検査の臨床チームによる詳細な評価であり、これは患者の表現型解析を行う上で重要である。解剖学的および機能的欠損をより精密に定義するため、この表現型解析にはリンパ系の画像解析も含めなければならない。具体的に定義された症候群を有する患者の間で明確な差異がなければ、高度な遺伝学的手法も強力なものとはならない。

2つ目の手順は遺伝子型を決定することである。これは主にチームの遺伝学者または知識のある医師の仕事である。患者が試験に参加しているか否かに関係なく遺伝形質の解析によって明らかにされる情報の種類に応じて必要となる同意書を患者から得た後、検体を採取してDNAを単離する。この検体は血液でも、頬の細胞をこすり取ったものでも、強くすすいだ後のうがい薬でも、外科的処置で採取した小さな組織片でもよい。検体が入手できる家族の人数や、検索対象の遺伝子が既知の遺伝子かまたは新規の遺伝子かによって、実施する解析の種類が決まる。高度な連鎖解析を行う場合もあれば、全ゲノム、特定の遺伝子または全エクソン配列を用いる場合も、最新のDNAチップ技術を用いる場合もある。これらの技術を持つ専門家のレベルは臨床検査施設によってさまざまに異なり、一部の特殊な遺伝子検査は市販されている。関連費用を検討しなければならない。

表3.3 リンパ浮腫関連症候群と特定遺伝子、症候群のない遺伝子、リンパ浮腫に関連する染色体異数性

症候群	遺伝子	主な症状	OMIM	IP	候補遺伝子座
既知の遺伝子を有する症候群					
遺伝性リンパ浮腫1A（ミルロイ病）	FLT4 (VEGFR3)	先天性リンパ浮腫[8]	153100	AD	5q35
遺伝性リンパ浮腫1C	GJC2	体肢のリンパ浮腫、1-15歳で発症[9]	613480	AD	1q41
リンパ浮腫-睫毛重生症候群	FOXC2	下肢リンパ浮腫と睫毛重生症[10]	153400	AD	16q24
Hennekamリンパ管拡張症-リンパ浮腫症候群	CCBE1	体肢のリンパ浮腫、腸リンパ管拡張症、精神障害[11]	235510	AR	18q21
Hypotrichosis-lymphedema-telangiectasia syndrome	SOX18	リンパ浮腫、脱毛症、毛細血管拡張症[12]	607823	AD	20q13
リンパ浮腫-後鼻孔閉鎖症候群	PTPN14	下肢リンパ浮腫、鼻気道の閉塞（後鼻孔）[13]	608911	AR	1q32
Emberger症候群	GATA2	下肢リンパ浮腫、免疫障害、聴覚消失症[14]	614038	AD	3q21
胆汁うっ滞-リンパ浮腫	?		214900	AR	15q1
既定の症候群をもたない突然変異					
?	HGF	さまざまなリンパ浮腫[15]	—	—	7q21
?	MET	さまざまなリンパ浮腫[15]	—	—	7q31
染色体異常					
クラインフェルター症候群	?	関連するリンパ浮腫			XXY
ターナー症候群	?	関連するリンパ浮腫			XO
13トリソミー	?	関連するリンパ浮腫			13
18トリソミー	?	関連するリンパ浮腫			18
21トリソミー	?	関連するリンパ浮腫			21
22トリソミー	?	関連するリンパ浮腫			22

OMIM= Online Mendelian Inheritance In Man；*IP*= 遺伝パターン；*AD*=常染色体優性；*AR*=常染色体劣性

展 望

マウスにおける研究から、リンパ系の発達や機能に影響を及ぼす遺伝子が多く存在することが分かっているが、ヒトにおいて対応する遺伝子や対応する変異は未だ見つかっていない。ヒト症候群も多く存在するものの関連する遺伝子欠損は知られていない。これらの分野が将来発展することは明らかである。また、遺伝子検査の利用可能性と高度化、より包括的で注意深い身体徴候の表現型解析、医師によるリンパ系の診断画像の改善によって、この分野は進歩するに違いない。

リンパ浮腫に関連する症候群の遺伝学的研究の目標はこれらの基礎的な科学的発見を臨床現場へと転換し、患者の生活に反映させることである。リンパ系の成長と発達に重要な遺伝子を特定できれば、その知識を活かして、リンパ系の成長や機能が欠損したまたは機能消失した時や場所で、リンパ系を刺激（または抑制）できる。さらに、リンパ浮腫を示す症候群を注意深く定義することで、欠損を修正または軽減する適切なタイミングの特定を含む特定の遺伝子治療計画を改訂することができる。残念なことに、近年の遺伝子治療の経緯としては期待される成功や実用的な適用には至っておらず、将来的な治療のための特定の遺伝子、発現、相互作用、背景の理解には未だ限界がある。

リンパ浮腫の発症原因

リンパ浮腫は基礎にある発症原因によって原発性と続発性に分類できる。しかしこの分類は通常、治療法の決定においてさほど重要ではない（**表3.4**）。

表3.4　リンパ浮腫の発症原因

原発性リンパ浮腫	続発性リンパ浮腫
● 発育不全 ● 低形成 ● 過形成（リンパ管拡張症・巨大リンパ管腫） ● リンパ節の線維化 ● リンパ節の形成不全 ● 先天性 ● 35歳未満：早発性リンパ浮腫 ● 35歳以上：遅発性リンパ浮腫	● リンパ節の郭清 ● 放射線 ● 外傷 ● 手術 ● 感染症 ● 悪性腫瘍 ● 慢性静脈不全 ● 不動状態 ● 自己誘発性

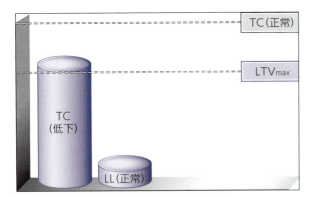

図3.1　リンパ浮腫の潜在期における輸送の低下
LL：リンパ負荷量またはリンパ液量　LTV：時間当たりのリンパ液量（TC＝LTV$_{max}$）　TC：リンパ系の輸送能

原発性リンパ浮腫

> 原発性リンパ浮腫は、リンパ系の発達異常（形成異常症）を表し、先天性または遺伝性である。さまざまな異常として認められる。

低形成　最も多くみられる形成異常症で、リンパ管の不完全発達を示す。すなわち、集合リンパ管の数が少なく、存在するリンパ管の径が正常なものよりも小さい。

過形成　この形成異常症（リンパ管拡張症または巨大リンパ管腫）においては、集合リンパ管の径が正常なものよりも大きい。集合リンパ管の拡張により集合リンパ管内の弁の仕組みが機能不全に陥り、多くの場合、リンパ液の逆流が起こる。

発育不全　この異常に関連して集合リンパ管、毛細リンパ管またはリンパ節の1つが欠損することで、原発性リンパ浮腫を発症する場合がある。
鼠径リンパ節の線維化（Kinmonth症候群）も原発性リンパ浮腫の発症の原因となる。線維化は主に、関連するリンパ節の被膜部または梁柱部に影響を及ぼす。また、輸入リンパ管のリンパ輸送に影響する。

基礎的なリンパ系生理学を理解すると、上記のすべての異常においてリンパ系の輸送能が低下していることが明らかとなる（図3.1）。第2章で述べたように、リンパ浮腫はリンパ系の輸送能が正常なリンパ負荷を下回る場合におこる。

出生時に発達異常があっても、リンパ浮腫は生まれて何年も経ってから起こることもある。（低下した）リンパ系の輸送能が十分にリンパ負荷に対処できる限り、発症することはない。原発性リンパ浮腫は腫脹の発症時の患者の年齢別に分類されることが多い。

先天性リンパ浮腫は、出生時または生後2年の間に臨床的に認められる。先天性リンパ浮腫を有する患者のサブグループは家族性の遺伝パターンを有し、ミルロイ病と命名されている。原発性リンパ浮腫が出生後35歳までに現れる場合、早発性リンパ浮腫と呼ばれ、大半が思春期または妊娠時に起こる。**遅発性リンパ浮腫**は比較的少なく、35歳以降に発症する。

原発性リンパ浮腫はほぼ例外なく下肢（片側または両側）に現れ、大半が女性に罹患する。腫脹は通常は足部と足首から始まり、下肢の残る部位に徐々に現れる。既知の刺激がなく起こる場合もあれば、微小外傷（昆虫刺傷、注射、捻挫、過労、熱傷、切り傷）、感染症あるいは不動状態の後に起こる場合もある。きっかけとなるこれらの因子は、既に損なわれていたリンパ系にさらにストレスを及ぼす結果、機械的不全に至る（図3.2）。

続発性リンパ浮腫

続発性リンパ浮腫においてみられる機械的不全は、リンパ系への既知の損傷により引き起こされる。

> 続発性リンパ浮腫にもっとも多い原因としては、手術や放射線、外傷、感染症、悪性腫瘍、不動状態、慢性静脈不全が挙げられる。

リンパ浮腫は自己誘発性の場合もある。

手術と放射線：すでに述べた通り、これは現在のところ米国で続発性リンパ浮腫として最も多い。癌治療における外科的処置には一般的にリンパ節の切除（郭清）が含まれる。この処置の目的は癌細胞を減らし、患者の生命を保持することである。

リンパ節郭清の副作用はリンパ輸送の断絶である。残るリンパ系がリンパ負荷に対応できなければ、続発性リン

パ浮腫を発症する。

初期の乳癌手術では、**根治的乳房切除術**が患者にとって唯一の選択肢であった。根治的乳房切除術には、乳腺全部、腋窩リンパ節および胸の下にある胸筋の切除が含まれる。過去には一般的であった根治的乳房切除術は現在ほとんど実施されず、癌細胞が乳腺の下の筋肉に拡がっている場合のみ実施される。現在では**非定型的根治的乳房切除術**の方が一般的に実施される。この手術には、乳房と一部の腋窩リンパ節の切除が含まれる。特定の型の乳癌においては、**単純または全乳房切除術**が実施され、乳腺だけが切除され、腋窩リンパ節は切除されない。

今日、乳癌に罹患する女性の多くは乳房切除術または**腫瘤摘出術**の選択肢を与えられている。腫瘤摘出術は乳房温存手術とも呼ばれ、悪性腫瘍を含む乳腺の一部と周辺の正常組織の一部のみ切除される。乳癌手術後、特に腫瘤摘出術後の女性の大半は放射線治療を受ける（**図3.3**）。

センチネルリンパ節生検は比較的新しい手法で、癌細胞が腋窩リンパ節および体幹に拡がっているか否かを判断するために開発され、平均10以下-15カ所の腋窩リンパ節が切除される従来の腋窩リンパ節郭清を行う必要がない。センチネルリンパ節生検で切除を必要とするのは、乳腺が（残りの腋窩リンパ節に到達する前に）最初に排液するこれらのリンパ節（センチネルリンパ節）だけである。その後、病理医が1〜3個のリンパ節を念入りに検査する。腫瘍細胞が含まれていなければ、残りの腋窩リンパ節に癌がない確率は95％であり、腋窩リンパ節の切除は免れる。

放射線治療は、電離放射線を用いて癌やその他の疾患を治療する。この治療の目的は、手術後に残る癌細胞を破壊することである。精密に標的を定めた高エネルギーの外照射療法か、あるいは腫瘍の部位に移植される放射性シードのいずれかを用いる。腫瘍細胞は正常細胞より速い速度で成長することが多い。そのため多くの癌が刺激に弱く、放射線に脆い。

放射線は癌細胞にも正常細胞にも損傷をきたすが、正常細胞は自己修復が可能であり、適切に機能し続ける。放射線治療は通常、週5日、数週間実施され、リンパ浮腫の発症にも影響する。放射線は組織の線維化をきたし、リンパ輸送を損なわせ、リンパ管の再生を妨げる。照射は神経組織にも影響し、リンパ浮腫そのもの、または、リンパ浮腫の治療中の患者の能力や協力に影響する様々な問題をもたらす（放射線照射による神経叢障害：本章後述の「リンパ浮腫の合併症」を参照）。

外傷：リンパ系に関連する外傷はリンパ流量を大幅に

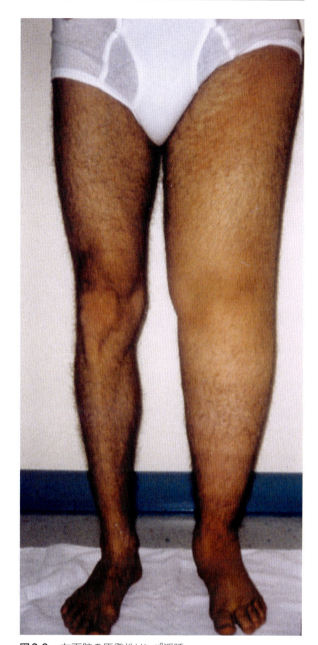

図3.2 左下肢の原発性リンパ浮腫

減少させ、結果として続発性リンパ浮腫をきたす（熱傷、大きい皮膚剥離）。瘢痕組織は集合リンパ管の再生（リンパ-リンパ管吻合）を妨げ、問題をさらに悪化させる。外傷後の続発性リンパ浮腫は組織病変の結果生じたリンパ系の機械的不全から発症するもので、外傷後浮腫と混同してはならない。外傷後浮腫は外傷による局所的な結果であり、通常は数日でひく（本章後述の「脂肪浮腫」を参照）。

感染症：リンパ系に影響する再発性の急性または慢性の炎症プロセスは機械的不全をきたす。炎症がリンパ節（リンパ節炎）または集合リンパ管（リンパ管炎）に及ぶ

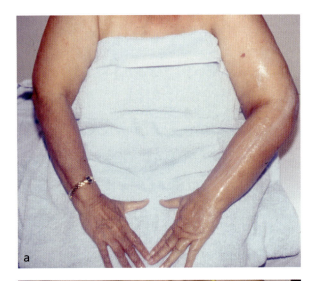

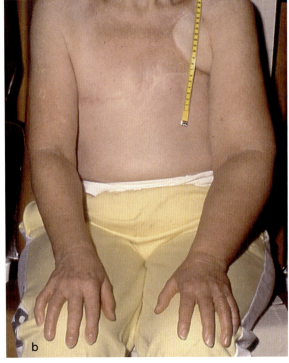

図3.3 a, b　a. 左上肢の続発性リンパ浮腫　b. 両側乳房切除術後の左上肢の続発性リンパ浮腫

を参照）。

リンパ系の炎症と一般的なリンパ浮腫のもっとも主な原因はフィラリア症である。

リンパ管フィラリア症

リンパ管フィラリア症は世界中のリンパ浮腫の主要な原因であり、痛みを伴い、外観を過度に損なわせる疾患であり、世界保健機関（WHO）はこれを、世界の永続的な長期身体障害の主な原因として特定している。アフリカ、インド、東南アジア、南アフリカはもとより、太平洋諸島やカリブ地域の80諸国以上で流行を示す熱帯病である。リンパ管フィラリア症は米国では珍しく、流行する地域を訪れる人に発症する。

WHOによると、13億人が疾患のリスクを有し、1億2000万人が現在罹患しており、4000万人までの人がリンパ浮腫により外観を損なわれ、再発性感染やその他の二次症候に苦しんでいる。

フィラリア症は3種類の寄生糸状虫を原因とし、最も一般的なものがバンクロフト糸状虫（*Wuchereria bancrofti*）である。その他のマレー糸状虫（*Brugia malayi*）とチモール糸状虫（*Brugia timori*）は東南アジアで流行する。

リンパ管フィラリア症は、感染レベルのフィラリア幼虫を運ぶさまざまな種類の蚊が刺すことによってヒトに伝染する。刺したときにフィラリア幼虫が傷口に入って刺された人の皮膚に留まり、そこから寄生幼虫がリンパ系へと移動して、6-12カ月かけて成虫に成長して交尾する。雄と雌はともに過ごし、リンパ系のリンパ節やリンパ管に巣をつくる。成虫は4年以下-6年ほど生き、雄は3-4cm、雌は8-10cmにまで成長する。

雌は生きている間に数百万匹ものミクロフィラリアを産出し、それらが宿主の血流を循環する間に後再び、宿主を刺した蚊に取り込まれる。蚊の体内に入ったミクロフィラリアは感染段階の幼虫に成長し、その後また別のヒトに伝染する。このようにして伝播サイクルができあがる（図3.4a）。

宿主のリンパ系で生きる間、寄生虫はリンパ系の拡張と損傷を引き起こし、そのためにリンパ液の正常な流れが制限され、リンパ管やリンパ節の腫脹、線維化、感染症が起こる（リンパ管炎、リンパ節炎）。

フィラリア幼虫による感染は概ね、流行諸国に暮らす人々の幼児期に起こり、痛みや外観を損なうこの症状の兆候が後年に現れる。

リンパ管フィラリア症は外観を損なう症状や感染の兆候がなく、無症候性に存在する場合があるが、急性（感染、発熱、腫脹）または慢性の潜在的なリンパ組織損傷をもた

場合、壁が線維化する傾向にあり、リンパ液が凝固してリンパ管を閉塞させ、リンパ液の流れが阻害される。既存の機械的不全に加えて、リンパ負荷量が増大する結果、混合型不全を引き起こす。

リンパ節とリンパ管の感染症は、細菌（特に連鎖球菌：*Streptococcus*）および真菌の感染によって引き起こされる。リウマチ性関節炎において関節組織間および組織周辺に作用する炎症プロセスが、リンパ組織に拡大し、新たに機械的不全の原因となる（本章後述の「外傷性浮腫」

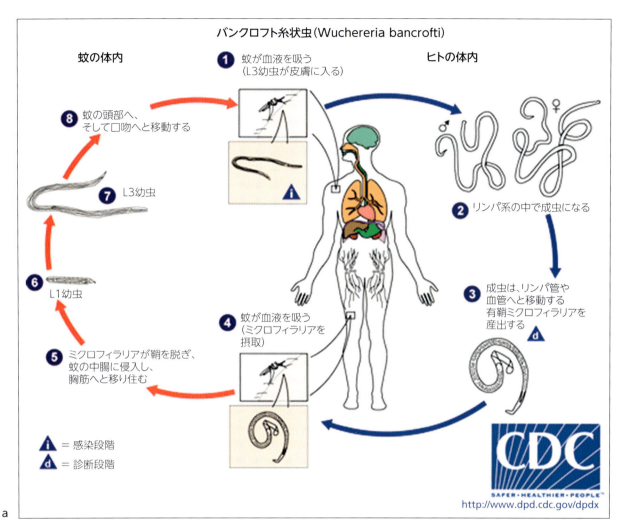

図3.4 a, b
a　バンクロフト糸状虫（*Wuchereria bancrofti*）の
　　ライフサイクル
　　出典：米国疾病対策管理センターの許可を得て転載）
b　リンパ管フィラリア症のもっともひどい状態である象皮病の
　　ナイジェリア男性
　　出典：Carter CenterのEmily Staub氏より許可を得て転載

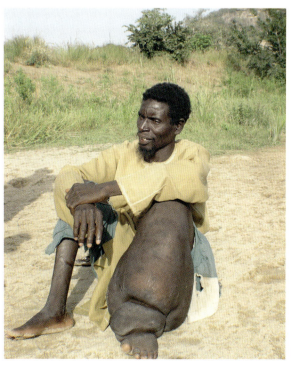

らす。慢性段階としてはリンパ浮腫が挙げられ、不釣合いなほど巨大に成長することがあり、体肢（主に下肢）、胸、外性器（陰唇、陰嚢、陰茎）に現れ、痛みや身体障害、性機能障害を引き起こす（**図3.4b**）。

　リンパ管フィラリア症は基本的に、血中のミクロフィラリアの有無を調べる血液検査と抗原検出試験（ICT）によって診断される。

　リンパ管フィラリア症に罹患した人に対する主な治療アプローチは薬物療法（ジエチルカルバマジン［DEC］、アルベンダゾールおよびイベルメクチン）であり、成虫および

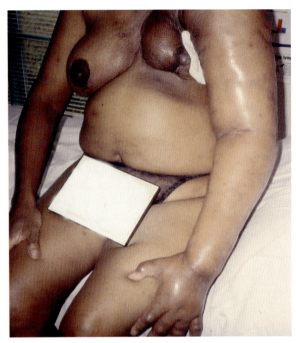

図3.5 左上肢の悪性リンパ浮腫

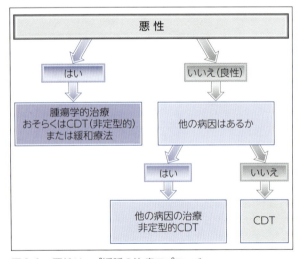

図3.6 悪性リンパ浮腫の治療アプローチ

循環するミクロフィラリアを除去して伝播サイクルを遮断することを目的とする。もう一つの重要な目的は、国内のリスクにさらされた人々すべてを対象とした集団薬物投与などの予防策によって、公衆衛生問題としてのリンパ管フィラリア症を解決することである。Global Alliance to Eliminate Lymphatic Filariasis（GAELF）の目標はフィラリア感染の拡散を食い止め、無償の薬物投与を提供することによってリンパ管フィラリア症を根絶することである。感染の伝播を阻止するには、流行地域で4-6歳の間に集団薬物投与を実施することが必要である。

流行地域を訪れる外国人が感染することは珍しいが、蚊帳の中で眠る、虫よけ剤の使用、長袖シャツ、長ズボンの着用、蚊のもっとも活動的な夕暮れ時や夜明けの外出は控えるなど、蚊に刺されないような予防策を取るべきである。

リンパ管フィラリア症に起因するリンパ浮腫は、複合的理学療法（CDT）によって効果的に治療できる。リンパ浮腫と感染を改善する他の方法としては、衛生、スキンケア、圧迫療法、エクササイズ、患肢の挙上を含むセルフケアに関する患者への教育が挙げられる。

悪性腫瘍：悪性腫瘍は外部からリンパ構造を圧迫することによってリンパ液の流れを機械的に阻害する（本章後述の「リンパ浮腫の合併症」を参照）。悪性細胞はリンパ系にも浸潤し、リンパ管（悪性リンパ管症）またはリンパ節のいずれかで増殖し、リンパ液の流れを阻害する（**図3.5**）。悪性腫瘍に関連する症状に対処するには、非定型的CDTが施行される（**図3.6**）。

慢性静脈不全：不十分な静脈還流の結果、静脈圧が上昇する。それによる毛細血管内圧の上昇が正味のろ過量を増大させる（本章後述の「慢性静脈およびリンパ静脈不全」を参照）。リンパ系は自発的に浮腫を予防する主要な機能において、安全弁機能の活性化による高容量の水のリンパ負荷を代償しようとする（第2章「リンパ系の安全弁機能」を参照）。静脈の問題に対する適切な治療を開始しなければ、リンパ系は一定のひずみにより徐々に機械的不全（混合型不全）を進展させる（**図3.7**）。

不動状態：適切なケアをせず放置すると、脊髄への損傷、脳卒中または脳出血によって起こる不動状態は先述した同様の問題を最終的に引き起こす（結果的なリンパ過負荷を伴う不十分な静脈還流など）。

自己誘発性リンパ浮腫：駆血帯（包帯、ゴムバンドなど）を使用することで、体肢に静脈とリンパ管の閉塞が起こり、リンパ浮腫の兆候や症状を引き起こす。結紮痕は通常、腫脹のすぐ近くに容易に見つけられる。この症状は非常に珍しい。療法士は自己誘発性リンパ浮腫（人為的リンパ浮腫ともいう）を疑う場合は、評価後医師に紹介することが推奨される（**図3.8**）。

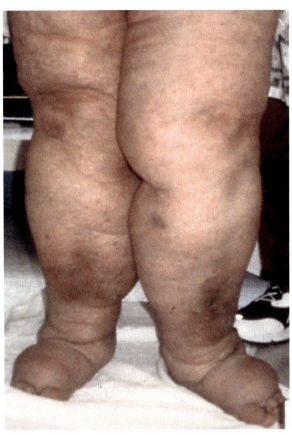

表3.5 典型的な症状を伴うリンパ浮腫のステージ

リンパ浮腫のステージ	特徴
● 潜在期	● 腫脹なし
● リンパ管症（ステージ0、前段階、無症状段階ともいう）	● 輸送量（TC）の低下 ● 「正常な」組織整合
ステージ1 （回復可能段階）	● 浮腫は柔らかい（圧痕） ● 二次的な組織変化なし ● 挙上により腫脹が縮小
ステージ2 （自然回復不能段階）	● リンパうっ滞性線維化 ● 組織の硬化（圧痕なし） ● Stemmer徴候陽性 ● 頻回の感染症
ステージ3 （リンパうっ滞性象皮病）	● 体積の大幅な増加と典型的な皮膚変化を伴う組織質感（乳頭腫、深い皮膚のひだなど） ● Stemmer徴候陽性

図3.7 両下肢の静脈不全（ステージ2）を併発するリンパ浮腫

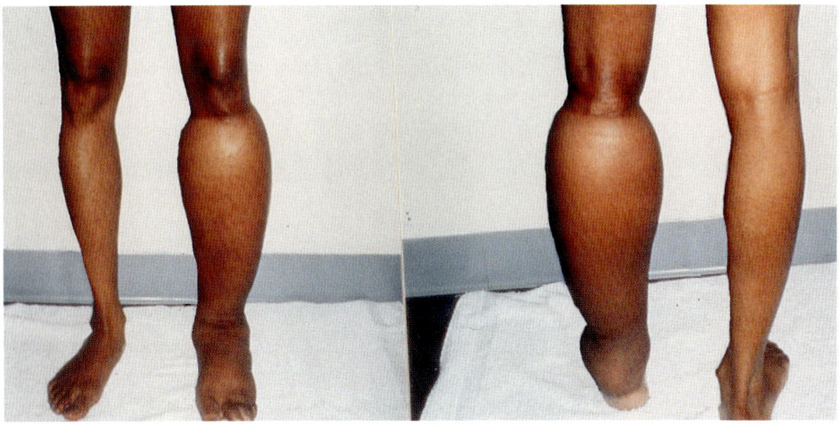

図3.8 左下肢の自己誘発性リンパ浮腫（左膝の結紮痕に注意）

リンパ浮腫の段階

現在、リンパ浮腫の治癒または永続的な治療策はない。損傷を受けたリンパ管の輸送能は元のレベルまで回復することができない（第2章の図2.13を参照）。

> リンパ浮腫が認められる場合、リンパ系は機械的に不全状態にある。すなわち、輸送能が正常なリンパ負荷を下回っている。

早期段階の症例では、腫脹は夜間に治まる場合があるが、リンパ浮腫は進行性の症状である。発生起源に関わらず、リンパ浮腫はほとんどの場合、治療しなければ徐々に進行する（表3.5）。

特定の段階に患者が留まる期間は決まっていない。例えば、患者は必ずしも4カ月間のステージ1を経て、ステージ2に進行してから6カ月でステージ3に進むというわけではない。

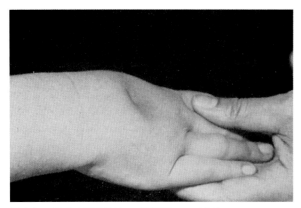

図3.9　右手の圧痕性リンパ浮腫（ステージ1）

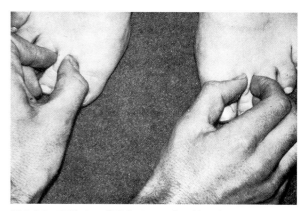

図3.10　下肢リンパ浮腫における右足第2趾のStemmer徴候陽性

ステージ0

この段階はリンパ浮腫の無症状段階または前段階とも呼ばれる。この段階において、リンパ系の輸送能は標準以下であるがまだ十分に正常なリンパ負荷に対処できる（図3.1を参照）。この状態によりリンパ系の機能的予備（FR）が制限される（第2章の「時間当たりのリンパ液量とリンパ系の輸送能」を参照）。

リンパ系に関連する手術を受け（または外傷を有し）、リンパ浮腫の発症経験のない患者は、ステージ0のサブカテゴリーである**潜在期**とされる。例えば、乳癌の手術を受け（リンパ節郭清や放射線治療の有無は問わない）、乳房切除術／腫瘍摘出術後のリンパ浮腫を呈していない女性は潜在期にある。この場合もやはり、正常なリンパ負荷物質を十分排出できる。

リンパ系の先天性形成不良（形成不全）によって輸送能が低下する場合、**リンパ管症**と呼ばれる症状が現れる。正常以下の輸送能がリンパ負荷に対応できる限り、リンパ浮腫は臨床的に現れない。

前段階の患者はリンパ浮腫発症のリスクにさらされている。機能的予備の低下は正常以下の輸送能とリンパ負荷との間の壊れやすいバランスをもたらす。リンパ浮腫の発症は、リンパ系へのストレスの増加や、リスクを有する体肢における水（または水と蛋白質）のリンパ負荷の増大をもたらす特定の事象の頻繁な発生を代償するリンパ系の能力に関係する。

特に外科的処置後に患者への情報提供や教育が、リンパ浮腫の発症リスクを大幅に減らすことができる（第5章「注意」、「リンパ浮腫と航空旅行」を参照）。

ステージ1

このステージは**回復可能段階**とも呼ばれ、線維性変化のない軟部組織の柔軟性を特徴とする。圧痕が容易に誘発され、母指で圧迫すると腫脹に窪みがしばらく残る（図3.9）。ステージ1の早期では一夜にして腫脹が消えることが可能である。

この早期に適切に管理することで、体肢を正常な大きさ（罹患していない方との比較）に縮めることができる。適切にケアしなければ、症例の大半はステージ2への進行が避けられない。

ステージ1のリンパ浮腫とその他の原因による浮腫を見分けることは難しい。医師は患者の病歴と、腫脹が従来の管理方法（圧迫、挙上）で改善するか否かを考慮する必要がある（本章後述の「リンパ浮腫の診断と評価」を参照）。

ステージ2

ステージ2は**自然回復不能段階**とも呼ばれ、主に組織の増殖とその後の線維化を特徴とする（リンパうっ滞性線維症）。組織が徐々に硬化し、圧痕を誘発することは難しい。ステージ2では、Stemmer徴候が陽性である（図3.10）。Stemmer徴候は、手足の指の背側の皮膚がつまめないか、つまめても難しい（発症していない方と比べて）場合に陽性となる。Stemmer徴候陽性は体肢のリンパ浮腫を正確に診断するものとみなされているが、Stemmer徴候がないからといってリンパ浮腫の存在を除外するものではない（Stemmer徴候偽陰性）。

多くの場合、腫脹の量が増えると、すでに侵害された（拡散距離が増加）局所の免疫防御が悪化する。このため、この段階では感染症（蜂巣炎）がよく起こる。

この段階でリンパ浮腫の適切な治療を開始すれば、体積減少が期待できる。多くの場合、複合的理学療法の集中排液期では、硬化した組織は完全には縮小しない（第4章参照）。線維化組織の減少は主に、患者の適切な順守の下、CDTの第2段階で圧迫を用いて実現される（図

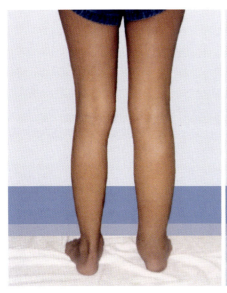
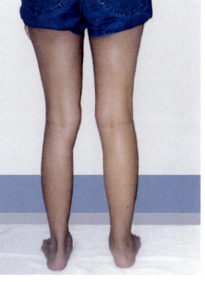

図3.11
右下肢の
原発性リンパ浮腫における
複合的理学療法実施前(左図)と
実施後(右図)

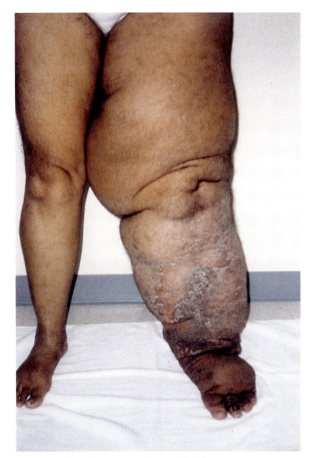

図3.12　左下肢のステージ3リンパ浮腫

3.11)。

ステージ3（リンパうっ滞性象皮病）

　この段階では基本的に、リンパうっ滞性浮腫の肥大化と組織変化のさらなる進行が認められる。リンパうっ滞性線維症は硬さを増し、乳頭腫、小疱、瘻孔といった他の皮膚変化、角膜肥厚症、爪や皮膚の真菌感染、潰瘍形成を頻繁に発症する。圧痕は残る場合も残らない場合もある。特に手首と足首の背側の皺襞（しわ）は深くなり、Stemmer徴候はより鮮明になる。多くの場合、蜂巣炎が再発する(図3.12)。
　リンパ浮腫管理をこの段階から始める場合はまだ縮小が見込める。良い結果を得るには、複合的理学療法（CDT）の集中排液期の期間を延長する必要がある。多くの場合は、集中排液期を数回反復しなければならない。適切なケアと患者の順守状況によっては、極度のリンパうっ滞性象皮病でもほぼ正常な大きさにまで縮小できる（本章後述の「リンパ浮腫の治療方法」を参照）。
　ここでも組織変化または線維化の進行がリンパ浮腫の段階を識別する臨床的な特性となる。
　リンパ浮腫の進行において一般に認められる組織変化は、結合組織細胞の増殖、膠原線維の生成、脂肪沈着および線維性変化（リンパうっ滞性線維症）である。線維性組織は徐々に硬化する傾向がある。リンパうっ滞性線維症は最初、体肢の末端、手指、足趾で認められる(図3.13)。
　圧痕は一般的にリンパ浮腫の初期の段階ほど顕著であり、浮腫組織に母指で圧迫をかけると起こる。圧痕は通常、体肢遠位部（できれば骨突起部分）で検査し、母指の指腹で圧迫をかけることで生じる組織中の体液の変位に

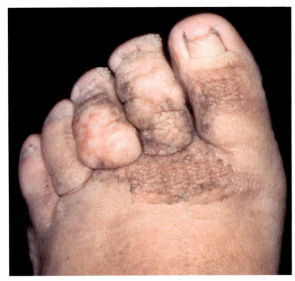

図3.13 左足のリンパうっ滞性線維症、乳頭腫および真菌感染

表3.6 重症度に基づくリンパ浮腫の分類

リンパ浮腫の重症度	体積増加
軽度	<20%
中等度	20-40%
重度	>40%

よって起こる。最小限の線維性皮膚変化がある場合、圧痕反応(圧迫による窪み)は被験部位にしばらく残る。

血管肉腫(スチュワート・トレヴェス症候群、本章後述の「リンパ浮腫の合併症」も参照)は長期にわたるリンパ浮腫患者、特にステージ3リンパ浮腫の患者に発症することがある。この種の血管肉腫は、原発性または続発性リンパ浮腫において発症することがあり、強い悪性を特徴とし、致死率が高い。リンパ浮腫における血管肉腫の発症率に関する信頼できるデータは今のところない。

重症度に基づくリンパ浮腫の分類

異なるステージの間ではリンパ浮腫の体肢の体積は考慮されない。体積に関連した片側リンパ浮腫の重症度は各ステージにおいて、体肢の体積における軽度(20%増加)、中等度(20-40%増加)、重度(40%以上)の増加として評価される(**表3.6**)。

リンパ浮腫の増悪因子

患者がリスクを有する場合、リンパ浮腫発症の可能性は多くの因子に依存している(本章後述の「回避機構」を参照)。一部の患者は、リンパ管の再生、代わりの側副循環経路の使用、リンパ管静脈吻合、残る集合リンパ管の時間当たりのリンパ液量の増加によって、輸送能や機能的予備の低下を効果的に代償することができる。これらの患者はリンパ系が代償方法を見つける限り、リンパ浮腫の徴候や症状を呈しないことがある。

すでに述べた通り、原発性リンパ浮腫は人生のあらゆる時期に発症しうる。続発性リンパ浮腫の場合、腫脹は術後すぐ、数カ月以内、数年以内、20年以上後に発症する場合がある。

病理学と病態生理学、さらに患者の報告を基に、リンパ浮腫の発症を引き起こすきっかけを特定することができる(リンパ浮腫の増悪因子と予防についてより詳しくは第5章の「予防」を参照)。

リンパ浮腫リスクの減少(静脈穿刺と血圧)

乳癌に罹患した人に使用される外科的処置は乳房切除術、乳房部分切除術または腫瘤摘出術である。癌の乳房手術とともに、実際には腋窩リンパ節が切除または放射線照射される。腋窩リンパ節郭清の結果、体肢からの正常なリンパ排液が阻害され、一部の患者はリンパ浮腫を発症する。浮腫状の腕に滞留したリンパ液は細菌のための栄養豊富な培地となるため、リンパ浮腫組織は感染症への感受性が非常に強い。軽い損傷や穿刺創でも、リンパ系の崩壊や阻害をもたらす局所性または全身の感染症に進展しうる。これらの術後合併症のリスクを軽減するため、ほとんどの患者は、手術を受けた方の腕で血圧測定や静脈内注射、採血を受けないよう助言される。

手術を受けた方の体肢での血圧測定、採血、静脈内注射によるリンパ浮腫発症の正確なリスクを記録する公表データはほとんどない。研究不足と個々のリンパ系の正規変動(リンパ節の数や大きさ)のため、各発症リスクにより個人のリスクを定量化することは難しい。

さらに研究が必要である一方、医療提供者はできるだけ罹患していない方の体肢で血圧測定、採血、注射を行うことで、リンパ浮腫のリスクを最小限にするよう努めている。両側に乳癌を有する患者については、脚部や足部でこれらの処置を実施すべきである。これが不可能であれば、利き腕とは反対の腕で処置を実施する。片側のリンパ節を切除する必要がない場合は、利き腕か否かに関わらずそちら側を用いる。ただし、緊急時(自動車事故など)に静脈内ラインを開始しなければならない場合は、できるだけ早く静脈内ラインを開始できる側を使用する。

アクセスポートがある場合は、そこから直接血液を採取

する。静脈が血行不良の患者については、適切な水分摂取と何らかの温熱（温熱パッド、湯の摂取）によって挿管前に静脈の拡張を促す。

リンパ浮腫またはリンパ浮腫における感染症の発症を防ぐため、医療提供者はリンパ浮腫予防のための最善策に関する専門家のコンセンサスに従い、リンパ浮腫のリスクを乳癌患者に知らせる必要がある。さらなる研究成果が得られるまで、患者への情報提供にはリスク軽減策に関する国際リンパ浮腫ネットワークの見解表明を用いるべきである。

すべての医学専門家がリンパ浮腫予防措置に精通しているわけではないため、患者自身で特に注意する必要がある。リンパ浮腫アラートブレスレットが国際リンパ浮腫ネットワークから入手できる。このブレスレットの装着によってリンパ浮腫を発症しない確率が高まると同時に、医療コミュニティの教育になる。

毛細血管内圧の上昇：局所的または全身の加熱による能動性充血（血管拡張）は血流増加を引き起こし、最終的には水のリンパ負荷を増大させ、リスクにさらされたリンパ系にストレスを与える（第2章図2.9を参照）。能動性充血の例としては、局所的な温パック、その他の温熱法（透熱療法、電気刺激、超音波）、マッサージ、激しい運動、リスクを有する体肢の感染症が挙げられる。入浴やサウナ、高外気温や高湿度、さらに損傷も誘発因子となる。

静脈血還流の閉塞による受動的血管拡張も正味のろ過量を増大させ、リスクにさらされたリンパ系にさらなるストレスを与える。例としては、慢性静脈不全、心不全、不動状態、さらに、次のカテゴリーで挙げられる例が含まれる。

体重増加と体液量における変動：妊娠や肥満、月経周期中の過度の体重増加（周期性特発性浮腫）および特定の投薬は、リスクにさらされたリンパ系にさらなるストレス（リンパ負荷）を及ぼすことにより、リンパ浮腫の発症を誘発することが知られている。

損傷：リンパ浮腫の無症状段階でも、顕微鏡レベルの組織の浮腫性飽和の結果として免疫反応が誘発される。皮膚の完全性が少しでも傷つけられると感染症を招く可能性があるため、リンパ浮腫の発症を誘発する。例としては、昆虫刺傷、ペットの引っかき傷、注射、静脈内挿管、罹患体肢での血圧測定、切り傷、擦り傷が挙げられる。

気圧の変化：航空機による旅行中の機内圧力の変化は不動状態と相まって、リンパ浮腫の発症を誘発する。機内圧力が減少すると多くの体液が組織腔に流入する。さらに不動状態により静脈が滞留し、ついには毛細血管レベルで血圧が上昇し、そのためにろ過量とリンパ負荷量が増大する（第5章「リンパ浮腫とリンパ浮腫と航空旅行」を参照）。

回避機構

体液恒常性を維持するため、身体はリンパうっ滞に反応する能力を持ち、これによりリンパ浮腫の発現を予防している。以下の説明は身体の代償メカニズムに焦点を当てる。

安全弁機能

阻害（手術、放射線、外傷）や形成不良のいずれもの影響を受けていない集合リンパ管は、機械的不全の影響を受けた集合リンパ管を代償しようと、収縮頻度および振幅を増やす（リンパ管自動運動能）。代償するこれらの集合リンパ管は同じ支流域にある。リンパ安全弁機能に関与するメカニズムについては、第2章「リンパ系の安全弁機能」で説明する。

側副循環

阻害された流域を巡る集合リンパ管は、十分なリンパ排液を行う流域へリンパ液を転送することでリンパ浮腫の発症を回避することができる。例えば、外側上腕の集合リンパ管は鎖骨上リンパ節へ排液している。これは、腋窩リンパ節郭清の場合にはリンパ液の一部が腋窩領域から鎖骨上リンパ節へ転送されるため、重要となる。このとき、外側上腕の集合リンパ管が橈側前腕領域のリンパ管とつながっていれば（長上腕型、第1章「表在」を参照）、腕のリンパ浮腫の発症を避けるチャンスは大きくなる。この接続が存在する場合、前腕と上腕からのリンパ液は阻害された腋窩領域をバイパスして鎖骨上リンパ節へ迂回することができる。

リンパ液の迂回を可能にするもう1つの仕組みが領域間吻合である。体幹領域内の正常なリンパ液の流れがリンパ節郭清によって遮断されると、予防的に郭清されたリンパ節グループへ正常であれば排液されるこれらの区画の腫脹が領域間吻合によって回避される。第1章「領域間吻合」で述べた通り、吻合の数が多いほどリンパ浮腫を回避できる可能性は高くなる。

リンパ管相互吻合

切断された集合リンパ管は比較的短期間（2-3週間）で再接続する傾向がある。新たに形成されたリンパ管は遠位リンパ管を近位リンパ管の断端に再接続する（**図3.14**）。瘢痕組織はリンパ管相互吻合を妨げる。鈍的外傷（皮膚の破損なし）によって分離された集合リンパ管は切開性外傷によって切断された集合リンパ管よりも効果的に再生する。

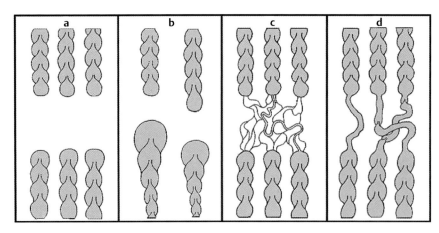

図3.14a-d 鈍的外傷後の集合リンパ管の再接続
a 切断された集合リンパ管
b 遠位集合リンパ管断端のリンパ管間内圧が増す
c 遠位と近位のリンパ管断端をつなぎ新たに形成されたリンパ管
d リンパ管相互再生

リンパ管静脈間吻合

切断された集合リンパ管の遠位端は近接する静脈と接続し自然のシャントを形成する。その後リンパ液は静脈血に直接排液される。

血管外膜のリンパ管

大型の血管は独自の栄養血管（*vasa vasorum vessel*）を有し、これらは大型の動静脈壁に酸素と栄養を供給する。

また、大型血管の外膜にもリンパ管が存在する（*lymph vasa vasorum*）。リンパ浮腫があると、リンパ負荷物質が組織チャネルを介してこれらの栄養血管に到達する。血管外膜のリンパ管はその活性を高める能力を持つため、滞留したリンパ液にあらたな迂回路を提供する。

マクロファージ

蛋白質豊富な体液が組織内に滞留すると、大量の単核細胞が毛細血管を出る。組織に入るとマクロファージ（食細胞）となり、堆積した蛋白質分子を消化する。その後組織中の蛋白質濃度が低下すると、再吸収が増加し、正味のろ過量が減少して、リンパ負荷量の減少を促す。消化された蛋白質分子はアミノ酸に分解され、アミノ酸はリンパ負荷をもたらさないので、血液循環系により除去される。

リンパ浮腫における合併症

リンパ浮腫は他の病理や状態と合併することが多く、既存の徴候を悪化させたり、リンパ浮腫の治療にさらに複雑な因子をもたらしたりする。

もっとも多くみられる合併症を以下に挙げる。

逆流：リンパ液の逆流は集合リンパ管の弁閉鎖不全により引き起こされる。弁閉鎖不全は過形成、常に加わる負荷あるいはリンパ流の阻害による集合リンパ管の拡張、集合リンパ管壁の器質性変化などに起因する（壁在性不全：第2章「機械的不全」を参照）。

弁閉鎖不全があると、リンパ分節の収縮中にリンパ液が近位だけでなく遠位にも押し流される。逆流は皮膚表面、通常は腋窩領域（**図3.15**）、肘領域、鼠径領域（第5章**図5.25**を参照）、膝窩領域における水疱状の形成物（**リンパ小疱**）として存在する。リンパ小疱には透明または乳糜性のリンパ液が含まれる。乳糜性であれば、逆流は腸リンパ系から起こっている。

臨床関連性：リンパ小疱は容易に破裂し、病原体の通路となるため、感染症を引き起こす。リンパ液の漏出（リンパ漏）と関連する破裂した小疱は**リンパ瘻**と呼ばれる。

小疱への損傷を回避し、感染症を予防するには、治療中に小疱を滅菌ガーゼで覆い（瘻孔の周辺に局所抗生剤を塗布すること）、小疱と瘻孔の周囲を徒手で施術しないことが推奨される。患者に包帯を巻くときに、包帯が直接触れないよう、小疱に柔らかい発泡体材料（ドーナツ型やU字型のパッド）を当てる必要がある。

放射線性線維症：皮膚および皮下組織に視診可能なあるいは触診可能な変化を残す、照射に対する皮膚反応。放射線性線維症の皮膚は赤褐色を呈し（**図3.16**）、照射部位の表在性血管が拡張する（毛細管拡張症）（**図3.17**）。新たに形成された瘢痕組織は柔らかい場合も硬い場合もあり、皮膚はその下の筋膜に癒着する。

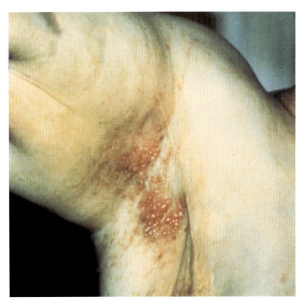

図3.15　右腋窩のリンパ小疱

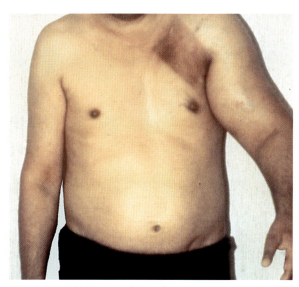

図3.16　左上肢の続発性リンパ浮腫患者における放射線性線維症

臨床関連性：放射線性線維症における組織変化は徐々に悪化し、おそらくは静脈血管を圧迫した結果、表在静脈の拡張をきたす。

> 放射線性線維症は、疼痛、関節に近い場合は可動域の制限、錯感覚、不全麻痺、完全麻痺を引き起こすことがあり、これらは放射線療法を実施した数年後でも起こりうる。

放射線性線維症の皮膚は一層脆い。照射された皮膚への機械的損傷を避けるため、筋膜への癒着があるかまたは照射部位に痛みがある場合は、放射線性線維症に対するCDTは局所的に禁忌である。罹患した皮膚部位を優しく引き伸ばすよう構成された動作を運動プログラムに組み入れるべきである。皮膚の変色や毛細血管拡張症、表在性静脈の拡張あるいはその両者がみられ、皮膚が柔らかい場合には、CDTテクニックにおいては軽めの圧で行ってもよい。

感染症：細菌（特に連鎖球菌：*Streptococcus*）感染と真菌感染はリンパ浮腫（特にステージ2および3）の患者に多くみられる。蜂巣炎の臨床症状は発熱と圧痛で、皮膚は赤く境界は不明瞭である（**図3.18**）。

真菌感染症は皮膚や爪に罹患し、大半が下肢に罹患する（**図3.19**）。爪は概ね黄色く、ひび割れ、はがれ落ち、非常に厚く成長する。皮膚の真菌感染の症状としては、かゆみ、かさぶた、鱗屑、足趾間の浸軟が挙げられる。皮膚

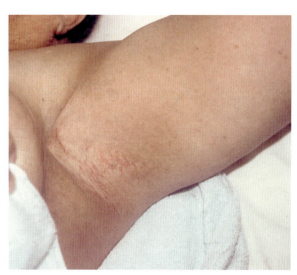

図3.17　左腋窩の毛細管拡張症

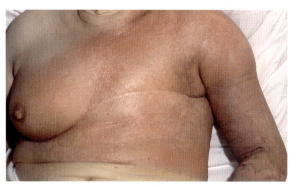

図3.18　左上肢の続発性リンパ浮腫患者における蜂巣炎

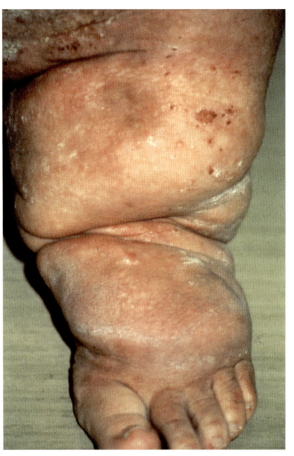

図3.19　左下肢の続発性リンパ浮腫患者における真菌感染症とリンパ漏

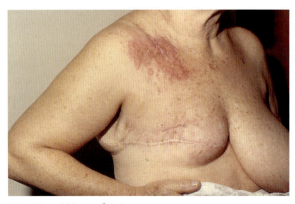

図3.20　癌性リンパ管症

腫、特に下肢のリンパ浮腫に関連することが多い。疣状の乳頭腫が足部と足趾にみられることが多い。皺襞が深くなる。

臨床関連性：湿潤した皺襞への感染の可能性を回避するため、皮膚を清潔に保つことが重要である。過角化は大衆薬で治療でき、特殊な場合、特に弾性着衣の着用に差し障るときは、乳頭腫を外科的に除去してもよい（うっ滞除去後）。乳頭腫は結節状に盛り上がっているので、弾性着衣を着用するときに乳頭腫を裂かないよう注意を要する。

瘢痕：集合リンパ管に垂直な瘢痕は、特に瘢痕組織がその下の組織に癒着している場合や幅が3㎜を超える場合あるいはその両者が、排液を阻害する可能性がある。

臨床関連性：新しい瘢痕の治療については本章の「外傷性浮腫」の中で取り上げる。不快感をもたらし、リンパの流れを阻害し、運動プロトコールに差し障る古い瘢痕は、硬化した組織を柔らかくするために構成された技術や物質（発泡体、徒手テクニック、非熱的超音波）で治療される。

悪性腫瘍：リンパ還流の阻害が悪性腫瘍に起因する場合があり、このとき腫脹が悪性リンパ浮腫に分類されることがある。本章で先述した通り、長期にわたるリンパ浮腫の結果、珍しい形態の悪性腫瘍を発症することがある（血管肉腫またはスチュワート・トレヴェス症候群）。癌細胞はまたリンパ系に再び侵浸し、リンパ流を阻害する（癌性リンパ管症）（**図3.20**）。

> 悪性腫瘍の徴候および症状としては、突発的な腫脹や腫脹の速い進行、疼痛（特に腫れた体肢）、錯感覚、不全麻痺、完全麻痺、リンパ節腫大、皮膚の潰瘍形成、胸部の静脈瘤、罹患側の上肢の疼痛による肩の挙上が挙げられる（**図3.21**）。

色や皮膚の完全性の変化も悪性腫瘍の指標となる。蜂巣炎様の赤味は癌性リンパ管症に関連することが多い（**図3.20**）（蜂巣炎では赤味は突然には現れず、数週間から数カ月かけて徐々に発現する）。血腫様の皮膚変色は血管肉腫の存在を示唆する。

臨床関連性：上記の症状のうちのいずれかが認められる場合、リンパ浮腫が治療に抵抗性である場合、あるいは、以前に治療したリンパ浮腫の腫脹が突然再発した場合は、すぐに医師の診察を受けること。悪性腫瘍に関連する症状を軽減および緩和するために非定型的CDTが適用される場合がある（緩和ケア）。

不全麻痺と完全麻痺：運動機能の部分的または完全な

は湿っているかあるいは乾燥し、灰白色の膜がみられる場合がある。真菌感染には甘い臭いが関連する場合が多い。

臨床関連性：蜂巣炎（または丹毒）の発症時は通常、全身性の抗生物質療法を必要とする。感染が消失するまで基本的にCDTは禁忌である。局所または全身抗真菌薬による真菌感染の治療はリンパ浮腫治療より先に行う。

過角化：皮膚の角質層の肥厚。この症状はリンパ浮

喪失は、末梢神経、脊髄への損傷、脳卒中または脳出血、

神経組織への悪性腫瘍の浸潤または放射線（放射線性神経叢障害）により起こりうる。

臨床関連性：不動状態はリンパ還流に害を及ぼす。損なわれた運動機能に対処するために運動プログラムの変更が必要となる。患者は補助装置を使用して可動性を強化しなければならない場合がある。

外性器浮腫：下肢リンパ浮腫と頻繁に合併する。男性のリンパ浮腫患者の40-60％は、下肢の腫脹に加えて、外性器（陰嚢および／または陰茎）にも重度の腫脹がみられる場合がある。女性での罹患は少ない。

臨床関連性：これらの患者には自己管理の点についてしっかりと指導しなければならない（衛生状態、むくんだ部位への包帯やパッドの貼付、適切な弾性着衣など）。弾性着衣は外性器浮腫には不向きであることが重要である（パンティストッキング、圧迫性のある着衣；第4章および第5章の該当項を参照）。

リンパ浮腫と合併する他の病状：リンパ浮腫はリンパ浮腫に関連する症状を悪化させる、あるいは、さらなる障害により治療プロトコールを複雑にする他の追加された病状に関連する徴候や病状と合併することが多い。

臨床関連性：他の病状に関連する徴候や症状に適切に対応するため、リンパ浮腫の治療プロトコールに修正内容を組み入れることが重要である。

症例

リンパ浮腫と心不全　腹部への手技は禁忌である。治療中、過度の静脈血とリンパ液が心臓に還流するのを防ぐため、患肢（特に下肢リンパ浮腫）を部分のみ治療する。同じ理由から、軽い圧迫が必要である。

リンパ浮腫と肥満　肥満はリンパ浮腫の発症に寄与し、既存のリンパ浮腫の症状を悪化させることが多い（309ページを参照）。2008年にミズーリ大学コロンビア校の研究者が実施した研究では、乳癌手術後の上肢リンパ浮腫の発症リスクは、肥満指数（BMI）により過体重または肥満と分類された女性の方が正常体重の女性に比べて、40-60％高いことが示唆された。193例の乳癌生存者を組み入れたこれらの研究では、リンパ浮腫のリスクが、過体重または肥満女性において、利き腕側に癌の治療を受けたり、あるいは術後の腫脹を経験した人で、特に高かったという報告もある。

過体重または肥満も、原発性および続発性の下肢リンパ浮腫の発症に寄与しうる。過体重、特に病的肥満は下肢からのリンパ液の還流に悪影響を及ぼしうる。肥満に関連して増加した液量が、すでに阻害されているリンパ系

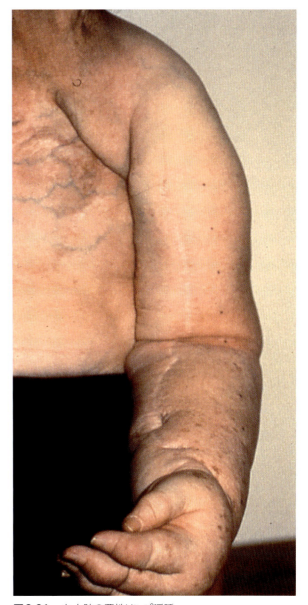

図3.21　左上肢の悪性リンパ浮腫

を上回るのである。過剰な脂肪組織によるリンパ管への直接の圧力、腹式呼吸の不全、筋機能の低下も、リンパ浮腫の発症因子となりうる。慢性静脈不全（CVI）は肥満と関連することが多い。CVIにおけるリンパ系への負荷の増大は下肢リンパ浮腫の発現に重要な役割を果たす。

BMI値が高い患者では既存のリンパ浮腫の治療の効果が大きく妨げられる。肥満患者の下肢リンパ浮腫では特に、包帯を巻くことが難しい場合が多い。さらに肥満患者においては、患肢に装着した弾性素材（包帯、弾性着衣）がずれやすい。弾性着衣を特注しなければならず、患者に余分な経済的負担がかかる。

リンパ浮腫の管理において非常に重要なエクササイズ

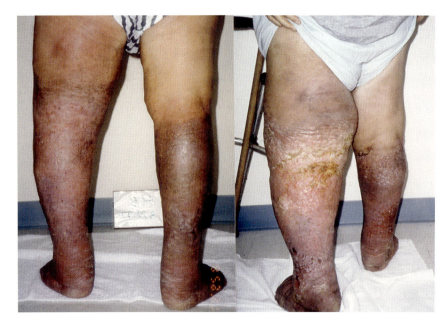

図 3.22
両下肢の静脈不全（ステージ3）、
潰瘍形成、リンパ漏を合併した
リンパ浮腫
複合的理学療法実施前（右写真）と
実施後（左写真）

も困難となる。BMI高値に関連する可動性の問題は患者の治療への参加にも影響し、従って、上肢と下肢のリンパ浮腫治療に用いられるエクササイズのプロトコールを修正しなければならない。

長期のリンパ浮腫管理を成功させるには、体重管理と適切な栄養摂取が重要である（本章後述の「リンパ浮腫の栄養学的側面」も参照）。

リンパ浮腫と整形外科的問題　リンパ浮腫の症状と整形外科的病状は相互に増幅し、現在認められる両方またはいずれかの病状を悪化させる。関連する合併症は肩コリと上肢リンパ浮腫、あるいは、下肢のリンパ浮腫に関連する股関節・膝関節の問題である。悪循環を断ち切るには、関連するすべての病状に対処する必要がある。評価中に認められた制限因子に応じて、治療を優先するよう助言されることが多い。

リンパ浮腫と静脈不全　静脈不全はリンパ浮腫の発症に寄与し、既存の下肢リンパ浮腫の症状を悪化させる（本章後述の「慢性静脈不全とリンパ静脈不全」p.98を参照）。さらに静脈性潰瘍がある場合は、適切な創傷治療が必要となる（図3.22、本章後述の「創傷と皮膚病変」も参照）。リンパ浮腫療法士は、医師に処方された素材を弾性包帯に組み込むことが推奨される。

静脈不全は下肢リンパ浮腫ではCDTによって効果が得られるが、静脈不全に関連する合併症（血栓性静脈炎）の可能性を確認することが不可避である。これらの合併症はリンパ浮腫の治療を禁忌とする可能性がある。

リンパ浮腫と糖尿病　糖尿病は皮膚乾燥、頻回の感染症、神経障害、創傷治癒の遅延、高血圧に関連することが多い。これらの問題に対処するため、リンパ浮腫の治療プロトコールを必要に応じて修正し、皮膚の洗浄をより強調することがある。潰瘍が認められる場合、創傷治療をプロトコールに組み込むことが必要である。静脈性潰瘍の場合、リンパ浮腫療法士は医師から処方された素材を用い、弾性包帯に組み込むことが推奨される。

腋窩網症候群

定 義

腋窩網症候群（AWS：Axillary web syndrome）は腋窩リンパ節郭清、センチネルリンパ節切除、外傷、癌による閉塞などにより腋窩リンパ管が遮断された後に起こりうる症状である。肩を外転させると伸展する、視診および触診可能な線維化組織である。腋窩領域に位置し、前部、上腕内側に沿って肘部前面へと遠位に進展することが多く、母指の根元にまで及ぶこともある。痩せ型の患者では、外側胸壁に沿って近位にも拡張する場合がある（図3.23a）。稀な例としては、皮下結節に索状物が認められる例が報告されている。ピンと張った索状組織が皮下で伸展されるため（図3.23b）、索状化（Cording）と呼ばれることがある。AWSを表す英語は他に、*Mondor's disease*、*Lymphatic cording*、*subcutaneous fibrous banding*、*fiddle-string phenomenon*、*lymph vessel fibrosis*、*lymphangiofibrosis thrombotica*

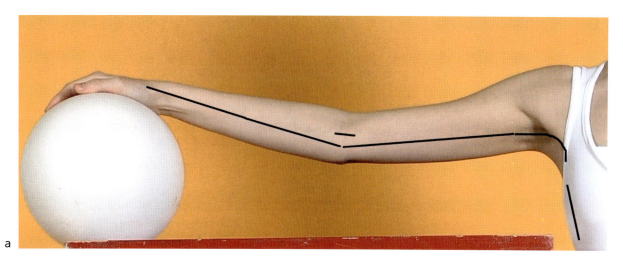

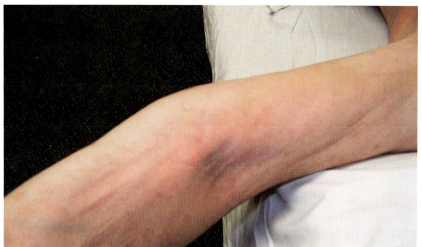

図3.23a, b
a 腋窩網症候群の位置
b 左腕の腋窩網症候群
（肘部前面に複数の索状物が見える）

occlusiva、*lymph thorombosis*などが挙げられる。AWSは痛みがあり、肩関節、肘関節、手関節および体幹の可動域（ROM）が制限される。センチネルリンパ節切除を行った患者よりも腋窩リンパ節郭清を行った患者の方が、索状物が広範囲に現れる傾向がある。多くの患者が腋窩リンパ節郭清後にAWSを発症せずとも軟部組織の短縮を経験するため、AWSは軟部組織の短縮とは異なるものである。

AWSは痩せ型の患者に多く発症するように思われる。体重が重い患者では、厚い皮下組織が索状物を覆ってしまうため、索状物が検出されにくいものと考えられる。皮下脂肪組織があると、索状物によって組織への皮膚の癒着も難しくなる。

生理学と病態生理学

AWSはモンドール病の一種である。モンドール病は血栓化された表在静脈によって起こり、疼痛、圧痛をきたし皮膚の陥凹と引きつりを引き起こす胸壁上に索状物として現れる。AWSの発症は腋窩リンパ節郭清、外傷または癌による閉塞後の腋窩リンパ管への損傷により起こるものと考えられる。リンパ静脈通路の遮断が血栓とリンパ静脈血のうっ滞を引きおこす結果、炎症、線維症、組織の短縮が起こる。少数の患者から採取した索状物の組織生検により、リンパ管の拡張、リンパ管内のフィブリン凝固物、静脈血栓が示唆された。

報告されているAWSの発症率は6-72％とさまざまである。AWSは主に術後-1-5週後と術後早期に発症し、2-3カ月以内に自然に回復することが示唆されている。AWSの発症率は術後の急性期において最も高いが、術後数カ月または数年後の発症例が報告されている。AWS索状物の残骸は長引いて、術後3カ月を超えても観察された。

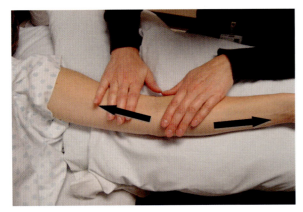

図3.24　皮膚の牽引

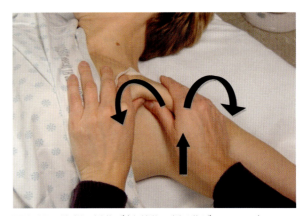

図3.25　胸部の折曲げ（索状物の折り曲げテクニック）

評 価

　AWSは術後しばらくしてから発症するため、患者は基本的に、術後は正常な可動域を有する。数週間のうちに患者は腕に張りと疼痛を覚え始め、可動域の制限が始まる。患者は腕を横に降ろすと痛みを覚えるため、肩関節を内旋し、肘関節を屈曲し、手関節を屈曲し回外位として、罹患上肢を持続的に保護した位置で、来院することになる。肩関節の外転は多くの場合もっとも制限されるが、肘関節の伸展もまた、上腕骨を外転しながらの場合には特に制限されることが多い。索状物は張りがあり、触れると痛みを感じる。

　肘または母指の根元まで広がる重度の索状物の場合、腕を横に位置付けようとすることで容易に検出される。患者は肘関節や手関節を完全に伸展することはできず、索状物は前腕に認められる。索状物が腋窩にある場合、腕を外転して索状物を伸張すると、索状物が見えるようになる。痩せ型の患者では、肩関節外転の最終可動域で、さらに体幹側屈した場合に終端域で外側胸壁に索状物が見られる。一部の患者は索状物が観察されなくても、腕と腋窩に感じられる索状化症状と同様の緊張が外側胸壁にあることを訴える。この部位に索状物がみられないのは、皮下脂肪組織があるためである。索状物の断片を見逃さないよう、罹患したすべての部位を徹底的な評価の重要性を示唆される。

治療法

　療法士の視点からいって、AWSの指標を見過ごしてはならない。AWSを治療することによって、索状物の張りから起こる痛みを急速に緩和でき、関節可動域や機能は劇的に改善される。治療しなければ、AWSは長期的な肩の不動状態をもたらし、それが運動パターンの変性や姿勢不良、協調運動の不良、筋のバランス不良、衝突、肩コリ、軟部組織の短縮、慢性疼痛などの二次的な問題を引き起こす。

　AWSの治療に用いられる効果的な徒手テクニックは、索状物の末梢側から開始し中枢側へと行う皮膚牽引である。これは、索状物上の表在組織を優しく伸張するテクニックである。指の腹を使い、索状物から2cm以下-10cm離れた位置に両手を置き、索状物に沿って反対方向にストレッチをかける（図3.24）。患者がこの部位に張りを感じなくなったら、腕をさらに外転させて、索状物をさらに伸張する。ある部位が緩和しても別の部位で索状物が張ることがあるため、治療中の患者の反応を得ることが絶対必要である。患者が張りを示す索状部位を施術する。外転を強める間、肘関節は伸展させたままにする。索状物の伸張を達成するため、手関節も伸展させる。

　索状物の折り曲げもAWSを治療するための徒手テクニックである。患者がストレッチの肢位で索状物が張る間、母指で索状物を垂直に圧迫しながら、母指以外の指で組織を反対方向に折り曲げる。索状物の折り曲げは患者が張りを示す部位に行われるべきである。このテクニックは胸部の組織の伸張にも用いることができる（図3.25）。

　索状物は治療中に破裂または剥離してはじける様子が触診でき、音が聴こえることもある。索状物の破裂の正確な仕組みに関する詳細な研究が得られるまで、索状物を破裂しようとする際には十分注意し、過剰に積極的に行わないようにすることが重要ではあるが、索状物破裂後の副作用は報告されていない。音が実際の索状物によるも

のか、破裂した索状物の周辺の支持線維組織によるものか、あるいは、別の原因によるものかは不明である。索状物が破裂すると、関節可動域はすぐに増大する。不安を軽減するため、索状物が破裂する場合があることと、治療中に索状物の剥離の音が聞こえたり感じられたりする場合があり、これが正常な反応であることを患者に説明するとよい。過剰に積極的に行わない優しい徒手テクニックは、索状物の回復を促すために非常に効果的である。

索状物が腕に広がる場合、索状物の回復を早めるための優しくはあるが効果的な方法は、段階的な弾性包帯を短期間使用することである。段階的な圧迫を与える低伸張性の弾性包帯は1-3日間用いる。通常のリンパ浮腫弾性包帯よりも弱い圧迫が必要であるため、適切にパッドを当てた2-3段階の弾性包帯が通常は適切である。リンパ浮腫が関与している場合、リンパ浮腫を治療するために適切な圧迫が示唆される。すべての包帯と同様、こまめに観察し、合併症を防ぐための患者教育が必要である。弾性包帯は索状物の治癒においてはそれほど効果的でない。

自宅でのエクササイズプログラムにおける指示は、索状物の位置と重症度によって異なる。優しい関節可動域エクササイズは、最初に索状物の最遠位部から始める。母指の根元まで拡張する索状物は非常に痛い。このため、最初に肘関節を伸展しながら母指と手関節を伸展すればどの患者も忍容できる。遠位の索状物が治癒したら、近位の可動域運動（振り子運動や壁の指歩きなど）を加えてもよい。神経ストレッチに加えて、セルフ皮膚ストレッチを行うよう患者に指導できる。これは、手関節を伸展し、前腕を回外し、肘関節を伸展し、腕を90度外転し、肩甲骨を下げて、罹患した手を壁にあてる。罹患していない方の手の掌側を使って、索状物に優しい近位ストレッチをかけてもよい（**図3.26**）。この索状物のセルフ皮膚ストレッチは胸筋と広背筋のストレッチなどのより高度なストレッチや、療法士の示唆するその他のエクササイズと一緒に行うこともできる。索状物を伸張して可動域の改善を促すため、介護者に徒手テクニックを指導してもよい。

治療中に姿勢の指導に重点を置くことが重要である。療法士の示唆する治療に、筋筋膜リリース、頭蓋仙骨療法、瘢痕組織モビライゼーション、関節モビライゼーション、神経の移動、強化ストレッチを組み入れることもできる。AWSに関連する疼痛管理に非ステロイド性抗炎症薬（NSAIDs）やオピオイドも有用である。

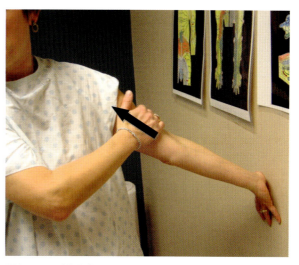

図3.26 近位皮膚ストレッチによる索状物のセルフストレッチ

リンパ浮腫が生活の質に及ぼす影響

リンパ浮腫は、あらゆる年代[16]、文化[17,18]、性別[19]の人々の心理学的幸福感および生活の質に影響を及ぼす。研究の大半は乳癌に関連するリンパ浮腫の分野において実施されており[3,20]、先進諸国においてリンパ浮腫と共に生活している患者の多くは乳癌生存者であるが[21]、原発性または続発性リンパ浮腫に罹患する患者がこの慢性疾患により生活の質に悪影響を受けていることが研究から示されている[16,19,20,22-24]。

生活の質とリンパ浮腫の関連については長く懸念されており、30年にもわたって研究が続けられている[16,25,26]。原発性リンパ浮腫は20歳以下の100,000人あたり1.15人が罹患すると報告されている[16]。1985年にまで遡ると、Smeltzerらはメイヨークリニックでの長期調査から、原発性リンパ浮腫を有する小児および青年患者について、特に青年患者は心理カウンセリングを紹介することを推奨する所見を報告した。

その10年後、こうした問題の臨床的な認識は一般的にあったが、Augstinらはリンパ浮腫における生活の質を評価するツールを開発および検証した。彼らは、原発性および続発性リンパ浮腫を有する患者は早期静脈不全の患者に比べ、評価した全分野（全身状態、日常生活、社会生活、精神健康、治療、満足度、仕事/家事）において生活の質が著しく損なわれ、静脈性下腿潰瘍の患者と同程度生活の質が損なわれることを発見した。

大規模な調査では、リンパ浮腫を有する乳癌生存者を対象にした生活の質の結果を報告した研究者が、生活の身体面および精神面両方の障害について詳しく述べている[27]。例として、McWayneとHeiney[28]およびCollinsら[29]は、心

理的問題（意気消沈、苦悩、うつ、不安など）が乳癌生存者におけるリンパ浮腫に関連することを報告した。さらに、リンパ浮腫は日常生活における通常の活動（睡眠、運転、荷物の持ち運び、家事、職責、着替え、庭の手入れ、その他レジャー活動など）[30-33]、家庭内の役割[35]、家族的責任などを損う。リンパ浮腫を有する生存者は、リンパ浮腫に罹患していない生存者に比べて、より多くの症候（腕や肩のサイズ増加、ぴったりとした衣服、袖のボタン、ジュエリーがきつくなる、肘関節機能の制限、腕・手の脱力感、腕の不快感による続発的な睡眠不足、圧痛、腫脹、圧痕、小疱、硬化/張り、重圧感、硬直、うずき、乳房腫脹）を経験する[22-24,35]。乳癌患者は癌の再発をもっとも恐れている一方で、リンパ浮腫の発症をその次に恐れている[36,37]。

KonecneとPerdomo[38]は、リンパ浮腫が高齢者に機能的制約（手伸ばし、持ち上げ、押し引き、ねじり、運び、押し込み、握り動作能力の減退など）をもたらし、それが生活の質に影響を及ぼすことを報告した。原発性および続発性リンパ浮腫と共に生活する人が年を取るにつれ、生活の質に対する影響は増大する[39]。

本章は、個人や家族を対象にした質的研究に基づいて、リンパ浮腫と共に生活するときの生活の質に対する個人的影響、および、機能や経済などの領域での生活の質に対する客観的影響に重点を置いている。個人の引用文（Armer、未公表データ）とレビューのために選択した文献から、この慢性症状の影響が普遍的で広範囲に及ぶことが示される。

世界のリンパ浮腫に対する個人的見解

「まるで出産のときのよう。誰もがあれこれ教えてくれるけど、実際に経験してみないと分からない…」

「子どもや夫がいたら大変。病気になっている暇はない…人間関係、特に夫との関係には影響があるわ。私の夫は胸が大きくてスタイルが良くて、とにかく見栄えのいい女性が好きなの。だから、こんな体で生き残るのは苦痛…」

「最初は、これが一時的な状態であることをひたすら願おうとするの。そして次第に絶望し、これが消え去ることがなく残りの人生ずっと向き合っていかなければならないことを悟る。まさに絶望。」—乳癌生存者でリンパ浮腫と共に生きるキャリア女性（南アフリカ）

「5年前乳癌にかかり、腕の腫脹を発症して、医師にはただ大きくなるだけと告げられました…家族の世話をするのはとても困難です…」

「私は癌と闘っています。弱りながら、苦しみながら…もがいています…」

「生贄…私は謙虚な人間です。私はすべてに感謝しています。毎日。私は感謝の気持ちを忘れません…」

「他の時間は、重くなった太い腕のことを考えてしまいます。でもそんなときは、それを頭から追い出します…他の心配事もあります…ちゃんと住めるところ、水道…」—乳癌生存者でリンパ浮腫と共に生きるパートタイム家政婦（南アフリカ）

「乳癌の治療を受けること（41年前）は、リンパ浮腫の治療（39年間）と比べたらなんてことありません。」—乳癌生存者でリンパ浮腫と共に生きる元秘書（米国中西部）

これらの引用は、世界の全く異なる2つの地域で乳癌治療を受けた後、リンパ浮腫と共に生きることについての個々の体験を表している。これらのコメントから、全く異なる年齢、文化をもつ人々における生活の質への影響がよく分かる。医療従事者は、自分たちが治療する、リンパ浮腫と闘いながら生活している人々の声に耳を傾けることが重要である。

リンパ浮腫を有する乳癌生存者の生活の質における最小の上肢体積変化の影響

最近発表されたプロスペクティブコホート研究[40]では、乳癌手術後の女性の症状、生活の質、健康状態が評価された。上肢周囲径、ペロメトリー（Juzo, Cuyahoga Falls, OH）による体積測定、および症状に関する一連の報告を3カ月ごとに1年間、その後6カ月ごとに18カ月間評価した。WilsonとCleary[42]およびWare[43]らが用いたモデルにより、特定の健康評価（症状と体肢体積変化）や一般的な健康評価（機能と生活の質）などの健康関連の生活の質が将来の健康転帰（費用、治療への反応、作業生産性、身体障害、死亡率など）の最良の予測因子であることを示唆する解析を実施した。解析の結果、機能状態はわずかに低下する傾向がみられたものの5%から15%の体積増加とは有意性がなかったのに対し、症状は体積増加に伴い有意に増加し、生活の質は上肢体積の増加が軽度でも優位に低下した（図3.27）。

これらの所見は、リンパ浮腫と共に生きる人々の症状、体肢体積、機能、生活の質を評価することの重要性を強調するものである。これらは、上肢体積の軽度の増加と生活の質の低下との関連性を示している。これらの所見は、リンパ浮腫の診断基準を満たすヒトに対し、効果的なエビデンスに基づく介入を早期に実施することが不可避であることを裏付けている。

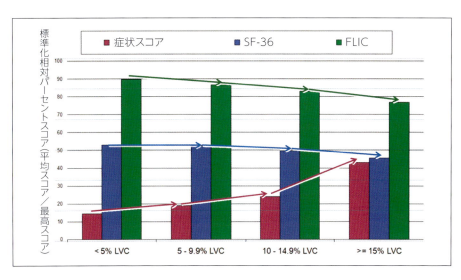

図3.27 上肢体積変化別に分類した、症状スコア、機能（36-Item Short-Form Health Survey [SF-36]）、生活の質（Functional Living Index-Cancer [FLIC]）のグラフ

出典：Cormier N, Xing Y, Zaniletti I, Askew R, Stewart BR, Armer JM (2009). Minimal limb volume change has a signincant imnpact on breast cancer survivors. Lymphology. 2009;42(4):161-175. Lymphologyの許可を得て再作成[2]

乳癌生存者におけるリンパ浮腫の経済的影響

健康経済学研究者と呼ばれるチームが、リンパ浮腫に関連する費用を推定するための調査を実施し、リンパ浮腫に罹患する乳癌生存者による保険請求総額をリンパ浮腫に罹患していない乳癌患者のコホートの保険請求総額と比較した[40]。国内の健康保険データベースから1877例（平均年齢48.8歳、リンパ浮腫発症率9.6％）の請求データを使用した。乳癌対照群と乳癌リンパ浮腫患者の割合は3：1で、乳癌治療の特性（乳房切除術、腫瘍摘出術、リンパ節郭清、化学療法、放射線療法）は各群で差がなかった。リンパ浮腫の罹患・非罹患生存者における蜂巣炎およびその他感染症のリスクを比較し、リンパ浮腫関連費用を推定するために、回帰モデルを実施した。

Shihら[40]の調査所見では、リンパ浮腫を有する患者は蜂巣炎またはリンパ管炎およびその他合併症のための保険請求リスクが統計的に高いことが示された[40]。さらに、2年間の推定保険請求額は乳癌関連リンパ浮腫を有する生存者の方がリンパ浮腫に罹患していない患者に比べて22,000ドル以上高く、癌治療に関連しない請求額はこのうち約13,500ドルである[40]。特に生活の質に関連するものでは、心理カウンセリングサービスを利用するリンパ浮腫罹患乳癌生存者はリンパ浮腫非罹患乳癌生存者よりも多い。

これらのデータは成人女性雇用者の健康保険データベースから抽出しているため、これらのデータが、リンパ浮腫リスクを有し、保険料が高く、脆弱ではない母集団を適切に表していることに注意することが重要である。他の保険未加入または保険の不十分なグループは合併症や健康費用が高く、それにより生活の質に対する影響が大きい可能性がある。

家族生活に対するリンパ浮腫の影響

RadinaとArmer[32,33,44]の実施した民俗学的研究による所見では、慢性疾患への対処と女性の家庭内での役割に与えるリンパ浮腫の影響などに対処すること、乳癌後リンパ浮腫を有する女性とその家族との間での問題、介護をする人からされる人への生存者の移行に関する情報が示されている。

慢性疾患への対処：女性の家族での役割におけるリンパ浮腫の影響

最初の研究では、課題の遂行と家族の機能に関する女性とその家族に対するリンパ浮腫の影響について、Family Adjustment and Adaptation Response Model[32]（家族調整と適応反応モデル）を用いて調べた。例として、リンパ浮腫の発症後、女性は家具の移動や、雑貨の持ち運び、子供や年老いた親の世話が以前ほどはできなくなる。日常の仕事を調整することに柔軟で、ストレス因子に対処するのに、かねてより機転の利く家族は、頑固でストレス因子への対処が苦手な家族よりも良い結果をもたらした。

乳癌後リンパ浮腫を有する女性とその家族との間の問題

2つ目の研究は、Resiliency Model of Falnily stress, Adjustment, and Adaptation[44]（家族ストレス、調整、適応の回復力モデル）に従って実施した。この研究ではリンパ浮腫発症とその関連ストレス因子が女性とその家族にどのように影響するかを調べ、次の3つの特定ストレス因子を発見した、1）日常の仕事に変更を要すること、2）リンパ浮腫が乳癌を思い起こさせること、3）医療従事者への不満。

介護をする人からされる人への生存者の移行：機能的に自立したリンパ浮腫罹患生存者

3つ目の研究では、乳癌後リンパ浮腫の結果、介護をする側から受ける側へと生活が変わった女性の経験について調べた[44]。仕事や家族において重要な生産年齢にある女性が介護を受ける側に予期せず変わることは、年齢に伴う段階や周囲の同年代の人々を大きく外れることである。(1) 負担になりたくない、(2) 自立した生活を送りたい、という2つの主要なテーマが浮かび上がった。手助けしたいと思う家族や友人がいても、女性はかつてのように自立した生活を続けたいと望んでいるのである。

これらの引用研究は、生存者とその家族におけるリンパ浮腫の影響について理解を与えてくれる。同時にそれらは、家庭内の役割や日常生活の活動の障害となるような、個人とその家族へのリンパ浮腫の影響に関するShigakiら（レビュー内）[34]およびその他[30,31,33]の所見を確認し、さらに詳しく示すものである。RadinaとArmer[44]はリンパ浮腫と共に生きるための患者の適応と調整に家族が大きな役割を果たすことを示した。これらの研究は、慢性疾患を有する患者の回復力が家族の介入によって増大しうることを示唆している。したがって医療提供者は、患者個人だけでなく、家族全体やコミュニティのことも考慮すべきである。

リンパ浮腫への対処

Heppnerら[45]による定性的研究では、乳癌後のリンパ浮腫に関連するストレス因子とストレスにおける対処と社会的支援の役割について調べられた。この研究は強力な半構成的質問と共感性を重んじた定性的調査法が用いられた。リンパ浮腫を有する生存者は文献で過去に報告されているよりも幅広いストレス因子を経験していた。これらの所見には次のテーマが含まれていた。すなわち、(1) リンパ浮腫の影響は広範囲にわたることと、(2) 回避型の対処よりも接近型の対処の方が効果的であることが報告されている。

リンパ浮腫に関連するストレス因子としては以下のものが挙げられる（報告頻度の尺度、テーマを支持する症例を示す回数、もっとも高頻度に報告されたものは太字で表す）：

- **日常生活の維持（とそれに関連して余分にかかる時間）に関する懸念(10)** *
- **リンパ浮腫に関連する身体症状と疼痛(10)** *
- 負の感情および認知反応(9)
- 医療提供者の配慮やケアの欠如(9)
- 予後に関する懸念(7)
- 魅力的および性的問題(6)
- 消極的な社会的支援(6)
- 十分な健康保険適用の欠如(6) *
- パートナーや子どもに関するストレスおよび不安(5)
- 社会的支援の欠如(2)
- 文化関連ストレス因子(1) *

リンパ浮腫関連ストレス因子を管理する対処法としては以下のものが報告された：

- **情報または治療の選択を積極的に求めた(10)**
- **リンパ浮腫症状を管理するための身体的方法を学んだ(10)**
- **リンパ浮腫症状に関連する制約を受け入れた(10)** *
- **生活のよい面に眼を向けた(10)** *
- 精神的・宗教的方法を用いた(9)
- リンパ浮腫について率直に話し説明した(9)
- レジャーやレクレーションなどの活動を維持した(6) *
- 効果のない対処法を使った(5)
- 対処における人種的および社会経済学的背景の影響(1) *

リンパ浮腫関連ストレス因子に対処する社会的支援や社会的リソースとしては以下のものが挙げられた：

- **他者を養育する機会(10)**
- パートナー以外の他者の信頼できる提携(8)
- パートナーの信頼できる提携(8)
- 医療提供者からの関わりとサポート(7) *
- 他者からの精神的なサポート(5)
- 現状維持(3) *

* 通常は10ないし10以上；一般6-9例；

乳癌生存者から報告された対処法とストレス因子を調べるこの定性研究はリンパ浮腫と共に生きる人が経験する対処とストレスを評価するための指針を医療提供者に提供するものである。また、これらの定性研究は家族の機能を強化し、対処を強固なものとし、慢性症状に関連するストレスを軽減するための介入を開発および評価するためにデザインされた研究の基礎をなすものである。

状況の再構成

文献では、この慢性的な状況と共に生きる人々における生活の質の影響の理解がさらに進められている[22,32,40,44]。最後に引用するのは、原発性または続発性リンパ浮腫の発症に関わらず、明らかに予期せぬ深刻なライフイベントであることを再構成する基本的可能性について調べている。

「それ（リンパ浮腫）はマイナーな病気ではありませんが、自分の体のことをより多く学べたことは感謝しています。嫌な経験こそプラスに変えていくことが私の対処法です。そこから何

かプラスになることが得られないか探すようにしています。プラスになりそうだと思えれば、対処しやすくなります。そう劇的にはかわりませんが。」（米国中西部都市部の参加者、Heppnerらのデータより）

　リンパ浮腫の影響は、定性的（個人や家族の影響など）でも定量的（生活の質、機能的および経済的影響）でもあり、普遍的で広範囲に及ぶ。リンパ浮腫は世界中で、罹患した人の生活の質に影響を及ぼしている。

　ここに説明した調査研究はリンパ浮腫と共に生きる個人の性質と課題、リンパ浮腫と共に生きる人と家族の生活の質を改善するためのエビデンスに基づく介入の基礎について見解を与えるものである。

リンパ浮腫の診断

　リンパ浮腫は、「ゴールドスタンダード」、すなわち、再現可能で受け入れられ一般化された、1つに統一された診断基準がない疾患である。疾患は進行性であるにも関わらず、現在の診断基準は理学的検査所見のみに基づいている。認められた統一の診断基準がないため、リンパ浮腫の発症率もその有無の定義に用いられる方法も必然的にさまざまである。

　米国医療研究品質庁（AHRQ：Agency for Healthcare Research and Quality）のTechnology Review of Lymphedemaでは次のように述べられている、「リンパ浮腫を公式に等級化するかあるいは重症度を測定するためのゴールドスタンダードな方法はあるだろうか。抽出された研究のエビデンスに基づいたところ、リンパ浮腫を公式に等級化するかあるいは重症度を測定するためのゴールドスタンダードな方法は認められない。」[46]

　大半の研究が続発性リンパ浮腫、主に乳癌関連リンパ浮腫（BCRL）に焦点をあてており、下肢、体幹／胸部、外性器、腹部、頭頸部および原発性リンパ浮腫に関する文献は比較的少ない。

リンパ浮腫診断のさまざまな方法

1. 2cmルール：これは両体肢の周囲径の差異に適用され、その感度と特異度は、得られた計測値と体肢体積の算出に使用するか否かに直接関連する。Armerらは、5年間追跡調査した女性における単一箇所の差異を用いて、リンパ浮腫の発症率が91％であることを示した。米国リンパ浮腫ネットワーク（NLN）の乳癌関連リンパ浮腫の早期発見に関する公式見解は、ベースラインからの1cmの差異が1カ所あれば1カ月後の経過観察、2cmの差異があれば治療の紹介をする必要があるとしている。当然、この体肢間差異による診断は体肢以外のリンパ浮腫には適用できない。

2. 体肢体積測定：これは周囲径計測、ペロメトリーまたは液体量測定から得られる。周囲径計測は2点システムである台形法（円錐台の体積）または円板モデル法（複数の円錐台の合算）のいずれかで腕の体積を算出するのに用いられる。リンパ浮腫の診断について重大な体肢体積差異は明確にはされていない。5％の体積増加で感度が91％であるのに対し、10％の増加では感度は49％である[48,49]。現在、腕の体積算出ができるウェブサイトがある（http://www.armvolume.com/、2012年6月7日時点）。そこでは、7cm増分で6回分の測定を利用する。ある研究では、増分測定により体肢体積の精度を測定し、腕の体積では4cm測定が正確であったのに対し、下肢体積は4、8、12cm増分測定のいずれかで得られると結論付けた[50]。

3. 理学的検査：Stantonら[51]は、ペロメトリーと理学的検査を用いて、体積測定値が正常範囲である乳癌患者について、リンパ浮腫の早期徴候を発見した：静脈の可視性低下、肘内側部の形状の平坦化、触診における皮膚と皮下の厚みの増加、圧痕性浮腫。手と手首のみ、あるいは上腕のみなど、浮腫の局所への制限が記録された。Stemmer徴候、指の皮膚の硬化は古くからのリンパ浮腫の徴候である。

4. 症状：患者は腫脹、温感、重感、ピリピリ感、張り、および（または）皮膚の変化の症状を報告する。Armerらは乳癌関連リンパ浮腫（BCRL）を評価するため、Universitiy of Missouri Lymphedema and Breast Cancer Questionaire（LBCQ：ミズーリ大学リンパ浮腫および乳癌に関する質問票）を開発した。症状は顕在的な腫脹より先に起こることがあり、潜伏期のリンパ浮腫は上記の症状やわずかな理学的所見だけしか示さない。

5. 新技術：生体インピーダンス分光法は、潜伏期のリンパ浮腫（身体変化がみられる前のステージ0の段階）を診断するために特別に市販されている。この装置は細胞外液を測定するが、正確な使用と連続測定が必要であり、腫脹または線維化のいずれかを有する患者には向いていない。リンパ浮腫の早期診断とプロスペクティブな監視によってBCRLが最小化されることが証明されており、生体インピーダンスは、完全な患者の測定と組み合わせれば早期リンパ浮腫の検出に役立てられる方法である。この装置の資料によると、これはリンパ浮腫の診断や予測を意図するものではないため、今のところそのような方法での使用が提案されている[52]。

6. 画像：AHRQレビューによると、「超音波、リンパシンチグラフィー、CTスキャン、MRIの妥当性が4試験で評価された。試験の件数が限られており、サンプルサイズも少なく、1試験の参考基準が疑わしく、2試験のリンパシンチグラフィーのスコア評価法が疑わしいため、これらの検査の妥当性のエビデンスは少ない。」[46]
7. 体肢以外のリンパ浮腫：BCRLに関するNLNの公式見解では、体幹および乳房のリンパ浮腫について、患者は乳房または体幹の腫脹に対する「客観的な」エビデンス／可視化と、その部位に関連する症状を調べることが示唆されている。体幹／乳房リンパ浮腫の発症率は治療した患者のうち70％にも昇るが、Williamsは「これらの部位を評価する完全に実証された方法はない、」と明言している[53]。
8. 頭頸部のリンパ浮腫：頭頸部癌を治療した患者を対象に、外部からはFöldi Scaleを用い内部からは内視鏡を用いて評価され、リンパ浮腫発症率が50％にも昇ることが認められた[54]。
9. リンパ浮腫評価尺度：Földi Scale、Common Toxicity Criteria v3 lymphedema、LVF Location、Volume、RG KasserollerのFibrosis Scale、国際リンパ学会の分類（下記）。ほとんどの尺度がもっぱら体積に頼っており、両側または体肢以外のリンパ浮腫にはほとんど使えない。

国際リンパ学会（ISL）のリンパ浮腫分類

ISLステージ0

リンパ輸送が阻害されているが腫脹が認められない無症状段階。

浮腫が明らかになるまでこの段階が数カ月から数年続く。

ISLステージ1

体肢を挙上すると改善する組織液の滞留がみられる症状の早期発症を呈する。この段階では浮腫に圧痕が出る場合がある。

ISLステージ2

体肢の挙上だけでは腫脹は改善されず、圧痕が現れる。

ISLステージ2後期

組織の線維化がより明らかになり、圧痕は出る場合も出ない場合もある。

ISLステージ3

組織は硬く（線維化）、圧痕が消える。肥厚や色素沈着、皺襞の増生、脂肪沈着、疣贅過成長などの皮膚の変化。

診断を行うには、評価とともに患者の既往歴が重要であり、リンパ浮腫の前に身体症状を呈することが多く、診断を行うのに役立つ微細な症状や既往歴がある。

既往歴

既往歴は、原発性および続発性リンパ浮腫、ならびに、腫脹をきたすその他の医学的症状を評価するために聴取しなければならない。

現在の疾患の既往歴について、古典的な主徴候がある：位置、質、放射線、強度／重症度、発症、増悪因子、緩和因子、関連症状。

疾患／症状のパターンを得ること。リンパ浮腫は進行性の経過をとる。発症の性質（突発性、潜行性、外傷や感染症などの事象により誘発）を記録すること。症状の性質（盛衰、進行性、運動、温熱、長期間の起立などの行動により誘発）も記録すること。

腫脹のパターンは診断に重要な糸口となる。原発性リンパ浮腫では、腫脹は基本的に遠位（通常はつま先からで、手が罹患することは珍しい）から始まり、近位に進行する。脂肪浮腫は皮下の脂肪組織の疾患で、女性に罹患する傾向があり、下半身に偏って罹患し、足首から下の部位には罹患しない。脂肪浮腫では基本的に、罹患部位を触れたり圧迫したりすると過敏に反応する。続発性リンパ浮腫は手術、放射線、損傷あるいは感染症による局所リンパ系の阻害後、リスクを有する区画に起こる。続発性リンパ浮腫の腫脹は区画のいずれの部位からも起こりうる。静脈不全に続発するリンパ浮腫では、静脈瘤、静脈うっ滞性変化、深部静脈血栓症の既往歴があり、腫脹は通常遠位から始まり、初期は挙上により回復する。

腫脹の家族例、体重減少にも関わらず体肢が小さくならないなどの既往歴があるか患者に尋ねる。患者と家族の体型は、脂肪浮腫と原発性リンパ浮腫に関する重要な手がかりとなる。

渡航歴はフィラリア症を評価するために重要である[55]。

リンパ系への障害について評価する：外傷歴、手術、放射性、化学療法、静脈血栓症、不動状態、皮膚感染症の既往歴。

次に、腫脹の原因を評価する。うっ血性心不全、腎不全、静脈不全、静脈瘤、肝機能不全、甲状腺機能低下、神経障害、反射性交感神経性ジストロフィー、完全麻痺。

さらに、薬物により末梢性浮腫が起こりうるため、処方薬剤と市販薬剤の服用歴を得る。

腫脹に関連する症状の発症歴も得る：重量感、疼痛、窮

屈な衣服やジュエリー、顕著な腫脹、身体の形状の変化、骨または腱の指標の不明瞭、衣服その他の圧迫により残る痕、温感、皮膚の色の変化、しびれ感、感覚異常、およびこれら症状の経時的パターン。確立された乳癌患者のための質問票（LBCQ質問票）がJane Armer PhDによって開発されている[49]。

いずれの患者も、現在の疾患の全履歴、過去の既往歴、社会的な経歴（職業に注目）、機能性、運動、家族歴の聴取、身体全系統診療観察を実施する。気分障害のスクリーニングも実施する。さらに機能、疼痛、症状の評価のための質問票も利用する。

リンパ浮腫が疑われる部位を念頭に置いて身体全系統診療観察を実施する。

理学的検査

全般的な検査

体格指数を含むバイタルサインを調べる。体重は来院ごとに記録する。歩行、バランス、体肢の使用の全身観察を記録する。

担当する医療提供者の専門分野の範囲内で全身理学的検査を実施する。当然これは受けている訓練によってさまざまであるが、実施する資格のある実施者が完全な理学的検査を実施することが理想である。例えば頭頸部のリンパ浮腫の場合、内視鏡評価に加えて機能的嚥下評価を実施することが望ましい。

心臓、肺、肝臓、皮膚科学的、神経学的、筋骨格系検査を実施する。

リンパ浮腫の検査

顕著な腫脹、腱や骨指標の不明瞭、皮膚検査、外科的瘢痕、筋骨格機能、神経学的検査に注意しながら、全4区画の検査を実施する。皮膚検査は真皮の変化、肥厚、線維化、色の変化、皮膚病変、全爪検査、静脈瘤、静脈うっ滞の変化、全創傷の評価に着目すること。Stemmer徴候陽性を記録すること。

進行性のリンパ浮腫に関連する皮膚変化を評価する：肥厚、乳頭腫、過角化、リンパ小疱、瘻孔。

胸部では、皮膚の肥厚が「橙皮状皮膚」パターンとして現れる。

上記のとおり、可能であれば患者の定量的評価を実施する：算出体積として得られる体肢浮腫の体肢体積、ペロメトリー測定、水置換法。

さらに、全身の細胞外液を評価するため、シリアル生体インピーダンス測定も実施できる。ただし、L-Dexがリンパ浮腫の診断または予測を意図するものでないことに留意する（製造元の情報を参照のこと）。膀胱を空にしてカフェインやアルコールの摂取を避け、しばらく腹臥位になった後で行う、などの一貫したガイドラインに従う。生体インピーダンス分光法では、細胞外液を測定し、特に潜伏期のリンパ浮腫の診断に役立てることができる。皮膚の装置は線維化や腫脹が現れた段階では、この装置は信頼性が失われる（ImpediMed対応）。

体肢以外のリンパ浮腫が疑われる場合、顕著な腫脹（圧痕の有無を問わず）、皮膚と皮下組織の変化を検査すること。胸部／体幹、外性器、腹部、頭頸部浮腫などの外見的な理学的検査異常を記録するため、写真撮影をすると便利である。

リンパ浮腫は浮腫であり、リンパ液で構成されているにすぎない。患者は、うっ血性心不全、ネフローゼ症候群、肝機能不全、血行不全により浮腫を呈する。リンパ系が損傷している場合は、合併リンパ浮腫も起こりうる。さらに、病的な浮腫は閉塞によってリンパ浮腫を引き起こすことがある。

再評価

リンパ浮腫は慢性疾患であるため、再評価は必須である。

着目した症状の履歴と症状の治療に用いられた方法を得る。

体重と身長、BMIを測定し、現在の薬剤と期間中の健康状態を記録する。

症状と疼痛、身体機能を評価する。

該当する場合は定量的測定を記録する。体肢体積について、「正常」なベースラインより3%増加すれば潜在期のリンパ浮腫を示唆するものとみなされ、5%増加していれば、感度ならびに特異度からリンパ浮腫と判断される。Stantonが述べたとおり、体積の増加がなくてもわずかな変化が観察されれば臨床的に重要な疾患が示唆される。生体インピーダンスを補助的測定として用いる場合は、精度に注意しながらシリアル測定を行う。製造元は「L-Dex値が＋10超または10増加した場合はリンパ浮腫が示唆される」と言明している（http://international.l-dex.com/what-is-l-dex/、2012年6月7日時点）。

治療した慢性疾患の原理を用いるべきである：CDTと圧迫療法に反応した患者はその後、体肢または身体の体積が減少し症状が減少するが、リンパ浮腫は慢性であるため、これは疾患の重症度が低下したものでISLステージはまた悪化する可能性があり、最終的な事象ではないが、治療に良好な反応を示したにすぎない。

リンパ浮腫に関する医学教育

　不幸なことに、医学部で学ばれているリンパ系の範囲は基本的に肉眼解剖時の観察と病態生理学における肥大したリンパ節のことぐらいである。リンパ浮腫の項目はめったに扱われることはない。医学部卒業者の大半はおそらく、リンパ浮腫を認識できるほど十分な医学教育さえ受けておらず、診断するにも不十分である。

　卒業後の医学教育でもリンパ浮腫は無視されがちである。広範な検査の中で事実上質問事項はなく、医学教育の継続において特別に扱われることもない。

　続発性リンパ浮腫が治療の副作用となる分野に関係する専門家、内科腫瘍医、外科医、放射性腫瘍医でも、リンパ浮腫の疾患、診断または治療に関する教育を定期的に受けることはない。

　管理医療型健康維持機構（HMO）ネットワークの医師であるKaiser Permanenteによる最近の研究では、内科癌科医と外科医、女性医師は乳癌関連リンパ浮腫（BCRL）に関する説明を適切に行い、乳癌女性の治療を行った医師のうちリンパ浮腫治療の紹介を行ったのはわずか44％であった[56]。

　個人的観察：主要な癌センターでハーバード大学医学部が主催した生存率会議に出席した私は、リンパ浮腫の治療を基本理念としているリバーストロング医院の医長に話をした。彼はリンパ浮腫の治療法について認識していなかったのである。連絡をとったとき、同医院の理学療法部門はリンパ浮腫療法士を採用していたが、彼らの訓練レベルについては知らず、リンパ浮腫については重大な医療過誤と同義の「不測の事態」とすることを提案していた。さらに、この優れた医院のリンパ浮腫に関するウェブサイトで公開されていた情報には、多くの事実誤認が含まれていた。医院の医長と連絡をとったにも関わらず、ウェブサイトは更新されず、その後この医院による生存率会議ではリンパ浮腫について扱われなかった。

事例研究

　58歳女性は乳房温存と放射線療法による乳癌治療を受けていた。現在、乳癌と診断されてから5年経過し、5年間のタモキシフェン治療を完了した。約3年前、乳癌を治療した側の左腕のリンパ浮腫に複合的理学療法を受け、弾性着衣を着用している。彼女は事務の仕事をしており、腕にうずきや鈍痛があり、夜間に悪化して就寝後に目覚めることも多いという。

　検査では、腕の中枢側に、皮膚の肥厚、静脈不明瞭を伴う局所的な腫脹が認められ、皮膚は外見が薄くなっている。この領域の肥厚は健側の腕より2-3cm大きく、腕の他の部位は同じ大きさで、手の甲には腫脹がみられず、腱の不明瞭もない。

　治療した乳房の検査では、皮膚が肥大して毛穴が目立ち、放射線による色素沈着が残っている。

　進行性リンパ浮腫の最大の予測因子は軽度リンパ浮腫の既往歴[57]、腋窩手術および放射線、鈍痛やピリピリ感の症候であり、この症例の「予兆」はリンパ浮腫の既往歴である。

　この患者は罹患した腕の体積は10％も増加していないが、臨床的にみて乳房と体幹のリンパ浮腫と線維化と創傷を伴う体肢のリンパ浮腫がみられ、徒手リンパドレナージ（MLD）と弾性着衣による乳房と体幹の治療、および、局所的な線維化部位の治療が有用である。症状は夜間に悪化するため、包帯の巻き方を示し、別の夜用着衣によって腫脹、線維化、腕の症状の軽減が促されることを助言。彼女はリンパ浮腫治療から退院し経過観察は行っていない。乳癌治療5年以上経過し、多くの担当医とほとんど接触していない。リンパ浮腫のリスクとリンパ浮腫の進行は一生涯続く。

まとめ

　リンパ浮腫の統一された診断基準はない。現在の診断基準は体肢リンパ浮腫に重きが置かれがちである。

　リンパ浮腫の統一診断基準がないため、診断や報告される発症率、疾患有病率に特有のばらつきが生じることを認識しなければならない。

　リンパ浮腫は進行性であり、診断は理学的検査に頼るしかないため、疾患が見過ごされてしまう。

　一貫した何らかの客観的評価を実施しているのと同様、既往歴は必須である。リンパ浮腫は体肢周囲径の差が2cmに達しなくても存在しうる。症状は先行して起こり、臨床的に顕著なリンパ浮腫と併存する。理学的検査の結果は治療、誘発条件、併存疾患によって変動する。

　リンパ浮腫は脂肪浮腫、静脈不全、うっ血性心不全、その他の内科的疾患と併存しうる。

　リンパ浮腫診断を単一の方法に頼ると、疾患が見過ごされることとなる。症状、既往歴、理学的検査、客観的測定により患者を評価すること。

　医療提供者のレベルや臨床キャリアを問わず、リンパ浮腫に関する臨床医学教育は不足している。

リンパ浮腫の評価

素早く、費用効果が高く、侵襲性を最小に抑えた適切で十分な治療を行うには、リンパ浮腫の正確かつ時を得た診断が必須である。

治療には状態をできるだけ早く診断できる適切な管理が必要である。リンパ浮腫はステージに関係なく動的な症状である。潜在期の管理は重症のステージ3リンパ浮腫の管理とはまったく異なるが、いずれも慢性で一生涯のケアを必要とする。リンパ浮腫のステージ、重症度、複雑さによって、異なるレベルの介入が必要である[58]。認定リンパ浮腫療法士は、あらゆる現れ方をするリンパ浮腫を管理する、より進んだ対処および最初の評価時に遭遇するさまざまな表現に対する認識を受け入れなければならない。これらの表現は3種類に分類される：(1) リンパ浮腫の客観的徴候が認められてから訴える患者、(2) 客観的徴候はないが罹患部位にわずかな知覚的変化を訴える患者、(3) リンパ節を切除する手術を受ける前にベースライン測定を実施するかまたはリンパ浮腫発症のリスクを認識している患者。

総合的な評価プロセスは、十分な時間をかけて完全な全身観察を行わなければならず、ここでもやはり呈する症状や診断に重点を置く必要がある。この評価では鑑別診断に必要なデータが提供され、症状の定量化やステージ分類が行われ、複合的理学療法（CDT）またはCDTの一部が治療に適応であるか否かが判断される。通常これは、患者がリンパ浮腫分野の専門家である医療提供者に会う最初の機会であり、患者は症状に関する基本的な情報に欠けていることが多い。患者は自身の既往歴や手術歴、および個人的な経歴がすべて関連し、それらがリンパ浮腫の僅かな進行性の発症あるいはリンパ浮腫発症の可能性を示すものであるとは認識していない。いずれの場合も、療法士の実施する十分な評価によって医学的診断を明らかにし、専門の治療を受けるための基礎となるリハビリテーション診断を確立することができる。患者は治療について説明されるが、多くの紹介医師は複合的理学療法（CDT）とその構成要素が人体に及ぼす全身的な効果について認識していない。禁忌や治療上の注意を認識にすることによって、不要なまたは安全ではない治療を回避することができる。患者は紹介時に不適切な診断をもってリンパ浮腫の治療医院にくることがある。重症に思われる腫脹や浮腫は何でも半信半疑のままリンパ浮腫と命名される。リンパ浮腫と正確に診断されるには、先天的か後天的かに関わらずリンパ系の異常が認められなければならず、最終的に機械的不全をもたらすはずのものである。

十分な評価プロセスの後、浮腫の明確な原因が確定できないときは、療法士はさらに詳しい医学的判断と診察のため紹介医師に連絡する義務がある。

十分な評価によって療法士は機能の障害を特定し、リハビリテーション内容を決定し、治療の予後を判断し、総合的なケアプランを作成することができる。また教育のスタイル、ケアへの障壁、その他の併存症状のための医学的治療についても評価する。ケアプランには、短期および長期目標の設定、適切なあらゆる介入方法（包帯法、MLD、弾性着衣、治療的エクササイズ、セルフケアなど）の選択、総合的な退院プランの作成が挙げられる。最初の評価時に療法士が必要な専門ケアを判断し、患者が自身の退院プランを介助なしで行える能力を有することを確認することが必要である。さもないと、そばに必要な介護者がいなければ、または補助がなければ、治療を進めることができない。患者が必要な備品や弾性着衣を準備できる能力についても同様の注意が必要である。評価の時点で明確な保険支払元や自己負担オプションが存在しなければ、治療を開始する前にこれについて決めておく必要がある。療法士はうっ滞のひどい時期に中途半端に介入してはならず、必要な弾性着衣を患者が入手できず、このことが治療を不要にすることを認識するにとどめる。多くの患者は重要な経済的な制約により適切な弾性着衣を入手できない。治療を開始する前にプランを立てる。

実際の評価の前に、療法士は患者の状況に関してできるだけ多くの情報を集めることが重要である。これにより、療法士はリンパ浮腫の程度や患者の生活への影響をよりよく理解することができるため、評価を重要視するのに役立つ。米国リンパ浮腫ネットワークで用いられているものと同じリンパ浮腫治療前質問票を新規の患者が記入することで、これが可能になる[59]。少なくとも、機能の状態、仕事の状況、介護者の状況、可能な社会的支援、生活状況、交通手段を評価する簡単なフォームがあれば、患者の能力やリソースについて重要な洞察力が療法士に与えられる。他の選択肢としては、LYMQOL[60]、Lymph-ICF[61]、Lymphedema and Breast Cancer Questionaire (LBCQ)[62]、上肢リンパ浮腫のためのULL-27[63]、腕または下肢リンパ浮腫のためのFLQA-I[19]などの確立された生活の質評価がある。これらの疾患特有のツールを使用することで、医師は転帰を判断して治療の有効性を評価することができ、臨床評価にも役立てられる[60]。これらのツールは研究者から直接入手できることが多いが、使用には条件がある場合がある。

医院自ら、スタッフが考えうるリンパ浮腫のステージ、重症度、複雑さに基づいてリンパ浮腫の評価を優先順位を入れ開始するために役立つ簡単な評価前質問票の開発を試

みることもある。発症してからの時間、現在の症状、および既知のリスク因子を記録することが重要である。多くの医院が治療期の完全なCDT治療のために進行期の慢性リンパ浮腫患者を診察する待機リストを有する。知覚変化やリンパ浮腫の前臨床症状を有するステージ0/1リンパ浮腫患者は評価まで1-2カ月待つことはできない。時間に敏感に早期の介入評価を始める、すなわち、早期段階であるステージ0/1リンパ浮腫の治療を即時に開始できる仕組みが必要である。最近の研究では、リンパ浮腫の80％にも昇る症例がステージ2に至るまで診断を受けていないことが示された。また、軽度の乳癌関連リンパ浮腫がより重度のリンパ浮腫の予測因子であり、未治療のままの症例の50％近くが5年でさらに重度のリンパ浮腫に進行することも示された[58]。同様に、女性のほぼ80％がリンパ浮腫の症状を医療提供者に伝えていたが、治療を受けたのはわずか47％であったことも判明した。治療を受けた患者の大半はすでに後期で、中等度から重度の症状を有した[64]。

患者の評価には、主観的項目と客観的項目の両方が含まれ、これらを組み合わせることで患者の症状が総合的に判断される。Földiは次のように述べている、「病歴聴取、視診、触診、打診はますます軽視されており、診断は検査室のデータに基づいている。相互連携の理解が欠けている。」[65] 特別な訓練を受けた医師による十分なリンパ浮腫評価を行う利点は、彼らが相互に連携する能力を有し、患者の状況を完全に理解した上でそれに基づいて適切な治療を提供できることである。評価の最初の数分で患者の状態に関する重要な情報が得られるのである。患者が診察室に入ってきたときの様子、身体運動から示される何らかの徴候、椅子や治療台に適切な姿勢で座っているかどうか、患者を補助している人はいるか。観察は患者に初めて会った瞬間から始まる。

患者が着替えをしているときから、浮腫の発症や進展のこれまでの既往歴を尋ねることによって評価を始めるとよい。腫脹の経過について患者に注意深く尋ね、必要であれば既往歴について再び訪ねる。腫脹はゆっくりあるいは急速に進展したか。症状が認められるのは遠位か近位か。疼痛や不快感はあるか。浮腫に思い当たる原因はあるか。浮腫を発見したときの年齢。腫脹の家族歴はあるか。腫脹に関連する感染症に罹患したか。罹患した場合は、何種類の感染症を治療したか。感染した部位。受けた治療。感染症のために入院したか。現在、感染症の予防ケアを受けているか。

時間をとって臨床的な関係を構築することが重要である。療法士は評価のプロセスに入るときに、リンパ系がどのように働くのかを患者に説明する時間を取る。これにより患者は、なぜ療法士が全身を評価する必要があるのか、患者がなぜ評価と治療のために患者衣に着替える必要があるのかを理解できる。既往歴や手術歴を十分に確認することもこのとき必要である。患者の投薬リストを修正するいい機会となる。投薬リストは報告された健康の履歴と一致していなければならず、浮腫を引き起こす一般的な薬剤を評価する必要があるためである。患者は重要な医学的症状や手術歴について忘れていることが多い。最新の診断テスト、臨床検査、薬物治療を記録すべきである。浮腫に対するセルフケアも含めてそれまでの治療を記録する。

疼痛を評価し、他の重要なバイタルサインのベースライン値とともに記録する。発症時、発症部位、期間、疼痛の詳細について、疼痛のレベルを変化させる因子と共に記録する。多くの患者が疼痛と不快感を区別しようとする。療法士は患者の詳述に判断を下したり、リンパ浮腫が痛いか痛くないかを患者に判断させようとしたりせずにただ、有効な方法を用いて記録する。疼痛の明白な原因が認められない場合は、特に癌治療歴を有する患者についてはさらに医学的評価が必要である。

最初の評価では、当該のリンパ浮腫医院内での一般的な治療方針についても患者に説明する。患者衣の着用法や必要であればシーツを身体に巻く方法を患者に示す。なぜ治療台で靴を脱ぐ必要があるのか、床の上で裸足になる必要があるのかを患者に説明する。療法士は靴の脱着能力や全身可動性、セルフケアなどの機能的活動も評価する。患者が患者衣に着替えるのにかかった時間は、着替えを自分でできるかあるいは補助を必要とするのかというセルフケアの状態を示すおおまかな指標となる。このとき、患者が必要とする場合やまたは施設の方針で必要とする場合は、患者の付き添い役を付ける。これは、鼠径リンパ節の評価の場合は特に重要である。患者が未成年の場合は、診断に関わらず全評価を行うため、親や法的保護者が部屋に同伴する必要がある。

上肢の患者はウエストラインの横断面分水嶺より上の前胸部が見えるように患者衣をはだけなければならない。患者衣を後胸部に向かって開くことで、個別の検査を胸部で始めることができる。同様に、下肢の患者は横断面分水嶺より下が全部見えるように患者衣をはだける必要がある。療法士は評価の間中、両側の体肢を評価しなければならない理由や罹患していない組織を調べる理由などの多くの概念を患者に説明する。罹患していない組織が罹患した組織にどのように影響するかを患者が十分理解できるよう、異なる領域、分水嶺、吻合の解剖学的表現を患者に説明することは重要である。

患肢、身体部位、区画の外観と罹患していない部位の観察結果をまず記録し、罹患した身体領域の左右対称性または非対称性、および皮膚の概況を認識する。リンパ

排液が影響を受けている部位はあるか。瘢痕、創傷、線維化、変色、過角化、乳頭腫、リンパ小疱など、観察できる皮膚変化を記録する。

側副静脈、皮膚の異常な皺襞、放射線治療の痕、皮下に見える移植された装置、および感染の可能性のある部位があれば記録する。過度の皮膚乾燥、皮膚の湿潤または拘縮はあるか。脂肪皮膚硬化症またはヘモジデリン色素沈着の部位はあるか。目立つ部位をより綿密に調べ、表面的に分かるリンパ輸送能の影響を評価する。瘢痕の方向や場所によって正常な皮膚表面の排液が阻害されているか。深部の放射性線線維症を呈する可能性のある放射線性変化は表面に観察できるか。治療に影響のある脆い皮膚組織はあるか。さらに評価するためこの組織を触診する必要はあるか。

注意深く観察することで、関連した組織を安全かつ有効に触診できる。触診すると療法士は罹患した組織をよりよく感じ取ることができる。浮腫に圧痕はみられるか否か。圧痕がみられる場合は、客観的な測定によってこれを記録する必要がある。軽いタッチまたは深い圧迫で触診したとき圧痛はあるか。罹患した部位としていない部位とを比べて、皮膚の質感や温度はどうか。手指や足趾にStemmer徴候は認められるか。さらに微小な組織変化、または、体肢の線維化や高密度化はみられるか。罹患した部位は反対側の同部位と比べて重く感じるか。これは、体幹と乳房のリンパ浮腫、および、大腿内側、背部、上肢の小葉組織で多くみられる。異常な触診の質と場所を記録する。該当部位を正確に特定するために身体図があると便利である。写真も重要だが、書面による同意書を取得してから撮影し、患者のカルテに添付する。写真の撮影法は一貫した方法で患者を撮影するために業務手順として定義されなければならない。被験者とカメラの間の距離を一定に保ち、同じ光を用いて写真を撮る。また、できる限り患者のプライバシーを保護し、個人と特定できるような特徴は写真から除く。

次に、体肢体積、周囲、その他罹患した部位（頭部、頸部、乳房、鼠径リンパ節など）に適切な測定を行う。ベースラインの身長、体重、算出BMIとの比較に用いるため、人体測定学に基づいた測定を行う。癌治療を受ける患者は、治療中に体重の顕著な変化がみられることが多い。メジャー測定による周囲径の計測は標準的であり、単に周囲を計測するために使われる他、体積測定プログラムに数値を入力することで周囲径の計測値が体肢体積に変換される。体肢体積について、市販の体積測定プログラムが利用できる。これらのプログラムは治療中に達成された減少パーセンテージを自動的に計算して体肢を比較し、患者の記録の一部となるレポートを生成する。生体インピーダンス分光法（BIS）や赤外線ペロメトリーなど他の検査法も使用可能な測定ツールである。これらのテクニックの標準化を保証するため、一定のプロトコールを順守すべきである。

関節可動域、筋力テスト、柔軟性および感覚を評価して、リンパ浮腫治療への参加が不可能な欠陥がないことを確認する。同様の理由で、姿勢、バランス、歩行も評価が必要である。患者が包帯を装着している間階段を昇り降りする必要がある場合は、これも評価する。リンパ浮腫の治療の転帰に影響するあらゆる障害に対処する。特定の課題を実行する患者能力に疑問があるときは、その特定の機能的課題を評価する。医師は患者の機能について包帯の種類による影響を予測しておく。包帯の装着によって安全ではない環境がもたらされる場合は、その状況を改善する措置を講じる必要がある。患者は不要な転倒やその他損傷のリスクを被るため、包帯を装着したままで自宅に帰すべきではない。

患者は最初の評価を終えて帰る前にさらに説明を受ける必要がある。最低でも、リンパ浮腫の治療に関する疾患特有の情報が必要である。患者に、CDTの構成要素、1日に必要な治療の程度、治療に関連する費用（包帯や弾性着衣など）、特別な服、適切な靴（下肢の治療に必要）に関して説明しなければならない。皮膚と爪の細心ケアとリスク軽減のための指導を行うこと。弾性着衣や耐久性のある医療機器（DME）について説明する必要がある。場所によって、多くの医院がDMEサービスを外部の事業者に委託している。保護されている健康情報をこれらのサービスを提供する会社に提示するときには同意書が必要である。患者はこれらの会社とともに弾性着衣のDMEベネフィットを確認する。弾性着衣や包帯の明確な支払元が特定されるまで治療は開始できない。患者が対処しないことにはすぐに治療を開始できない他の状況としては次のことが挙げられる：さらなる健康診断書の取得、育児介護休業法（FMLA）による就業スケジュールの調整、自宅での介助の手配、確実な交通手段の確保、治療に必要な保険承認の取得。

評価プロセスは患者が医院を出るまでには完了しない。療法士は患者の状態の評価を十分に統合し、系統立てた説明ができるまで時間を要する。患者は治療を開始するための要件が複雑であるため、明確な補足の指示を要する。療法士は書面によるチェックリストや計画書を患者に配布することが不可欠である。この書類が、これから受ける治療と継続的な教育のための手引きとなる。

評価の最終手順は、予期される改善、改善を得るのに要する期間とともに予後を確立することである。客観的基準や一時的なベースライン値を有する機能的目標と併せ

たケアプランを決定することも必要である。直接的な介入としてはCDTの構成要素が挙げられるが、他にも目標を達成するために必要な介入がある。患者がケアの自己維持段階に入る退院を準備するときを明確に定義するため、退院計画も策定する必要がある。評価は保険会社や耐久医療機器製造会社がサービスを提供するか否かを判断するために用いられることを覚えておくことが重要である。評価は、患者が浮腫に対し適切なケアと治療を受けられるよう推進するための機会である。療法士は治療が成功する条件が満たされるまで、治療を開始することに責任を感じる必要がない。多くの場合、患者はCDTに関連することを認識すると、集中治療を始める前に新たなプランを必要とする。慢性リンパ浮腫の場合、治療を計画するための時間がある。早期介入と調査に異なる標準が必要であり、治療は適宜に行わなければならない。

調査と早期介入

癌関連続発性リンパ浮腫の管理は、現在の研究者によって提案されている手術前のベースライン評価や早期介入管理とはまったく異なる可能性がある[66]。リンパ系の損傷を及ぼす癌手術が予定される患者は手術前のベースライン評価を受けなければならない。手術前のベースライン測定は乳癌手術の前にもっともよく実施されるが、黒色腫、婦人科癌、前立腺癌、頭部癌、頸部癌、その他、肉腫などの特殊な癌でも一般に実施されるようになってきている。

手術前のベースライン評価は治療介入の前の基準点を確立する。関節可動域、筋力、感覚、体肢体積／周囲径、機能的活動、就業状況、運動習慣について評価する。また、教育や活動の変更、術後のケアプランの一環としてのエクササイズを患者に提供する。

早期介入モデルは、解剖学、生理学、リンパ系の病態生理学の知識に基づいている。Földiが表わした機械的不全の概念はリンパ浮腫がどのようになぜ進展するのかについての理解がその中心にある[65]。この概念を患者に焦点を当て明解かつ簡潔な言葉に置き換えて、早期発見の重要性を患者に理解させることが必要である。ベースラインの手術前の輸送能（TC）を示す簡単な図を線で表すことができる。次に平行な線をベースライン（TC）より下に引き、これを術後TC（POTC）とする。リンパ負荷（LL）を表す別の線をさらに下に引く。

療法士はリンパ負荷が通常はどれほど低いものであるかを説明し、LLとTCの差が機能的予備（FR）であることを説明する。患者は自身がリンパ浮腫発症リスクにさらされているという生理学的プロセスを視覚的に知ることができる。これはすべてのリスク軽減教育の基礎となる。療法士は別のリスク軽減の要素を洗い出し、どれほど多くのリンパ浮腫の誘発因子が輸送能を上回るリンパ負荷をもたらすかについて示すことができる。患者は癌の診断時にこのような情報を受けていることが多いため、ここまで詳しい情報は必要ないかもしれない。だが、研究によると患者が手術前にリンパ浮腫についての情報と教育を受けていると良好な効果があることが示されている[67]。

対応するリンパ節へ排液する表在性リンパ管の簡単な解剖図があれば、リスクのある部位を患者が概念的に理解するのに役立つ。同様に、多くの輸入リンパ管とわずかな輸出リンパ管を含めたリンパ節の図があれば、患者がセンチネルリンパ節生検を受けるときに役立つ。単一のリンパ節が複数の解剖学的領域から排液を受けるという概念は患者には難しいかもしれない。リンパ節がどのように機能するかを示せば、患者は自分の状況を大局的に知ることができる。リスクのある部位を明確に定義し詳しく説明することは、どこに症状があるのかを患者が完全に理解するために欠かせない。後期の乳癌関連リンパ浮腫（BCRL）に関するこれまでのリスク軽減と患者教育は腕のリンパ浮腫に重点が置かれていた。だが我々は、この母集団に体幹、胸部、乳房のリンパ浮腫の問題があることを認識している。同様に、他種類の癌についても、どのリンパ節を切除したのか、切除したリンパ節の数などを患者に説明するべきである。これらのリンパ節に排液する領域を示し、リスクのある領域を知らせる必要がある。

調査モデルは、定期的な術後経過観察の期間を標準化すべきである。Stoutらの最近の研究で、1カ月後最初の経過観察を実施しその後、最低でも1年は3カ月ごとに評価を行うことが提案された[66]。患者は、リスクを有する領域での重感や張りの症候を遅れず報告しなければならない。徴候が進行するまで待つことは適切ではない。調査と早期介入の目的は症状を先に食い止めることである。療法士は、患者が質問したり、軽視されがちな症状を報告したりすることを認める必要がある。重感と膨満感を主観的に訴える患者は標準化された調査ポイントの1つに当てはまらなくても、リンパ浮腫の評価が必要である。BCRLの発症に関連する細心のリスク因子の知識に基づき、軽度の浮腫の発症を軽視すべきではない。早期介入と調査に関する研究の大半はBCRL患者を対象としているため、他の癌にこれを直接適用すべきではない。他の癌関連の続発性リンパ浮腫におけるこうした仮説を実証するには比較研究が必要である。しかし、他種類の続発性リンパ浮腫を治療するとき、この膨大なエビデンスを軽視してはならない。

リンパ浮腫は、特に早期においては動的な性質をもつ。患者は化学療法や追加手術、放射線療法などの他の治療により混在する症状を有する。このとき、特に患者が重感

や膨満感を主観的に訴えている場合は治療を控えるべきではない。完全なうっ滞除去治療を必要とする段階へ症状を進行させてはならない。これらの早期症状は治療しなければ自然と重度の症状へ進行することが文献で示されている[71]。一過性のリンパ浮腫症状を過剰に治療することを心配する医療提供者は、リスクを有する患者の続発性リンパ浮腫の治療についてより柔軟な方法を認識することが有用である。これらの早期症状を治療するのに、それほど強度は必要ない。完全なCDTは必要なく、治療の個々の要素が必要に応じて適用される。患者は一生涯この症状を管理するために役立つスキルを学ぶことができる。彼らは将来的に同じ症状を有する可能性があり、自身の身体と、特定の活動、治療、エクササイズ、弾性着衣に対する反応を確実に理解する。

調査および早期介入モデルは、保険／補償システムにおける欠陥を認識する必要がある。多くの国が障害の診断が下されたときのみ治療を利用する[66]。既知のリスク因子を有する大半の患者にはこれでは遅すぎる。見て分かる顕著な浮腫が存在するときのみ弾性着衣や治療に対する保険料の支払いを受ける場合、我々は始めから集中的な治療を提示している。プロスペクティブな監視およびスクリーニングモデルを用いる場合、患者と医療提供者は、治療や適切に合う弾性着衣を得るため、時間的なギャップを埋める必要がある。これは慢性リンパ浮腫治療の待機リストを改良するために最新のリンパ浮腫プログラムを必要とする。BCRLから得られるエビデンスは、大半の患者が治療後最初の3年でリンパ浮腫を発症する傾向にあることを示している[64]。何らかの初期症状を有する患者は適時に認定リンパ浮腫療法士の診察を受ける必要がある。研究者たちが最近、さまざまな費用分析を発表し、BCRLの治療費用が増加していることを示した[69,72]。これらの研究には、賃金の喪失、余暇の喪失、疼痛、精神的苦痛、余分なセルフケア時間に関する患者関連費用は含まれていない[66]。

徹底的に研究されたわけではないが、近年のリンパ浮腫治療においてこれまで収集された強力なエビデンスに基づき、この早期介入モデルを積極的に促進することで尽力し続けなければならない。障害を基準とするケアから、一般的な慢性疾患関連続発症を予防するためのプロスペクティブな調査モデルを利用する二次的予防へと視点を変えることがリンパ浮腫の治療と管理における療法士の役割の進展には必須である。米国リンパ浮腫ネットワーク（NLN）はこの立場の重要性を強調している。2011年、NLN医学顧問委員会（MAC）は「乳癌関連リンパ浮腫の早期発見のためのスクリーニングと測定」に関する見解を発表した[47]。この簡潔な文書は、乳癌と診断された患者と彼らを治療する医療提供者の双方に向けて、標準ケアとしてのプロスペクティブ調査モデルの設定についての指針を提供している。National Accreditation Program for Breast Centers（NAPBC）が2011年にこの米国リンパ浮腫ネットワークの見解表明を参照して最新のガイドラインを発行したとき、この文書の強みがさらに認められた[68]。

リンパ浮腫の研究：測定および発症の評価における課題

研究者はさまざまな方法を用いてリンパ浮腫を有する体肢を測定しているが、リンパ浮腫の定量化と診断は今日依然として課題である[69]。おそらくもっとも一般的な診断基準は患肢と罹患していない体肢の周囲径に2cm以上の差があることである（または体肢体積で200mL以上の差）[70]。ある部分において、測定と診断の難しさのため、乳癌の手術および放射線治療を受けた女性の間で報告されているリンパ浮腫の発症率には大きな変動がある。注意深い測定と経過観察期間の延長を行う研究が、リンパ浮腫の研究と治療に必要な信頼できる発症率と有病率の値を得るための重要な手順である[30,43,71-74]。最新の文献レビューでは、リンパ浮腫の発症率は6％から30％[83]、および6％から62.5％[2]と推定された。PetrekとHeelan[75]は経過観察期間が最短（12カ月）であった研究で報告された発症率は最低（6％）であったのに対し、経過観察期間が最長（11年）であった研究で報告された発症率は最高（24％）であった。この幅広い統計結果はおそらく、乳房温存や生存率を向上する併用治療の向上を含む乳癌治療の飛躍的発展[76]、リンパ浮腫の定義における基準の非一貫性[77]、および、サンプルの少なさ、レトロスペクティブ解析、リンパ浮腫の評価における精神測定の難しさ（信頼性など）[84,86]を反映している。プロスペクティブ調査した唯一のサンプルから得られたミズーリの60カ月間のデータは、リンパ浮腫の定義や時点によって、リンパ浮腫発症率が7-46％（6カ月）、38-82％（24カ月）、43-94％（60カ月）と変化する（図3.28）[43]。

一般に、センチネルリンパ節生検（SLNB）と乳房温存手術などの最新の方法によって、現在または将来的にはリンパ浮腫は問題ではなくなるとの誤った認識がみられる。だが、最新の公表データでは、これらの技術が改善されているにも関わらずリンパ浮腫の発症率は懸念されるべき重大なレベルに達していることが示されている[78]。医師や研究者はSLNBのみの乳癌手術後患者でもリンパ浮腫のわずかな発症率を報告している[75,78]。米国腫瘍外科学会（ACOSOG）の最新データでは、6カ月間の短期経過観察におけるSLNBのみの術後のリンパ浮腫発症率はわ

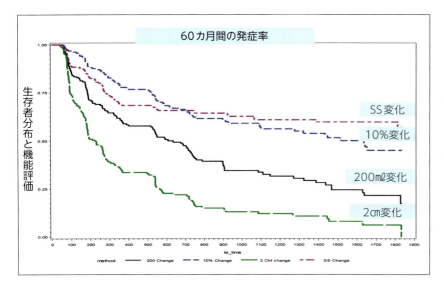

図3.28
ベースラインから術後60カ月まで観察を用いたリンパ浮腫を評価する4種類の方法の比較と生存曲線
出典：Armer JM, Stewart BR. Post-breast cancer lymphedema: Incidence increases from 12 to 30 to 60 months, Lymphology 2010;43（3）:118-127.
Lymphologyの許可を得て再作成[2]

ずか7％であったことを示している。この解析には、さらにリンパ節郭清を受けた患者は含まれない[78,79]。リンパ節転移陰性であったこのSLNBのみの患者群は、リンパ浮腫のリスクが低く、また、このリンパ浮腫発症率は客観的な体肢測定ではなく基本的に臨床観察によって報告されているため、症状が実際以下に評価されているということは十分ありうる。また、現在のプロトコールではリンパ節転移陽性の患者についてはさらにリンパ節郭清が必要である[80]。全乳癌患者のおよそ30％（1年あたり20万人中6万6000人）がリンパ節転移陽性となり、腋窩リンパ節郭清（ALND）を受ける[84]。一部の患者は手術を受ける前の段階から、施設の積極的な指標によって、SLNBを実施せずにリンパ節転移陽性と診断される[82]。

治療前に何年もリンパ浮腫の発症を経過観察するような時間はないため、リンパ浮腫発症率におけるSLNBの影響は完全には分かっていない[75]。乳房温存手術もSLNBも基本的には乳房や腋窩に対する放射線療法を含む治療プログラムの構成要素である[83,84]。放射線曝露はリンパ系への外傷と関連するため、現状での治療を受ける女性においてリンパ浮腫のリスクは持続する[84]。さらに、ALNDはなおもリンパ節転移陽性患者における標準治療であることから、生涯リンパ浮腫のリスクを負う乳癌生存者のコホートが生まれる[82]。測定精度の向上と長期的な経過観察によって、現在の乳癌治療の後のリンパ浮腫の発症率および有病率をより多く理解することができ、リンパ浮腫の早発および遅発リスク因子、介入、管理に関してより多くの情報を踏まえて決定を下すことができる[73]。さらに、次段階のリスク低減および管理介入研究のために適切なサンプリング決定を行うことができる。

イギリスの乳癌患者（登録者数251例中188例が対象。うち、死亡［7％］、追跡不能［7.1％］、継続辞退［7.1％］、疾患による継続不能［3.2］％により25.1％が減少）を対象とする3年間の追跡調査試験では、20.7％がリンパ浮腫を発症し、リスク因子として、病院での皮膚穿刺試験、乳房切除術、肥満指数＞26が特定された[80]。リンパ浮腫を発症した39例のうち、20例（51.3％）が3年後の追跡調査より前に診断された。これら20例のうち9例（45％）が6カ月後、16例（80％）が12カ月後に診断を受けた。3年後の追跡調査以前に診断されたこれら20例の他、19例（48.7％）は3年後の追跡調査時にリンパ浮腫の存在が認められた[80]。この所見から早発性および遅発性リンパ浮腫の二峰性分布が示唆され、時間をかけてさらに研究が必要である。前述のとおり、元のミズーリR01試験（図3.28のデータでは、全治療群の60カ月間のリンパ浮腫発症率はリンパ浮腫の定義によって43-94％の値をとる[75]。12カ月後の早期生存者解析投影では早発性リンパ浮腫について24カ月間検証され、調査チームはこれらの傾向をさらに36-60カ月から84カ月まで継続して調べ、遅発性リンパ浮腫の発症率を記録した[43]。米国単独の最低の推定値に基づいても、リンパ浮腫は数十万人の女性に罹患しており、大きな社会問題を呈している[78,85]。

この世界的な疾患の減少にもっとも期待されるのが、早期発見と介入である[76,86]。さらに、リスクおよび発症率に関連する疫学的および臨床学的因子の特定によって、リスク軽減介入に必要な基盤が提供される。年齢、体重、感染症、放射線療法、腋窩郭清など個人の特徴や既往歴は概ね、女性のリンパ浮腫発症リスクに影響すると考えられるが[79,80,87]、研究により患者の順守状況がリンパ浮腫の治療にもっとも重要であることが分かった[86,87]。患者の順守状況やリンパ浮腫症状に効果的な自己管理方法に作用する因子についてはほとんど分かっていない。例えば、もっとも有効なリンパ浮腫管理法の多くは時間がかかり、患

者が自分で行うのは非常に難しく、家族や友人の強力な支援、実質的な補助がなければ患者の順守状況が不完全なものに陥りやすい[24,89]。こうした支援や実質的補助は徐々に減少する可能性があり[90]、生存者が年を重ねるに連れて変化が必要となる。残念ながら、支援団体や実質的な問題解決のトレーニングは必ずしも患者が利用できるとは限らない。

リンパ浮腫管理に効果的であることが証明されている生理学的介入が制限されるほど、心理社会的介入の評価もいっそう制限される。先行研究から、社会的支援の欠如や回避型コーピング（対処）はリンパ浮腫患者の心理社会的および機能的有病率に関連することが示唆されている[17,91]。生存者が年齢を重ねるほど回避型コーピングをとる傾向にあるため、長期的な問題につながる。Heppnerらによる最近の定性的研究では、回避型コーピングよりも接近型コーピングの方が有用なコーピング計画に含まれ、社会的支援はコーピングの重要な要素であった。したがって、社会的支援や適用される問題解決能力などの心理社会的因子は個人的および環境的リソースを提供する。これらのリソースを手に入れることができれば、女性たちは自らの慢性症状や感情的および精神的影響をうまく管理できる。だが、これらのリソースがないとリンパ浮腫の機能的影響は悪化する。これらの所見から、長期間にかけてのリンパ浮腫の進行に関連する心理社会的因子、特に適用される問題解決能力と社会的支援についてより深く理解するためにさらなる研究が必要であることが示唆される[17,91]。

リンパ浮腫リスクの低減、早期発見、治療、症状管理をターゲットとする、介入に関する研究のプログラムをさらに発展させるには、研究者と医師がリンパ浮腫測定の精度を向上させながら調査を実施し、乳癌生存者における現時点での発症率と有症率を確立し、長期間における防御機構を特定することが不可欠である。リンパ浮腫とその合併症の管理において使用可能な治療の転帰を科学的に調べることができるまでは、以下の4つの手順を実施することが必要である：1) 診断時と治療への反応を評価する目的のために正確で信頼できるリンパ浮腫測定法の確立、2) 時間ごとのリンパ浮腫発症率、有病率、関連症候の特定、3) 時間ごとのリンパ浮腫症状の頻度と日常生活に及ぼす影響の調査、並びに、認知されたコーピングの有効性の程度と症状の自己管理計画、4) リンパ浮腫の重症度と進行を低下させる防御機構の特定、自己管理計画の有効性の増大、治療後の心理社会的適応と機能的健康状態の強化[92]。

リンパ浮腫の測定の問題

リンパ浮腫の理想的な体積測定は、使いやすい、アクセスしやすい、迅速、非侵襲性、衛生的、高価ではない、信頼できる定量可能で、体肢のどの部分にも適している、体型に関する情報を提供できることである[69,93]。使用しやすく高価ではない既存の方法は信頼性に限界があり、リンパ浮腫の機能的影響に対処できない[92]。体肢体積測定は定期的に、手術前、経過観察時に実施されなければならない。現在、臨床現場で患肢を測定するのに使いやすく非侵襲性で信頼できる「ゴールドスタンダード」な臨床プロトコールは存在しない。ミズーリ試験では、現在受け入れられている臨床的なリンパ浮腫評価法について、時間に伴う早発性および遅発性リンパ浮腫発症傾向を特定するにあたりこれらの方法をいかに集中分散するかを調べることにより比較する[43]。こうした研究は、強力で臨床的に実現可能な測定標準を確立し、リンパ学とリンパ浮腫の分野が実質的かつ効果的に前進するための重要な発展を遂げる後押しをする。

水置換法は臨床現場において感度が高く正確な体積測定の「ゴールドスタンダード」と考えられているが、これは面倒で、患者から水源および排液の両方へのアクセスを衛生に保たなければならない。通常は体肢の特定の部位に用いられ、浮腫の位置や体肢の形状に関する情報は提供されない（図3.29）[74,105]。腕を反復測定したときの変異の標準値は2mlであるとSwedborgにより報告された[95]。水置換法が患者において禁忌となるのは、皮膚に開放創が認められる場合である。

身体部位のさまざまな地点で行われる**周囲径計測**はリンパ浮腫の定量化にもっとも多く用いられている（図3.30）が、いくつかの問題がある[69]。成人の正常な上腕、前腕、手首の周囲径を繰り返し計測したときに許容される差の限界値は0.2cmであり[96]、臨床的に標準を満たすことは稀である。周囲径は簡単な計測法のように思われるが、計測者内および計測者間の信頼性を制御することは難しい。体積の算出は周囲が円形であることを前提としており、実際に円形であることはめったにない。この系統的な方法論的誤差により、体積は実際の値よりもわずかに大きく算出される。研究の結果、水置換法との相関性は0.70から0.98であることが報告されている[69,94]。手の形はいびつであるため、体積を決定するために周囲径計測は適さない。この方法には、皮膚損傷がみられる場合にも重大な制約がある。体肢の扱いや装置への接触によって衛生面の懸念も起こる。周囲径計測は設備面では安価だが、時間もかかる上、豊富な経験を要する。

Perometer 400T/350S（Juzo、オハイオ州カイヤホガフォールズ）は、体肢体積を速く清潔かつ正確に計測するというニーズを適えるために開発された光電子容積測定（OEV）装置である（図3.31）。コンピュータ断層撮影と

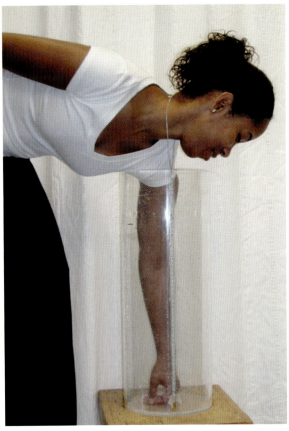

図 3.29 体積計を用いた水置換法（J. Cormier 撮影）

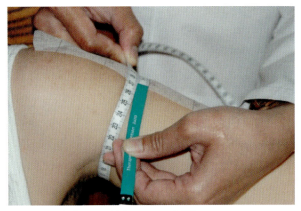

図 3.30 上肢の周囲径（J. Armer 撮影）

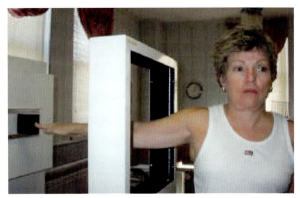

図 3.31 ペロメーター（Juzo、オハイオ州カイヤホガフォールズ）（J. Armer 撮影）

同様に動作するが、X線の代わりに赤外線を用いる[69]。光源（直交させた2本の赤外線発光ダイオード）が46×46cmの枠の両側に沿って設置され、光源の反対側に光センサーが設置されている[69,94]。360アレイの赤外線の通り道が体肢によって遮られたところでは体肢の影になった受光部が光らず、これによりOEVは正確な断面を算出できる。X軸とY軸に沿った次元が10^{-4}mの精度で測定される。断面が3mmごとに測定され、コンピュータで体積が算出される[69]。Perometer 400T/350Sの反復測定における標準変差は8.9mlで、これは腕の体積の0.5％未満である[69,94]。この装置は体肢のあらゆる部位の体積と断面を測定でき、体肢や体肢分節の形状を表し、体積変化の精密な算出を数秒で行うことができる。ペロメーターの精密さを受け、ミズーリ研究チームはリンパ浮腫を（二分変数ではなく）連続変数として概念化し、リンパ浮腫の重症度（患肢と罹患していない体肢の体肢体積の差の割合と経時的な体肢体積変化で測定）と特定の心理社会的プロセスおよび機能的健康の関係についてより強力な検定を支持した。

生体電気インピーダンス

単一周波数の生体電気インピーダンスは、臨床および研究において上肢の細胞外液を測定するために頻繁に用いられるようになった[97]。推進者は使用の簡易性や誤差の低リスク性を報告し、他の測定法と比べてこの測定法がコミュニティで使用できる利点があることを示唆している。臨床施設以外で上肢のリンパ浮腫を検出するために単一周波数の生体電気インピーダンスを用いる実行可能性がバンダービルト大学の研究チームによって調べられた。Ridnerら[98]は、標準化されたプロトコールを用いて、標準的な健康女性、リンパ浮腫を有する乳癌生存者、リンパ浮腫に罹患していない乳癌生存者における直立座位（通常のプロトコールでは背臥位、図3.32を参照）でのインピーダンス比を評価した。標準的な健康女性とリンパ浮腫に罹患していない乳癌生存者とのインピーダンス比はほぼ同程度であったのに対し、インピーダンス値はリンパ浮腫を有する生存者と著しく異なった（$p<0.001$）。著者らは、標準的なプロトコールを用いれば、臨床施設以外の場所（コミュニティ）で単一周波数の生体電気インピーダンスにより決定されるインピーダンス比をリンパ浮腫のマーカーとして使用できることをこれらの所見が支持

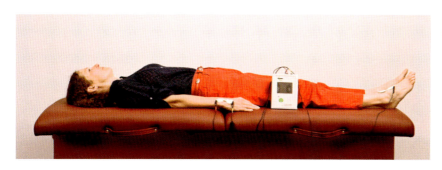

図3.32 生体電気インピーダンス (ImpediMed, Inc.)

している。Ridnerらによる先行研究では、単一および多重周波数インピーダンスが高い相関をした[99]。

乳癌リンパ浮腫への適応に影響する心理社会的因子の問題

リンパ浮腫は深刻な問題である。前述の身体症状やリスクをも上回ってリンパ浮腫に伴う困難は、治療後の心理社会的苦痛ももたらす。Tobinら[100]は、リンパ浮腫の精神障害をはじめて調べた研究メンバーの一人である。彼らは腕の腫脹を経験していない乳癌患者が、乳癌の経験を上手に理解して前に進むことができる様子を観察した。腕に腫脹のある乳癌患者では、複数の項目で心理社会的適応がより困難であることが報告された。ある患者はその困難を適切に述べている「胸のことはさほど問題ではありません。少なくとも隠れているので。でも腕のことは誰からも聞かれます。」Tobinらは、一部の患者が服装や外見への興味を失い、性的関係や対人関係に支障をもち、仕事のやる気を失い、次第に自尊心を失ってうつ状態になる様子も観察した。要するに、リンパ浮腫への対処はただストレスが大きいだけではなく、長い期間に渡って生存者の生活の質に直接影響する深刻な心理社会的問題をもたらす。他の研究では乳癌治療の精神的後遺症について記されているのに対し[91,100,101]、リンパ浮腫に関連する心理社会的適応の研究は始まったばかりである[100]。

よくあることだが、特定の問題を調べる最初の研究は理論主導型ではなく記述的である。記述的研究は情報を得ることができるものの、理論主導型の研究がなければその分野をより完全に理解することはできない。さらに、リンパ浮腫と心理社会的適応との関係を調べる最初の研究は、リンパ浮腫と心理社会的適応の両方の測定の問題や、試験の厳密性を制限する複数の研究デザインの課題による制約を受ける。PetrekとHeellan[75]はリンパ浮腫の文献をレビュー後、リンパ浮腫の不十分な評価が複数の因子によるものであると記した。その中には、女性がこれまで健康問題に無関心であったことと、恐らくもっとも重要なこととして、生活の質が癌の根絶や再発の発見ほど重要ではないという従来の見識が含まれる。不幸にも、リンパ浮腫の軽視は、多くの女性が診断されないままであったり、予防のための基礎的な情報を受けていなかったりすることを意味するだけでなく（Fuらを参照）[67]、効果的な心理社会的介入の開発が阻まれることも意味する。リンパ浮腫の治療は、医療専門家たちの大きな課題であり続ける[86,101]。

リンパ浮腫の発症と進行における心理社会的因子の役割を調べる、より厳密なプロスペクティブ試験が必要である。縦断研究はリンパ浮腫のリスクを有する女性への介入を明白に意図したものである。実質的なリンパ浮腫は、癌の診断から1-3年以上後であり、遅発性リンパ浮腫の原因は異なり[84,85]、また、リンパ浮腫と共に生きる長期的な身体的および心理的な影響は未知であるため、研究者と医師は生存中の数年間にデータを収集および解析し続けることが必要である[73]。

まとめ

米国で乳癌を有する200万人の女性（およびあらゆる癌の生存者1140万人以上）のうち、4人に1人以上が11年以内にリンパ浮腫に罹患し[75,102]、結果的にさまざまな悪化の転帰を経験する。現時点で、リンパ浮腫の測定、発症率、効果的なあるいは非効果な自己管理計画を含む関連事項について、不明なことは多い。問題解決能力や社会的支援などの心理社会的因子によってリンパ浮腫の発症、重症度、進行がいかに減少できるかについてのエビデンスは不足している。早発性および遅発性リンパ浮腫が心理社会的な健康と機能的な健康に及ぼす全影響についてはほとんど分かっていない。これらの事柄に関する研究の不足によって、リンパ浮腫とその影響、および、リンパ浮腫を大きな健康リスクにする消耗性の転帰を低減する効果的な介入計画の開発についての理解が妨げられる。長期追跡調査を含むプロスペクティブなデザインの研究が、この分野でのすき間を埋めるために必要である。厳密な長期追跡調査によって、遅発性リンパ浮腫に関連する因子や早発性および遅発性リンパ浮腫の長期管理の理解が進む。

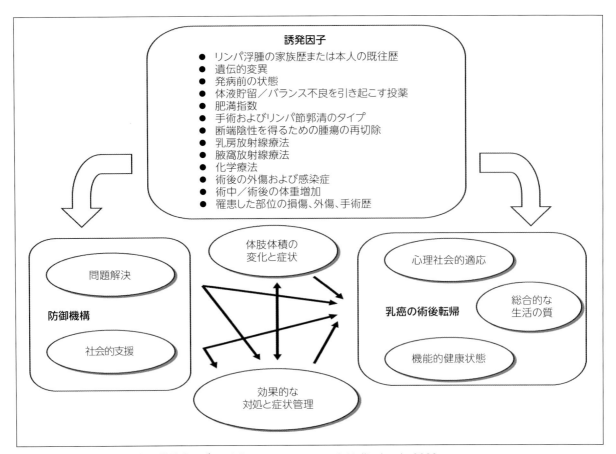

図3.33 乳癌治療後の転帰の構造化モデル　出典：Armer, Heppner, & Mallinckrodt, 2009.

調査の理論的枠組み

　ミズーリ研究チームによるリンパ浮腫の調査は、Anderson、Kiecolt-Glaser、Glaserによって提唱された癌、ストレスおよび疾患進行の生体行動モデル[115]だけでなく、ストレスとコーピング（対処）の発生モデル[104]を手本としている。

　研究からは、大小のストレス因子が患者の精神的および身体的健康に実質的な影響を及ぼすことが明らかに示されている[105]。早期のエビデンスでは、これらの効果が長期に渡って続くことが示唆される[17]。さらに、過去15年間にわたり蓄積された経験的なエビデンスでは、問題解決能力や社会的支援などの心理社会的因子がストレスへの順応性反応に重要な役割を果たすことが示唆される[106]。特に、問題解決能力などの個人の性格や、社会的支援を含む環境システムは、生命の危機や生活の転換に関連するリスクを軽減する防御機構となりうる[104]。したがって、我々はリンパ浮腫の進行を減少させることができる潜在的な防御機構として問題解決能力や社会的支援を概念化し[92]、これらの因子を図3.33の左側に示している。図3.33の中央は客観的および主観的指標、特に体肢体積変化（LVC）と関連するリンパ浮腫症状、および、効果的なコーピングと症状管理に関するリンパ浮腫の概念化を反映している。LVCの測定はこれまで課題とされてきたため、従来の周囲径計測と赤外線ペロメトリーの2種類の測定法を含める。同様に、リンパ浮腫への対処についてはほとんど知られていないため、リンパ浮腫への対処の有効性の測定とリンパ浮腫症状の管理方法から、対処について調べる。客観的および主観的評価によって、リンパ浮腫の異なる特性を説明し、リンパ浮腫の身体的な面だけでなく、疾患への対処に関連する認知的および情動的要素についてもさらに理解を進める。最後に、図3.33の右側には、複数の治療転帰の特性、すなわち心理社会的適応、具体的には心理社会的苦悩、癌関連の生活の質、家族の機能、慢性疾患への適応、さらに機能的な健康状態を記す。総合的な生活の質は心理社会的適応や機能的健康状態によって構成され影響を受けるものとして概念化される。総合的な生活の質の転帰を将来的な介入研究の重要な焦点とすべきである。

　リンパ浮腫の進行における防御機構として、効果的な問題解決能力と高い社会的支援の両方が関連し[107]、社会的

支援や問題解決能力は、疾患の経過への対処と管理のために欠かせない個人的および環境的資源であるため[17,91]、我々はこれらの変数を評価するべく、問題解決能力を精密に評価し社会的支援を6種類に分類するようデザインされたツールを用いてこれらの変数を評価する。さらに、患者の順守状況は長期にわたるリンパ浮腫進行における重要な変数であることが示唆されているため[88,108]、LVCの予測におけるリンパ浮腫への対処の有効性と症状管理の関連性、リンパ浮腫関連症状、心理社会的適応と機能的健康状態の転帰を調べる。事前解析では、特定した心理社会的変数は癌治療後の長期間の社会心理的調整において大きく変動することが示されている[17,91]。これは、密着した社会的支援が世界に共通する手術直後の苦痛な心理社会的症状を予測するもっとも有用な単一因子であるのに対し、問題解決能力は1年後の心理社会的適応の強力な予測因子として現れることを示している。さらに、パーソナル・コントロールの問題解決認識の後に密着した支援を行うことが、手術直後および1年後の機能的調整の最良の予測因子であった。手術直後も1年後も、社会的支援が不足する場合、比較的充実している場合よりも精神性疾患に強く関連すると思われる。これにより、サポートの臨床的閾値があることが示唆され、さらに縦断データを得ることで調べることができる、初期の研究は、これらのツールが閾値などの特定に関連する精密なデータを提供することを示唆する。経時的な、および、リンパ浮腫に罹患している患者と罹患していない患者間でのこれらの関係は、長期追跡調査でさらに調べられる。これらの変数の経時的な変化を機能的健康状態および心理社会的適応とともに追跡することによって、誘発変数（問題解決能力、社会的支援など）、LVCの予測因子としての治療後の対処の有効性と症状管理、心理社会的適応の転帰、経時的な機能的健康状態を調べることができる。長い時間にリンパ浮腫リスクの軽減、疾患進行、心理社会的適応および機能的健康状態に影響する変数を特定し、介入に役立てるとともに、将来的に患者の順守状況と総合的な生活の質の両方に焦点を当てる上での基礎とすることが目標である。

厳格な体肢体積測定プロトコールの適用により、複数の地域、治療方法、患者の性格の間でリンパ浮腫発症率と治療有効性を精密に比較することを将来可能にする。研究によっては、ベースライン測定を行わない周囲径単独測定など、精密ではない信頼性に欠ける測定ツールを用いた二分変数（体肢の差が2cm以上、など）としてのリンパ浮腫の測定に頼るものがあった。この方法では、体肢体積変化の他、手術／放射線療法直後に始まる可能性のある症状や術後数年または数十年の間に起こる症状、および現在の測定方法では容易に検出できない症状を調べることができない。（二分変数とは異なる）連続変数によって加わった測定精度、術前のベースライン測定、副次評価の追加（症状やペロメータなど）により、防御機構（問題解決能力や社会的支援）、体肢体積、リンパ浮腫関連症状、リンパ浮腫への対処の有効性、乳癌治療後の心理社会的適応および機能的健康状態の間の関係をより厳密に調べることができる。さらに、反復測定を行うプロスペクティブ縦断デザイン試験によって、研究者はこれらの経時的な関係を厳密に調べることができる。

最新の検出法と体肢体積変化を採用することに加え、研究者は認知した社会的支援と問題解決の多面的測定を採用する必要がある。リンパ浮腫研究において確立された装置を使用することで研究者は、特定の形の社会的支援や早発性および遅発性リンパ浮腫の良好な管理に関連する問題解決方法を特定することができる。こうした研究の結果から、リンパ浮腫の対処にもっとも役立つ問題解決や社会的支援の方法に関する重要な情報が提供される。社会的支援や問題解決における対処の利点と欠点を特定することは、開発中の心理社会的介入を現在進行中の研究プログラムの一環として実施および評価する段階へと前進させる上で欠かせない基盤である。これらの研究プログラムは最終的に、リンパ浮腫と共に生きるおよびリンパ浮腫のリスクを有する患者のための臨床医療ガイドラインや順守状況に大きく影響する可能性がある。

前述したとおり、現代の治療法で乳癌を治療した女性の100人に20-40人が、生涯のうちにリンパ浮腫を経験するという控えめな推定がなされている。確かに、先行のミズーリ研究では、乳癌治療後の追跡調査に参加した女性103人のうち39％において（診断後からの平均期間36カ月）、両体肢の1カ所以上の地点で周囲径に2cm以上の差が認められた[109,110]。もっとも保守的なリンパ浮腫定義を用いた場合のリンパ浮腫発症率は24カ月の時点で38％（体積変化10％に基づく）および39％（症状の報告による）であった[81]。ミズーリ研究チームは、遅発性リンパ浮腫が発症するまで経時的にこれらの追跡調査を継続し、早発性リンパ浮腫と遅発性リンパ浮腫の間で、発症率、進行、管理および影響を継続的に比較している。過去10年以上、放射線治療に関連する不快な永続的副作用（リンパ浮腫など）を軽減する取組みの中で、乳房温存療法がほとんどの場合に放射線療法と併用して広く用いられている[83]。リンパ浮腫の減少に関連する同様の医学的楽観は、より侵襲性の高い外傷性の腋窩リンパ節郭清（ALND）を乳癌患者に控えさせることとなる近年のセンチネルリンパ節生検（SLNB）の登場と関連している[83]。しかし、事前観察では腫瘍摘出術や部分的乳房切

除術と放射線療法の併用などといった乳房温存術法の後のリンパ浮腫発症率は、従来の外科手術（放射線療法を併用するまたは併用しない乳房切除術）後の発症率と同程度であるかまたは統計的に有意差がないことが示されている[76,83,84]。さらに、これらの疑問について対照的な治療転帰を完全に調べるための米国共同臨床試験が現在進行中である。

ミズーリ[43]、ベテスダ[71,74]、マサチューセッツ総合病院[111]、M.D.アンダーソン癌センター[124]の研究プログラムの所見は、リンパ浮腫に患肢に対する非侵襲性で作業・費用効率が高く正確で一貫した管理のためのプロトコールの開発と意見について、広範な応用可能性を持つ。応用可能性は、乳癌、黒色腫、前立腺癌、卵巣癌、リンパ節郭清および照射に関わるその他の癌に対する手術、放射線療法、その他補助療法に起因する上肢と下肢のリンパ浮腫に検討される。さらに、防御機構、体肢体積変化、対処の有効性、心理社会的適応および機能的健康状態の間の関連性を経時的に繰り返し調べることで、早発性および遅発性リンパ浮腫の病態生理と結果の完全な理解をもたらし、より適切なケアにつながる。また、潜在的な防御機構を特定することで臨床治療やリスク軽減介入を知ることができる。正確で一貫した身体測定は、リンパ浮腫治療の構成を科学的に評価するためだけでなく、疾患の管理および進行の臨床評価を調査するために必須である。レビューした研究に適用されたプロトコールはそうした正確性を提供する[30]。

現在進行中のミズーリ研究プログラムは、M.D.アンダーソン癌センター[112,113]、マサチューセッツ総合病院[111]、ベテスダ[71,74]試験と同様、癌治療後のリンパ浮腫の自然発症の疫学的研究の例である。例えば、ミズーリ研究の開始から、研究者は乳癌後にリンパ浮腫を発症した群と発症していないリスク群の2つの群を追跡調査している。生存分析理論を適用することにより、リスク群の患者がリンパ浮腫の基準を満たしていないことをすべての研究者が知っているが、最終的に患者がそのような基準を満たすか否かは未知である[43]。リスクのある患者ではリンパ管の機能が障害されて、細胞外に過剰なリンパ液を流出するのを取り上げる身体機能が損なわれる。一部の専門家はこれをステージ0すなわち潜在性リンパ浮腫とみなしている[65,70,75]。この方法で手術前から診断後数年、経時的にデータを収集し所見が得られれば、早発性および遅発性リンパ浮腫の発症における個人的および集団的リスク因子の理解が深まるだろう。その後これらのデータから、乳癌その他、リンパ節を採取、切除、照射する癌の治療を受けた患者のリスク軽減介入の開発と実施のための情報を得ることができる。

現在行われている研究の他の例として、乳癌治療を受けた女性が、脂肪以外の体重の増加を伴わない体重増加である特殊なサルコペニア肥満を発症することが理解され始めている[114]。リンパ管を阻害する症状が女性にその部位の体重増加をきたし、体重増加そのものが遅発性リンパ浮腫のリスク因子となる。この場合、阻害されたリンパ管からリンパ液が周辺の脂肪細胞に滲出することにより脂肪組織が肥大する、というこの体重増加をきたす生物学的機序のため、問題は特に厄介である。これは食事を減らしたり運動を増やしたりすることでコントロールできる問題ではない。したがって、乳癌治療後の数年間に起こりうるこの長期的な問題に女性がいかに向き合うかを調べる必要がある[115-117]。将来的な縦断研究は、遅発性リンパ浮腫に影響する因子や、リスク因子およびリンパ浮腫自体に患者がいかに対処するかについて我々の理解を助ける可能性を持っている。

展望：続発性リンパ浮腫のガイドラインを支持する研究の責務

横断的でレトロスペクティブな自己報告試験から得られた所見を、発展した現在の手術、放射線療法、ホルモン治療の文脈において、生存者群を術後から経時的に厳密な身体測定および自己報告法を用いて追跡調査する必要がある。ミズーリ、マサチューセッツ総合病院、M.D.アンダーソン癌センター、ベテスダのデータセットは、癌関連リンパ浮腫における画期的なプロスペクティブ試験となる可能性を持つ。より精密な体肢体積測定、その他治療関連症状、心理社会的適応および機能的健康要因について調べるこれらの学際的な縦断的プロスペクティブ研究に期待が寄せられている。リンパ浮腫の主観的評価と客観的評価を組み合わせることで、リンパ浮腫診断の複雑さや客観的体積変化より前に主観的症状が起こりうるという事実が明らかにされている[79,81]。アメリカでは最近まで、水置換法以外に信頼性のある有効な体肢体積変化の評価法は使用されていなかった。水置換法は臨床的に実用的ではないため、日常的なリンパ浮腫の診断には使用されていない。周囲径計測は非常に時間が掛かり、適切な訓練やモニタリングを受けない状態では信頼性に欠けることが多く言われている。乳癌患者生存者のリンパ浮腫は過小診断、過小治療されており、その結果多くの女性が転帰不良のまま放置され生活の質と機能的健康が損なわれる。ペロメータ（および可能性として電気インピーダンス）による複雑で連続的な体肢体積変化測定を行い、対処の有効性、心理社会的適応、機能的健康との相関関係を調べることで、より信頼性の高い検定ができ、長期的なリンパ浮腫の影響をより深く理解できる。さらに、ミズーリ研究などの集学的な研究は、リスク軽減や管理的介入につ

いての情報を与える厳密な防御機構の特定を試みる最初の研究の1つである。

2009年MEDCACパネルでは、公共政策の策定のため、研究者と医師がエビデンスに基づく医療によってリンパ浮腫の適切な診断および治療法を追求する方法を話し合う責務が示された[118]。リンパ浮腫に罹患する人は140万人と控えめに推定され、数百万人以上が続発性リンパ浮腫の発症リスクを有し、リンパ浮腫が健康、生活の質、機能的状態、家族、経済状態に大きな社会的影響を有することを認識しており、この苦痛な症状の真の意義を捉える上で調査が必要であることを確信している。

この分野には、さまざまな有効性評価法、周囲径計測、症状報告、水置換法、ペロメトリー、電気インピーダンス分光法がある。リスク軽減、発見、早期介入のため有効かつ信頼性のある方法をリスク母集団に体系的に適用して、リンパ浮腫の発症を評価しなければならない。これらの方法を罹患した母集団に適用して、合併症の予防や早期管理のために進行および治療への反応を評価する必要がある。

最高レベルのエビデンスによって、リンパ浮腫の治療に対する複合的理学療法（CDT）（およびその5つの要素）が支持されている（第5章）。軽度から中等度のリンパ浮腫、および最近では潜在性リンパ浮腫に対し、専門の訓練を受けた療法士の指導の下でCDTの各要素を用いることについてのエビデンスが増加している[119,120]。特定の環境下での補助療法を評価する有望な研究が進行中である。

課題は山積みだが、得られるものも大きい。我々は、精密な評価と、的確に定義された大規模な研究群、長期間の追跡調査、標準のケアと最適ケアのガイドラインを組み合わせた、単独または抱き合わせの介入を用いた、適切にデザインされた試験を必要としている[121]。さらに、アメリカンリンパ浮腫フレームワークプロジェクト（ALFP）の最小限のデータセットで進行されているのと同様に、大規模なデータセットを複数複合することにより、リンパ浮腫における既存のおよび将来的なデータセットについてより複雑な疑問に答える新しい機会が提供される[122]。また、リンパ浮腫の最適な管理についてより決定的なエビデンスに基づく推奨を得ることができる。

放射線誘発性の上腕神経叢障害とリンパ浮腫

放射線誘発性の上腕神経叢障害（RIBP）は、放射線によってもたらされる、頸部と肩の傍に位置する神経束である上腕神経叢の障害である。上腕神経叢を構成する神経は、頸部の脊髄から始まり、上肢全体の感覚および筋肉の神経支配を担う（図3.34）。

乳癌およびその他の悪性疾患における放射線療法の有益な効果はよく知られ、記録されている。しかし、治療中、皮膚や神経、内臓などが放射線に曝露されるこの救命治療は、一部の身体系に副作用をきたす可能性がある。

乳癌では、腋窩領域、胸部または頸部に放射線が照射される。この領域の神経に対する放射線障害は感覚や運動の損傷をきたすことがあり、腕の上腕神経叢支配領域の疼痛を伴う場合がある。症状としては、錯感覚（チリチリ感、チクチク感、しびれ感）、異常感覚（灼熱感、掻痒感、電流が流れるような感じ、チクチクする感じ、疼痛などの触感覚）、感覚減退、部分的運動喪失（筋力低下、および、瓶や容器のふたを開ける、物を持つ、といった簡単な課題の遂行困難）、腕の完全麻痺、筋委縮症、可動性障害、肩関節の不全脱臼が挙げられる。

RIBPの正確な仕組みは完全には理解されていない。上腕神経叢の損傷は、電離放射線による直接的な神経細胞の損傷と、神経への酸素と栄養を供給する血管の損傷を伴う神経周辺の瘢痕組織の発生（放射線性線維症）が合併した結果であることが研究により示唆されている。神経組織の放射線照射は、神経細胞の委縮も引き起こし、その結果、神経線維の弾性が低下して状況をさらに悪化させる。損傷の程度は放射線量と技術、化学療法の併用に関連する。

血管への進行性損傷と瘢痕組織の発生は、ある患者では顕著に、また別の患者では一回目の放射線療法後から徐々に進展し続け、これが一部の患者が放射線療法後何年も経てからRIBP症状を発症する理由を説明している。多くの患者が最初3年以内に症状を発症する。だが、放射線の最終放射からRIBP発症までの平均期間は、文献によって6カ月から20年までと幅広い値が報告されている。RIBPの有病率は1.8％から4.9％と報告されている。RIBPは化学療法と併用した放射線療法後の方が多く、若年患者の神経組織の方が影響を受けやすい。

RIBPとリンパ浮腫の関係

乳癌の手術および放射線治療を受け、乳房切除術や腫瘍摘出術後のリンパ浮腫に罹患していない患者は潜伏期であるとみなされ、誰もがリンパ浮腫発症のリスクを有する。外傷や可動性喪失または疼痛など、リンパ系へのストレス負荷が、上肢のリンパ浮腫発症を引き起こす。

すでにリンパ浮腫に罹患しておりRIBPを発症した患者は、疼痛による腫脹の増大と運動機能の一部またはすべての喪失を経験する可能性がある。

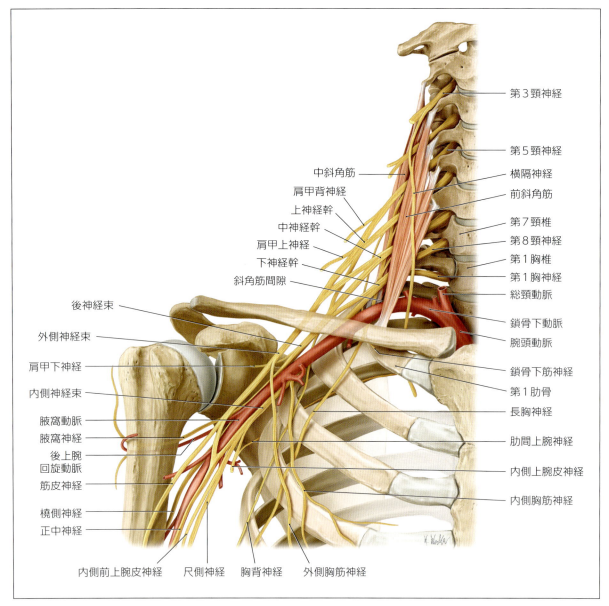

図3.34 上腕神経叢の右側前面図　出典：Theme Atlas of Anatomy. General Anatomy and Musculoskeletal System. (C) Theime 2005, Illustration by Karl Wesker.

治療的アプローチ

　上腕神経叢を減圧し、神経とその周辺組織に血管を移植する外科手術について文献に示されているものの、結果は不十分である場合が多い。

　残念なことに、RIBPは基本的に不治の病態であり満足できる治療法がなく、症状のコントロールと、できるだけ麻痺した体肢の運動を維持することを特に目標とした治療的エクササイズに重点が置かれている。理学療法士や作業療法士が集学的チームの一員として治療にあたり、機能や柔軟性の喪失、衰弱、疼痛、リンパ浮腫の対処にあたる。特殊な補助具と技術によって家庭や職場における日常生活の基本機能に対処し、さらに改変する方法を提案する。

リンパ浮腫を有するRIBP患者に対処するための特別な懸念事項

　RIBP患者におけるリンパ浮腫管理はより一層難しいが、疼痛管理を手助けし、体肢体積を減少させる必要がある。体積減少により、肩関節にかかる余分な体重の影響が少なくなり、さらなる線維性（瘢痕）組織の形成が予防さ

れ、リンパ浮腫に一般に関連する感染のリスクが大幅に低減される。RIBPに関連する特殊な環境に適応するための圧迫とエクササイズのプロトコールを適用することが必要である。

弾性包帯：RIBPに罹患した多くの患者が皮膚の感覚障害を経験し、圧迫に対する患者の忍容性に関連する正確な反応を得られない場合が多い。複合的理学療法の治療初期に患肢に弾性包帯を施行する療法士は、圧迫の程度をごく控えめにし、褥瘡を避けるために十分なパッドを使用しなければならない。副作用がなければ徐々に圧迫を強くする。リンパ浮腫に対する効果的な圧迫療法は、包帯の層と包帯の抵抗に対する筋骨格の間の相互作用の程度によっても異なる。これは圧迫圧とも呼ばれる。部分的または完全に筋が活動していれば、包帯の圧迫圧が減少して、包帯の効果は少なくなる。しかし、低い圧迫圧で弾性包帯を装着し、日々の包帯の結果が顕著でなくても、組織内の圧力が増すことによってリンパ還流の促進に効果がある。

また、肩関節の不全脱臼と不快感を軽減するために腕吊り具を装着するRIBP患者がいることを考慮することも重要である。この場合、肘関節を90度に屈曲して弾性包帯を装着する。

筋委縮症による関節拘縮がみられる場合や固定を行っている場合は特殊な包帯テクニックで対処する。

弾性着衣：男性着衣の装着は、リンパ液の組織への滞留を予防するための基本であり、徒手リンパドレナージによって達成される結果が維持される。

弾性スリーブ・ミトン：これらは複数の圧迫圧クラスで使用できる（第4章も参照）。各クラス内の圧迫のレベルは、皮膚に装着する着衣の圧迫圧によって決定される。これらの圧迫圧は、水銀柱ミリメートル（mmHg）で測定される。弾性着衣が効果的に作用するには、手首から肩にかけて圧迫圧を徐々に減らさなければならない。この勾配は阻血作用とそれによるリンパ流の阻害を防ぐために必要である。

一般に、クラス2包帯による圧迫レベル（30-40mmHg）は、上肢のリンパ浮腫に罹患した大半の患者において十分に腫脹を予防できる。しかし、リンパ浮腫とRIBP、およびその後の正常な筋張力の喪失を伴う部分的または完全な不動状態を併発する場合は、阻血作用を予防するため低い圧迫圧が必要である。患者は弾性スリーブの着用や夜間包帯の代用品について十分教育を受ける必要がある。

エクササイズ：不動状態はリンパ還流に有害である。リンパ液の還流を促すことに加え、エクササイズプロトコールの主な目標は、可動化に重点を置くことである。損なわれた運動機能に対処するため、通常の複合的エクササイズプログラムの修正が必要である。

部分的なまたは完全な可動性喪失を有するRIBPのためのエクササイズプロトコールは、機能の残っている筋を用いることによって損なわれた筋機能を代償する戦略の発達を対象とする。特殊なエクササイズによって、罹患した筋組織に残る筋力および制御の維持と発達を促すこともできる。これにより、さらなる筋線維の短縮（拘縮）防止や、腕の関節可動域の維持および回復も促せる。できる限りリンパ還流を促す腕の挙上は、RIBPに罹患した患者にはやはり重要である。療法士と医師は、患者が通常の生活を維持するのを助ける補助具の提案も行う。

リンパ系の画像診断

リンパ浮腫の診断には、患者の既往歴と症状の聴取に加え、十分な身体的評価を行えば基本的には十分である。

画像診断が必要な理由

リンパ系の画像診断は、リンパ系における基礎的な解剖学的および（または）機能的障害を描画するのに必要である。リンパ浮腫の患者に今日用いられている現在の分類および段階化は、皮下に現れる違いを認識せず、リンパ浮腫の外的徴候や症状だけを使用している。すべてのリンパ浮腫の根源は、リンパ負荷と輸送能とのバランス不良を引き起こすリンパ系の解剖学的および（または）機能的障害であり、これらの変化を可視化し、記録し、理解する唯一の方法が画像診断である。近代の医療では、動脈または静脈疾患の外的徴候を手術または手術以外の方法で治療する前に、動脈系または静脈系を画像診断することが期待される。それと同様に、画像診断をリンパ系疾患の評価の一環とすべきである。確かに、信頼性があり安全で簡単な一貫した、現在実現可能な方法はいくつかある。明白な乳房切除後リンパ浮腫の一部の症例を除いて、既往歴や理学的検査だけで患者を評価することはもはや不十分である。明白な症例でも、画像診断によって障害の重症度や位置を記録でき、予後や治療の計画に影響しうる。さらに、大半の患者にとって、「目に見えない」リンパ系の異常な機能的画像を最終的に自分で確認することは、患者の症状の基本的な生理学を説明するためだけでなく、長い間疑われてきたものの、存在しないあるいは重要ではないと言われてきた彼らの問題を確認するためにも役立つ。乳糜性または非乳糜性リンパ還流、原因不明の腫脹、正中線上の癌（前立腺、頸部など）治療後の片側性リンパ浮腫を有する患者、あるいは、静脈系に関連する合併症を有する患者などの複雑な症例においては、

画像診断が不可欠である。最後に、アメリカとヨーロッパのリンパ浮腫症例の大半が癌治療の結果として起こるという事実からみると、癌の可能性を検討すべきであり、癌専門医にとって多くの画像診断法が再発癌の評価において有用なツールである。

リンパ浮腫画像診断の概念的基礎

リンパ系のあらゆるタイプの画像診断において重要なことは、適切な造影剤の使用である。流体、溶質、間質内の粒子の動きを制御する基本原則によって、用いられる造影剤（またそれらが標識する分子）は透過性の低い静脈系ではなく毛細リンパ管へ選択的に吸収されるよう十分に大きいサイズでなければならない。トレーサーが一旦リンパ系に進入したら、対応する造影法を用いて、患者の胸腔内をトレーサーが上方向に移動するときに、リンパ系に関する解剖学的および機能的情報の両方を追及することができる。

リンパシンチグラフィー

画像診断の現在のゴールドスタンダードは、リンパシンチグラフィー（LAS）である。この技術では、放射活性トレーサー（テクネチウム）を硫黄コロイドにリンクさせて、0.05mlを手または足背側の皮膚に単回（通常）または反復注射する（ツベルクリン検査と同様）。もっとも一般的なプロトコールでは、最初の15分ほど静的に撮影し、その後、全身のスキャンを行ってカメラがリンパの流れに従って中枢方向に移動する。このスキャンは、手または足を非特異的に運動させてリンパ流を刺激した後で1回目を30分以内に実施した後、トレーサーが全身から消失したことを確認するため、2回目が3時間以内に実施される[121,123]。総線量は胸部X線の1/20倍であり、トレーサーの消失半減期は6時間であるため、患者にはほぼ制約がない（制約の例としては、授乳中の乳房）。鎮静処置で不動状態にした乳児でも容易に撮影できる。

LASは、形成不全または低形成（リンパ流がないまたは減少）；過形成（リンパ管またはリンパ節の増加）；代替リンパ管；胸管への輸送が阻害されたときの閉塞と続いて起こる組織へのトレーサーの拡散部位；胸部、腹部、または外性器への逆流（乳糜性または非乳糜性）部位；滲出部位（胸膜滲出など）を示す画像を提供する（**図3.35**）。対応する臨床画像を用いた多数のLAS標本の総括的レビューについては、Witteら[124]を参照のこと。

リンパ管造影

この技術は、単純リンパ管造影または直接リンパ管造影とも呼ばれ、リンパ系を撮影する元来の古典的方法である。ヨウ素を含む油性造影剤を用い、手や足の背側にX線を照射して可視化したリンパ管にカニューレを挿入して直接注入する。このテクニックは、集合リンパ管を特定するために色素を注入し、その後、手部または足部を切開してリンパ管を単離およびカニューレ挿入し、ポンプを使ってトレーサーをゆっくりと注入する必要がある。患者は60-90分ほど不動状態でなければならない。炎症性反応を引き起こす造影剤に関連する問題や、肺塞栓の軽度リスクがあるが、特に外科医や介入放射線医が治療を実施しなければならない逆流の症例では、リンパ管またはリンパ節の正確な解剖学的描画を行うためにも不可欠である。また、リンパ節の病因などを示すこともできる。

超音波診断

リンパ浮腫が疑われるまたは認められる患者における超音波（または静脈ドップラー）の主な使用は、静脈系を撮影することである。これは、静脈の開存性や血流だけでなく、逆流を防ぐ弁の性能を評価するために一般的に用いられる。さらに、超音波は治療に特に反応する皮膚や軟部組織の特性や特殊な条件下での流体のポケットあるいはリンパ液の池（溜まり）の存在を評価するために用いられる。フィラリア症の流行地域において、特徴的な「ダンス徴候」を示す陰嚢への寄生虫侵入を検出するスクリーニングツールとしても用いられる。

磁気共鳴画像法

造影強化および非造影磁気共鳴画像法（MRI）がいずれも、リンパ浮腫を有する患者の評価に用いられる。MRIの高空間分解能により、リンパ管造影に関連する問題やLASの低解像度の問題なく、優れた解剖学的詳細を提供する。非造影T2強調画像を用いると、異常なリンパ管が描画される。ガドリニウム造影剤はアメリカ国外で用いられており、さまざまな病的リンパ状態のリンパ管および構造が明確に描出される。初期の研究では患者数が少なかった上、MRIは高価である；さらにガドリニウムに関連する腎毒性があり、注入される造影剤の量（ml）がLASよりもかなり多い。これらの欠点を差し引いても、高空間分解能で得られる機能的／解剖学的画像は将来的に、大規模な医療センターでLASに代わる方法となろう。

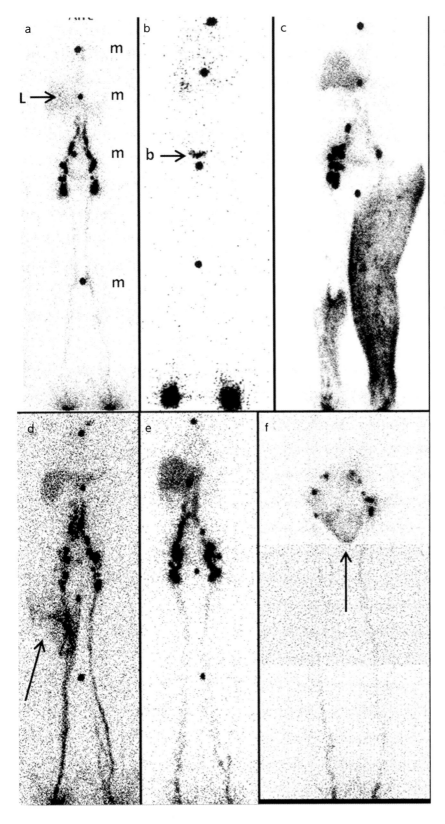

図3.35a-f リンパシンチグラフィー　a. 両足部に注入後、トレーサーがリンパ管からほぼ消失したことを示す脚部の正常な後期（3.5時間後）像。対称な両側の鼠径リンパ節と後腹膜リンパ節がくっきりと見える。マーカー(m)は、膝関節、骨盤、剣状突起、胸骨切痕にある。トレーサーがリンパ系から血液プールへと正常に移動したため、この後期像では肝臓(L)が見える　b. リンパ系の形成不全または重度の低形成のため足からトレーサーが移動しないことを示しているミルロイ病（原発性リンパ浮腫）患者の後期像。トレーサーが蓄積した膀胱（b）の図が後期像にわずかに見える　c. 小細胞癌による左の鼠径リンパ節郭清、骨盤の放射線療法、右膝置換術後の左下腿部浮腫の合併症患者の後期像。画像では、鼠径リンパ節が1カ所となり後腹膜リンパ節を失った左側の重度閉塞を示している。右側は膝関節により中等度のトレーサー滞留がみられる　d. 肉腫治療後の右上部大腿部の腫脹を有する患者の後期像。患者は血清腫を発症したためドレーン（矢印）により治療し、このドレーンがリンパ系を移動したトレーサーも回収した　e. 下腿部からのトレーサーの消失と正常なリンパ節画像を示す、脂肪浮腫患者の正常な後期像。脂肪浮腫の後期では、リンパ系の二次的変化はリンパシンチグラフィーによって確認できる　f. 足部への注入後、陰嚢（矢印）へのトレーサーの分布をくっきりと示す、リンパ液漏出を伴う陰嚢腫脹を発症した患者の後期像

集学的／融合画像技術

米国では一般には用いられていないが、複数の方法を併用して、統合または融合画像を生成する画像システムがある。単一光子放出型コンピュータ断層撮影（SPECT）とX線コンピュータ断層撮影（CT）とを組み合わせたSPECT-CTによってLASと高空間分解能のCTの両方の利点が得られ、リンパ節の変化が疑われる先天性リンパ浮腫の患者や乳糜性または非乳糜逆流を含む臨床的に重症の疾患を有する患者に有用となる。

蛍光画像

最近のインドシアニングリーン（ICG）蛍光画像の使用が複数の研究グループによって調べられている。ICGの臨床使用は米国でFDA承認を受けていないが、進行中の研究では表在性末梢リンパ管の詳細な画像が示された。さらに、画像を高性能カメラと画像システムで捕捉するため、トレーサーのリアルタイムな動きが監視でき、この機能によって流速の解析が可能である。この新しい研究を複数の施設で繰り返し実施して、この使用法でこのトレーサー（または同様のトレーサー）のFDA承認を得る必要があり、この技術は将来的な可能性を有している。未だ解決されていない1つの欠点は、表在性末梢リンパ管よりも深部を蛍光画像で解像できないことであり、使用は限定的である。

まとめと今後

画像診断はもはや単なる調査、研究ツールとみなされるべきではなく、不明瞭なまたは手術を要する複雑な症例にのみ用いられるべきでもない。現在の画像技術は安全で利用しやすく、外的徴候を集めるのみにとどまらず、患者を説明することができる。LASなどの技術は侵襲性がごく小さく（1回の細い針穿刺）、比較的安価で、リンパ浮腫の患者の診断、予後、治療に重要な機能的および解剖学的情報を提供する。MRI（造影または非造影）や複合画像などの最新の技術は空間分解能が向上し、リンパ浮腫およびリンパ分節形成異常を有する患者のさまざまな徴候を評価するためこれらの方法の適切な使用法が示されている[125]。

リンパ浮腫の治療方法

リンパ浮腫の治療方法は、放置すること（ただし共存していかねばならないが）から多数の手術を受けることまで幅広い。これらの両極端の間にいくつかの保存的治療法がある。

複合的理学療法（CDT）は原発性および続発性リンパ浮腫に苦しむほとんどの患者に選択される治療法である。CDTに加えて、CDTを補助するために用いられる様々な治療法がある。そのうちのいくつかを次項で説明する。その他の超音波および電気刺激療法については第4章で扱う。

複合的理学療法

> リンパ浮腫を治癒させる方法は今のところ存在しないため、腫脹を縮小させてその縮小を維持すること、すなわち、リンパ浮腫を潜在性の段階へと戻すことを治療の目標とすべきである。

この目標を達成する唯一の生理学的方法は、リンパ管と組織チャネルを介して組織から過剰な血漿蛋白質を取り除くことである。大半の患者において、これは複合的理学療法の専門的な施行によって達成できる。CDTは原発性および続発性リンパ浮腫の両方において良好な長期結果を呈する。CDTの構成要素およびテクニックの詳細については第4章で説明する。

この治療法の有効性は多数の研究で立証されており、ヨーロッパ諸国では1970年代から確立されている。米国においては1980年代から1種または多種のCDTが実施されているが、この治療が受け入れられたのは、1990年代に決定的ガイドラインとCDTの全構成要素がリンパ浮腫管理を学ぶスクールの指導カリキュラムに組み込まれてからのことである。

CDTは2つの期で行われる。1期では、蛋白質の滞留した液を移動させ、繊維性硬化組織（存在する場合）の減少を始めることを目標とする。この集中排液期の期間はさまざまであり、上肢リンパ浮腫の患者で約2-3週間、下肢リンパ浮腫の患者で約2-4週間である。週に5日間実施することが理想である（**表3.7**）。

この時期のもう1つの重要な目的は、治療の成功達成を維持および改善するために考慮されたテクニックを患者に指導することである（適切なスキンケア、包帯の正しい装着、弾性着衣の着用など）。

この第1期の直後、第2期に入る。第2期では第1期で達成された治療の成功を維持および改善することを目的とする。この時期のほとんどの部分が患者によって行われる。患者がしっかりと順守すれば、第2期において体積減少が維持されるだけでなく、線維化組織が徐々に減少することによって改善される。

より重症のリンパ浮腫の例では、第1期を繰り返す必要

表3.7 リンパ浮腫の段階と治療方法

段 階	治療期間	CDT第1期	CDT第2期
潜在期		患者への指導	
ステージ1	2-3週間	● 毎日のMLD ● 低伸縮包帯 ● スキンケア ● うっ滞除去エクササイズ	● 必要であればMLD ● 弾性着衣 ● スキンケア ● うっ滞除去エクササイズ
ステージ2	3-4週間	● 毎日のMLD ● 低伸縮包帯 ● スキンケア ● うっ滞除去エクササイズ	● 必要であればMLD ● 弾性着衣 ● 夜間の包帯 ● スキンケア ● うっ滞除去エクササイズ ● 必要であれば第1期を反復
ステージ3	4-6週間	● 毎日のMLD ● 低伸縮包帯 ● スキンケア ● うっ滞除去エクササイズ	● 必要に応じてMLD ● 弾性着衣（包帯との併用が必要な場合） ● 夜間の包帯 ● スキンケア ● うっ滞除去エクササイズ ● 必要であれば第1期を反復 ● 形成外科手術（適応の場合）

CDT：複合的理学療法　　MLD：徒手リンパドレナージ

があるかもしれない。リンパ浮腫が他の症状と関連する場合、CDTの個別の手順は適宜修正される。

CDTは優れた結果を長期にわたりもたらすことから有効性が実証されているばかりでなく非侵襲性で、患者がCDTに適しているのであれば、患者への副作用がなく安心である。

CDTはまた、ケアを治療の専門家から患者とその家族に委譲するため、費用効果的である。蜂巣炎の発症を招くリスク因子は大幅に減少し、リンパ小疱、リンパ瘻、リンパ管拡張蛇行、真菌感染が改善または減少する。

マッサージ

マッサージ*は浮腫の治療に従来用いられてきたが、リンパ浮腫の管理には推奨されない。浮腫とリンパ浮腫の違いについては、第2章の「リンパ系の不全」で概説されている。

「マッサージ」という語の意味は「捏ねる」ことであり、"古典的"あるいは"スウェーデン式マッサージ"の形態を表すために用いられる。このテクニックには、エフルラージュ、ペトリサージュ、タポートメント、バイブレーション、フリクションが含まれる。

「マッサージ」という語は、徒手リンパドレナージ（第4章を参照）のテクニックを表現するために誤って用いられることが多い。

MLDには捏ねる要素は含まれておらず、従来のマッサージテクニックとの共通点はない。

> 従来のマッサージは、施行された皮膚領域の肥満細胞からヒスタミンを放出させることによって、能動性充血などを含めてリンパ浮腫に望ましくない効果を及ぼす。

能動性充血によって毛細血管内圧が上昇し、毛細血管ろ過量が増大する。その結果、間質腔にさらに水分が滞留し、ストレスまたは障害を既に受けているリンパ系に過負荷を与える。

表在性リンパ管は外部からの圧迫に弱い。従来のマッサージテクニックは繋留フィラメントとリンパ管の内膜を局所的に破損させる可能性がある。また、水分（しばしば細胞）のリンパ負荷を増大させ、リンパ管をさらに破損させることによってリンパ系の輸送能を低下させる。したがって、従来のマッサージをリンパ浮腫のリスクを有する体肢（およびその同側の体幹区画）やリンパ浮腫の患肢に適用することは禁忌である。

*監訳注
「マッサージ」には、広義と狭義がある。広義においては、リンパドレナージや狭義でのマッサージを含む、様々なマッサージ技術を用いた療法をいう。狭義においては、従来のスウェーデン式マッサージ方法をいう。本書では、狭義の「マッサージ」について解説されている。

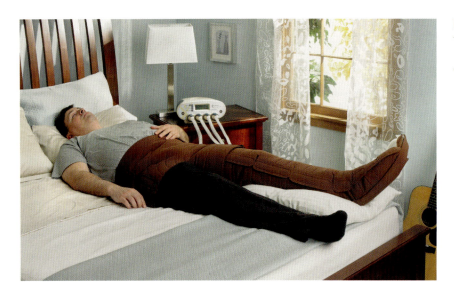

図3.36
体肢の継続的圧迫装置
(Tactile Systems Technology, Inc. の許可を得て転載)

温熱療法

氷、熱、温熱超音波療法、水治療法(温パック)、サウナ、交代浴、パラフィン浴はいずれも、リンパ浮腫管理において、患肢と同側の体幹区画には禁忌である。基礎および最新の生理学では、上記のいずれの方法でも能動性充血が起こることが指摘されている。血管拡張によって毛細血管内圧が上昇すると、今度は水分のリンパ負荷が増大する。患肢またはリスクを有する体肢、および同側の体幹区画に血管拡張作用をもたらす方法はいずれも避けなければならない。

挙　上

リンパ浮腫に患肢の単純な挙上は腫脹の縮小を促す。これはステージ1のリンパ浮腫の場合である。リンパ浮腫の体肢が挙上により減少する場合は、適切な弾性着衣を装着することで効果が維持されるはずである。

連続型間欠的空気圧迫装置

近年の間欠的空気圧式圧迫療法における新技術の発展により、次世代の多室型圧迫機が旧式の単室型に代わって用いられるようになった。旧式の単一のスリーブでは拡張が均一で、圧縮を漸増できなかった。

最新の圧迫装置は多室膨張可能なスリーブで構成され、ポンプにつながるチューブを用いて圧縮した空気をスリーブに送る。ポンプは周期において遠位から近位へ順次にスリーブを膨張させる。1つ目の室が数秒間膨張した後収縮すると、次の室が膨張する。膨張‐収縮の順序のパターンがその後数セット繰り返され、これは各患者に応じて個別に行える。最新の空気圧迫装置は体肢から液を移動させる前に体幹の排液領域を準備するようデザインされた膨張可能な室を含む体幹着衣を備えている(図3.36)。

米国リンパ浮腫ネットワークの2011年度見解表明は、間欠的空気圧迫療法は単独型のリンパ浮腫治療ではなく、そして補助的な複合的理学療法(CDT)を実施せずに使用すべきではないと述べている。

ポンプは間質腔から水分を除去するのに効果的だが、蛋白質は除去しない。空気圧迫装置の使用によりリンパ浮腫の体肢に含まれる水分は減少し、最初は体肢が小さくなる。だが、間質の水分が減少しても、滞留した蛋白質分子は組織に残り、間質液の膠質浸透圧(COP_{IP})は上昇する。これによりさらに多くの水分が毛細血管を出て、腫脹は悪化する。組織に残る蛋白質は新たな結合組織を生成し続ける。

2001年、Mirandaら[138]は間欠的空気圧迫装置(SIPC)を用いたプロスペクティブ盲検試験を実施した。同試験ではSIPCの実施前と3時間の治療実施終了から48時間後にアイソトープによるリンパ管造影を受けた患者11例について評価した。指定の6カ所で計測した体肢の周囲径は、膝関節の下でSIPC後に有意義に減少したが、大腿部では有意差がなかった。同試験では、圧迫によってリンパ液(水分など)の輸送が増加し、高分子(蛋白質など)では同程度の輸送はみられないことが結論付けられた。その代わり、SIPCはリンパ還流を加速することによってではなく、毛細血管ろ過量を減少させ、最初の浮腫部位に関わるリンパ動力学のバランスを回復することによってリンパ浮腫を減少させた。

近接する区画および排液領域を複合的理学療法によって治療せずに、リンパ浮腫の治療に用いられる空気圧迫は、リンパ液が末梢側から中枢側に移動してそこで滞留す

るという重大なリスクを呈する。これにより、蛋白質分子はこの領域に滞留し、線維性の環を形成し、それがそれ以前には腫脹がなかった体幹区画に水分を充満させるか、あるいは、外性器を腫脹させる。

Boris、WeindorfおよびLasinski[139]は1998年、レトロスペクティブ解析を実施し、128例中53例のリンパ浮腫患者がリンパ浮腫の治療過程において圧迫ポンプを使用したことを明らかにした。特筆すべきであったのは、治療のうっ滞除去段階にポンプが用いられたことではなく、ポンプを使用した53例中23例が外性器浮腫を発症したのに対し、ポンプ療法を受けなかった75例中、外性器浮腫を発症したのはわずか2例であったことである。同研究は、「ポンプ療法後の外性器浮腫の発症率は、年齢、性別、リンパ浮腫のグレードまたは期間、リンパ浮腫が原発性か続発性か、単一ポンプまたは連続型ポンプのいずれを使用したか、ポンプ療法の1日当たりの時間中に適用された圧縮レベルによって影響を受けなかった。下肢リンパ浮腫の圧迫ポンプ療法によって外性器浮腫の発症率は認容できないほど上昇する。」と結論付けた。

空気圧縮の使用に関連する別の懸念は、装置に表示されている適用圧力が実際に皮膚表面にかけられる圧力とは異なることである。皮膚表面に過剰な圧力をかける装置は、リンパ構造に有害な影響を及ぼす。

2002年、Segersら[140]は多室型ポンプについて調べ、ダイアルに設定される圧力が室によって皮膚にかけられる実際の圧力であったか否かを判断した。著者は、30、60、80、100mmHgにそれぞれ設定した場合でも、各室から皮膚に実際にかけられた圧力はそれぞれ54、98、121、141mmHgであることを明らかにした。

リンパ浮腫管理のための空気圧迫装置の使用は、検討が継続される事項である。だが最近の研究では、体幹および体肢の着衣を含み、個々の患者に合わせたパターンで圧縮空気を送る多室型連続型圧迫装置が、自己管理維持期、特に身体的制約のためにセルフMLDでリンパ浮腫を自立的に管理するのが難しい患者において、リンパ浮腫を効果的にコントロール補助治療として有用となる可能性があることが示唆される。

腫脹のコントロールを維持するには、連続型空気圧迫装置による治療の合間に、弾性着衣を着用したり、低伸縮包帯を装着することが必要である。

同装置の客観的な臨床的有用性と費用対効果のさらに詳しい調査が必要である。

低出力レーザー治療

低出力レーザー治療（LLLT）装置は、組織の温度を上昇させずに組織の深部に透過できる特定の波長光を生成する赤外線レーザーである。これらの装置はリンパ浮腫の追加治療法として米国内市場で導入されており、2006年にFDAの承認を受けた。

最近の数件の研究[141,143]では、低出力レーザー治療が一部の患者のリンパ浮腫周囲径の減少に効果があり、体肢の硬化組織の柔軟化や疼痛の軽減に有用となりうることが示唆されている。LLLTはリンパ浮腫の一部の症状を緩和する効果が期待されている一方、これらの効果が達成されるための実施の機序は不明であり、LLLTの有効性を示すエビデンスは限定的である。LLLTの利用がリンパ浮腫治療の補助的方法として確証されるまで、多くの研究が必要である。

リンパ浮腫の栄養学的側面

リンパ浮腫には特別な規定食はない。リンパ浮腫に罹患した患者は、肥満に関連するリスク因子を減少するため、望ましい体重を達成および維持するよう最善を尽くさなければならない。患者は、適切な食事を選択するとき、自身の判断を信じるべきである。糖尿病や心疾患など他の医学的症状がなければ、健康的でバランスの取れた食事を目標とする。

リンパ浮腫管理において認められている方法は、減塩、低脂肪食を順守することであり、これは体重管理に好ましい影響を及ぼす。肥満はリンパ浮腫に関連する症状を悪化させることが多く、穀物や魚、野菜と果物を含み、脂肪性食品やその他高コレステロールの食品を避け、健康的でバランスの取れた食事を摂ることで、リンパ浮腫に関連するリスク因子は大幅に減少する。

多くの患者はリンパ浮腫が蛋白質摂取制限によって好ましい効果を得るという印象を抱いている。リンパ浮腫は組織内への水分と蛋白質の滞留と定義されるが、蛋白質摂取を制限してもリンパ浮腫は減少できないことを理解することが必要である。また、腫瘍を減少させようと水分摂取を制限しないことも重要である。基本的な細胞機能には適切な水分補給が不可欠であり、リンパ浮腫治療の前後に身体の老廃物の消失を促すことが特に重要である。

リンパ浮腫の管理におけるコレステロールの役割

コレステロールは肝臓で生成される脂肪成分であり、肉、卵、乳製品などの飽和脂肪高含有食品中に認められる。コレステロールは何かと悪評がたてられている。しかし、疾患に関連するのは、脂肪の量ではなく摂取する脂肪の種類である。低比重リポタンパク（LDL）は、飽和脂肪とトランス脂肪で構成されている。LDLは悪玉コレステロールとも呼ばれ、動脈の内壁に貼りついて、冠動脈性疾患のリスクを上昇させる。善玉脂肪、一価不飽和および

多価不飽和脂肪、あるいは高比重リポタンパク（HDL）は疾患のリスクを減少させる。飽和脂肪を摂りすぎると、悪玉コレステロールの濃度が上昇し、肥満につながる。

ビタミンその他のサプリメント

リンパ浮腫の減少に効果が立証されているビタミン、食品サプリメント、ハーブはない。米国では、食品サプリメントは薬品ではなく食品と規定されている。特殊な疾患予防または治療の主張がなされない限り、食品医薬品局（FDA）による市販前承認は不要である。製造上の一貫性について食品サプリメントを審査する必要はないため、用法や純度に関する特定の標準はなく、食品サプリメントとして販売されている製品にはかなりのばらつきがある。しかし、リンパ浮腫患者は、特に繰り返される感染症と闘っている場合は特に、ビタミンとサプリメントを余分に摂らなければならない場合が多い。どのサプリメントやビタミンが有用かを判断するため、リンパ浮腫患者は医師や栄養士に相談すべきである。

リンパ浮腫の治療における薬剤の選択肢

西半球でリンパ浮腫治療に使用される薬剤は、リンパ浮腫に関連することの多い感染症を予防および治療するために用いられる抗生物質に限られている。2011年の米国リンパ浮腫ネットワークの見解表明によると、リンパ浮腫を薬剤または食品サプリメントのみで治療すべきではない。リンパ浮腫の治療に用いられる可能性のある薬剤を次に挙げる。

利尿薬　ほとんどの専門家は、合併症のないリンパ浮腫の管理における利尿薬の使用は効果的ではなく、症状を悪化させるという見解で一致している。利尿薬は体内の余分な水分の排出を促す。これらの薬剤は短期的には有用で、リンパ浮腫が全身症状（腹水症、胸水症、蛋白喪失性腸症）に関連する場合に適応となることがあるが、長期的に用いると有害であり、リンパ浮腫関連症状の悪化に寄与する。

その理由は、リンパ浮腫が身体の軟部組織における水分子と蛋白質分子の異常な蓄積であって、それがリンパ系の機能障害に起因するためである。リンパ浮腫以外の腫脹（浮腫）は、うっ滞性心不全、腎不全あるいは静脈不全など様々な症状に起因する。これらの腫脹は滞留した水分の中に高濃度の蛋白質を含んでおらず、浮腫と定義される。

リンパ浮腫に用いられる利尿薬は、腫脹の水分含有量を減少させることに限定され、蛋白質分子は軟部組織に残る。利尿薬の脱水効果により、浮腫の水分中の蛋白質濃度が上昇し、組織の線維化がもたらされ、二次性の炎症の可能性が増加する。さらに、蛋白質を維持すると、利尿薬の効果が失われたとたんにより多くの水分を腫脹の部位に引き込むこととなり、リンパ浮腫の容積の増大を引き起こす。

国際リンパ学会の2009年度合意文書では、次のように表明されている。「利尿薬は複合的理学療法（CDT）の第1治療期に使用を制限する。長期投与は、末梢性リンパ浮腫の治療における限界利益には推奨されず、水分と電解質のバランス不良を引き起こす可能性がある。」

ベンゾパイロン　これらの薬剤にはクマリン、ヒドロキシエチルルチン、フラボノイド（ディオスミン）が含まれており、リンパ浮腫に存在する蛋白質の分解を促すことが示されている。研究では、リンパ浮腫の治療におけるこれらの実用的な使用可能性は疑わしいことが示されている。米国とオーストラリアは、肝毒性および有効性の欠如により、クマリンの使用をやめた。

国際リンパ学会の2009年度合意文書では、次のように表明されている。「集合リンパ管を刺激しながら、組織中の蛋白質を加水分解してそれらを吸収すると報告されている経口ベンゾパイロンは、CPTの代替手段ではない。原発性リンパ浮腫とフィラリア症を含む続発性リンパ浮腫における補助治療としてのベンゾパイロン（ルトシド類およびバイオフラボノイド類と呼ばれるものを含む）の正しい役割は、適切な剤形や用法を含め明確に定義されていない。ベンゾパイロンの1つであるクマリンは高用量の場合肝毒性に関連する。最近の調査では、この毒性を個人のCYP2A6酵素活性の不足と関連付けている。」

ジエチルカルバマジン（DEC）とアルベンダゾール　これらの薬剤は、米国では非常に珍しいが、熱帯および亜熱帯地域の80ヵ国以上で流行しているリンパ管フィラリア症の治療に用いられている。フィラリア症は、もっぱらヒトに寄生する細長い糸状虫に起因する。1億2000万人もの人がフィラリア症に罹患しており、蚊が感染した人を刺した後に別の人を刺すことで、寄生虫が感染することによって伝染する。糸状虫が生成する老廃物の毒性によって、リンパ系の炎症と閉塞が起こり、多くの場合、過度の腫脹が引き起こされる。これらの薬剤の目的は寄生虫を除去し、蚊による疾患の伝染を遮断することである。

抗生物質と抗真菌剤　皮膚や爪の細菌感染（皮膚リンパ管炎［DLA］）および真菌感染は、リンパ浮腫患者に多くみられる。これらの合併症は広域スペクトルを有する抗生

物質および抗真菌剤で効果的に治療できる。蜂巣炎が好発合併症である症例においては、予防的な抗生物質投与が適応となる。

リンパ浮腫の治療における外科的手法

　リンパ浮腫の治療に手術が用いられることは稀である。末梢性リンパ浮腫の診断と治療に関する国際リンパ学会の2009年度合意文書では、この症状の外科的手法は治癒効果がなく、温存治療、すなわち、複合的理学療法（CDT）の不奏効が明らかである場合のみ用いられるべきであると言明されている。米国リンパ浮腫ネットワークは見解表明において、手術の潜在的な有用性がこれらの処置、個々の患者の医療ニーズ、外科チームの専門性に関連する重大なリスクを上回らなければならないとしている。

　外科的手法の目的は、リンパ浮腫に罹患した部位の体積を減少させ、温存治療を促進し、機能を改善し、この症状に関連する合併症を予防または取り除くことである。考案および提唱される多数の外科的手法が、持続した効果がないことが示唆している。

　リンパ系の修復を試みる手術やリンパ浮腫の外科的修正に関する最良の総括的意見がGoldsmithとDe Los Santosから出されている。「慢性のリンパ浮腫性体肢からのリンパ排液を改善するために考案される多数の手術が、一貫して有効な手術手順に欠けることが示唆される。」

　さまざまな種類のリンパ系の外科的修復には以下のものが挙げられる：リンパ管-リンパ管吻合、リンパ管-静脈吻合、集合リンパ管置換術、Enteromesenteric bridge法。

　現在、リンパ系の輸送能を上昇させようと試みた外科手術は失敗している。Földiは次のように主張している、「リンパ流の再建を意図した補綴材料（ナイロン糸など）の使用は、リンパ流の推進がリンパ分節の脈動によってもたらされているという事実を無視するものである。血管は心臓によって血液が送り出されているため、容易にチューブで置換できるかもしれないが、弁を持たない人工の管でリンパを推進する力はない。」

　概して、外科的手法は切除または再建のいずれかに分類できる。切除技術はリンパ浮腫に罹患した組織を切除するもので、縮小手術と脂肪吸引術に分けられる。

縮小手術　縮小手術は、リンパ浮腫に罹患した部位の過剰な皮膚および皮下組織を切除する。主な欠点は、組織と一緒に皮下のリンパ管も切除されるかまたは閉塞され、後に温存療法でリンパ浮腫を治療しようとする場合に重大な障害となることである。これらの処置はリンパ液の再滞留を防ぐことができず、侵されたリンパ系の機能も改善しない。

　複合的理学療法の成功後、うっ滞除去された体肢の美容的外観を改善する目的で過剰な皮膚を切除するという特別な場合に局所的な縮小手術が適用される場合がある。

脂肪吸引　脂肪吸引は、リンパ浮腫の罹患部位に作成した複数の切開部から繰り返し挿入される高圧真空管で皮下の脂肪組織が除去される切除術である。この侵襲性の処置によって脂肪組織が切除されるだけでなく、脂肪組織に埋め込まれているリンパ管も切除される。

　リンパ浮腫を有する患者における脂肪吸引の長期的な効果は謎である。

　Brorson[144]は、乳癌後の患者の「身体的および精神的ハンディキャップ」を修正するための脂肪吸引の使用を支持している。彼は、患肢の大きさを減少するために、圧迫療法単独ではなく圧迫療法と併用して脂肪吸引を用いることを提唱している。Brorsonは、脂肪吸引がリンパ系の機能を改善しないが、皮膚の微小循環を増加させたことを記している。

　リンパ浮腫は脂肪吸引後も再発する可能性があり、この処置を受けた患者は継続的に弾性着衣を装着する必要がある。

リンパ流路再建術　リンパ流路再建術は、血液循環へのリンパの還流速度を改善するために試みられる。このテクニックとしては、機能するリンパ管やリンパ節または静脈を身体の他の部位からリンパ浮腫に罹患した部位に自家移植する方法、リンパ管およびリンパ節を近接する静脈に直接吻合する方法、リンパ管の代わりとなる管や糸を移植する方法、機能するリンパ管を含む結合組織をリンパ浮腫に罹患した部位に直接橋渡しする方法（大網移植）が挙げられる。

　すべての外科的処置は侵襲性で、費用がかかり、重大なリスクに関連し、長期的な結果が不明であるため、負荷がかかる。複合的理学療法よる温存的なリンパ浮腫管理は非侵襲性で、長期結果に優れ、常に選択されるべき治療である。

慢性静脈不全とリンパ静脈不全

慢性静脈不全の定義

慢性静脈不全（CVI）は静脈と筋のポンプ活性が不能となるために血液が脚部と足部に滞留する静脈疾患の進展期である。症状は、表在性静脈（重症の静脈瘤）または深部静脈の病因による静脈への反復損傷あるいは、静脈弁の先天性欠損などの他のさまざまな静脈関連症状に起因する。CVIは歩行時の静脈圧の上昇を特徴とする。

> 静脈不全は、リンパ系に直接影響を及ぼす。不十分な静脈還流によって毛細血管内圧が上昇し、正味のろ過量が増大する。リンパ系は能動的な浮腫防御機構として、その安全弁機能により反応する。

血栓後症候群

下肢または骨盤部の深部静脈血栓症（DVT）の患者の3人に1人が5年以内に血栓後症候群を発症する。血栓後症候群の発症の大半は、血栓症から2年以内に起こる。2回以上血栓症を発症した（再発性血栓症）患者は、血栓後症候群（PTS）のリスクが高い。

PTSはCVIのもっとも一般的な原因の1つであり、早期に治療が開始されない場合は、浮腫、色素沈着、静脈瘤、脂肪皮膚硬化症、潰瘍形成、歩行後特にみられる疼痛を特徴とする。PTSの長期的な影響は静脈弁の機能欠損に起因する。DVTは基本的に、静脈の弁断面で起こり、歩行時静脈高血圧症を伴う深部静脈の不可逆的損傷や閉塞をもたらす。（本章後述の「CVIの病態生理」を参照）。

下肢における静脈の動力学

リンパ系と同様、静脈系も表層（皮下）と深層に分かれ、筋膜で仕切られている。表層は筋膜を穿通する静脈（穿通静脈）によって、通常深部動脈に伴行する深部静脈に通じている。血液量の大半、最大60％までが静脈系に含まれており、これが、静脈が容量血管と呼ばれる所以である（図3.37）。

心臓への静脈還流は比較的低い圧力勾配に沿って起こる。第2章「心臓および循環」で説明したとおり、血圧値は動脈から全身循環の静脈端の間で徐々に低下する。心臓近くの静脈では、血圧はわずか1.5-4mmHgである。重力の影響が静脈還流をさらに遅らせる。

筋と関節のポンプ（主にふくらはぎの筋組織）、腹式呼吸、拡張期の心臓の吸引効果、同じ鞘に収まる近接する動脈の脈動がなければ、下肢からの十分な静脈還流は不可能である。逆流を防ぐ機能的な弁の仕組みとともに、これらの補助機構が深部静脈系内の血液を心臓に押し戻す。筋ポンプの弛緩期に、表在系からの静脈血が穿通静脈を介して深部静脈に到達する。

足の静脈血管の正常な血圧値は、背臥位で最大10mmHgである。直立姿勢で動かずに起立するとき（起立性）、心臓より下の静脈内の血液の静水圧によって壁の薄い静脈は拡張し、血液が足部および脚部に滞留する。足部静脈の血圧は最大100mmHgにまで上昇する。歩行運動の間、筋および関節ポンプによって滞留が避けられ、静脈血の心臓への還流が促される。弁が健全な場合、足の同じ静脈の静脈圧は歩行時には70％も低下し、約30mmHgとなる。

CVIの病態生理

CVIにおける静脈弁欠損は、筋ポンプ活性時に静脈血の逆流を回避できない。歩行時、筋ポンプが深部静脈の静脈血を近位側へ押し流すだけでなく、遠位側へも押し流し、そして穿通静脈を介して表在静脈系へも押し流す（**ブローアウト症候群**）。この症状は**歩行時静脈高血圧症**（*ambulatory venous hypertension*）と呼ばれ、以下の事象が順に起こることでCVIを引き起こすと考えられている：上昇した静脈圧が細静脈を超えて毛細血管および、流速を阻害する。毛細血管内の流速低下状態が白血球捕捉を引き起こす。捕捉された白血球は蛋白質分解酵素と、毛細管基底膜に障害を及ぼす酸素フリーラジカルを放出する。フィブリノーゲンなどの血漿蛋白質は周辺組織に滲み出し、フィブリンカフを形成する。間質フィブリンとそれによる浮腫が組織への酸素供給を減少させ、局所低酸素症を及ぼし、それにより炎症および組織壊死が起こりうる。高い血管内圧により毛細血管の内皮細胞が相互に引き伸ばされる（*stretched-pore phenomenon*：内膜孔伸張現象）。その後赤血球が毛細血管を離れ、ヘモシデリン色素沈着のため皮膚が赤褐色になる。

慢性静脈不全とリンパ静脈不全

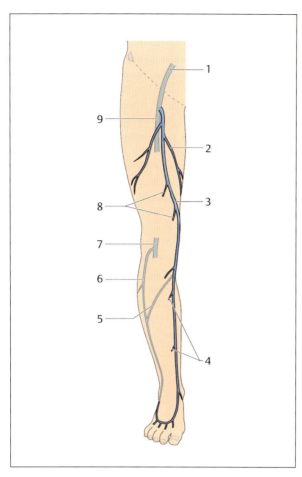

図3.37 下肢の表在性静脈と深部静脈　1. 外腸骨静脈
2. 副伏在静脈　3. 大伏在静脈　4. 穿通静脈
5. 横走する交通枝　6. 小伏在静脈　7. 膝窩静脈
8. 穿通静脈　9. 大腿静脈

出典：Faller A, Schuenke M. The Human Body. Stuttgart-New York: Thieme; 2004.

CVIがリンパ系に及ぼす影響

歩行時静脈高血圧症とその後の毛細血管内圧の上昇により、正味のろ過量が上昇する。安全弁機能の活性化により、リンパ系はさらに多くの水分（およびタンパク質）を排出できる。しかし、十分な治療（挙上、圧迫）を行わなければ、ついにはリンパ系が機能的不全を発症して浮腫をもたらす。浮腫は多くの場合、初期には挙上と安静によって減退する。

時間の経過に伴って、また治療しなければ、リンパ系の損傷と輸送能の低下は避けられない。リンパ系は一定のひずみにより機械的不全を発症する場合がある。高いリンパ管内圧とその後の壁組織への蛋白質の浸透により、リンパ分節の壁は線維性となる（壁在性不全）。さらに、深部静脈構造における炎症性プロセスが近接するリンパ管にも関与して、輸送能がさらに低下する。

第2章「混合型不全」で述べたこの症状（リンパ負荷の増大と合併した輸送能の低下）は、重大な結果を招き、次項で説明するCVIの徴候および症状に寄与する。

CVIの段階

治療しなければ、慢性静脈不全および歩行時静脈高血圧症に関連する症状は徐々に悪化し、以下の段階を経て進行する（表3.8）。

表3.8 慢性静脈不全の段階と治療方法

ステージ	症状	表在リンパ系に対する影響				治療方法
		水分の リンパ負荷	蛋白質の リンパ負荷	リンパ管の 状態	リンパ管の病態	
0	なし	高い	正常	正常	LTV増加、 リンパ系安全弁機能	圧迫療法、挙上、 エクササイズ
I	軽度（浮腫）	高い	正常	正常	静脈リンパ動的不全	圧迫療法、挙上、 エクササイズ
II	中等度（色素沈着、 静脈瘤、疼痛）	高い	高い	形態学的変化	TC低下、静脈リンパ 静的不全	CDT
III	重度（低酸素症、 壊死、疼痛）	高い	極めて高い	形態学的変化	TC低下、重度の静脈 リンパ静的不全	CDTと創傷ケア

CDT：複合的理学療法　*LTV*：時間当たりのリンパ液量　*TC*：輸送能

潜在期（ステージ0）

リンパ浮腫は浮腫の能動的な防御機構として安全弁機能を活性化する。毛細リンパ管レベルでリンパ形成を増大させ、集合リンパ管とリンパ本幹の収縮頻度を増やすことで、水分のリンパ負荷の増大に対応する。

> 健康なリンパ系が静脈高血圧症、受動的血管拡張、その後の正味のろ過量の増加による水分のリンパ負荷の増大を代償できる限り、浮腫は発症しない。

ステージ1

リンパ系はなおも健康だが、増大した水分のリンパ負荷を排液できない。リンパ系の機能的不全の結果、1日で浮腫が発症する。文献では、この段階は**静脈リンパ動的不全**（*phlebolymphodynamic insufficiency*）とも呼ばれ、夜間の安息時に腫脹が縮小するかまたは完全に治まる傾向がある。間質組織の過剰な水分を回収できる機会がリンパ系にあれば、静脈圧と正味のろ過は背臥位時に正常に戻る。

ステージ2

毛細血管と集合リンパ管の圧上昇を長い時間治療せずに放置すると、ついにはCVIの病態生理の項で紹介したような損傷を受ける。この損傷と炎症性プロセスが合併すると、リンパ系の機械的不全を引き起こし、水分と蛋白質の負荷が増大して、混合型不全を呈する。リンパ浮腫は静脈病変の結果として発症し、その症状はCVIに関連する症状（静脈瘤、色素沈着、疼痛）によって悪化する。CVIのステージ2（CVIとリンパ浮腫）は文献では**静脈リンパ静的不全**（*phlebolymphostatic insufficiency*）とも呼ばれる。

早期のリンパ浮腫は、最初は平たんに見え、圧痕ができる。治療しなければ、より線維性の段階に進行する（本章先述の「リンパ浮腫の段階」を参照）。原因に関わらず、リンパ浮腫は進行性疾患である。

ステージ3

この段階に典型的なのは、静脈リンパ静的浮腫に関連する皮膚の重症な変化である。腫脹に関連する拡散距離の増加に伴う血漿蛋白質滲出の結果形成される間質のフィブリンカフが、組織への酸素と栄養の供給を減少させる。それにより、局所低酸素症と壊死が起こる。その他に典型的な症状が**脂肪皮膚硬化症**である。下肢におけるこれらの特徴的な皮膚変化としては、毛細管増殖、脂肪壊死、皮膚と皮下組織の線維化である。歩行後特に、疼痛が現れる。

長期CVIによるリンパ浮腫は象皮病の徴候と症状を示す場合がある。異なるステージのリンパ浮腫（および静脈リンパ浮腫、本章先述の「重症度に基づくリンパ浮腫の分類」も参照）間で体肢体積は考慮されないことを理解することが重要である。

> 潰瘍形成、色素沈着、静脈瘤、脂肪皮膚硬化症、疼痛は最小の腫脹を示す体肢に発症する可能性がある。

合併症

CVIにおいて上昇した静脈圧と、下腿部からの静脈血還流遅延により、再発性血栓性静脈炎のリスクが高まる。下腿部の深部静脈の血塊は、自由に動き回り肺に達する可能性があるため、危険である。肺塞栓症（PE）と呼ばれるこの症状は致死性である。患者と療法士が肺塞栓症の徴候および症状を理解することが重要である。これらの徴候がみられる場合は、直ちに医師の診察を受けること（本章後述の「深部静脈の血栓性静脈炎」を参照）。

表在性静脈の血栓性静脈炎

血栓性静脈炎は表在性静脈のある地点で、その地点の静脈への刺激や損傷によって形成される血塊である。例えば、血栓性静脈炎は静脈内注射または注入を受けた後、その静脈で発生する場合がある。

> 血栓性静脈炎の症状としては、刺激または損傷を受けた静脈領域の発赤、腫脹、温熱が挙げられる。皮膚表面に近い静脈は通常より顕著になるか、触診すると硬いロープや紐の片のように感じられる。罹患領域の疼痛または不快感、および発熱が認められる。

血栓性静脈炎の治療方法としては、抗炎症薬（非ステロイド系）、静脈の感染症に罹患している場合は抗生物質、体肢の安静と挙上、罹患した領域への温湿布貼付が挙げられる。リンパ浮腫が血栓性静脈炎に関連する場合、温湿布の貼付は、能動性充血（血管拡張）の可能性やリンパ浮腫性組織への負の効果を上回る可能性がある。ただし注意が必要である。

形成される血塊は通常は静脈の壁に貼り付いたままであるため、表在性静脈の血栓性静脈炎の大半は、感染症を発症しない限りは重篤とはみなされない。血栓性静脈

炎が1-2週間かけて明白になると、身体は血塊を徐々に吸収する。だがときとして、血栓性静脈炎の結果起こる血塊が、皮下静脈の1つにまで拡張する大型の血塊形成に寄与しうる。深部静脈の血塊または血塊の破片が壊れて肺に到達し、肺塞栓症を引き起こす可能性があるため、これはより重篤な症状である。

深部静脈の血栓性静脈炎

深部静脈の血栓症では、血塊が皮下静脈で形成される。これらの血塊のほとんどが、CVIと同様の静脈の血流緩慢、長時間運動しないままでの座位／立位、長時間の床上安静、血流を妨げる衣類の着用の結果として起こる。血塊は血液の凝固亢進（最近の手術、肝疾患、経口避妊薬の服用、重度感染症など）の結果としても形成されうる。

体肢の深部静脈の血栓性静脈炎の症状としては以下のものが挙げられる：

- 深部静脈の経路上の発赤、腫脹、温熱
- 深部静脈における硬いロープや紐の片のような触知
- 深部静脈の経路上の疼痛または不快感（通常はふくらはぎ中腹）
- 深部静脈上の変色または潰瘍形成
- 患肢の疼痛（咳、くしゃみ、圧迫時に増大）
- 筋痙攣（数日間で増大）

深部静脈の血栓性静脈炎の治療法としては、肺に血塊が到達する恐れがある場合には活動制限、体肢の挙上、抗凝固薬の服用、弾性着衣の着用が挙げられる。血塊が壊れるまたは剥離して肺塞栓症を引き起こす可能性があるため、患者は罹患部位をこすらないよう注意する。

PEを有する患者の多くは、どこかが悪いという漠然とした感覚があるものの、問題をうまく説明したり定義したりすることができない。

もっとも一般的な肺塞栓症の警告信号を以下に示す。

- 原因不明の息切れ
- 胸部不快感（通常は深呼吸や咳により悪化）
- 不安感または神経過敏
- 浮遊感または眼前暗黒感

> 深部静脈の血栓性静脈炎の徴候または症状、あるいは、肺塞栓症の症状が発症した場合は直ちに医師の診察を受け、症状が回復するまで治療を受ける。

潰瘍形成

静脈うっ滞性潰瘍は、主に体肢の遠位1/3（通常は踝周辺）でみられる、もっとも一般的な潰瘍である。潰瘍は概ね持続性で、周囲の環境が浮腫性である場合は治癒が遅延する（または治癒しない）ことが知られている。潰瘍は腫れた体肢の感染症の原因となることも多い。

静脈性潰瘍の治療においてもっとも重要な目標は、創傷に保湿性の創傷基剤を持続的に塗布しつつ滲出液を吸収させて清潔にし（壊死組織、細菌、酵母菌、真菌を防ぐ）、正常な動脈および静脈血供給を再度確立することである（うっ滞除去、伸縮性包帯不使用）。

評 価

医師による静脈逆流および（または）静脈閉塞の評価は基本的に、デュプレックス超音波検査法などの非侵襲性検査で行われる。リンパ浮腫クリニックでの評価では、本章先述の「リンパ浮腫の診断と評価」に説明した既往歴聴取、検査、触診を行う。

静脈リンパ静的浮腫の評価における大きな問題は、皮膚の完全性をチェックすることである。皮膚の完全性が損なわれた場合、弾性包帯の下にパッドを敷き、皮膚ケアに細心の注意を払う必要がある。潰瘍が認められる場合、患者の主治医や創傷の専門家に連絡を取り、包帯や創傷ケアの課題について意識合わせを行うことが不可欠である。創傷ケアを治療プロトコールの一環としてリンパ浮腫クリニックで実施する場合はより効率的となることが多い。

療法士は表在性または深部の血栓性静脈炎の徴候および症状を注意深く確認しなければならない。

治療方法

予 防

静脈血栓症の特定のリスク因子を知ることで、DVT発症の可能性を大幅に低減することができる。健康的な栄養プログラムとエクササイズ処方により理想の体重を維持する、運動不足や不動状態を避ける、サポートストッキングを装着する、下腿部をできるだけ頻繁に挙上することで、血栓症発症のリスクは減少する。静脈不全の症状を経験する経口避妊薬服用患者はDVTのリスクが上昇するため、医師に代わりの手段を相談する。

CVIの徴候と症状が認められる場合、医師に処方された弾性ストッキングを日常的に装着し、綿密なスキンケアを

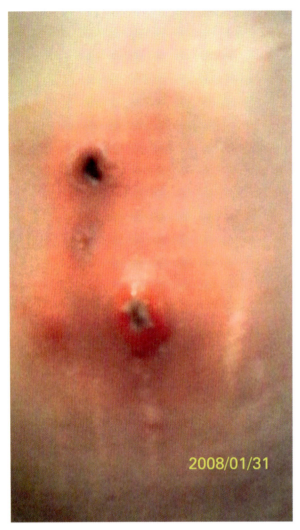

図3.38 乳癌患者の腹部の皮膚への転移

行うことによって、段階の進行を予防することが必要である。CVIの早期では、日中のみ弾性着衣を装着すれば十分である。

複合的理学療法

CVIを十分な治療（ほとんどの場合は圧迫療法）をせず放置すると、身体の自動および他動の浮腫防御機構（第2章「リンパ系の安全弁機能」）によって、歩行時静脈高血圧症による水分量増加を代償することができなくなる。

目に見える腫脹のない（CVIステージ0）血栓後症候群における静脈弁の機能不全を有する患者は、圧迫療法が禁忌でなければ、包帯や弾性着衣のいずれかを毎日着用することによって腫脹の発症を回避できる。（圧迫療法の禁忌については第4章を参照）。患肢への冷水の施行やその他前述の非侵襲性の予防法も浮腫の発症予防に役立つ（**表3.8**）。

CVIのステージ1で治療を開始する場合、挙上によるうっ滞除去は弾性包帯や弾性着衣あるいはその両者の着用より先に行う。場合によっては、医師が体肢のうっ滞除去のために1回限り利尿薬の服用を選択することがある。リンパ系は健康（輸送能正常）であるため、この段階の静脈病変は厄介ではあるが、徒手リンパドレナージは適応ではない。

> CVIステージ2および3のリンパ浮腫が存在する場合、徒手リンパドレナージを含む複合的理学療法の全範囲を施行する必要がある。合併症のないリンパ浮腫の治療における治療の目的はリンパ浮腫を無症状段階にまで戻すことである。体肢のうっ滞除去により静脈うっ滞性潰瘍の治癒傾向が増大する。

CVIに関連するリンパ浮腫の治療プロトコールは原発性リンパ浮腫のプロトコールに対応する。

創傷および皮膚病変

慢性リンパ浮腫の患者は外傷、長期的な組織の低酸素症、真菌感染、免疫系機能不全、その他未知の原因によって、さまざまな皮膚変化を呈する（**表3.9**）。皮膚変化には次のものが含まれる：

- 瘢痕
- 乾燥、鱗屑性皮膚
- 皮膚の肥厚または斑（プラーク）
- 足趾または手指の爪異栄養症
- 皮膚付属器の損失（毛髪、汗腺および皮脂腺）

長期的なリンパ浮腫を有する患者に現れるその他の変化は、脈管の腫瘍（リンパ管肉腫）である。これらの腫瘍は乳房切除術後に慢性リンパ浮腫を発症した患者にもっとも多くみられる（スチュワート・トレヴェス症候群）[126]。ただし、腫瘍は未知の原因の慢性リンパ浮腫を有する患者でも報告される。これらの腫瘍はほとんどの場合致死性である。

乳癌は、皮膚に転移するもっとも一般的な悪性腫瘍の1つである[127]。皮膚転移はほとんどが乳房近く、体幹または外科切開線の近くで発生する。皮膚転移は一般的に固いかまたはゴム状で淡いピンク-赤色の腫瘤があり、色の薄い周囲部にまだら状紅斑がみられる（**図3.38**）。これら

表3.9 リンパ浮腫とともに発症しうる創傷の種類

創傷の種類	創傷底	特徴	
		位置	創傷の周囲
静脈性	浅い、不規則	下肢前面／内側	ヘモジデリン色素沈着、鱗屑性、湿潤性、皮膚熱感
動脈性	円形、深い、壊死性、蒼白色の床	下肢外側／足部、足趾	組織蒼白、乾燥、鱗屑性皮膚、冷感触
混合	静脈および動脈病変の両方の特徴		
炎症性血管炎	小さい、暗色	いずれの部位でも、一般的に果の辺り	隆起、触知可能な紫斑
膿皮症	不規則、ギザギザした壊死性の床	大半は下肢または体幹	紫色の創縁、紅斑
真菌発育性	隆起、壊死性、出血しやすい、過剰な悪臭	いずれの部位でも；胸部	創縁の傷口
化学療法（浸潤）	疼痛、紅斑性、壊死（痂皮およびかさぶた）を伴う	カテーテルの部位	紅斑を伴う浮腫状
放射線療法	真皮の露出、表層	治療照射野の皮膚	紅斑、暗黒色
微小外傷擦過傷	直線的、浅い	いずれの部位でも、上肢、手部、下肢	局所性および進行性紅斑
皮膚裂傷	浅い、直線的なかさぶた	一般的に、上肢、手部、下肢	斑状出血
破損手術部位	部分的または全体的な厚み、壊死性の床	切開部位	紅斑、浮腫
瘻孔	器官／体腔および皮膚の間の病理学的開放	膿瘍部位	排液する器官や組織の腔を伴った創傷底の開放

の腫瘤は、最初はニキビのような外観で、通常は米粒ほどの大きさである。疼痛はある場合もない場合もある。これらの病変は潰瘍に進展することが多く、感染症にかかりやすく（**図3.39**）有痛性となる。創傷管理の臨床的注意事項を以下に示す。

　リンパ浮腫を有する人が傷害または開放創も発症することがある。これらは、リンパ管系の障害やその他の併存症状に関連する可能性がある。外傷、アレルギー、あるいは手術や放射線治療などの治療法から起こりうる。これらの変化は単純な擦過傷から複数の病因を有する複雑な創傷までと幅広い、リンパ浮腫を有する人の皮膚創傷は、組織の関与（深さ）と創傷の状態（急性または慢性）によって分類できる。

　機能不全のリンパ管の位置や合併症罹病率によって、特定の皮膚変化や特定の種類の創傷のリスクは高くも低くもなる。例えば、下肢リンパ浮腫を有する患者は後期に静脈不全も呈することが多く、下肢の腫脹に関連する創傷のリスクが高くなる。同様に、放射線治療と併用して乳房切除術を受けた患者は放射線火傷による皮膚損傷のリスクがある。さらに、化学療法を受ける患者は動脈内カテーテルの部位に浸潤性創傷を発症することもある。リンパ浮腫を有する患者に起こる、疾患進行自体、関連する治療または関連症状による創傷を表3.9に挙げる。

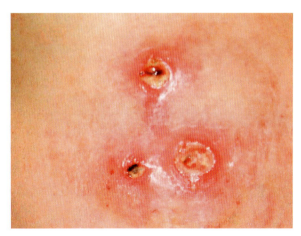

図3.39 感染性潰瘍を呈する腹部の皮膚転移

慢性リンパ浮腫に関連する一般的な皮膚の変化と創傷の種類

脈管性潰瘍

　脈管機能不全により体肢の潰瘍を有するアメリカ人は320万人にも上ると推定されている。脈管性潰瘍は、動脈、静脈、リンパ管の機能不全またはいずれかの合併により起こる。脈管性潰瘍は体肢にもっとも一般的に観察さ

れ、長期にわたる脈管障害に関連する。研究ではこれらの潰瘍の80-90％が静脈を原因とすることが示唆されている[129,130]。静脈性潰瘍の罹患率は0.16％以下で、70歳以上の一般集団では1％となり[131,132]、年齢に伴って指数関数的に増加する。静脈性潰瘍の発症率は女性の方が高い（62％）。

それに対し、動脈不全による皮膚病変は、体肢の潰瘍のうち5-20％までであり、このうち15％が動脈と静脈の両方に関わる。リンパ浮腫にのみ起因する病変については文献であまり扱われていない。診断されることが珍しい他の脈管性潰瘍には、基礎の遺伝性または炎症性病因が含まれる。

静脈性潰瘍

静脈性潰瘍は前述のとおり、静脈系の機能不全によって起こる。下腿部や足関節の前内側面にもっとも多くみられ、主に内果のすぐ上にみられる[128]。これらの潰瘍は典型的に表在性の性質があるが、臨床的には中間層にあると説明される（真皮まで）。静脈性潰瘍は境界が不規則で中等度から重症の滲出物を呈する。創傷底は外観が暗赤色で、表面は赤く粒状である。また創傷底は、一般的に黄色あるいは灰白色のかさぶたで被われている。黒色の痂皮または壊死が創傷内に認められる場合もある。静脈性創傷は、腐敗臭とも表現される強い悪臭を放つことが多い。これらの悪臭は、壊死組織に認められる多数の微生物が原因である。

周辺組織に血液が滞留し慢性炎症があることによって、典型的に創傷周辺だけではなく下肢全体が触診において体温上昇を呈する。創傷周辺のその他の特徴としては、鱗屑性皮膚、微小潰瘍を伴う皮膚付属器（毛髪、腺）の喪失、皮膚表面への滞留組織液の通過を可能にする針先大の解放が挙げられる[128]。皮膚は「湿潤性」であることが多い。創傷周辺は通常、鉄分の堆積（ヘモジデリン色素沈着）によって創傷底のすぐ近くから広い範囲まで変色（青／紫または茶／黒色沈着）する。ヘモジデリン色素沈着は、滲出した赤血球細胞の溶解で鉄分が間質組織腔に堆積した結果である。静脈の障害も起こっていない限り、リンパ浮腫においてこの所見は一般的ではない。

臨床上の注意

静脈不全やリンパ浮腫で観察されるような慢性的な間質液滞留による創傷の治療に成功するカギは、腫脹した組織の減少または消失である[133-135]。

良好な臨床成果を得るには、慢性体液貯留の減少のために最初は低伸縮包帯を用い、その後に弾性着衣で維持する治療と並行して、徒手リンパドレナージ（MLD）などの徒手テクニックを行うことが必要である[136]。ただし、虚血性の体肢に有害となる治療を行わないよう、圧迫療法を加える前に血管の状態を確認しなければならない（以下の動脈性潰瘍に関する臨床上の注意を参照）。活動性の損傷が認められる場合、十分な体液対応特性を備える最新の包帯を用いて、滲出液を調整し、壊死組織の自己溶解を促す。酵素製剤も、壊死組織の減少を補助し、創傷治癒を促す。徐放性の要素または銀調製液を用いる新しい防腐技術は、創傷の生物学的汚染度（バイオバーデン）を制御するのに役立ち、悪臭を減少し、創傷の治癒を促す。炭製の包帯を最初の包帯の上から巻いて悪臭の調節を補助することもできる。ふくらはぎの筋ポンプを刺激する運動は、組織の浮腫減少を促進し、創傷治癒を高める。

動脈性潰瘍

動脈性または虚血性潰瘍も下肢にはよくみられるが、静脈性潰瘍と特徴が大きく異なる。動脈性潰瘍は創縁も含めて基本的に深い[137]。主に下腿部または足部の外側にあり、病変はつま先全体、足趾間、趾節骨頭にも認められる。創傷底は、壊死組織に被われていなければ、通常虚血性症状のため薄ピンク色をしている。動脈性潰瘍は大半が乾燥し、厚く黒い痂皮に被われている。痂皮が安定している場合、乾燥して固い。痂皮が大量の微小生物に侵入されている場合は湿潤している。湿潤性痂皮は、湿性壊疽の発症の前触れであることが多く、すぐに医師の診察とデブリードマンが必要である。

動脈性損傷を有する人の創傷周囲の皮膚は基本的に薄く、乾燥し、鱗屑性で、組織虚血のため毛髪、汗腺や皮脂腺などの皮膚付属器の喪失が認められる。皮膚は白色で体肢を挙上すると特に際立ち、肢位によっては紫色になる。重症度および組織虚血の程度によって、筋および脂肪萎縮もみられることがある。足趾の爪も、真菌感染により通常は異栄養性である。動脈性損傷のレベルによって、安静時、接触時、運動時に疼痛を覚える場合がある。

臨床上の注意

虚血性創傷の治療に成功するカギは血流再開である。血流再開は、段階的なエクササイズプログラム、薬物療法、手術のいずれかまたは併用によって達成できる[137,145]。治療を開始する前に罹患した組織の血管の状態を明らかにする。十分な血流がなければ、動脈性創傷は簡単には治癒しない。段階的なエクササイズプログラムは、虚血性下肢の血流再開促進に良好であることが示されている。シロスタゾール（プレタール）の使用による成功例もいくつか報告されている。シロスタゾール療法により、歩行距離

表3.10　足関節／上腕血圧指数（ABI）の解釈に用いられる尺度

ABI値	障害のレベル	臨床像
＞1.2	血管の石灰化	糖尿病に関連
0.9-1.0	正常	
0.8-0.9	軽度疾患	不顕在性症状；注意して様々な程度で圧迫
＜0.8,＞0.5	中等度疾患	治癒不良、跛行痛
＜0.5	重度疾患	血流再開が必要

と足関節・上腕血圧指数が改善される。しかし、重度に損傷した下肢または組織には、経皮経管動脈形成術やステント留置、またはバイパス手術などの外科的介入が必要である。非侵襲性血管検査は、動脈不全の徴候および症状を呈する患者の血管状態に関する非常に有用なデータを提供する。これらの検査はほとんどの医師が実施でき、高い装置も場所も必要としない。一般的な非侵襲性血管検査としては、末梢脈拍、足関節／上腕血圧指数、つま先の圧迫、経皮酸素分圧（tcPO$_2$）[145,146]。下肢では、脈拍を調べることにより、大腿動脈、膝窩動脈、足背動脈、後脛骨動脈を評価すべきである。脈拍で下肢の虚血や腫脹を検知することが難しい場合は、ドップラー超音波検査でより正確な像が得られる。脈拍を評価するさまざまな尺度が使用できる（脈の特徴：0脈なし、1＋徐脈、2＋減少、3＋正常、4＋頻脈）。

　足関節／上腕血圧指数（ABI）は下肢における収縮期血圧を表すため有用である。収縮期血圧は罹患した下肢と同側の上腕動脈で測定される。下肢と足部の異なる領域の臨床像を得るため、足背動脈と後脛骨動脈の両方から別個に収縮期血圧を測定してABIを算出するべきである。ABIは以下の式を用いて算出され、表3.10に示す尺度を用いて解釈される。

$$ABI = \frac{足関節の収縮期血圧}{上腕の収縮期血圧}$$

　足関節の収縮期血圧が80mmHg未満、つま先の血圧が20mmHg未満、かつ、tcPO$_2$が40mmHg未満であれば治癒不良に関連し、可能であれば血流再開が必要である。さもないと、症状が進行して切断が必要となる可能性がある。

　体肢遠位部に安定した癒着性乾燥痂皮を呈する動脈性潰瘍は、湿潤性の壊死部位が認められない限り干渉しない。安定した乾燥痂皮は、固い痂皮の下の血流再開によって極めて緩慢に治癒しうる。治癒の予後不良とその後の体肢損失のリスクのため、これらの無損傷の痂皮を治療するための温存的アプローチが保証されている。一方、湿潤性壊死組織は免疫監視機構の不良によって虚血組織に急激に感染を受けるため、すぐに血管専門医の診察を受けることが必要である。この場合、デブリードマンにより湿潤性壊死組織をできるだけ速やかに除去しなければならない。静脈性潰瘍と同様、必要な全身治療と併せて、局所防腐薬を用いた最新の創傷包帯法がいくつか使用できる。湿潤性壊死組織が効果的に減少したら、創傷閉鎖を促すため、創傷底の加湿が必要となる。湿潤性壊死動脈創傷の湿度バランスは、乾燥した清潔な創傷底とは異なる介入が必要である。乾燥した創傷底組織の加湿は、細胞の遊走とその後の創傷閉鎖のために必要である。創傷の治癒プロセスをもたらすため、必要な無定形またはシート状ハイドロゲルで湿潤させなければならない。

血管性／炎症性潰瘍

　動脈性および静脈性潰瘍はもっとも一般的に認識される血管性潰瘍だが、他の種類の潰瘍も発生する。これらの潰瘍は有痛性であることが多く、治癒が困難である。だが、リンパ浮腫との併発は記録されていない。併発は珍しいものと考えられる。これに分類される血管性潰瘍には、小型または大型血管の脈管炎、鎌状赤血球性貧血、壊死性膿皮症に関連するものが挙げられる。

脈管炎

　大小血管の脈管炎または血管炎は、壊死性炎症の発症とその後の血管壁の壊死を特徴とする。このプロセスのエビデンスは、皮膚病変または潰瘍の発生において明らかにされる。小血管脈管炎には、細動脈、毛細血管、細静脈が関与している。小血管脈管炎の臨床徴候としては、蕁麻疹、触知可能な紫斑病（圧迫時に白くならない小さな赤い病変または丘疹）、腫瘤、水疱または潰瘍の発生が挙げられる。小血管脈管炎は、過敏性疾患、ヘノッホ・シェーンライン紫斑病、クリオグロブリン血症、血清疾患、慢性蕁麻疹、結合組織疾患、特定の悪性腫瘍、B型肝炎感染に関連することが多い。それに対し、大型血管脈管炎には、小型および中型の筋動脈が関与している。大型血管脈管炎の臨床徴候としては、皮下結節、潰瘍、および溢血斑が挙げられる。大型血管脈管炎の発症に関連する疾患とし

ては、結節性多発性動脈炎、チャーグ・ストラウス症候群、ウェゲナー肉芽腫症、巨細胞性動脈炎が挙げられる。

臨床上の注意

血管炎性病変は炎症性プロセスの結果であるため、抗炎症または免疫抑制療法が必要である[147]。鋭利デブリードマンは、既存の炎症を増大させ潰瘍を悪化させることが多いため、用いない。自己融解的または酵素的デブリードマンは組織に優しく成功しやすい介入方法である。他の創傷と同様、治癒をもたらすためには細菌数を制御し、滲出物のレベルのバランスをとる必要がある。吸収性包帯は取り外す際に創傷に余分な外傷を与えないため推奨される。創傷または皮膚に適用されるその他の製品は、他のほとんどの種類の創傷と同様（特に静脈性潰瘍）、一般的な皮膚感作物質を含まないことも必要である。一般的な皮膚感作物質としては、ラノリン、ペルーバルサム、セトステアリルアルコール、パラベン類、ロジン類、ラテックス、ネオマイシンが挙げられ[148]、これらは避けなければならない。

壊疽性膿皮症

皮膚と血管系に関与し、ついには皮膚潰瘍となるその他の炎症性症状は壊疽性膿皮症（PG）である。PGは毛囊炎や膿瘍から起こることが多い、原因不明の慢性炎症性疾患である[147]。血管炎性症状に関連して起こる場合もある。PGは以下の全身性疾患に関連する：炎症性腸症候群、リウマチ性関節炎、全身性紅斑性狼瘡、後天性免疫不全症候群（AIDS）、慢性の活動性肝炎など。病変は基本的に下肢に認められるが、大腿部や体幹などどこでも起こりうる。壊疽性膿皮症はまず、小さく赤い過敏性病変から始まる。これらの病変は斑紋、丘疹、膿疱、結節、水疱のいずれかとして現れる。病変が大きくなると、病変周囲の皮膚は赤褐色になり硬化する。これらの病変の炎症性プロセスが進行すると、化膿性の壊死性潰瘍が発症し、不規則な紫／赤色の創縁が隆起し、創傷周辺の紅斑は強くなる。

臨床上の注意

壊疽性膿皮症は、治療することが難しい種類の潰瘍の1つである。治療への反応は予測不可能であり、さまざまである。しかし脈管炎の場合と同様、基礎の慢性炎症性プロセスをコントロールするため抗炎症薬および免疫抑制剤が用いられる[147]。脈管炎病変と同様、さらなる外傷を受けないようにする。皮膚を傷つけないような洗浄と包帯交換を行いながらの自己融解的または酵素的デブリードマンが望ましい。壊疽性膿皮症の創傷にも、滲出物と疼痛コントロール法が必要である。

鎌状赤血球性貧血

潰瘍形成をきたす脈管系に関連したその他の疾患に、鎌状赤血球性貧血がある。潰瘍は有痛性で、動脈性および静脈性不全創傷と同様の臨床徴候をきたす傾向がある。

真菌性創傷／悪性潰瘍

真菌性潰瘍は、皮膚または慢性潰瘍部位に侵入する悪性腫瘍（皮膚転移）の結果起こる。これらの潰瘍は相当急速に進展したり、あるいは徐々に進展しうる。創傷底の急速な発生または変化は疾患進行に関連する場合が多く、患者は疼痛の増大を報告することが多い[149,150]。疾患がより急速に進行しているとき、日単位で身体的変化が検出できる。真菌性創傷のその他の特徴は、創傷底の毛細血管の過剰増殖である。この創傷底の毛細血管床の過剰形成と併発する血小板の不全により、創傷は脆くなることが多い。この毛細血管床の急速な過剰形成は、局所的な壊死にも関連する。真菌性潰瘍のその他の特徴としては、組織壊死と高いバイオバーデンによる過剰な悪臭、明瞭な創縁周辺組織が挙げられる。真菌性創傷は瘻孔形成にも関連する。体腔および器官から皮膚への瘻孔または穿通は、悪性腫瘍が真菌皮膚病変を発生させる部位に起こる。創傷からの逆行性の排液は敗血症をもたらす場合があり、内臓からの排液は潰瘍へ運ばれる可能性がある。

臨床上の注意

先述のとおり、皮膚転移は丘疹様のピンク色-赤色の腫瘤として現れる。これらの腫瘤は、黄色いかさぶたと黒い痂皮で覆われた壊死性の創傷底を発生させることが多い開放性潰瘍に進展する（**図3.38**および**3.39**）。潰瘍は発症すると、感染を受けることが多い。これらの真菌性病変の顕著な特徴は悪臭である。患者と家族の生活の質は強い創傷悪臭によって特に影響を受ける。これらの潰瘍は有痛性である。こまめに創傷を洗浄し、壊死組織を取り除き、細菌数と浸出液の量をコントロールすることが創傷の減少と疼痛コントロールの補助にはもっとも重要である。しかし、病変の大きさによってこれは大変な作業となる。炭製の副次包帯とメトロニダゾールなどの局所抗微生物剤、または、イオン化銀や徐放性ヨウ素を含む防腐包帯は有用となる。ハイドロファイバー包帯は創傷の表面に結合した細菌を引き離すために有用である。さらなる転移のリスクによって、注射器、加圧式スプレー、低周波超音波や低設定のパルス洗浄装置を用いた優しい創傷洗浄も適応される。

放射線性皮膚病変

放射線治療に対する急性皮膚反応は軽度から重度の場合がある。放射線治療は急速な分裂細胞を標的とするため、細胞増殖が極めて急速な真皮は損傷のリスクが特に大きい。皮膚反応は線量と照射スケジュール、位置、総治療部位、放射線の種類、個々の皮膚の違いに関連する[149,150]。放射線誘発性皮膚変化の外観はさまざまである。数日のうちに現れる場合もあれば、曝露後数カ月や数年後に現れる場合もある。放射線への皮膚反応は、紅斑、乾性落屑、湿性落屑、壊死の4つに分類される。

放射線へのもっとも重度の反応である壊死は、重度の皮膚変色をきたし、非治癒性の壊死性潰瘍の発症を伴う[155,156]。これに対し、もっとも軽度の反応は表皮浮腫を併発する紅斑の発症である。それに続くレベルの損傷は、乾性落屑と湿性落屑である。乾性落屑では、乾性の鱗屑性の皮膚が現れることから分かるように、紅斑が剥れ始める。この反応下にある皮膚は、死滅した細胞に代わるほど急速に表皮細胞が生成されない場合は薄く萎縮したように見え、新しい細胞が死滅細胞よりも急速に蓄積している場合は皮膚が鱗屑性の外観となる。起こりうる3つ目の反応は湿性落屑である。このレベルでの放射線性外傷は、粗野な紅斑をもたらした後、外皮の喪失と真皮の曝露を伴う。この表層の中間層病変は、創傷滲出物の産生と、患者の免疫不全状態による感染リスク増大に関連する。さらに、放射線誘導性潰瘍は、特に膿瘍の部位において瘻孔の発生に関連する場合が多い。瘻孔は関与する組織腔によってまったく異なるレベルの管理を要する。

臨床上の注意

急性炎症性反応は、放射線治療を受けた部位の皮膚に起こる。放射線による変化を被ったおよび外傷または水分蓄積を被った皮膚部位は、破壊のリスクが大きい。リスクまたは破壊について患者に説明し、過剰に水分蓄積しやすい部位の乾燥を維持するよう促す。水分を吸収し、服のこすれなどの摩擦による損傷を避けるため、パッドを使用するとよい。乾燥した清潔な環境を維持することは、真菌感染の予防にも役立つ。水分が過剰に蓄積しやすい部位としては、腋窩や会陰部が挙げられる。

放射線治療に曝露した皮膚をできるだけもっとも健康な状態に維持するため、入浴時には低刺激の無香性石鹸を用い、身体を拭くときは組織をさらに傷つけないよう皮膚をこすらず軽くたたくようにして乾かすよう患者に促す。皮膚の水和性を維持するため、感作物質やアレルゲンを含まない基本の皮膚用クリームを用いることも推奨される。また、皮膚の水和性を改善するため、水分を摂取するよう患者に指導する。

乾燥した解放皮膚は無定形またはシート状ハイドロゲルを用いて効果的に治療できるのに対し、過剰排液をもたらす創傷は、アルギナート(創傷の形状や深さによって、シート状またはロープ状)、発泡体、コラーゲンを含有する創傷包帯を用いて効果的に治療できる。創傷は脆く出血しやすいので、アルギナートまたはコラーゲン含有包帯は止血にも有用である。銀含有アルギネートだけでなく銀含有ハイドロファイバー包帯も、微小生物数を低く維持するために有効であることが証明されている。

微小外傷：皮膚裂傷／擦過傷

リンパ浮腫または浮腫を有する人の皮膚は外傷性損傷のリスクにさらされている。皮膚裂傷、擦過傷、びらんなどの微小外傷性損傷は日常の活動で起こる。皮膚裂傷は、皮膚の脆い部位の中間層または全層の組織損傷のいずれかを及ぼす機械的損傷の結果起こる。高浮腫性組織は、非常に引き伸ばされた皮膚に関連する内圧によって脆くなっており、微小外傷を受けると破裂するおそれがある。患者は、「物にぶつかった」あるいは「何かに突かれた」などと説明することが多い。これらの皮膚裂傷は通常は浅いことがほとんどだが、線状の損傷や、周辺組織に部分的に付着したままの皮膚の蓋のように見えることがある。これらの皮膚の蓋は発泡体包帯やフィルム包帯などの保護用包帯の上から軽く圧縮すると再度くっつく。

皮膚擦過傷も、リンパ浮腫患者に問題となる。これらの基本的に線状で浅い病変は、慢性的な刺激や薬剤関連副作用による掻き傷など、摩擦力によって起こる。さらに、放射線治療を受けた人の皮膚は脆く、過度の脱水によって刺激される。こうした患者の皮膚は、ブラジャーまたはシャツやパンツのゴムなどの衣類による一定の摩擦を含む外傷から保護する必要がある。非感作性保湿剤を使用して皮膚を保湿し、正常なpHバランスを維持しなければならない。これは脱水と感染に対する皮膚の正常バリア維持にも役立つ。

臨床上の注意

いくつかの方法を用いて脆い皮膚を保護できる。患者の保湿は皮膚の緊満度を維持するためには必須である。皮膚の乾燥した脱水状態の患者は皮膚裂傷のリスクが大きい。ローションではなく非感作性のクリームを用いると保湿効果が長く続く。腕のパッド、ハイドロコロイド、薄型フィルム包帯も、機械的損傷からの保護にいくぶん役立つ。

どうしてよいか分からなければ、オーブン手袋を着用させ、水分摂取と保湿クリームの使用を促すことによって

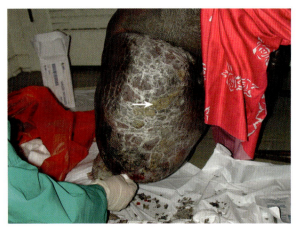

図3.40 グレード3リンパ浮腫に関連する表皮過形成

も擦過傷を予防できる。皮膚の油分が入浴中に落ちるため、入浴の回数も減らす必要がある。毒性や副作用によって起こりうる薬剤の問題についても調べなければならない。

手術部位の縫合不全

減量手術、腫瘤塊の除去、医療器具の植え込み、ラインやチューブの除去の際に手術切開創の縫合不全が起こり得る。二次治癒に委ねられた創傷は、静脈内ラインへの浸潤、腫瘍除去後の切開縫合部位の裂開、浮腫肢への皮膚の縮小によって起こる。閉鎖した切開部位は一般的に、感染または手術された組織への水分の蓄積や肥満に関連する過体重などの強い機械的負荷によって破損する。手術部位は、膿瘍形成による瘻孔の発生に関連して縫合不全あるいは創口哆開を起こし得る。深部組織の膿瘍による瘻孔は臓器や体腔と皮膚との交通を生じさせる。その結果、創傷滲出物がこれらの深部領域に流れて敗血症をきたしたり、尿や便物質などの体液が創傷に流れて組織損傷や悪臭を生じたりすることがある。

臨床上の注意

裂開した手術創は広い組織領域に及び、膨大な排液をもたらす。この大量の排液は、深部組織の膿瘍または瘻孔から起こる。上記の要因により、裂開した手術創は陰圧閉鎖療法によって効果が得られる場合が多い。陰圧閉鎖療法は、創傷に吸引をかけ、創傷組織の滲出液や細菌数を減少させることにより、創傷治癒を促す。また、陰圧閉鎖療法では、吸引によって創傷組織の接着が安定して行われるため、機能的活性の早期回復に特に有用である。

創面環境調整

創面環境調整（Wound bed preparation）[151]は、慢性化した開放創の治療アプローチを推進する基本原則の概念的な枠組みである。この概念的な枠組みによると、効果的な創面環境調整には3つの基本原則がある。これらは：壊死組織の除去、細菌の制御、滲出物の管理である。これらの原則の多くは上記の臨床上の注意の項で言及されている。

創壊死

壊死の除去は創傷治癒を起こすために必要である[157]。創傷底の壊死は微生物の待機場所として作用し、細胞移動を妨げる。創傷底から壊死組織を除去するにはいくつかの方法があり、適切な方法の選択は、健康状態、疼痛忍容性、壊死の種類、血管状態などの個々の特性に基づく。デブリードマンの主な4つの方法：外科的または鋭利デブリードマン、酵素的デブリードマン、自己融解的デブリードマン、機械的デブリードマン、がある。利用の増えている5つ目の方法が生物学的デブリードマンである。生物学的デブリードマンでは化学的に滅菌されたウジが使用される。無菌ウジは、もっとも選択可能なデブリードマンとして有益である。

リンパ浮腫に関連する開放創は、湿性創傷の特徴を有することが多い。したがって、基本的に固い乾燥痂皮の形はとらない。それらは通常、かさぶた状の傷に特徴的な粘液性、薄膜状の層で被われている。しかしながら、放射線治療に関連したダメージから生じた創傷は乾性または湿性として現れるため、固い乾燥痂皮か、または湿ったかさぶたのいずれかの形をとる。

創傷周囲部は、表皮過形成の肥厚化斑（プラーク）でも被われている（図3.40）。これらのプラークはかなり大きく成長し、下層の真皮の血管付着部とともにボール状の構造を形成する。これらは動いたときに剥れることが多く、微小出血を引き起こす。これらのプラークは圧迫療法で減少し、鉗子で容易に除去できる。

創傷底の壊死組織は、いくつかの方法で除去が可能である。選択されるデブリードマンは、創傷底に存在する壊死組織の種類によって左右される。基本的な4種類のデブリードマンを以下に述べる。

外科的または鋭利デブリードマンは、生育不能組織を削除するもっとも速い方法である。大量の組織を即時に取り除く必要があり疼痛が問題である場合は、外科的デブリードマンを使用する。患者が手術に適しておらず、鋭利デブリードマンに関連する疼痛に耐えられない場合は、自己融解的、酵素的、生物学的デブリードマンが使用でき

る。コラーゲナーゼをベースとした酵素のみ現在も市販されている。コラーゲナーゼは、ほとんど痛みをきたさずに壊死物を除去し、抗生物質と併用される場合がある。

パルス洗浄装置、大型・小型の特定物質を洗浄および除去する低振幅超音波支援デブリードマンを用いた機械的デブリードマンは、単体で用いるかまたは他の方法と併用できる。実際、保険の適用は1種類のみではあるが、これらの方法の多くが効果的に組み合されている。

細菌の制御

細菌の制御も最新の創傷管理に必要な要素である[151]。バイオバーデンの高い創傷は、非治癒性や慢性創傷の要因となり、特に、悪臭創傷発生の大きな要因となる。現在、創傷感染の定義が改訂されている。これまでの創傷感染の定義は、組織1g当たりに存在する細菌数が10^5であった。この定義が拡大され、細胞の量を数えるだけでなく、微生物の病原性や宿主の耐性状態が考慮された。これらの因子の関係を以下の式で表す：

$$組織感染のリスク = \frac{細菌の量 \times 病原性}{宿主の耐性}$$

組織感染と闘う個人の免疫反応と攻撃する細菌の病原性の重要性を完全に考慮すべきである。比較的病原性の低い細菌が免疫の低下した人に感染をきたすのと同様に、病原性の高い細菌は、少数でも正常な個体に組織感染を引き起こすことを上記の式は示している。組織の低酸素症や循環障害などの他の因子も、宿主の耐性を決定する上で役割を果たし、末梢血管疾患、糖尿病、リンパ浮腫、静脈不全など、他にもさまざまな症状を有する人に重要である。リンパ浮腫を有する人では、間質腔に膨大な体液が存在することが多いため、低酸素症のリスクがある。組織の結合組織（真皮）の間質腔に体液が貯留すると、皮膚毛細血管から皮膚の無血管性外層（表皮）までの酸素の拡散距離が徐々に増大する。その結果、組織の低酸素症を発症する。この低酸素状態はついには皮膚の治癒能力や感染と闘う能力を減少させる。血漿蛋白質の貯留も、微生物が成長できる栄養培地を提供する。

組織感染が疑われるとき、医師は診断を確定する必要がある。創傷培養検査と創傷感染における臨床徴候と症状の評価を比較する重大な研究が実施されている。研究では、以下の徴候が局所感染についての優れた予測因子であることが示唆される。

- 治癒遅延
- 創傷底の変色
- 脆い肉芽組織
- 肉芽組織の欠如または迷入
- 悪臭
- 排液増加
- 創組織痛の増大

創傷培養法、生検、スワブの役割も論じられており、定量測定スワブ（シャーレ培地に塗布する）や組織生検が、組織感染の拡大に対して用いる最適の抗生物質を決定する上で特に有用であると現在考えられている。

リンパ浮腫を有する患者は、組織の低酸素症や、放射線療法または化学療法に起因する免疫系の低下により、蜂巣炎や急性組織感染のリスクが高い。一般的に、メシチリン耐性黄色ブドウ球菌を含む黄色ブドウ球菌（*Staphylococcus aureus*）が攻撃的な創傷病原菌である。その他一般的な創傷病原菌である化膿連鎖球菌（*Streptococcus pyogenes*）は、真皮の上層にある乳頭層に現れる表在性の蜂巣炎（丹毒）を引き起こすことが多い。リンパ浮腫患者は、丹毒を発症する傾向があるため、ペニシリンによる予防治療を受けることができる。リンパ浮腫患者では、創傷に多数のグラム陰性桿菌も検出される[152]。

グレード3のリンパ浮腫患者における定量的スワブ培養により、多数の尋常変形菌（*Proteus vulgaris*）とその他20種類の病原菌が認められた（Conner-Kerr and Sullivan、非公開データ）。尋常変形菌は、ヒトの腸管に一般に認められるグラム陰性桿菌である。リンパ浮腫に関連する下肢創傷に多数認められる日和見創傷病原菌である。下肢の重大な肥大と球根状の皮膚の割れ目の間の深い裂溝によって、多くの患者にとって衛生管理が難しいことを考えると、この所見は驚くべきものではない。

ある文献では、ポビドンヨード(Betadine)溶液および軟膏が忍容性に優れ、黄色ブドウ球菌やグラム陰性桿菌による感染治療に有用であることが報告されている[152]。非フィラリア性リンパ浮腫に特別に関連する創傷の治療に関する研究はほとんど発表されていないが、特に静脈不全に関連する[153,154]慢性創傷のケアに対する最善の実用的手法により、治療の選択が促される。さまざまな銀テクノロジーや徐放性ヨウ素であるカデキソマー・ヨウ素を用いるテクノロジーをもとにして、数種の局所用防腐包帯が利用できる。開放創と一緒に皺襞とその間の部位を洗浄することも、刺激物や破壊物、微小生物を除去するために欠かせない。これらの部位は損傷を受けやすいので、こするのではなく軽くたたきながら注意して乾かさなければならない。

リンパ浮腫性の体肢のうち滲出物の多い部位に対し、水性液剤として調製された乾燥および制汗剤である水酸化アルミニウムを処方する医師もいる。しかし、この特定

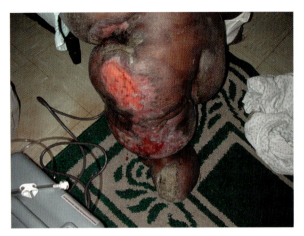

図3.41　慢性リンパ浮腫患者におけるグレード3リンパ浮腫に関連する高滲出性創傷

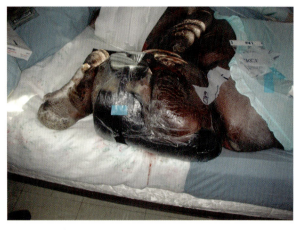

図3.42　グレード3リンパ浮腫に関連する大型の高滲出性下肢創傷を被覆した陰圧閉鎖創傷包帯（2.5日間で4000mL回収）

の処方を支持する文献はなく、リンパ浮腫性の皮膚に微小開放創がある場合に、大きい表面の吸収に用いられる際は特に、安全性は未知である。

バイオバーデンのレベルの制御に有用なその他の治療法としては、吸引を用いたパルス洗浄装置、超音波創傷治療システム、短波長紫外線、電気刺激、ムピロシン（バクトロバンクリーム）などの局所抗生物質が挙げられる。

湿度バランス

創面環境調整の3つ目の重要な要素は湿度バランスである。創傷は湿りすぎたり、乾きすぎたりすることがあるため、最適な治癒のための最適な湿度のバランスをとることに努める必要がある。静脈不全やリンパ系不全などによって起こる創傷は自然の状態では湿性であり、優れた液体応対性を持つ吸収性創傷被覆材（ドレッシング材）が必要である。発泡体、アルギナート、超吸収材および併用のドレッシング材など、吸収性を提供するさまざまなドレッシング材が使用できる。これらのドレッシング材は周辺組織の軟化を防ぎつつ、垂直方向に吸い上げるドレッシング材で創傷滲出物を制御する。陰圧閉鎖療法または超吸収性物質を備える紙おむつを用いて、大量の創傷液を効果的に制御できる。

大量の創傷液は基本的に、グレード3[155,156]浮腫または象皮病の患者で確認される。患者らは、大量な排液をきたす大型の開放創を有する場合が多い（図3.41）。創傷は、液体のしずくが絶え間なく落ちることから、泣いているように見える。これらの創傷から流れる液を制御することは難しく、ほとんどのドレッシング材が数分のうちに飽和状態になる。これらの大量の創傷液を管理するために有用ないくつかの方法が立証されており、幼児の紙おむつや成人の失禁用パッド、陰圧閉鎖療法などがある。刺激を避けるため、開放創とおむつや失禁用パッドの間に接触層を設ける。おむつや失禁用パッドによって提供される吸収層は低伸縮包帯を用いた圧迫包帯によって固定される。留め金を外した腹帯を加えて、包帯をさらに固定し圧迫する。

陰圧閉鎖療法（図3.42）を用いてリンパ浮腫関連創傷による大量の排液を制御するとき、医師はこの治療方法にかかる実質的な時間と素材を認識することが必要である。創傷周辺の皮膚は非常に脆く、微小な開放によって体液排出が可能な状態であるため、透明フィルムの付着部位を確実に陰圧閉鎖ドレッシング材で覆うことは難しい。皮膚の保護と透明フィルム包帯に密着を強化するために用いられる調整は、皮膚からの一定の液体漏出によって、有用性もさまざまである。離れた皮膚部位に密着させることによって陰圧閉鎖療法の包帯の密閉が可能になるだけであることがある。図3.42に示す患者では、治療対象の創傷から離れた無傷の組織に密着された大型のプラスチック袋によってのみ密閉が達成されている。この治療法では、患者が移動するときの安全性に関して、注意して観察する必要がある。患者が移動時や歩行時に滑らないよう、足底を覆う袋に滑らない素材（Dycem; Dycem Ltd、米国ロードアイランド州ウォリックなど）を固定する必要がある。さらに、吸引が損なわれないよう、密閉を絶えず維持する必要がある。吸引が損なわれると、創傷に関連する液体の蓄積によって発泡体ドレッシング材が飽和状態となり。すでに重く厄介な下肢の重さが大幅に増加する。

脂肪浮腫

脂肪浮腫が医学のテキストで扱われることはほとんどない。多くの医師はこの症状になじみがなく、そのことから、両側原発性リンパ浮腫や重症な**蜂巣炎**、あるいは病的肥満と誤診されることが多い。

定 義

AllenとHinesが1940年に"lipedema"（脂肪浮腫）という語を最初に用いた[157]。

> 脂肪浮腫は原因不明の、脂肪組織の慢性代謝疾患であり、皮下脂肪組織が過剰に蓄積することによる、下肢の両側対称性の腫脹を特徴とする（局所脂肪肥大症）。

増殖した脂肪組織は概ね、腸骨陵と足関節の間に位置する。足部は関与しない。多くの場合、余分な脂肪組織が足関節の上から垂れ下がる。ときとして上肢に罹患することがあり、その場合の腫脹は手関節の辺りにまで広がって、患者が腕を挙げると脂肪組織の大きな皺が上腕後部に見えることが多い。

脂肪浮腫はほとんどの場合女性に罹患し、摂食障害から病的肥満まで、あらゆる体重の女性に現れる。文献によると、通常は過剰なホルモン障害や、男性の場合は肝障害に関連する。

原因と自然経過

脂肪浮腫の基礎原因は現在のところ不明である。ホルモン障害に関連することが多く、遺伝性の場合がある。多くの場合は思春期やその数年後に発症するが、妊娠後、産婦人科手術、閉経期の開始時に現れるかまたは悪化することもある。

多くの若年患者はダイエットや運動によってこの症状に関連する脂肪組織を減少させようとする。この方法では脂肪組織を大幅に減少させることは不可能で、挫折することが多い。その後、患者はますます座って過ごすようになり、体重が増えだす。これにより肥満となることが多く、脂肪組織は硬くなる傾向がある（脂肪硬化症）。これらの変化と、脂肪浮腫が静脈疾患や他の血管性疾患に関連するという事実により、リンパ浮腫の発症に至ることが多い（脂肪性リンパ浮腫）。Földiによると、脂肪リンパ浮腫は脂肪浮腫の発現後、平均17年で発症する[65]。脂肪浮腫と脂肪性リンパ浮腫に関する信頼性のある疫学的研究データは今のところ得られていない。

脂肪浮腫の病理学および病態生理

増殖した皮下脂肪組織は表在リンパ系の集合リンパ管を圧迫する。リンパ管造影図は、過剰な脂肪組織内の集合リンパ管が、健康な組織の中にあるリンパ節に向かってまっすぐ伸びず、捻じれて撚糸のような外観であることを示している。さらに、動脈瘤様の形成異常が毛細リンパ管に存在し、組織内の脈管外通液路が広くなっている。

脂肪細胞の組織抵抗の減少は、（圧迫療法を行わなければ）歩行時静脈高血圧症を引き起こし、その結果、その次には、多くの水分が毛細血管を出て、リンパ負荷を増大する。これと、さらに増大した脆弱性（頻回の出血）と脂肪組織の毛細血管の蛋白質への透過性の亢進によって、起立-歩行位で1日の後半に圧痕性浮腫が発症する理由が説明できる。リンパ系の一定の過負荷（機能的不全）は、第2章「機械的不全」で述べたとおり、集合リンパ管への形態学的および機能的損傷を引き起こしうる。脂肪浮腫に加えてリンパ浮腫が発症する（脂肪性リンパ浮腫）。治療しなければ、リンパ浮腫が本章ですでに概説したステージを進行する。

段 階

一部の研究者は脂肪浮腫を3つの段階に分けている。ステージ1は数年間続き、皮膚の表面は正常で、組織は平滑な結節構造を呈する。皮膚の色は正常で、組織は柔らかくゴムのような感覚である。ステージ2では、皮膚の表面が不均一になり、「オレンジピールスキン（橙皮状皮膚）」と表される。特に膝関節内側、大腿近位(外側)、踝のすぐ上の内側および外側足関節に大型の脂肪小葉が形成され始める。圧痕性浮腫は1日の後半に多くみられる。ステージ3において、大型の形状変形小葉脂肪堆積がステージ2のときと同じ部位に観察される。これらの小葉は歩行時に相互にこすれ合い、正常な歩行を妨げる。体重過多と異常歩行により、関節(股関節、膝関節、足関節)や脊椎の損傷を含む整形外科的問題が二次的に起こる。皮膚の変色が下腿部に起こることが多く、リンパ浮腫が示唆される。

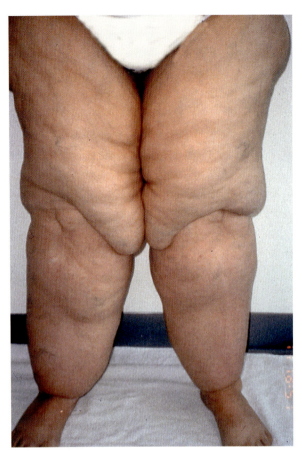

図3.43　脂肪性リンパ浮腫

評　価

　純粋な脂肪浮腫と脂肪性リンパ浮腫との間には重大な臨床的差異がいくつかあり、大半は基本の評価において容易に区別できる。

　脂肪浮腫では、腫脹が必ず両側対称で、足部（および手部）には罹患せず、Stemmer徴候（本章に先述したステージ3［リンパうっ滞性象皮病］）は陰性である。組織は触診すると疼痛がきたすことが多く、ゴムのような触感で時間とともに硬くなる傾向があり（脂肪硬化症）、組織に典型的な硬い結節が触診できる。自然な皺襞は概ね深まらない。基本的に1日の後半に圧痕性浮腫を発症し、夜間の体肢の長時間の挙上によって回復する。

　リンパ浮腫では、腫脹は通常片側である。両側に認められる場合（脂肪性リンパ浮腫、静脈性リンパ浮腫、両側原発性リンパ浮腫）は、ほとんどの場合非対称的であり、対称的な外観を示す脂肪浮腫とは異なる。足部と手部の背側に腫脹が及び、Stemmer徴候は陽性である。脂肪性リンパ浮腫の組織は圧迫すると痛く（純粋なリンパ浮腫では痛みがない）、より硬い線維性の感覚がある。自然な皺襞は深まる（図3.43）。

> 脂肪性リンパ浮腫は治療せず放置すると、純粋なリンパ浮腫と同じ段階で進行する。脂肪性リンパ浮腫の早期に深い圧痕が現れ、後期では誘発するのは難しくなる。

治療方法

概　要

　脂肪リンパ浮腫が肥満に関連している場合、栄養指導を行って体重を減らし、さらなる体重増加を避けなければならない。患者は身体活動を活発にし、定期的な運動を実施すること。一部の若年患者は、厳密なエクササイズ習慣の後に改善がみられたと報告されている。しかし、腰から下の脂肪組織の減少は絶望的である。医学的管理全般を通して、ホルモンバランスの不良を修正する必要がある。

複合的理学療法

　複合的理学療法は脂肪性リンパ浮腫において良好な長期的転帰を示す。ただし、リンパ浮腫性要素はCDTに比較的速やかに良好な反応を示すが、脂肪浮腫自体は反応が遅く、まったく反応しないことさえある、ということを患者は理解しておく必要がある。

　脂肪性リンパ浮腫の治療プロトコールは、原発性リンパ浮腫のプロトコールに対応する。しかし疼痛や高感作性があれば、初期の治療時の徒手リンパドレナージや圧迫テクニックにおいて圧迫を軽くする必要があるかもしれない。場合によっては、最初数回の治療では、弾性包帯を着用すべきでないことがある。前脛骨部では特に、患者は弾性包帯の下に多くのパッドを必要とすることが多く、概ね、Komprexやチップバッグ（第5章「必要な素材」を参照）などの高密度素材には耐えられない。疼痛は基本的に何回かの治療の後に減少する。

　CDTの集中期にリンパ浮腫性要素のうっ滞除去を行った後、患者は弾性着衣を装着しなければならず、大半はオーダーメイドのものである。好ましい着衣は、高圧縮クラスのパンティストッキングタイプのものである。

　一部の研究者によると、常に弾性着衣を装着する場合、および、低伸縮弾性包帯を夜間に装着した場合は、脂肪浮腫において大量の脂肪組織を減少できるという。

空気圧迫装置

　脂肪浮腫の治療のため、CDTに加えて空気圧迫装置の使用を推奨する研究者がいる。しかし、ハンガリーのセ

ゲド大学で実施されたプロスペクティブ試験では、CDT単独で治療した患者とCDTと空気圧迫装置を併用して治療した患者の治療結果に、有意差は認められなかった。

侵襲的治療法

脂肪吸引、脂肪切除術

いくつかのグループが、脂肪浮腫と脂肪性リンパ浮腫における脂肪吸引と脂肪切除術の効果を調べている。マイナーな美容形成術として一般には認識されている脂肪吸引（あるいは脂肪切除術）だが、実際にはそうではない。脂肪吸引術は近年改良が進んでいるが、これらの手術による大きな合併症はいまだにあり、美容形成の結果は満足のいかない場合が多い。リンパ系へのさらなる損傷なしに脂肪組織を切除することはできないという事実をみれば、これらの侵襲的方法が脂肪浮腫におけるリンパ浮腫性要素を悪化させ、リンパ浮腫の発症を引き起こすことは理解できる。脂肪浮腫に脂肪吸引が検討される場合、専門の施設で最新技術を用いて実施されることを強く推奨する。CDTと手術様式の併用によって脂肪吸引の結果が改善できると報告する研究者も一部にいる。

胃バイパス手術

胃バイパス手術は、腰から下の脂肪浮腫性脂肪を減少させるのに効果的ではない。しかし、重度の肥満が認められる場合にはこの手術は必要である。

外傷性浮腫

本章ですでに述べたとおり、身体外傷はリンパ系の輸送能を正常なリンパ負荷より低いレベルまで減少させる。外傷が起こる前にリンパ系が健康であれば、過度の瘢痕を伴う重度外傷でなければ通常は、外傷後の続発性リンパ浮腫は引き起こされない。先天性奇形の場合のように、輸送能（および機能的予備）がすでに制限されたリンパ系では、リンパ負荷と輸送能のバランスが非常に脆くなることが多い。微小外傷でも、外傷後に原発性リンパ浮腫を発症させることがある。

> 外傷発生後の腫脹は、一般的な浮腫かあるいは外傷後リンパ浮腫かを区別しなければならない。

定 義

外傷性イベント（手術、鈍的外傷、火傷）は、高蛋白性浮腫を伴う炎症性反応を引き起こす。これらの軟部組織腫脹の大半は一過性で、時間に伴って組織は正常に戻るが、炎症性プロセスがリンパ系への永続的損傷を引き起こす可能性もある。

以下の項の目的は、炎症性プロセスと、それが組織とリンパ系に及ぼしうる損傷について説明することである。

病態生理

炎症は、組織の破壊を伴う身体外傷によって誘発される非特異的な局所的免疫反応である。このプロセスは損傷した細胞を破壊し、損傷した細胞を修復する役目を持つ。

炎症は、発赤、熱、疼痛、腫脹、迅速に開始する機能障害に分類される徴候によって急性型の特徴を持つ（図3.44）。慢性型では、これらの徴候は通常やや弱く、長期にわたる。慢性炎症では、白血球の増加、疼痛、軽度の発熱も認められることがある。

炎症性プロセスの最初の段階は、局所的な血管拡張であり、それにより血流が増加し、その後、毛細血管の透過性が増大し、血漿蛋白質まで透過可能にする。これらの反応は、発赤、熱、腫脹だけでなく、神経終末への圧迫に続発する疼痛を引き起こす。大量のフィブリノーゲンおよびその他の蛋白質が毛細血管から流出し、間質腔内に凝塊が発生することが多い。白血球（好中球顆粒細胞）と単球が毛細血管から損傷した組織へ移動する。好中球と組織細胞はメディエータ（ヒスタミン、キニン、セロトニン）を放出し、炎症性反応を継続する。数時間のうちに、マクロファージが損傷した組織細胞を貪食する。損傷が制御された後、組織修復が開始される。

これらの炎症性プロセスは組織治癒において重要である一方、組織への二次的な損傷も引き起こしうる。マクロファージは、まだ生きている組織細胞や周辺構造になおも襲いかかることがある。リンパ系は炎症性プロセスに関与することもあれば、局所部位でのマクロファージの増殖によって損傷を受けることもある。

炎症性プロセスによって、完全治癒、慢性炎症、さらなる組織障害のいずれかの結果がもたらされる。

リンパ系における炎症の影響

水分（および蛋白質と細胞）のリンパ負荷量が増大すると、罹患した部位の集合リンパ管の時間あたりのリンパ液量が増加する（リンパ安全弁機能）。リンパ系は目に見え

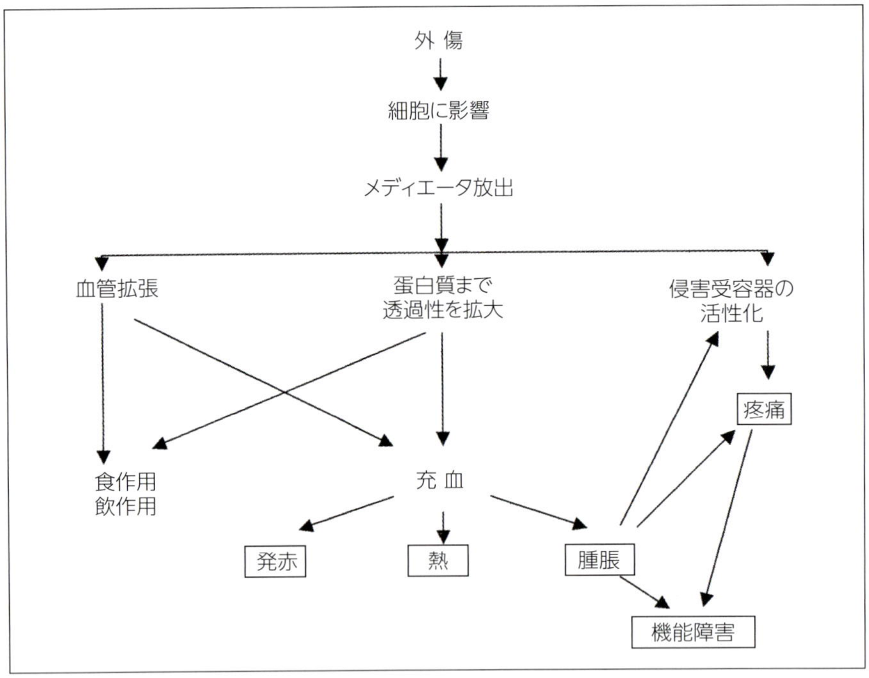

図3.44 外傷の病態生理

```
外傷
 ↓
細胞に影響
 ↓
メディエータ放出
 ↓
┌──────────┬──────────────┬──────────────┐
血管拡張   蛋白質まで     侵害受容器の
           透過性を拡大    活性化
                               ↓
                              疼痛
 ↓     ↘  ↙    ↓
食作用      充血
飲作用    ↙ ↓ ↘
        発赤 熱 腫脹
                ↓
              機能障害
```

る浮腫の発症なしに過剰な体液を排出できるか、あるいは、機能的不全を発症する。炎症において毛細血管から流出する蛋白質の量が増えるため、機能的不全による腫脹は蛋白質を多く含む。

> 炎症性プロセスにおけるリンパ系の関与（リンパ管炎）と疼痛によって引き起こされる集合リンパ管における平滑筋構造の痙攣（リンパ管痙攣）は、リンパ系に永続的なダメージとなりうる因子である。

リンパ管痙攣、腫脹の増大、さらなる疼痛（不動性との合併における）という疼痛の悪循環によって、症状は非常に悪化しうる。

輸送能は悪循環の発生と、特に慢性炎症における一定の重圧による壁在性不全によって、永続的に低下する場合もある。

炎症によりリンパ系の輸送能が正常なリンパ負荷を下回った結果（機械的不全）、リンパ系の混合型不全（リンパ負荷の増大、輸送能の低下）に陥る（第2章「混合型不全」を参照）。

治療方法

外傷性浮腫における治療の目的は、浮腫を減少させ、創傷治癒を促すことである。

外傷性浮腫によって、組織圧が増大し、毛細血管と組織細胞の間の拡散距離が増加し、次のような負の効果を生じる：

- 外傷部位における酸素と栄養の欠乏
- 治癒プロセスを遅らせる、外傷部位からの創傷要素の排液の阻害
- 痛覚受容器の刺激
- 瘢痕治癒の遅延および（または）瘢痕形成の増加

他の方法と併用した徒手リンパドレナージによって、外傷の中枢側および外傷部位自体のリンパ管の活性が改善され、腫脹が縮小する。その後、拡散距離が減少し、局所の酸素および栄養補給が改善されることにより、排液と創傷要素排出が加速する。うっ滞除去により組織圧が低下し、炎症に関連する疼痛が減少する。

鈍的外傷における複合的理学療法

鈍的外傷後、早期に複合的理学療法（CDT）を施行することで、浮腫性体液の吸収が改善し、創傷治癒が加速する。これらは、早急な解決とパフォーマンスの回復が重要となるアスリートのケアにおいては特に重要である。

骨折やコンパートメント症候群などの重度外傷は、徒手リンパドレナージを開始する前に適用外とする。重度の疼痛や浮動性めまいがみられる場合は、医師に相談すること。

寒冷療法（氷）と圧迫：ビニール袋にアイスキューブや砕いた氷を入れて閉じたアイスパックを作るか、市販の冷凍ゲルパックを用意する。外傷発生後できるだけすぐに氷をあてる必要がある。長時間冷やすことで、局所的に

代謝が低下し、侵害受容器の活性が弱まって疼痛が減少し、血管収縮がもたらされる。寒冷療法は、局所の筋張力の仲介を担う筋紡錘活動も低下させる。長時間寒冷療法によって二次的に発症する末梢神経損傷や局所凍傷が報告されており、寒冷療法を使用する間は十分な監視が必要である。凍傷を防ぐため、アイスパックは皮膚に直接あてず、湿らせた布やタオルの上からあてる。ろ過を減少させ再吸収を促すため、氷をあてながら、最短15分から3-4時間の間、弾性包帯を併用する（第4章「圧迫療法」を参照）。弾性包帯によるさらなる効果は、外傷部位の安定と固定である。

徒手リンパドレナージ：氷や弾性包帯とともに、患者を快適な肢位にしてMLDを施行し、治療中の静脈およびリンパ還流を促す。MLDは外傷の中枢側の局所リンパ節とリンパ管に行われる。膝関節から下の損傷では、鼠径リンパ節が治療の対象となり、大腿部と膝関節の前内側にMLDを行う。MLD（治療時間は15分以下-20分までで）の後、氷と弾性包帯は取りかえる。必要であれば最初の治療後2-3時間繰り返す。浮腫がまだ見られる場合は、パッドをあてた弾性包帯を装着する（氷は不使用）。

術後の複合的理学療法施行

上記の徒手リンパドレナージの効果に加え、術後症状の早期治療には瘢痕管理が重要な役割を果たす。

HutzschenreutherとBruemmer[159]は1989年、新しい瘢痕部位に施行した徒手リンパドレナージによって、瘢痕組織の阻害されたリンパ管のリンパ管同士の相互再生が促進されることを示した[164]。結合組織線維がよく結合し、徒手リンパドレナージで治療される瘢痕組織は、治療されていない瘢痕よりも柔らかくなったようである。

徒手リンパドレナージ：創傷治癒過程の妨害を防ぐため、術後最初の5-7日間は瘢痕組織の中枢側のみMLDを施行することが重要である。例えば、膝関節手術後、鼠径リンパ節が刺激され、大腿前部、内側および外側に基本のテクニックが実施される。瘢痕の辺縁部に緊張を与えないよう、瘢痕組織からの安全な距離を確認することが重要である。5-7回の治療後、注意しながらが瘢痕部位全体を治療部位に組み入れる。瘢痕辺縁部付近を妨害しないことが重要である。そのため、軽い圧迫を施行しなければならない。抜糸後（通常は1-2週間後）、四指または母指の末節骨を用いて瘢痕組織の回りに優しくステーショナリーサークルを行う。ステーショナリーサークルは、瘢痕縁から離れる方向へ行うが、瘢痕治癒を阻害しないよう、ごく軽い圧迫を行う。局所リンパ節と大腿部の予備治療を瘢痕治療より先に行う。

全般的考察：術後のケアの場合は常にそうだが、深部静脈血栓症と肺塞栓症の徴候および症状を観察すること。

治療中、体肢は快適な肢位をとり、静脈およびリンパ管の還流を促す。医師の許可を得て、パッド入りの低伸縮包帯または弾性ストッキングを用いた軽度の圧迫を行うことができる。瘢痕部位を施術するときは、滅菌手袋を着用する。

炎症性リウマチ

定義

> 炎症性リウマチまたはリウマチ性関節炎は、大半が複数の関節の滑膜に及ぶ、慢性、全身性、炎症性疾患である。

全身性の特性により、リウマチ、すなわちリウマチ性関節炎（RA）には、発熱、エネルギー損失、食欲不振、貧血など、多数の関節外症状がある。RAは身体のあらゆる滑膜性関節を冒す。もっとも影響を受ける関節は、手部の小型関節（遠位指節間関節を除く）、手関節、足関節である。疾患に深く関与する関節は通常は対称的な圧痛と腫脹をきたし、関節可動域の減少を呈する。関節に対するRAの影響をよりよく理解するため、滑膜性関節の解剖学的説明を簡単に行う。

滑膜性関節の解剖学

滑膜性関節は以下の要素を持つ。**関節包**は関節腔を周辺組と隔てており、外部の線維層と内部の滑膜層で構成される。外側の層は血管形成が乏しいが、多数の関節受容器を備えている。滑膜層はこれとは逆で（**図3.45a**）、多数の血管があることに加え、リンパ管が含まれている（**図3.45b**）。関節包は滑液を含む**関節腔**を形成する。滑液は栄養物が運び込まれ、老廃物が除去される媒液であり、無血管性ヒアリン（関節性）軟骨である。滑液は滑膜層で分泌され、酸素と栄養物の輸送を担うだけでなく、関節の潤滑剤の役目も果たしている。**ヒアリン軟骨**は関節に接合する長骨の末端を覆って保護し、運動中に相対する関節面同士の摩擦を最小限にする。また、関節にかかる力をより広範囲に分散させることで、関節表面の負荷を軽減する。

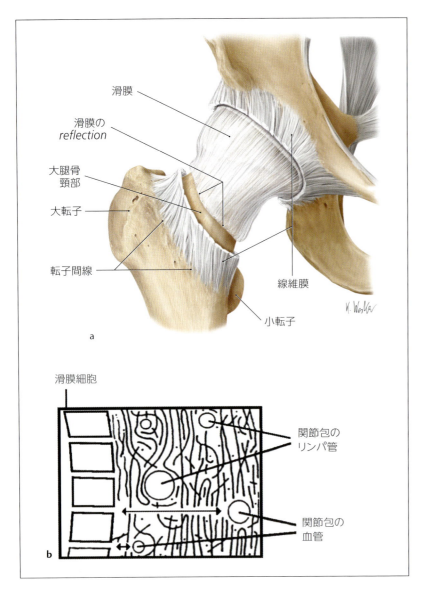

図 3.45a, b
a 右股関節の靭帯の前面部
線維膜(大腿骨頸部のレベル)
露出した滑膜
出典：Thieme Atlas of Anatomy, General Anatomy and Musculoskeletal System (C) Thieme 2005. Illustration by Karl Wesker.
b 関節包の断面図
(矢印は毛細血管と滑膜細胞の間の拡散距離を示す)

病態生理

集中的な研究が長年にわたり続けられているが、リウマチ性関節炎の原因は未だに不明である。代謝的および栄養的要因、内分泌系および地理学的、心理学的、職業的データが広範囲に調べられているが、結論的な所見は得られていない。未知の抗原が自己免疫性反応を誘発するものとみられている。すなわち、身体の免疫系が健康な関節組織を攻撃し、炎症と関節損傷のプロセスを誘発し、リウマチ性関節炎を引き起こす。

RAの過程の早期には、関節組織にいくつかの変化が起こる。熱、発赤、腫脹、疼痛、機能損失の基本的な徴候を伴う滑膜層の炎症が起こる(炎症期)。さらに、関節を形成する骨の端部の変化(骨粗鬆症)が、疾患進行の早期に起こることがある。疾患が進行すると、滑膜層が非常に大きく成長し、ついには**パンヌス**と呼ばれる組織を形成する (監修注：パンヌスとは関節面に過度に増殖した結合織をいう)。パンヌスはリウマチ性関節炎の患者の関節に影響するもっとも破壊的な要素であると考えられ、軟骨組織を攻撃して破壊する(破壊期)。防御をになっていた軟骨組織が失われると、パンヌスは柔らかい軟骨下骨も破壊する。骨の破壊からついには腱と靭帯の弛緩症に至る。日常生活の負荷や他の力による骨や関節構造のこうした変化が、リウマチ性関節炎の患者に頻繁にみられる変形をもたらすに至る。

リンパ系における影響

本章(「脂肪浮腫の原因と病態生理」を参照)で先述したリンパ系に対する炎症性プロセスの影響とこれらの影響によって形成される疼痛の悪循環に加えて、さらなる問

題がリウマチ性関節炎に関連する腫脹に寄与する。
　リンパ管造影画像では、蛋白質豊富な体液が到達する毛細リンパ管をフィブリン塊が閉塞するため、リンパ管形成が抑制されることが示された。リウマチ系関節炎のリンパ系は疾患の炎症期と慢性期のどちらにも関与しているため、リンパ浮腫はリウマチ性関節炎に関連しうる。

治療方法

　RAのような全身性疾患の重大性は、患者の生活の端々に及ぶその波及効果である。慢性疾患の影響に対処しながらライフスタイルを維持しようとすることは難しい。RAにかかる患者の経済的負担は精神的および身体的ストレスを増幅させる。健康管理専門家による適切で正確なガイドラインによって、RA患者は長年自らが選択したライフスタイルを生きることができる。
　RAにおけるすべての理学療法（モビライゼーション、温熱療法など）を扱うことは、本書の範囲を超えている。リウマチ性関節炎の治療と管理に用いられる他の方法への補助療法としての複合的理学療法の役割を以下に説明する。

リウマチ性関節炎の治療における複合的理学療法

　徒手リンパドレナージの目的は、関節内外の腫脹を縮小させることにより、前述した疼痛の悪循環を断ち切ることである。疼痛を軽減することで、患者は罹患した関節をより自由に動かすことができ、その結果、関節軟骨の栄養および酸素状態が改善する。
　可能であれば、RAの亜急性期に徒手リンパドレナージ（MLD）を施行し、炎症期には避けるべきである。基本のMLDストロークの手順を用いて、局所リンパ節と罹患した関節を含む体肢を治療する。RAが手や手関節にある場合、療法士は腋窩リンパ節、上腕、肘関節および前腕の集合リンパ管を活用し、さらに、手関節、手、指のテクニックを用いるべきである。通常のように治療中には体肢を患者の快適な肢位におき、静脈とリンパ液の還流を促す。
　この段階では医師の許可を得た上で低伸縮の弾性包帯を短時間のみ装着する（できれば数時間）。包帯が疼痛を及ぼさないよう、動作を著しく制限しないようにする。RAが指や手関節に認められる場合、パッド付の包帯を手と腕に装着する。指にはパットなしで包帯を巻く。

リウマチ性関節炎に関連するリンパ浮腫の治療における複合的理学療法

　この治療の目的は、腫脹を縮小してそれを維持することであり、これは合併症を伴わない原発性または続発性リンパ浮腫について概説する治療に対応している（第4章を参照）。
　亜急性期においてリンパ浮腫とRAを合併した場合、CDTの集中期の治療プロトコールは、検討事項と上述したガイドライン（包帯によって痛みや不快感をもたらさず、短期間のみ装着すること）に合わせるよう修正される。RAを併発したリンパ浮腫患者には、低伸縮クラスの弾性包帯が推奨される。可能であれば、最大の利益を得るため毎日治療を行うべきである。
　リンパ浮腫が慢性RAに関連する場合、変形、筋委縮症、場合によって腱断裂の認められる部位に合わせて、弾性包帯の下に特殊なパッドが必要である。
　RAの例の大半において、患者に症状の寛解と悪化がみられる。このため、疾患活性の増大の徴候や症状、症状悪化の症状（フレアアップ）を観察することが重要である。

反射性交感神経性ジストロフィー

定 義

　反射性交感神経性ジストロフィー（RSD）は、複合性局所疼痛症候群とも呼ばれ、神経、神経叢、骨、軟部組織への外傷によって引き起こされることが多い。体肢の手術後にもっとも多くみられる合併症の1つである。RSDには、カウザルギー、ズーデック骨萎縮、肩手症候群、外傷後骨粗鬆症などの他の診断が含まれる。
　RSDの5つの徴候は、疼痛、浮腫、自律神経機能不全、運動障害、栄養変化である。RSDを治療しなければ、体肢の罹患部位の硬直と使用不能が引き起こされる。

病理学および段階

　RSDは、皮膚、皮下組織、筋膜、筋、髄膜層、骨などのあらゆる組織レベルに作用する交感神経系の障害によって起こる。神経組織、皮膚、筋、血管、骨に同時に関与することが示されている。すべての患者に唯一共通する因子は疼痛であり、焼けるような痛みと表現される。RSDは成人だけでなく幼児にも罹患する疾患であることも留意しなけ

ればならない。

　症状は、知らぬ間に徐々に進行して段階を経る。進行せずにある段階にとどまる患者もいれば、数カ月から数年で次の段階へ進行する患者もいる。

　ステージ1（急性または炎症期）は3カ月ほど続く。この段階では、症状は損傷の部位に近い箇所にある。損傷による通常に考えられる以上の激しい疼痛、圧痕性浮腫、罹患した身体部位、体肢の局所熱感の増大、発汗亢進が認められる。通常より速い爪と毛髪の成長、関節痛、さらに罹患した部位の運動中の筋痙攣が認められることがある。

　ステージ2（悪栄養または変性期）は3-12カ月間（通常は3-6カ月間）続く。浮腫が広がって硬くなり、皮膚のしわが消え、皮膚が冷たくなる。指の爪は脆くなりひび割れる。疼痛はより重度になりさらに広範囲に及ぶ。手や足の乾燥が顕著になり、皮膚、皮下組織、筋組織の委縮が発症する。硬直が発現し、びまん性骨粗鬆症がみられる場合がある。

　ステージ3（萎縮期）では、疼痛が中枢側に広がり、体肢全体に及ぶ。疼痛の強度は減少する可能性があるが、この段階においても疼痛は顕著な特徴である。罹患した部位の皮膚は青白く、乾燥して強く引き伸ばされて光沢をもつ。筋組織の委縮と屈筋腱の拘縮が認められる場合がある。ときとして、指節間関節の不全脱臼が起こる。浮腫はみられず、骨組織の骨石灰質脱失が顕著になり拡がる。急性憎悪が自然に起こる。

リンパ系との関係

　水分（および蛋白質）のリンパ負荷がリンパ系の輸送能を上回る結果、機能的不全が起こる（ステージ1と2）。蛋白質豊富な体液の貯留が皮下組織におこるが、筋組織、腱、関節腔にもみられることがある。

治療方法

　RSDの診断が確立された後、いくつかの治療方法が有用であることが立証されている。RSDは、神経ブロック（外科的または化学的）、薬物療法、温熱療法、電気療法により治療される。幼児の場合は特に、理学療法による転帰が良好であることが示されている。

　治療の目的としては、疼痛のコントロールと最小化が挙げられる。疼痛サイクルを早期に遮断することによって良好な転帰が得られ、疾患進行の予防、RSDの患肢の機能回復、患者の生活の質の改善が認められることが示されている。

RSDにおける複合的理学療法

　徒手リンパドレナージ（MLD）はRSDのステージ1と2において施行される。治療の目的は、疼痛を軽減しリンパ排液を増大させることによって、RSDの早期に関連する腫脹を縮小することである。その結果拡散距離が減少し、栄養状態が改善する。

　体肢を快適な肢位で挙上させ、静脈とリンパの還流を促す。治療によって疼痛をきたしたり増大させたりしてはならない。治療は（できれば）毎日行い、局所リンパ節と体肢から近位の関節へ基本のMLDストロークの手順を実施する。手にRSDがみられる場合は、腋窩リンパ節、上腕、肘関節にストロークを実施する。患者が快適な場合のみ、これを前腕にも行う。RSDの治療に弾性包帯の装着は禁忌である。

周期性特発性浮腫

　周期性特発性浮腫は柔らかい（圧痕性）対称性浮腫と体重増加を特徴とする症候群である。この症状の原因は不明である。月経のある女性（月経開始前と閉経後はみられない）に起こり、心臓、腎臓または肝臓疾患がない場合に起こる。腫脹は全身に生じ、周期性がある場合や（月経前症候群）、あるいは、浮腫が常に存在し、体積が変化する場合がある。月経前症候群の場合、排卵時に腫脹が始まり、月経開始後に自然に治まる。

　起立性-歩行型の周期性特発性浮腫では、腫脹が重力に左右される。顔や手は朝むくみ、疼痛のみられることが多い乳腺を含む体肢と体幹は日中にむくむ。

　多くの女性が熱感と起立性の症状悪化を伴い、浮腫期の日中に体重過多を経験する。血管透過性の変化もこの疾患の一部である。

　周期性特発性浮腫は、脂肪浮腫、慢性静脈不全、リンパ浮腫などの他の症状と関連することが多い。周期性特発性浮腫においては浮腫が全身に及ぶため、CDTが禁忌となる他の症状（心臓性浮腫）と区別することは難しい。

複合的理学療法

　浮腫期においては、徒手リンパドレナージ（MLD）は毎日行われるべきである。頸部、顔、胸部（腋窩リンパ節を含む）、下肢（鼠径リンパ節を含む）を基本のストローク手順を用いて治療する。MLD治療の後、下肢と腹部に弾性包帯を装着する。

患者は弾性着衣（パンティストッキングタイプ）を継続的に着用する必要がある。月経前症候群では、排卵から月経開始までの期間に弾性着衣を着用する。弾性着衣は組織圧を増大させることにより正味のろ過量を減少させる。弾性着衣は、浮腫期における腫脹の発症を軽減または予防する。リンパ浮腫が周期性特発性浮腫に関連する場合、リンパ浮腫のための治療プロトコールを優先する。

参考文献

1. Stamatakos M, Stefanaki C, Kontzoglou K. Lymphedema and breast cancer: a review of the literature. Breast Cancer 2011;18(3):174–180
2. Cormier JN, Askew RL, Mungovan KS, Xing Y, Ross MI, Armer JM. Lymphedema beyond breast cancer: a systematic review and meta-analysis of cancer-related secondary lymphedema. Cancer 2010;116(22):5138–5149
3. Whiting P, Rutjes AW, Reitsma JB, Bossuyt PM, Kleijnen J. The development of QUADAS: a tool for the quality assessment of studies of diagnostic accuracy included in systematic reviews. BMC Med Res Methodol 2003;3:25
4. Milroy QW. An undescribed variety of hereditary oedema. NY Med J. 1892;56:505–508
5. Witte MH, Dellinger MT, Bernas MJ, Jones KA, Witte CL. Molecular lymphology and genetics of lymphedema-angiodysplasia syndromes. In: Földi M, Földi E, eds. Földi's textbook of lymphology, 2nd ed. Munich, Germany: Elsevier; 2006:497–524
6. Johns Hopkins University, Baltimore, MD. Online Mendelian Inheritance in Man. OMIM(TM). http:www.ncbi.nlm.nih.gov/omim. Accessed June 14, 2012
7. Northup KA, Witte MH, Witte CL. Syndromic classification of hereditary lymphedema. Lymphology 2003;36(4):162–189
8. Evans AL, Brice G, Sotirova V, et al. Mapping of primary congenital lymphedema to the 5q35.3 region. Am J Hum Genet 1999;64(2):547–555
9. Ferrell RE, Baty CJ, Kimak MA, et al. GJC2 missense mutations cause human lymphedema. Am J Hum Genet 2010;86(6):943–948
10. Fang J, Dagenais SL, Erickson RP, et al. Mutations in FOXC2 (MFH-1), a forkhead family transcription factor, are responsible for the hereditary lymphedema-distichiasis syndrome. Am J Hum Genet 2000;67(6):1382–1388
11. Alders M, Hogan BM, Gjini E, et al. Mutations in CCBE1 cause generalized lymph vessel dysplasia in humans. Nat Genet 2009;41(12):1272–1274
12. Irrthum A, Devriendt K, Chitayat D, et al. Mutations in the transcription factor gene SOX18 underlie recessive and dominant forms of hypotrichosis-lymphedema-telangiectasia. Am J Hum Genet 2003;72(6):1470–1478
13. Au AC, Hernandez PA, Lieber E, et al. Protein tyrosine phosphatase PTPN14 is a regulator of lymphatic function and choanal development in humans. Am J Hum Genet 2010;87(3):436–444
14. Ostergaard P, Simpson MA, Brice G, et al. Rapid identification of mutations in GJC2 in primary lymphoedema using whole exome sequencing combined with linkage analysis with delineation of the phenotype. J Med Genet 2011;48(4):251–255
15. Finegold DN, Schacht V, Kimak MA, et al. HGF and MET mutations in primary and secondary lymphedema. Lymphat Res Biol 2008;6(2):65–68
16. Smeltzer DM, Stickler GB, Schirger A. Primary lymphedema in children and adolescents: a follow-up study and review. Pediatrics 1985;76(2):206–218
17. Heppner PP, Armer JM, Mallinckrodt B. Problem-solving style and adaptation in breast cancer survivors: a prospective analysis. J Cancer Surviv 2009;3(2):128–136
18. Mak SS, Mo KF, Suen JJS, Chan SL, Ma WL, Yeo W. Lymphedema and quality of life in Chinese women after treatment for breast cancer. Eur J Oncol Nurs 2009;13(2):110–115
19. Augustin M, Bross F, Földi E, Vanscheidt W, Zschocke I. Development, validation and clinical use of the FLQA-I, a disease-specific quality of life questionnaire for patients with lymphedema. Vasa 2005;34(1):31–35
20. Fu M, Ridner SH, Hu SH, Cormier JC, Armer JM. Psychosocial impact of lymphedema: a systematic review of literature (2004–2011). Psycho-Oncology 2012. In press
21. American Cancer Society. Lymphedema: What every woman with breast cancer should know. http://www.cancer.org/acs/groups/cid/documents/webcontent/002876-pdf.pdf. Accessed March 26, 2012
22. Cormier JN, Xing Y, Zaniletti I, Askew RL, Stewart BR, Armer JM. Minimal limb volume change has a significant impact on breast cancer survivors. Lymphology 2009;42(4):161–175
23. Ridner SH. Quality of life and a symptom cluster associated with breast cancer treatment-related lymphedema. Support Care Cancer 2005;13(11):904–911
24. Fu MR, Rosedale M. Breast cancer survivors' experiences of lymphedema-related symptoms. J Pain Symptom Manage 2009;38(6):849–859
25. Velanovich V, Szymanski W. Quality of life of breast cancer patients with lymphedema. Am J Surg 1999;177(3):184–187, discussion 188
26. Woods M. Patients' perceptions of breast cancer-related lymphoedema. Eur J Cancer Care (Engl) 1993;2(3):125–128
27. Morgan PA, Franks PJ, Moffatt CJ. Health-related quality of life with lymphoedema: a review of the literature. Int Wound J 2005;2(1):47–62
28. McWayne J, Heiney SP. Psychologic and social sequelae of secondary lymphedema: a review. Cancer 2005;104(3):457–466
29. Collins LG, Nash R, Round T, Newman B. Perceptions of upper-body problems during recovery from breast cancer treatment. Support Care Cancer 2004;12(2):106–113
30. Armer JM. The problem of post-breast cancer lymphedema: impact and measurement issues. Cancer Invest 2005;23(1):76–83
31. Fu MR. Women at work with breast cancer-related lymphoedema. J Lymphoedema 2008;3(1):20–27. http://www.journaloflymphoedema.com/journal/0301_cancer.pdf. Accessed May 22, 2012
32. Radina ME, Armer JM. Post-breast cancer lymphedema and the family: A qualitative investigation of families coping with chronic illness. J Fam Nurs 2001;7(3):281–299. http://jfn.sagepub.com/cgi/content/abstract/7/3/281. Accessed June 14, 2012
33. Radina ME. Breast cancer-related lymphedema: Implications for family leisure participation. Fam Relat 2009;58(4):445–459
34. Shigaki CL, Madsen R, Wanchai A, Stewart BR, Armer JM. Breast cancer survivorship: Factors affecting functioning five years after treatment. Rehabil Psychol 2012. In press
35. Armer JM, Radina ME, Porock D, Culbertson SD. Predicting breast cancer-related lymphedema using self-reported symptoms. Nurs Res 2003;52(6):370–379
36. Bernas M, Askew R, Armer J, Cormier J. Lymphedema: How do we diagnose and reduce the risk of this dreaded complication of breast cancer treatment? Curr Breast Cancer Rep 2010;2(1):53–58
37. Disa JJ, Petrek J. Rehabilitation after treatment for cancer of the breast. In: DeVita VT Jr, Hellman S, Rosenberg SA, eds. Cancer principles and practice of oncology. 6th ed. Philadelphia: Lippincott, Williams & Wilkins; 2001:1717–1726
38. Konecne SM, Perdomo M. Lymphedema in the elderly: a special needs population. Top Geriatr Rehabil. 2004;20(2):98–113
39. Armer JM, Stewart BR, Wanchai A, Lasinski BB, Smith K, Cormier JN. Rehabilitation concepts among aging survivors living with and at risk for lymphedema: a framework for assessment, enhancing strengths, and minimizing vulnerability. Top Geriatr Rehabil 2012; In press
40. Shih YCT, Xu Y, Cormier JN, et al. Incidence, treatment costs, and complications of lymphedema after breast cancer among women of working age: a 2-year follow-up study. J Clin Oncol 2009;27(12):2007–2014
41. Wilson IB, Cleary PD. Linking clinical variables with health-related quality of life. A conceptual model of patient outcomes. JAMA 1995;273(1):59–65

42. Ware JE Jr, Kosinski M, Bayliss MS, McHorney CA, Rogers WH, Raczek A. Comparison of methods for the scoring and statistical analysis of SF-36 health profile and summary measures: summary of results from the Medical Outcomes Study. Med Care 1995;33(4, Suppl):AS264–AS279
43. Armer JM, Stewart BR. Post-breast cancer lymphedema: incidence increases from 12 to 30 to 60 months. Lymphology 2010;43(3):118–127
44. Radina ME, Armer JM. Surviving breast cancer and living with lymphedema: resiliency among women in the context of their families. J Fam Nurs 2004;10(4):485–505
45. Heppner PP, Glauser Tierney C, Wang Y-W, Armer JM, Whitlow NM, Reynolds A. Breast cancer survivors coping with lymphedema: What all counselors need to know. J Couns Dev 2009;87(3):327–338
46. AHRQ. http://www.cms.gov/medicare-coverage-database/details/technology-assessments-details.aspx?TAId=66&bc=BAAgAAAAAAAA&. Accessed Jan 28, 2012
47. NLN. Position Statement of the National Lymphedema Network: Screening and measurement for early detection of breast cancer related lymphedema. http://www.lymphnet.org/pdfDocs/nlnBCLE.pdf. Accessed June 15, 2012
48. Northern Ireland Cancer Network. Crest Guidelines Lymphoedema 2008. http://www.gain-ni.org/Publications/Guidelines/CrestGuidelines.pdf. Accessed Jan 28, 2012
49. Armer JM, Stewart BR, Shook RP. 30-month post-breast cancer treatment lymphoedema. J Lymphoedema 2009;4(1):14–18. http://www.ncbi.nlm.nih.gov/pubmed/20182653. Accessed June 15, 2012. Full text: http://www.ncbi.nlm.nih.gov/pmc/articles/PMC2826842/. Accessed June 15, 2012
50. Mayrovitz HN, Macdonald J, Davey S, Olson K, Washington E. Measurement decisions for clinical assessment of limb volume changes in patients with bilateral and unilateral limb edema. Ther P 2007 Oct;87(10):1362–1368. http://www.ncbi.nlm.nih.gov/pubmed/17684090. Accessed January 28, 2012
51. Stanton A, Modi S, Mellor R, Levick R, Mortimer P. Diagnosing breast cancer related lymphedema in the arm. J Lymphoedema 2006;1(1):15. http://lymphedema-research.org/References/Stanton2006_LymphedemaDiagnosis_arm.pdf. Accessed Jan 28, 2012
52. ImpediMed. http://www.impedimed.com/products/l-dexu400/. Accessed January 28, 2012
53. Williams A. Breast and trunk odema after treatment for breast cancer. J Lymphoedema 2006;1. http://www.lymphoedema-uk.com/journal/0101_breasttrunk.pdf. Accessed January 28, 2012
54. Deng J, Ridner SH, Dietrich MS, et al. Prevalence of secondary lymphedema in patients with head and neck cancer. J Pain Symptom Manage 2012 Feb;43(2):244–252. http://www.ncbi.nlm.nih.gov/pubmed/21802897. Accessed January 28, 2012
55. WHO Lymphatic filariasis. http://www.who.int/topics/filariasis/en/; http://www.who.int/mediacentre/factsheets/fs102/en/. Accessed January 28, 2012
56. Tam EK, Shen L, Munneke JR, et al. Clinician awareness and knowledge of breast cancer-related lymphedema in a large, integrated health care delivery setting. Breast Cancer Res Treat 2012;131(3):1029–1038. http://www.ncbi.nlm.nih.gov/pubmed/22037785. Accessed January 28, 2012
57. Bar Ad V, Cheville A, Solin LJ, Dutta P, Both S, Harris EE. Time course of mild arm lymphedema after breast conservation treatment for early-stage breast cancer. Int. J Radiation Oncol Biol Phys. 2010;76(1):85–90. http://www.ncbi.nlm.nih.gov/pubmed/19427748. Accessed June 15, 2012
58. Framework L. Template for Management: developing a lymphedema service. London: MEP Ltd; 2007
59. National Lymphedema Network. Patient Questionnaire. http://www.lymphnet.org/questionnaire.htm. Accessed June 15, 2012
60. Keeley V, Crooks S, Locke J, Veigas D, Riches K, Hilliam R. A quality of life measure for limb lymphoedema (LYMQOL). J Lymphoedema 2010;5(1):26–37
61. Devoogdt N, Van Kampen M, Geraerts I, Coremans T, Christiaens MR. Lymphoedema Functioning, Disability and Health questionnaire (Lymph-ICF): reliability and validity. Phys Ther 2011;91(6):944–957
62. Armer JM, Radina ME, Porock D, Culbertson SD. Predicting breast cancer-related lymphedema using self-reported symptoms. Nurs Res. 2003;52:370–379
63. Viehoff PB, van Genderen FR, Wittink H. Upper limb lymphedema 27 (ULL27): Dutch translation and validation of an illness-specific health-related quality of life questionnaire for patients with upper limb lymphedema. Lymphology 2008;41(3):131–138
64. Norman SA, Localio AR, Potashnik SL, et al. Lymphedema in breast cancer survivors: incidence, degree, time course, treatment, and symptoms. J Clin Oncol 2009;27(3):390–397
65. Földi E, Földi M. Földi's Textbook of lymphology, 2nd ed. Munich: Mosby/Elsevier; 2006
66. Stout NL, Pfalzer LA, Springer B, et al. Breast cancer-related lymphedema: comparing direct costs of a prospective surveillance model and a traditional model of care. Phys Ther 2012;92(1):152–163
67. Fu MR, Chen CM, Haber J, Guth AA, Axelrod D. The effect of providing information about lymphedema on the cognitive and symptom outcomes of breast cancer survivors. Ann Surg Oncol 2010;17(7):1847–1853
68. National Accreditation Program for Breast Centers. Breast Center Standards Manual 2011. http://www.accreditedbreastcenters.org/standards/2011standardsmanual.pdf. Accessed June 15, 2012
69. Petlund CF. Volumetry of limbs. In: Olszewski WL, ed. Lymph stasis: pathophysiology, diagnosis and treatment. Boca Raton: CRC Press; 1991:443–452
70. Meek AG. Breast radiotherapy and lymphedema. Cancer 1998;83(12, Suppl American):2788–2797
71. Stout Gergich NL, Pfalzer LA, McGarvey C, Springer B, Gerber LH, Soballe P. Preoperative assessment enables the early diagnosis and successful treatment of lymphedema. Cancer 2008;112(12):2809–2819
72. Armer JM, Stewart BR. A comparison of four diagnostic criteria for lymphedema in a post-breast cancer population. Lymphat Res Biol 2005;3(4):208–217
73. Williams AF, Franks PJ, Moffatt CJ. Lymphoedema: estimating the size of the problem. Palliat Med 2005;19(4):300–313
74. Stout NL, Pfalzer LA, Levy E, et al. Segmental limb volume change as a predictor of the onset of lymphedema in women with early breast cancer. PM R 2011;3(12):1098–1105
75. Petrek JA, Heelan MC. Incidence of breast carcinoma-related lymphedema. Cancer 1998;83(12, Suppl American:)2776–2781
76. Rockson SG. Precipitating factors in lymphedema: myths and realities. Cancer 1998;83(12, Suppl American):2814–2816
77. Passik SD, McDonald MV. Psychosocial aspects of upper extremity lymphedema in women treated for breast carcinoma. Cancer 1998; 83(12, Suppl American):2817–2820
78. Wilke LG, McCall LM, Posther KE, et al. Surgical complications associated with sentinel lymph node biopsy: results from a prospective international cooperative group trial. Ann Surg Oncol 2006;13(4):491–500
79. Olson JA Jr, McCall LM, Beitsch P, et al; American College of Surgeons Oncology Group Trials Z0010 and Z0011. Impact of immediate versus delayed axillary node dissection on surgical outcomes in breast cancer patients with positive sentinel nodes: results from American College of Surgeons Oncology Group Trials Z0010 and Z0011. J Clin Oncol 2008;26(21):3530–3535
80. Clark B, Sitzia J, Harlow W. Incidence and risk of arm oedema following treatment for breast cancer: a three-year follow-up study. QJM 2005;98(5):343–348
81. American Cancer Society. Cancer facts & figures 2010. http://www.cancer.org/acs/groups/content/@epidemiologysurveilance/documents/document/acspc-026238.pdf. Accessed April 6, 2012
82. Jemal A, Siegel R, Ward E, Hao Y, Xu J, Thun MJ. Cancer statistics, 2009. CA Cancer J Clin 2009;59(4):225–249
83. Pressman PI. Surgical treatment and lymphedema. Cancer 1998; 83(12, Suppl American):2782–2787
84. Cheville AL, McGarvey CL, Petrek JA, Russo SA, Taylor ME, Thiadens SRJ. Lymphedema management. Semin Radiat Oncol 2003;13(3):290–301

85. National Cancer Institute. Lymphedema (PDQ). http://www.cancer.gov/cancertopics/pdq/supportivecare/lymphedema/healthprofessional/page1. Accessed April 6, 2012
86. Petrek JA, Pressman PI, Smith RA. Lymphedema: current issues in research and management. CA Cancer J Clin 2000;50(5):292–307, quiz 308–311
87. Peintinger F, Reitsamer R, Stranzl H, Ralph G. Comparison of quality of life and arm complaints after axillary lymph node dissection vs sentinel lymph node biopsy in breast cancer patients. Br J Cancer 2003;89(4):648–652
88. Rose KE, Taylor HM, Twycross RG. Long-term compliance with treatment in obstructive arm lymphoedema in cancer. Palliat Med 1991;5(1):52–55
89. Armer JM, Brooks CW, Stewart BR. Limitations of self-care in reducing the risk of lymphedema: supportive-educative systems. Nurs Sci Q 2011;24(1):57–63
90. Manne S, Ostroff J, Sherman M, et al. Buffering effects of family and friend support on associations between partner unsupportive behaviors and coping among women with breast cancer. J Soc Pers Relat 2003;20(6):771–792
91. Mallinckrodt B, Armer JM, Heppner PP. A threshold model of social support, adjustment, and distress after breast cancer treatment. J Couns Psychol 2012;59(1):150–160
92. Armer JM, Heppner PP, Mallinckrodt B. Post breast cancer treatment lymphedema: the hidden epidemic. Scope on Phlebology and Lymphology. 2002;9(1):334–341
93. Gerber LH. A review of measures of lymphedema. Cancer 1998; 83(12, Suppl American):2803–2804
94. Tierney S, Aslam M, Rennie K, Grace P. Infrared optoelectronic volumetry, the ideal way to measure limb volume. Eur J Vasc Endovasc Surg 1996;12(4):412–417
95. Swedborg I. Voluminometric estimation of the degree of lymphedema and its therapy by pneumatic compression. Scand J Rehabil Med 1977;9(3):131–135
96. Callaway CW, Chumlea WC, et al. Circumferences. In: Lohman TG, Roche AF, Martorell R, eds. Anthropometric standardization reference manual. Champaign, IL: Human Kinetics Books; 1988:39–51
97. Medical policy review–Publication summary index. http://impedimed.com.au/assets/005/5549.pdf. Accessed April 6, 2012
98. Ridner SH, Dietrich MS, Deng J, Bonner CM, Kidd N. Bioelectrical impedance for detecting upper limb lymphedema in non-laboratory settings. Lymphat Res Biol 2009;7(1):11–15
99. Ridner SH, Montgomery LD, Hepworth JT, Stewart BR, Armer JM. Comparison of upper limb volume measurement techniques and arm symptoms between healthy volunteers and individuals with known lymphedema. Lymphology 2007;40(1):35–46
100. Tobin MB, Lacey HJ, Meyer L, Mortimer PS. The psychological morbidity of breast cancer-related arm swelling. Psychological morbidity of lymphoedema. Cancer 1993;72(11):3248–3252
101. Hull MM. Functional and psychosocial aspects of lymphedema in women treated for breast cancer. Innovations in Breast Cancer Care. 1998;3(4):97–100
102. American Cancer Society. Breast cancer facts & figures 2009–2010. http://www.cancer.org/Research/CancerFactsFigures/BreastCancerFactsFigures/breast-cancer-facts--figures-2009-2010. Accessed June 15, 2012
103. Andersen BL, Kiecolt-Glaser JK, Glaser R. A biobehavioral model of cancer stress and disease course. Am Psychol 1994;49(5):389–404
104. Holahan CH, Moos RH, Schaefer JA. Coping, stress resistance, and growth: conceptualizing adaptive functioning. In: Zeidner M, Endler NS, eds. Handbook of coping: theory, research, applications. New York: Wiley; 1996
105. Lazarus RS, Folkman P. Stress, appraisal, and coping. New York: Springer; 1984
106. Zeidner M, Endler NS. Handbook of coping: theory, research, applications. New York: Wiley; 1996
107. Passik SD, Newman ML, Brennan M, Tunkel R. Predictors of psychological distress, sexual dysfunction, and physical functioning among women with upper extremity lymphedema related to breast cancer. Psycho-Oncology 1995;4(4):255–263
108. Zeissler RH, Rose GB, Nelson PA. Postmastectomy lymphedema: late results of treatment in 385 patients. Arch Phys Med Rehabil 1972;53(4):159–166
109. Armer JM, Fu MR, Wainstock JM, Zagar E, Jacobs LK. Lymphedema following breast cancer treatment, including sentinel lymph node biopsy. Lymphology 2004;37(2):73–91
110. Armer JM, Whitman M. The problem of lymphedema following breast cancer treatment: Prevalence, symptoms, & self-management. Lymphology 2002;35:153–159
111. Ancukiewicz M, Russell TA, Otoole J, et al. Standardized method for quantification of developing lymphedema in patients treated for breast cancer. Int J Radiat Oncol Biol Phys 2011;79(5):1436–1443
112. Hyngstrom JR, Chiang YJ, Ross MI, et al. Prospective assessment of lymphedema incidence and lymphedema-associated symptoms following lymph node surgery for melanoma. In review
113. Swartz RJ, Baum GP, Askew RL, Palmer JL, Ross MI, Cormier JN. Reducing patient burden to the FACT-Melanoma quality-of-life questionnaire. Melanoma Res 2012;22(2):158–163
114. Demark-Wahnefried W, Peterson BL, Winer EP, et al. Changes in weight, body composition, and factors influencing energy balance among premenopausal breast cancer patients receiving adjuvant chemotherapy. J Clin Oncol 2001;19(9):2381–2389
115. Harvey NL, Srinivasan RS, Dillard ME, et al. Lymphatic vascular defects promoted by Prox1 haploinsufficiency cause adult-onset obesity. Nat Genet 2005;37(10):1072–1081
116. Rock CL, Demark-Wahnefried W. Nutrition and survival after the diagnosis of breast cancer: a review of the evidence. J Clin Oncol 2002;20(15):3302–3316
117. Department for Health and Human Services and Centers for Disease Control and Prevention. A national action plan for cancer survivorship: advancing public health strategies 2004. http://www.cdc.gov/cancer/survivorship/pdf/plan.pdf. Accessed June 15, 2012
118. Oremus M, Walker K, Dayes I, Raina P. Diagnosis and treatment of secondary lymphedema: technology assessment report 2010. https://www.cms.gov/Medicare/Coverage/DeterminationProcess/downloads//id66aTA.pdf. Accessed April 6, 2012
119. Lasinski BB, Thrift KM, Squire D, et al. A systematic review of the evidence for complete decongestive therapy (CDT) from 2004–2010. In review
120. Lasinski BB. Complete decongestive therapy (CDT): support for the current standard of treatment for lymphedema. In review
121. Medicare Evidence Development & Coverage Advisory Committee. Centers for Medicare and Medicaid Services. https://www.cms.gov/Regulations-and-Guidance/Guidance/FACA/downloads/id51b.pdf. Accessed April 6, 2012
122. American Lymphedema Framework Project. Cyber informatics tools for lymphedema stakeholders. http://www.alfp.org/index.php?pid=report. Accessed April 10, 2012
123. McNeill GC, Witte MH, Witte CL, et al. Whole-body lymphangioscintigraphy: preferred method for initial assessment of the peripheral lymphatic system. Radiology 1989;172(2):495–502
124. Witte CL, Witte MH, Unger EC, et al. Advances in imaging of lymph flow disorders. Radiographics 2000;20(6):1697–1719
125. Bourgeois P. Combined role of lymphoscintigraphy, X-ray computed tomography, magnetic resonance imaging, and positron emission tomography in the management of lymphedematous disease. In: Lee B-B, Bergan J, Rockson SG, eds. Lymphedema: a concise compendium of theory and practice. London: Springer; 2011:167–182
126. Schindera ST, Streit M, Kaelin U, Stauffer E, Steinbach L, Anderson SE. Stewart-Treves syndrome: MR imaging of a postmastectomy upper-limb chronic lymphedema with angiosarcoma. Skeletal Radiol 2005;34(3):156–160
127. Helm TN, Lee TC. Metastatic carcinoma of the skin. http://www.emedicine.medscape.com/article/1101058-overview Accessed Oktober 19, 2012
128. Corbett LQ, Burns PE. Venous ulcers. In: Milne CT, Corbett LQ, Dubuc DL, eds. Wound, ostomy, and continence nursing secrets. Philadelphia, PA: Hanley & Belfus; 2003:163
129. Young JR. Differential diagnosis of leg ulcers. Cardiovasc Clin 1983;13(2):171–193

130. Callam MJ, Harper DR, Dale JJ, Ruckley CV. Arterial disease in chronic leg ulceration: an underestimated hazard? Lothian and Forth Valley leg ulcer study. Br Med J (Clin Res Ed) 1987;294(6577):929–931
131. Nelzén O, Bergqvist D, Lindhagen A. Venous and non-venous leg ulcers: clinical history and appearance in a population study. Br J Surg 1994;81(2):182–187
132. Andersson E, Hansson C, Swanbeck G. Leg and foot ulcers. An epidemiological survey. Acta Derm Venereol 1984;64(3):227–232
133. Reichardt LE. Venous ulceration: compression as the mainstay of therapy. J Wound Ostomy Continence Nurs 1999;26(1):39–47
134. Capeheart JK. Chronic venous insufficiency: a focus on prevention of venous ulceration. J Wound Ostomy Continence Nurs 1996;23(4):227–234
135. Kunimoto B, Cooling M, Gulliver W, Houghton P, Orsted H, Sibbald RG. Best practices for the prevention and treatment of venous leg ulcers. Ostomy Wound Manage 2001;47(2):34–46, 48–50
136. Orsted HL, Radke L, Gorst R. The impact of musculoskeletal changes on the dynamics of the calf muscle pump. Ostomy Wound Manage 2001;47(10):18–24
137. Bozeman PK. Arterial ulcers. In: Milne CT, Corbett LQ, Dubuc DL, eds. Wound, ostomy, and continence nursing secrets. Philadelphia, PA: Hanley & Belfus; 2003:168–172
138. Miranda F Jr, Perez MC, Castiglioni ML, et al. Effect of sequential intermittent pneumatic compression on both leg lymphedema volume and on lymph transport as semi-quantitatively evaluated by lymphoscintigraphy. Lymphology 2001;34(3):135–141
139. Boris M, Weindorf S, Lasinski BB. The risk of genital edema after external pump compression for lower limb lymphedema. Lymphology 1998;31(1):15–20
140. Segers P, Belgrado JP, Leduc A, Leduc O, Verdonck P. Excessive pressure in multichambered cuffs used for sequential compression therapy. Phys Ther 2002;82(10):1000–1008
141. Carati CJ, Anderson SN, Gannon BJ, Piller NB. Treatment of post-mastectomy lymphedema with low-level laser therapy: a double blind, placebo-controlled trial. [erratum appears in Cancer. 2003;98:2742] Cancer 2003;98(6):1114–1122
142. Kaviani A, Fateh M, Yousefi Nooraie R, Alinagi-zadeh MR, Atai-Fashtami L. Low-level laser therapy in management of post-mastectomy lymphedema. Lasers Med Sci 2006;21(2):90–94
143. Lawenda BD, Mondry TE, Johnstone PA. Lymphedema: a primer on the identification and management of a chronic condition in oncologic treatment. CA Cancer J Clin 2009;59(1):8–24
144. Brorson H. Liposuction gives complete reduction of chronic large arm lymphedema after breast cancer. Acta Oncol 2000;39(3):407–420
145. Patterson GK. Vascular evaluation. In: Sussman C, Bates-Jensen BM, eds. Wound care: a collaborative practice manual for physical therapists and nurses, 2nd ed. Gaithersburg, MD: Aspen; 2001:177–193
146. Myers BA. Wound management: principles and practice. Upper Saddle River, NJ: Prentice Hall; 2004:201–228
147. Slachta PA, Burns PE. Inflammatory ulcerations. In: Milne CT, Corbett LQ, Dubuc DL, eds. Wound, ostomy, and continence nursing secrets. Philadelphia, PA: Hanley & Belfus; 2003:193–197
148. Sibbald RG, Cameron J. Dermatological aspects of wound care. In: Krasner DL, Rodeheaver GT, Sibbald RG, eds. Chronic wound care: a clinical source book for healthcare professionals, 3rd ed. Wayne, PA: HMP Communications; 2001:273–285
149. Barton P, Parslow N. Malignant wounds: holistic assessment and management. In: Krasner DL, Rodeheaver GT, Sibbald RG, eds. Chronic wound care: a clinical source book for healthcare professionals, 3rd ed. Wayne, PA: HMP Communications; 2001:699–710
150. Naylor W, Laverty D, Mallett J, eds. The Royal Marsden Hospital handbook of wound management in cancer care. Malden, MA: Blackwell Science; 2001:73–122
151. Sibbald RG, Williamson D, Orsted HL, et al. Preparing the wound bed—debridement, bacterial balance, and moisture balance. Ostomy Wound Manage 2000;46(11):14–22, 24–28, 30–35, quiz 36–37
152. Daróczy J. Antiseptic efficacy of local disinfecting povidone-iodine (Betadine) therapy in chronic wounds of lymphedematous patients. Dermatology 2002;204(Suppl 1):75–78
153. Kunimoto BT. Management and prevention of venous leg ulcers: a literature-guided approach. Ostomy Wound Manage 2001;47(6):36–42, 44–49
154. Hansson C; Cadexomer Iodine Study Group. The effects of cadexomer iodine paste in the treatment of venous leg ulcers compared with hydrocolloid dressing and paraffin gauze dressing. Int J Dermatol 1998;37(5):390–396
155. McPherson T, Fay MP, Singh S, Penzer R, Hay R. Health workers' agreement in clinical description of filarial lymphedema. Am J Trop Med Hyg 2006;74(3):500–504
156. Ananthakrishnan S, Das LK. Entry lesions in bancroftian filarial lymphoedema patients—a clinical observation. Acta Trop 2004;90(2):215–218
157. Szolnoky G, Borsos B, Bársony K, Balogh M, Kemény L. Complete decongestive physiotherapy with and without pneumatic compression for treatment of lipedema: a pilot study. Lymphology 2008 Mar;41(1):40–44
158. Hutzschenreuter P, Ehlers R. Effect of manual lymph drainage on the autonomic nervous system. [Article in German] Z Lymphol 1986;10(2):58–60
159. Hutzschenreuther P, Bruemmer H, Silberschneider K. Die Vagotone Wirkung der Manuellen Lymphdrainage nach Dr. Vodder. LymphForsch 2003;7(1):7–14

推奨文献

リンパ浮腫

Brennan MJ. Lymphedema following the surgical treatment of breast cancer: a review of pathophysiology and treatment. J Pain Symptom Manage 1992;7(2):110–116

Cheville AL, Tchou J. Barriers to rehabilitation following surgery for primary breast cancer. J Surg Oncol 2007;95(5):409–418

Erickson VS, Pearson ML, Ganz PA, Adams J, Kahn KL. Arm edema in breast cancer patients. J Natl Cancer Inst 2001;93(2):96–111

Földi E. Massage and damage to lymphatics. Lymphology 1995;28(1):1–3

Földi E. Prevention of dermatolymphangioadenitis by combined physiotherapy of the swollen arm after treatment for breast cancer. Lymphology 1996;29(2):48–49

Földi E, Földi M, Weissleder H. Conservative treatment of lymphoedema of the limbs. Angiology 1985;36(3):171–180

Földi M. Treatment of lymphedema. [editorial] Lymphology 1994;27(1):1–5

Getz DH. The primary, secondary, and tertiary nursing interventions of lymphedema. Cancer Nurs 1985;8(3):177–184

Greene AK, Borud L, Slavin SA. Blood pressure monitoring and venipuncture in the lymphedematous extremity. Plast Reconstr Surg 2005;116(7):2058–2059

Greenlee R, Hoyme H, Witte M, Crowe P, Witte C. Developmental disorders of the lymphatic system. Lymphology 1993;26(4):156–168

Herpertz U. Lipedema. [Article in German] Z Lymphol 1995;19(1):1–11

Horsley JS, Styblo T. Lymphedema in the postmastectomy patient. In: Bland KI, Copeland EM, eds. The breast: comprehensive management of benign and malignant diseases. Philadelphia: Saunders; 1991:701–706

Kepics J. Physical therapy treatment of axillary web syndrome. Rehabil Oncol 2004;22(1):21–22

Kim DI, Huh S, Hwang JH, Kim YI, Lee BB. Venous dynamics in leg lymphedema. Lymphology 1999;32(1):11–14

Koehler L. Axillary web syndrome and lymphedema, a new perspective. LymphLink 2006;18(3):9–10

Koehler L. Treatment consideration for axillary web syndrome. [Paper presented at the National Lymphedema Network 7th International Conference, Nashville, TN, November 1–5, 2006]

Leidenius M, Leppänen E, Krogerus L, von Smitten K. Motion restriction and axillary web syndrome after sentinel node biopsy and axillary clearance in breast cancer. Am J Surg 2003;185(2):127–130

Markowski J, Wilcox JP, Helm PA. Lymphedema incidence after specific postmastectomy therapy. Arch Phys Med Rehabil 1981;62(9):449–452

Mortimer PS, Bates DO, Brassington HD, et al. The prevalence of arm edema following treatment for breast cancer. Q J Med 1996;89:377–380

Moskovitz AH, Anderson BO, Yeung RS, Byrd DR, Lawton TJ, Moe RE. Axillary web syndrome after axillary dissection. Am J Surg 2001;181(5):434–439

National Cancer Institute (U.S.), Office of Cancer Communications. The breast cancer digest: a guide to medical care, emotional support, educational programs, and resources, 2nd ed. Bethesda, MD: U.S. Dept. of Health, Education, and Welfare, Public Health Service, National Institute of Health, National Cancer Institute, 1984:78

NLN. Position Statement of the National Lymphedema Network. Lymphedema Risk Reduction Practices. http://www.lymphnet.org/pdfDocs/nlnriskreduction.pdf. Accessed June 15, 2012

Petrek JA, Lerner R. Lymphedema: etiology and treatment. In: Harris JR, Lippman ME, Morrow M, Hellman S, eds. Diseases of the breast. Philadelphia: Lippincott-Raven; 1996:896–901

Petrek JA, Senie RT, Peters M, Rosen PP. Lymphedema in a cohort of breast carcinoma survivors 20 years after diagnosis. Cancer 2001;92(6):1368–1377

Ridner P. Breast cancer lymphedema: pathophysiology and risk reduction guidelines. Oncol Nurs Forum 2002;29(9):1285–1293

Rosenfeld RG, Tesch LG, Rodriguez-Rigau LJ, et al. Recommendations for diagnosis, treatment, and management of individuals with Turner syndrome. Endocrinologist 1994;4(5):351–358

Shamley DR, Srinanaganathan R, Weatherall R, et al. Changes in shoulder muscle size and activity following treatment for breast cancer. Breast Cancer Res Treat 2007;106(1):19–27

Stanton AW, Levick JR, Mortimer PS. Cutaneous vascular control in the arms of women with postmastectomy oedema. Exp Physiol 1996;81(3):447–464

Winge C, Mattiasson AC, Schultz I. After axillary surgery for breast cancer—is it safe to take blood samples or give intravenous infusions? J Clin Nurs 2010;19(9-10):1270–1274

外科的処置

Edwards MJ, Whitworth P, Tafra L, McMasters KM. The details of successful sentinel lymph node staging for breast cancer. Am J Surg 2000;180(4):257–261

Hill AD, Tran KN, Akhurst T, et al. Lessons learned from 500 cases of lymphatic mapping for breast cancer. Ann Surg 1999;229(4):528–535

Kissin MW, Querci della Rovere G, Easton D, Westbury G. Risk of lymphoedema following the treatment of breast cancer. Br J Surg 1986;73(7):580–584

Kwan W, Jackson J, Weir LM, Dingee C, McGregor G, Olivotto IA. Chronic arm morbidity after curative breast cancer treatment: prevalence and impact on quality of life. J Clin Oncol 2002;20(20):4242–4248

Mackay-Wiggan J, Ratner D, Sambandan DR. Suturing techniques. http://emedicine.medscape.com/article/1824895-overview#showall. Accessed June 15, 2012

National Cancer Institute Website. A collection of material about sentinel lymph node biopsy. http://www.cancer.gov/cancertopics/factsheet/detection/sentinel-node-biopsy. Accessed August 18, 2004

フィラリア症

Fife C, Benavides S, Otto G. Morbid obesity and lymphedema management. National Lymphedema Network. LymphLink 2007;19(3):2–4.

Figueredo-Silva J, Dreyer G. Bancroftian filariasis in children and adolescents: clinical-pathological observations in 22 cases from an endemic area. Ann Trop Med Parasitol 2005;99(8):759–769

Filariasis.net, Information on filariasis. http://www.filariasis.net. Accessed October 19, 2012

Mahamaneerat WK, Shyu CR, Stewart BR, Armer JM. Breast cancer treatment, BMI, post-op swelling/lymphoedema. J Lymphoedema 2008;3(2):38–44

Molyneux DH. Elimination of transmission of lymphatic filariasis in Egypt. Lancet 2006; 367(9515):966–968

Ngwira BM, Tambala P, Perez AM, Bowie C, Molyneux DH. The geographical distribution of lymphatic filariasis infection in Malawi. Filaria J 2007;6:12

Ottesen EA. The global programme to eliminate lymphatic filariasis. Trop Med Int Health 2000;5(9):591–594

Wynd S, Durrheim DN, Carron J, et al. Socio-cultural insights and lymphatic filariasis control—lessons from the Pacific. Filaria J 2007;6:3

腋窩リンパ管網症候群

Cheville AL, Tchou J. Barriers to rehabilitation following surgery for primary breast cancer. J Surg Oncol 2007;95(5):409–418

Josenhans E. Physiotherapeutic treatment for axillary cord formation following breast cancer surgery. Z Physiother 2007;59(9):868–878

Kepics J. Physical therapy treatment of axillary web syndrome. Rehabilitation Oncology 2004;22(1):21–22

Koehler LA. Axillary web syndrome and lymphedema, a new perspective. LymphLink. 2006;18(3):9–10

Koehler LA. Treatment considerations for axillary web syndrome. Proceedings of the 7th National Lymphedema Network International Conference, Nashville, TN, November 25 2006

Leidenius M, Leppänen E, Krogerus L, von Smitten K. Motion restriction and axillary web syndrome after sentinel node biopsy and axillary clearance in breast cancer. Am J Surg 2003;185(2):127–130

Marsch WC, Haas N, Stüttgen G. 'Mondor's phlebitis'—a lymphovascular process. Light and electron microscopic indications. Dermatologica 1986;172(3):133–138

Moskovitz AH, Anderson BO, Yeung RS, Byrd DR, Lawton TJ, Moe RE. Axillary web syndrome after axillary dissection. Am J Surg 2001;181(5):434–439

Reedijk M, Boerner S, Ghazarian D, McCready D. A case of axillary web syndrome with subcutaneous nodules following axillary surgery. Breast 2006;15(3):411–413

Severeid K, Simpson J, Templeton B, York R, Hummel-Berry K, Leiserowitz A. Axillary web syndrome among patients with breast cancer or melanoma referred to physical therapy. Rehabil Onco 2007;25(1):25

Shamley DR, Srinanaganathan R, Weatherall R, et al. Changes in shoulder muscle size and activity following treatment for breast cancer. Breast Cancer Res Treat 2007;106(1):19–27

Shetty MK, Watson AB. Mondor's disease of the breast: sonographic and mammographic findings. AJR Am J Roentgenol 2001;177(4):893–896

Torres Lacomba M, Mayoral Del Moral O, Coperias Zazo JL, Yuste Sánchez MJ, Ferrandez JC, Zapico Goñi A. Axillary web syndrome after axillary dissection in breast cancer: a prospective study. Breast Cancer Res Treat 2009;117(3):625–630

Winicour J. Axillary web syndrome. Proceedings of the 9th National Lymphedema Network International Conference, Orlando. September 2010

放射線誘発性の上腕神経叢障害

Breast cancer discussion forum. http://community.breastcancer.org/forum/64/topic/698235. Accessed June 15, 2012

Kaplan RJ. Radiation-Induced Brachial Plexopathy. http://emedicine.medscape.com/article/316497-overview. Accessed June 15, 2012

Senkus-Konefka E. Complications of Breast Cancer Radiotherapy. http://www.lymphedemapeople.com/wiki/doku.php?id=complications_of_breast_cancer_radiotherapy. Accessed June 15, 2012

Step up, speak out. http://www.stepup-speakout.org/Radiation_Induced_Brachial_plexopathy.htm. Accessed June 15, 2012

画像診断

Bräutigam P, Földi E, Schaiper I, Krause T, Vanscheidt W, Moser E. Analysis of lymphatic drainage in various forms of leg edema using two compartment lymphoscintigraphy. Lymphology 1998;31(2):43–55

Partsch H, Urbanek A, Wenzel-Hora B. The dermal lymphatics in lymphoedema visualized by indirect lymphography. Br J Dermatol 1984;110(4):431–438

Pecking A, et al. In vivo assessment of fluid and fat component in lymphedematous skin. Paper presented at: International Society of Lymphology Congress Genoa, Italy, 2001

Svensson WE, Mortimer PS, Tohno E, Cosgrove DO. Colour Doppler demonstrates venous flow abnormalities in breast cancer patients with chronic arm swelling. Eur J Cancer 1994;30A(5):657–660

Szuba A, Shin WS, Strauss HW, Rockson S. The third circulation: radionuclide lymphoscintigraphy in the evaluation of lymphedema. J Nucl Med 2003;44(1):43–57

複合的理学療法

Boris M, Weindorf S, Lasinski B, Boris G. Lymphedema reduction by noninvasive complex lymphedema therapy. Oncology (Williston Park) 1994;8(9):95–106, discussion 109–110

Eliska O, Eliskova M. Are peripheral lymphatics damaged by high pressure manual massage? Lymphology 1995;28(1):21–30

Hocutt JE Jr. Cryotherapy. Am Fam Physician 1981;23(3):141–144

連続型間欠的空気圧縮

Bernas MJ, Witte CL, Witte MH. The diagnosis and treatment of peripheral lymphedema: draft revision of the 1995 Consensus Document of the International Society of Lymphology Executive Committee for discussion at the September 3-7, 2001, XVIII International Congress of Lymphology in Genoa, Italy. Lymphology 2001;34(2):84–91

Bock AU. Prinzipielle Überlegungen zur Apparativen Inter-mittierenden Kompressionstherapie. LymphForsch 2003;7(1):27–29

Dini D, Del Mastro L, Gozza A, et al. The role of pneumatic compression in the treatment of postmastectomy lymphedema: a randomized phase III study. Boston: Kluwer Academic Publishers; 1998

Hammond T, Golla AH. Overcoming barriers in the management of lower extremity lymphedema utilizing advanced pneumatic therapy. The Open Rehabilitation Journal 2009;2:79–85

Lynnworth M. Greater Boston Lymphedema Support Group pump survey. Natl Lymphedema Network Newsletter 1988;10:6–7

Richmand DM, O'Donnell TF Jr, Zelikovski A. Sequential pneumatic compression for lymphedema. A controlled trial. Arch Surg 1985;120(10):1116–1119

Ridner SH, McMahon E, Dietrich MS, Hoy S. Home-based lymphedema treatment in patients with cancer-related lymphedema or noncancer-related lymphedema. Oncol Nurs Forum 2008;35(4):671–680

Weissleder H. Stellenwert der Apparativen Intermittieren-den Kompression—Literaturueberblick. LymphForsch 2003;7(1):15–18

Wilburn O, Wilburn P, Rockson SG. A pilot, prospective evaluation of a novel alternative for maintenance therapy of breast cancer-associated lymphedema [ISRCTN76522412]. BMC Cancer 2006;6:84

Nutrition

American Cancer Society. Lymphedema: What Every Woman With Breast Cancer Should Know. http://www.cancer.org/Treatment/TreatmentsandSideEffects/PhysicalSideEffects/Lymphedema/WhatEveryWomanwithBreastCancerShouldKnow/index. Accessed June 15, 2012

Lymphedema People – Lymphedema Diet. http://www.lymphedemapeople.com/wiki/doku.php?id=the_lymphedema_diet. Accessed June 15, 2012

Medical News Today. Lymphedema risk for breast cancer survivors increased by obesity. http://www.medicalnewstoday.com/releases/133691.php. Accessed June 15, 2012

National Cancer Institute. Obesity and lymphedema. http://www.cancer.gov/cancertopics/pdq/supportivecare/lymphedema/HealthProfessional/page2#Section_29. Accessed June 15, 2012

薬物療法

Bassett ML, Dahlstrom JE. Liver failure while taking coumarin. Med J Aust 1995;163(2):106

Casley-Smith JR, Casley-Smith JR. Lymphedema the poor and benzo-pyrones: proposed amendments to the consensus document. Lymphology 1996;29(4):137–140

Casley-Smith JR, Morgan RG, Piller NB. Treatment of lymphedema of the arms and legs with 5,6-benzo-[alpha]-pyrone. N Engl J Med 1993;329(16):1158–1163

Cox D, O'Kennedy R, Thornes RD. The rarity of liver toxicity in patients treated with coumarin (1,2-benzopyrone). Hum Toxicol 1989;8(6):501–506

Faurschou P. Toxic hepatitis due to benzo-pyrone. Hum Toxicol 1982;1(2):149–150

Fentem JH, Fry JR. Species differences in the metabolism and hepatotoxicity of coumarin. Comp Biochem Physiol C 1993;104(1):1–8

International Society of Lymphology. The diagnosis and treatment of peripheral lymphedema. Consensus document of the International Society of Lymphology. Lymphology 2003;36(2):84–91

International Society of Lymphology. The diagnosis and treatment of peripheral lymphedema. 2009 consensus document of the International Society of Lymphology. http://www.u.arizona.edu/~witte/2009consensus.pdf. Accessed June 15, 2012

Loprinzi CL, Kugler JW, Sloan JA, et al. Lack of effect of coumarin in women with lymphedema after treatment for breast cancer. N Engl J Med 1999;340(5):346–350

Loprinzi CL, Sloan J, Kugler J. Coumarin-induced hepatotoxicity. J Clin Oncol 1997;15(9):3167–3168

Morrison L, Welsby PD. Side-effects of coumarin. Postgrad Med J 1995;71(841):701

NLN. Position Statement of the National Lymphedema Network. The diagnosis and treatment of lymphedema. http://www.lymphnet.org/pdfDocs/nlntreatment.pdf. Accessed June 15, 2012

リンパ浮腫の治療における外科的アプローチ

Goldsmith HS, De los Santos R. Omental transposition in primary lymphedema. Surg Gynecol Obstet 1967;125(3):607–610

International Society of Lymphology. The diagnosis and treatment of peripheral lymphedema. 2009 Consensus Document of the International Society of Lymphology. http://www.u.arizona.edu/~witte/2009consensus.pdf. Accessed June 15, 2012

Miller TA. Surgical approach to lymphedema of the arm after mastectomy. Am J Surg 1984;148(1):152–156

NLN. Position Statement of the National Lymphedema Network. The diagnosis and treatment of lymphedema. http://www.lymphnet.org/pdfDocs/nlntreatment.pdf. Accessed June 15, 2012

O'Brien BM, Khazanchi RK, Kumar PA, Dvir E, Pederson WC. Liposuction in the treatment of lymphoedema; a preliminary report. Br J Plast Surg 1989;42(5):530–533

Olszewski W. Risk of surgical procedures in limbs with edema (lymphedema). LymphLink 2003;15(1):1–2

慢性静脈不全

Brand FN, Dannenberg AL, Abbott RD, Kannel WB. The epidemiology of varicose veins: the Framingham Study. Am J Prev Med 1988;4(2):96–101

Eliska O, Eliskova M. Morphology of lymphatics in human venous crural ulcers with lipodermatosclerosis. Lymphology 2001;34(3):111–123

Földi M, Idiazabal G. The role of operative management of varicose veins in patients with lymphedema and/or lipedema of the legs. Lymphology 2000;33(4):167–171

Goldhaber SZ, Morrison RB. Cardiology patient pages. Pulmonary embolism and deep vein thrombosis. Circulation 2002;106(12):1436–1438

Griffin JH, Motulsky A, Hirsh J. Diagnosis and treatment of hypercoagulable states. Orlando: Education Program. American Society of Hematology 1996:106–111

Harris JM, Abramson N. Evaluation of recurrent thrombosis and hypercoagulability. Am Fam Physician 1997;56(6):1591–1596, 1601–1602

Hobson J. Venous insufficiency at work. Angiology 1997;48(7):577–582

Johnson MT. Treatment and prevention of varicose veins. J Vasc Nurs 1997;15(3):97–103

Kim DI, Huh S, Hwang JH, Kim YI, Lee BB. Venous dynamics in leg lymphedema. Lymphology 1999;32(1):11–14

Silverstein MD, Heit JA, Mohr DN, Petterson TM, O'Fallon WM, Melton LJ III. Trends in the incidence of deep vein thrombosis and pulmonary embolism: a 25-year population-based study. Arch Intern Med 1998;158(6):585–593

Vanhoutte PM, Corcaud S, de Montrion C. Venous disease: from pathophysiology to quality of life. Angiology 1997;48(7):559–567

創傷と皮膚病変

Andersson E, Hansson C, Swanbeck C. Leg and foot ulcer prevalence and investigation of the peripheral arterial and venous circulation in a randomised elderly population: an epidemiological survey and clinical investigation. Acta Derm Venereol 1993;73:57–61

Barton P, Parslow N. Malignant wounds: holistic assessment and management. In: Krasner DL, Rodeheaver GT, Sibbald RG, eds. Chronic wound care: a clinical source book for healthcare professionals. 3rd ed. Wayne, PA: HMP Communications; 2001:699–710

Bowler PG, Jones SA, Davies BJ, Coyle E. Infection control properties of some wound dressings. J Wound Care 1999;8(10):499–502

Bozeman PK. Arterial ulcers. In: Milne CT, Corbett LQ, Dubuc DL, eds. Wound, ostomy, and continence nursing secrets. Philadelphia: Hanley & Belfast; 2003:168–172

Callam MJ, Harper DR, Dale JJ, Ruckley CV. Arterial disease in chronic leg ulceration: an underestimated hazard? Lothian and Forth Valley leg ulcer study. Br Med J (Clin Res Ed) 1987;294(6577):929–931

Capeheart JK. Chronic venous insufficiency: a focus on prevention of venous ulceration. J Wound Ostomy Continence Nurs 1996;23(4):227–234

Corbett LQ, Burns PE. Venous ulcers. In: Milne CT, Corbett LQ, Dubuc DL, eds. Wound, ostomy, and continence nursing secrets. Philadelphia: Hanley & Belfast; 2003:163

Kunimoto BT. Management and prevention of venous leg ulcers: a literature-guided approach. Ostomy Wound Manage 2001;47(6):36–42, 44–49

Lazzari GB, Monteverdi AM, Adami O, Pezzarossai E. Collagenase for the treatment of torpid ulcerative lesions of the legs. [Article in Italian] G Ital Dermatol Venereol 1990;125(9):37–42

Myers BA. Wound management: principles and practice. Upper Saddle River, NJ: Prentice Hall; 2004:201–228

Naylor W, Laverty D, Mallet J. Handbook of wound management in cancer care. London: Blackwell Sciences; 2001:73–122

Nelzén O, Bergqvist D, Lindhagen A. Venous and non-venous leg ulcers: clinical history and appearance in a population study. Br J Surg 1994;81(2):182–187

Orsted HL, Radke L, Gorst R. The impact of musculoskeletal changes on the dynamics of the calf muscle pump. Ostomy Wound Manage 2001;47(10):18–24

Patterson GK. Vascular evaluation. In: Sussman C, Bates-Jensen BM, eds. Wound care: a collaborative practice manual for physical therapists and nurses. Gaithersburg, MD: Aspen Publications; 2001:177–193

Reichardt LE. Venous ulceration: compression as the mainstay of therapy. J Wound Ostomy Continence Nurs 1999;26(1):39–47

Sibbald RG, Williamson D, Orsted HL, et al. Preparing the wound bed—debridement, bacterial balance, and moisture balance. Ostomy Wound Manage 2000;46(11):14–22, 24–28, 30–35, quiz 36–37

Slachta PA, Burns PE. Inflammatory ulcerations. In: Milne CT, Corbett LQ, Dubuc DL, eds. Wound, ostomy, and continence nursing secrets. Philadelphia: Hanley & Belfast; 2003:193–197

Young JR. Differential diagnosis of leg ulcers. Cardiovasc Clin 1983;13(2):171–193

脂肪浮腫

Brorson H, Svensson H. Complete reduction of lymphoedema of the arm by liposuction after breast cancer. Scand J Plast Reconstr Surg Hand Surg 1997;31(2):137–143

Brorson H, Svensson H. Liposuction combined with controlled compression therapy reduces arm lymphedema more effectively than controlled compression therapy alone. Plast Reconstr Surg 1998;102(4):1058–1067, discussion 1068

Brorson H, Svensson H, Norrgren K, Thorsson O. Liposuction reduces arm lymphedema without significantly altering the already impaired lymph transport. Lymphology 1998;31(4):156–172

Földi M, Idiazabal G. The role of operative management of varicose veins in patients with lymphedema and/or lipedema of the legs. Lymphology 2000;33(4):167–171

Harwood CA, Bull RH, Evans J, Mortimer PS. Lymphatic and venous function in lipoedema. Br J Dermatol 1996;134(1):1–6

Klose G, Strössenreuther RHK. Understanding lipedema. LymphLink 2007;19(1):1–6

Lehnhardt M, Homann HH, Druecke D, Palka P, Steinau HU. Liposuktion—kein Problem? Majorkomplikationen und Todesfälle im deutschsprachigen Raum zwischen 1998 und 2002. LymphForsch 2004;8(2):74–78

Lerner R. Understanding lipedema. LymphLink 1998;10(2):1–3

Rudkin GH, Miller TA. Lipedema: a clinical entity distinct from lymphedema. Plast Reconstr Surg 1994;94(6):841–847, discussion 848–849

Stroessenreuther RHK. Die Behandlung des Lipoedems. In: Földi M, Kubik S, eds. Lehrbuch der Lymphologie für Mediziner, Masseure und Physiotherapeuten, 6th ed. Munich: Elsevier, Urban und Fischer; 2005

Szolnoky G, Borsos B, Bársony K, Balogh M, Kemény L. Complete decongestive physiotherapy with and without pneumatic compression for treatment of lipedema: a pilot study. Lymphology 2008;41(1):40–44

Zelikovski A, Haddad M, Koren A, Avrahami R, Loewinger J. Lipedema complicated by lymphedema of the abdominal wall and lower limbs. Lymphology 2000;33(2):43–46

外傷性浮腫

Hutzschenreuther P, Bruemmer H. Die Manuelle Lymphdrainage bei der Wundheilung mit Ecollment—eine experimentelle Studie. Lymphologica Jahresband 1989:97–100

Wingerden BAM. Eistherapie Kontraindiziert bei Sportverletzungen? Leistungssport 1992;2:5–8

リウマチ性関節炎

Földi M, Földi E. Der rheumatische Formenkreis—allgemeine lymphologische Gesichtspunkte. In: Lehrbuch der Lymphologie. 3rd ed. Stuttgart: Gustav Fischer Verlag; 1993:374

Klippel J, Crofford L, Stone J, et al. Primer on Rheumatic Diseases. 10th ed. New York: Springer; 1993

Schoberth H. Der entzuendliche Rheumatismus. In: Lehrbuch der Lymphologie. 3rd ed. Stuttgart: Gustav Fischer Verlag; 1993:375–378

反射性交感神経性ジストロフィー

Cantwell-Gab K. Identifying chronic peripheral arterial disease. Am J Nurs 1996;96(7):40–46, quiz 47

Clodius L. Das Sudeck Syndrom: lymphologische und funktionelle Aspekte. In: Lehrbuch der Lymphologie. 4th ed. Stuttgart: Gustav Fischer Verlag; 1999:393–395

Kemler MA, Rijks CP, de Vet HC. Which patients with chronic reflex sympathetic dystrophy are most likely to benefit from physical therapy? J Manipulative Physiol Ther 2001;24(4):272–278

Mucha C. Ergebnisse einer prospektiven Beobachtungs-reihe zur funktionellen Therapie des Sudeck-Syndroms. Z Phys Therap 1993;14(5):329–333

Rockson SG, Cooke JP. Peripheral arterial insufficiency: mechanisms, natural history, and therapeutic options. Adv Intern Med 1998;43:253–277

4 複合的理学療法

歴史と背景	128
複合的理学療法の目標	129
複合的理学療法の構成要素	129
圧迫療法	135
運動とリンパ浮腫	146
皮膚と爪の手入れ	149
リンパ浮腫管理における2期のアプローチ	150
リンパ浮腫のための文書記録	153
癌生存者のための複合的理学療法	154

複合的理学療法（CDT）は、リンパ浮腫とその関連症状を治療することを目的とした、複数の構成要素で構成される非侵襲性の治療法である。この治療法の科学的基礎と有効性が多数の研究で実証されており、ヨーロッパ諸国では1970年代から確立されている。CDTは米国では1980年代に一つの形式として実施され、1990年代にCDTの確定的ガイドラインとすべての構成要素がリンパ浮腫管理を学ぶ養成校の教育過程に含まれた後、受け入れられるようになった。

歴史と背景

リンパ系の発見の歴史と、複合的理学療法の発展について概要を述べる。

リンパ系の発見

医学の歴史において、リンパ系の発見は他の発展に比べて比較的遅かった。**Hippocrates**（紀元前460-377年）は「白い血」を含む血管であると表現し、後に**Aristotle**（紀元前384-322年）は「透明な液体」を保持する血管があると述べた。アレクサンドリア学派の医師たちもリンパ系を認識しており、リンパ管を *ductus lactei*（乳様の血管）と表現した。この知識が2千年もの間忘れられてきたのはおそらく、カトリック教会が解剖学的研究を罪深いこととみなしたためである。リンパ系はヨーロッパでのルネッサンス期に再発見された。

イタリア人医師の**Gaspare Aselli**（1581-1626年）は1622年、イヌの生体解剖中に乳糜管を発見した。

乳糜槽は1651年、仏ディエップの医学生、**Jean Pecquet**（1622-1674年）によって最初に説明された。彼は、リンパ管内に弁が存在すること、および、左鎖骨下静脈と胸管の交通についても説明した。

スウェーデン人の**Olof Rudbeck**（1630-1708年）は、ウプサラ大学でこの数世紀中もっとも有名な人物の一人だが、彼はヒトの体のリンパ系について初めて完全に記述したことで有名になった。

デンマーク人医師の**Thomas Bartholin**（1616-1680年）も、1652年（または1653年）に出版した書物の中でヒトの体のリンパ系について初めて完全に記述したと主張した。彼はその中で初めて、*vasa lymphatica*（リンパ管）および *lympha*（リンパ：ラテン語で「透明な」を意味する *limpidus* が由来）という語を用いた。BartholinとRudbeckの一体どちらがリンパ系について最初に完全に記述したのかという論争にまで発展した。

切開技術や注入技術の大幅な改善と新たな機器の発明のおかげで、解剖学者はヒトのリンパ系について膨大な知識を得ることとなった。ドイツ人解剖学者の**Anton Nuck**（1650-1692年）は1692年、リンパ系の輪郭を得るため、水銀のリンパ管内注入技術を初めて導入した。**Mascani**（1787年）、**Cruikshank**（1789年）、**Gerota**（1896年）によってこの技術が改良された。

フランスの解剖学者**Marie P. C. Sappey**（1810-1896年）は注入技術を用いて、ヒトリンパ系の包括的な局所解剖学研究を実施し、1885年に発表した論文の中でリンパ管の美しい輪郭を示した。リンパ管を充満させる注入剤として水銀を用いた。注入装置は、ガラスまたは真鍮製のリンパ注入管が用いられた。Sappeyの研究を引き継いだのは、やはりフランス人解剖学者の**Henri Rouviere**（1875-1952年）である。Rouviereは1932年にヒトのリンパ系に関する書籍（『*L'anatomie des lymphatiques de l'homme*』）を出版した。

現代の技術（コンピュータ断層撮影法、リンパ管造影など）によって、リンパ系を詳細に図示し完全に理解することが可能になった。**M.Földi**、**A.Gregl**、**E.Kuhnke**（ドイツ）、**S.Kubik**（スイス）、**J.Casley-Smith**（オーストラリア）などの先駆的な研究者たちがリンパ学の分野に貢献し、現在の研究の基礎を築き上げた。

複合的理学療法の発展

多くの医師がこの新たな知識を用いてさまざまな症状の治療に取り入れてきた。オーストリアの医師である**Alexander von Winiwarter**（1848-1917年）は、挙上、圧迫、および特殊なマッサージテクニックを用いて、下肢の腫脹の治療に成功した。Winiwarterの死後、この方法が発展することはなかった。

デンマーク人の**Emil Vodder**（1896-1986年）は、1928年から1939年までフランスで過ごした。Vodderは、慢性の風邪と副鼻腔感染症に苦しむ患者の腫れた数カ所のリンパ節を「直感的に」処置をした。その治療が成功し、患者の状態が良くなったと報告している。彼は治療法の開発を続け、リンパ系についてさらに調べるべく、パリへと移った。Vodderはこのテクニックを「リンパドレナージマッサージ」と呼び、国際健康博覧会にて *le drainage lymphatique* として紹介した。Vodderのテクニックはこのとき、医学コミュニティに受け入れられず、彼は美容師を訓練するためにヨーロッパ中を回った。

1963年、ドイツ人医師の*Johannes Asdonk*（1910-2003年）は、ドイツのエッセンで医師としてVodderのテクニックを学び、Vodderにじかに会うことを決意した。Asdonkは、Vodderのもたらす成果に感銘を受け、その

徒手テクニックを学ぶことにした。Asdonkは1969年、Emil VodderとVodderの妻でインストラクターであるAstridとともに、徒手リンパドレナージ（MLD）のための最初の学校をドイツに創設した。

リンパ系の解剖学的生理学についてより詳しい知識が得られ、この治療の適応をより広くするために、新たなテクニックを追加してVodderのこれまでのテクニックを修正する必要が生まれた。VodderとAsdonkはMLDストロークの技術面で意見が分かれ、1971年、2人の関係は終わりを迎えた。Vodderはオーストリアに移って自身の学校を創設し、Asdonkはドイツに残って徒手リンパドレナージの有効性とリンパ系に対する効果について広範な研究を続けた。

Asdonkの研究に基づき、1974年にリンパ浮腫の治療のためのMLDがドイツの健康保険の支払対象となった。Asdonkは1976年、Kuhnke、Földi、GreglらとともにGerman Society of Lymphologyを設立した。同ソサエティー内の科学者間の協力により、新たな治療のコンセプトが作られ、さまざまおよび新たな介入テクニックによって異なる原因の浮腫の治療を成功させることが可能となった。これらのテクニックを組み合わせたものは現在、複合的理学療法（CDT）として知られている。Földiは1981年、ドイツのフライブルグにリンパ学と静脈学のための学校を独自に創設した。

体肢体積測定の開発におけるKuhnkeの業績により、CDTの有効性を示すエビデンスが提供され、リンパ浮腫とその他の関連症状の治療においてこの治療法がさらに確固たるものとなった。体肢体積の正確な測定によって、CDTとして知られるさまざまな治療の併用が、徒手リンパドレナージ単独よりもリンパ浮腫の治療に効果的であることを立証する客観的データも得られた。

現在リンパ浮腫の治療を教える世界中の大半の養成校でCDTのすべての構成要素が教えられており、Vodderの徒手リンパドレナージから改良された方法もその中に含まれている。

複合的理学療法の目標

現在のところ、リンパ浮腫は治癒しない。したがって治療の主な目標は、残りのリンパ管とその他のリンパ経路を活用してリンパ浮腫を潜在期の状態へと戻すことである。正常なまたは正常に近い体肢を維持し、リンパ液の貯留を予防しなければならない。

複合的理学療法の構成要素

複合的理学療法は、徒手リンパドレナージ、圧迫療法、うっ滞除去エクササイズ、スキンケアで構成される。各構成要素について以下に述べる。

徒手リンパドレナージ

徒手リンパドレナージ（MLD）は、Vodderの述べた4つの基本テクニックである「ステーショナリーサークル」、「パンプ」、「ロータリー」、「スクープ」に基づく優しい徒手治療テクニックである。すべてのストロークに共通する特徴は、施術期と休息期をとることである。

ストロークの施術期では、皮下組織にストレッチの刺激を与えて、毛細リンパ管の繋留フィラメントとリンパ分節の管壁の平滑筋構造を操作する。また、施術期の方向性のある軽い圧迫によって、リンパ液を適切な方向へと流動させる。この期間の圧迫は、皮下組織をその下の筋膜から弾性力いっぱいまで引き伸ばせるだけの力でなければならない。この目標を達成するために強い圧迫をかける必要はない。実際のところ、あまり強く圧迫をかけると、繋留フィラメントやその他のリンパ構造に損傷をきたしたり、集合リンパ管のリンパ管痙攣を引き起こしたりすることがある。圧迫は、血管拡張（能動性充血）を避けるよう十分軽いことも必要である。圧迫圧は、新生児の頭にストロークを及ぼす場合にかける程度の圧力と言われている。しかし、線維化組織がある場合にはもっと強い圧迫が必要となる。

休息期には圧迫が開放され、皮膚の弾性力が療法士の手を、開始時の位置まで受動的に戻す。圧迫をかけないこの期間、毛細リンパ管は間質腔から体液を吸収する。

最良の結果を得るには、施術期を最長1秒とし、同じ部位に静的または動的なパターンのいずれかで5-7回繰り返して行う。

マッサージと徒手リンパドレナージのテクニックを混同してはならない（監訳注：本書での「マッサージ」は、狭義のマッサージを指していると解説。p.93参照）。

「捏ねる」（ギリシャ語のmasso/massainに由来）を意味する「マッサージ」という語は、エフルラージュ、ペトリサージュ、バイブレーションなどのテクニックを表すために用いられる。古典的なマッサージのテクニックは、筋組織、腱、靭帯の障害を治療し、望まれる効果を得るために行われ、これらのテクニックは概ね、相当な圧力が用いられる。

一方、徒手リンパドレナージは、体液組成および皮膚や皮下組織などの表在組織に存在するリンパ管構造に効果

を及ぼすように考慮された、ごく優しい徒手テクニックで構成される。リンパ浮腫はもっぱら、皮膚と筋組織の間の結合組織層である皮下組織において症状を呈する。

徒手リンパドレナージとマッサージの唯一の共通点は、いずれのテクニックも手で行うことである。これら2つの治療法に用いられるテクニック、圧迫圧、その適応には大きな違いがあり、決してマッサージをリンパ浮腫の治療に用いてはならないため、2つのテクニックの違いを認識しておくことは重要である。したがって、**マッサージ**という語が徒手リンパドレナージを表わすためには用いられない。

マッサージの主な効果の1つが、テクニックを施術した部位における血流の増加である。筋組織に効果を及ぼすことが目的であっても、マッサージは常に皮膚に施術される。皮膚の血流増加によって、より多くの水分が毛細血管から皮下組織へと流れる。この増加した水分の大部分は、リンパ系によって除去されなければならず、リンパ浮腫の場合はそれが適切に機能しない。リンパ浮腫の場合、これがすでにストレスや障害にさらされたリンパ系に過剰な負荷となるばかりでなく、リンパ浮腫に関連する腫脹の深刻な悪化を招く。

徒手リンパドレナージとマッサージが混同されることが多い原因としていくつかの理由が考えられる。1つは、手を使った徒手治療テクニックは何でもマッサージの1形態と呼ばれる傾向があることである。もう1つとして、浮腫の治療に用いられる場合にマッサージが非常に有用となりうることである。リンパ浮腫と浮腫はまったく異なる症状であり、これらの違いを理解することが重要である。どちらの症状も腫脹が関連するが、浮腫とリンパ浮腫の原因はまったく異なり、治療も異なる（41ページ、第2章を参照）。

徒手リンパドレナージの効果

徒手リンパドレナージのもっとも一般的な効果は以下のとおりである。

- リンパ液生成の増大：毛細リンパ管の繋留フィラメントがリンパ系へのリンパ負荷物質の取り込みを刺激する。
- リンパ管自動運動能の増大：(1) 集合リンパ管の壁にある平滑筋構造への垂直方向の軽度の刺激によって、リンパ管（分節）の収縮回数の増加が起こり；(2) リンパ液生成の増大により輸送されるリンパ液の体積が増大する。それに続くリンパ管内圧の上昇によってリンパ管の収縮回数が増加する。
- リンパ液の逆流：リンパ浮腫の治療では、MLDによって自然なリンパ液の流れに逆らって表在リンパ管にリンパ液を流動させる。リンパ液は側副集合リンパ管、吻合または組織チャネルを介して経路変更される。
- 静脈還流の増大：MLDストロークの施術期に方向性をもった圧迫をかけることにより、浅静脈系の静脈還流が増大する。腹部では特に、より深くより特殊なMLDによって深静脈系の静脈還流に作用する。
- 鎮静作用：MLDに用いられる軽い圧迫によって交感神経モードを低下させ、副交感神経反応を促す。
- 鎮痛作用：MLDに用いられる軽い圧迫によって組織からの侵害受容性物質の排出を促すことでMelzackとWall（1996）のゲート・コントロール理論における刺激を与え、疼痛コントロールを促進する。

> リンパ浮腫とその関連症状の治療における徒手リンパドレナージの目標は、阻害された領域周辺のリンパ液の流れを、静脈系に排液するより中心に位置する健全なリンパ管へと経路変更することである。

MLDのテクニックには、基本的にリンパ排液の不十分な部位近くの健康なリンパ節とリンパ管を処置することが含まれる。その結果として、健康な部位のリンパ管自動運動能を亢進させて「吸引効果」を生み出し、貯留したリンパ液をリンパ流の不十分な部位からリンパ排液が健全な部位へと移動させることを可能にする。静脈系へのリンパ液の還流を刺激するため、頸部のリンパ節を処置する。リンパ系の損傷部位によって、胸部、腹部、同側および対側の腋窩リンパ節群または鼠径リンパ節群が治療対象となる。体肢自体は分節単位で治療される（例えば、患肢の近位面のうっ滞を除去してから、より遠位な面に治療を拡大する。）

基本のストローク

ステーショナリーサークル（静止クライス*） このテクニックは、指または手全体の掌側面を用いて皮膚を卵形にストレッチする。片手または両手（交互にまたは同時に）で行われる。ステーショナリーサークルは全身の表面に用いられるが、主にリンパ節群、頸部および顔面に用いられる。

施術期：手関節を橈側または尺側にやや傾け円を半分ほど描きながら、リンパ排液の方向に圧力を徐々に増加させ、減少させる。施術期の最初の位置では集合リンパ管に垂直に、2番目の位置では集合リンパ管と並行にストレッチをかける。皮膚の全弾力性を用いてストレッチをかける。

休息期：施術する手を患者の皮膚に接触させたまま楽にする。圧迫は完全に開放され、皮膚の弾性が療法士の手を開始位置まで他動的に戻す（**図4.1a**）。

「サム（母指）」サークルはステーショナリーサークルのバリエーションである。このテクニックは、母指の掌側面

複合的理学療法の構成要素 **131**

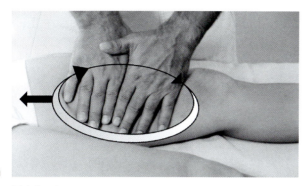

図4.1a, b
a 施術期のステーショナリーサークル（白い半円）とステーショナリーサークルの休息期

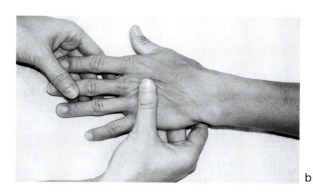

b 手の背側のサムサークル

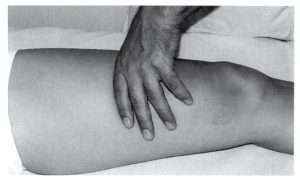

図4.2a, b
a 施術期開始時のパンプストローク

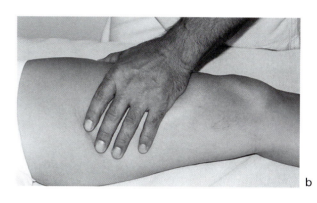

b 施術期終了時のパンプストローク

を用いて行い、主に手部と足部、関節の部位、および、幼児の治療に用いる（図4.1b）。

パンプ（ポンプ手技*） このストロークは尺側縁から橈側縁までのほぼすべての範囲で動かし環状に圧迫をする。このテクニックは、手掌全体と手指の基節骨を用いて主に体肢に行う。パンプは動的ストロークであり（施術する手を遠位から近位へ移動させる）、片手または両手（交互に）で行える。

　施術期：尺側に傾けた手関節屈曲の状態で手を皮膚の上に置き、指を伸展させ、母指は四指に対向させる。この開始位置において、母指と示指の橈側面とこれら2本の指節骨の間の水かきを皮膚に接触させる。橈側に傾けた手関節伸展の状態に移行する間は、圧迫圧を徐々に増減しながら、手掌全体が接触したとき最大のストレッチに達する。圧迫は排液方向にかける（図4.2）。

　休息期：皮膚がその弾性の最大まで引き伸ばされ、手が橈側に傾いたとき休息期に移行し始め、皮膚の弾性が療法士の手を開始位置まで戻す。次の施術期の開始地点に達するには、圧迫をかけずに手を幅半分ほど近位方向に滑らせる。

スクープ（シェップ手技*） スクープは体肢（主に遠位部）に用い、らせん状の動きで構成される。このテクニックでは、前腕を回内して尺側に傾け、前腕を回外して橈側に偏ける動きへと移行させる。この動的ストロークは片手または両手（交互に）で行われる。

　施術期：手を尺側に傾け回内の状態で皮膚の上に置く（集合リンパ管の経路に垂直）。示指と母指の間の水かきはこの地点で身体表面に接触させる。施術期は近位方向へのらせん状の動きで皮膚の上で手を滑らせて始める。滑らせている間、圧迫圧を徐々に増し、手掌と指の掌側面を皮膚に接触させる。手掌が身体表面に完全に接触するときに、圧迫圧が最大に達する。手掌を接触させたまま、指を扇のように皮膚の上で滑らせて体肢と並行にする。この間、圧迫圧を徐々に小さくする（図4.3）。

*監訳者注
基本のストローク：各手技のドイツ語読みを含めた表記を示す。

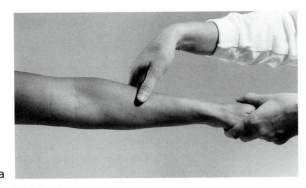

図 4.3a, b
a　施術期開始時のスクープ

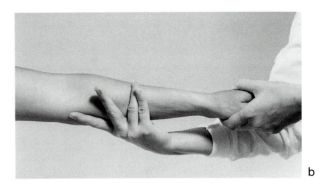

b　施術期のスクープ

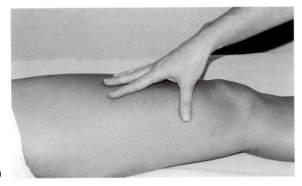

図 4.4a, b
a　施術期開始時のロータリー

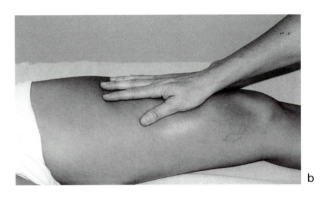

b　施術期終了時のロータリー

　休息期：手と指を体肢と並行にした後、手を開始位置へは戻さない。手幅ほど近位で尺側に傾けて回内の状態に戻し、そこから次の施術期を開始する。

ロータリー（ドレー手技*）　この動的テクニックは、表面積の大きい部位、主に体幹で用いられるが、リンパ浮腫を生じた体肢でも用いられ、片手または両手（同時にまたは交互に）で行うことができる。

　施術期：手を挙上した状態で集合リンパ管の経路と並行に身体表面に置く。手関節は屈曲し、指関節（母指以外）は中間位に、母指は最大90度外転する。すべての指先を皮膚に接触させる。施術期は手掌（尺側にかかるように）を、皮膚面を楕円状に動くようにして始める。そのとき、母指を滑らせながら、外転させる。この期では、皮下組織は筋膜に向かってリンパ管の走行と垂直方向に伸張させる。手と手掌の面が完全に接触したとき、圧迫圧を徐々に増やしながら皮膚を排液領域の方へ伸張させる。手をストレッチさせながら、母指は手と協調するまで内転する。圧迫圧を再び小さくし、皮膚の弾性を手の開始位置へと戻し、手の圧を解放させる（図4.4）。

　休息期：手関節を屈曲して手を再び挙上させた状態に戻す。同時に、母指が最大90度の外転に達するまで、指を排液方向へと圧をかけずに皮膚に接触させたまま滑らせる。この位置で、次の施術期の手順を続ける。

　施術期と休息期の間、手指は中間位のままにする。

その他のテクニック

深部腹部テクニック　このテクニックは主に、乳糜槽、腹部の胸管、腰部の体幹とリンパ節、骨盤リンパ節、特定の器官系など、深部のリンパ構造を刺激する。これらのリンパ構造、特に胸管への刺激によって、静脈角へのリンパ輸送を加速させる。これにより、体肢を含む遠位の構造から胸管への排液が改善される。同領域に位置する深静脈の刺激により心臓への静脈還流も改善する。

　リンパ系と静脈系にかなりのうっ滞除去効果があることから、深部腹部テクニックは下肢の腫脹の治療に有用な手段である。

　リンパ系のさらに深部の構造に到達するには、基本のMLDテクニックよりも強めの圧迫をかける必要がある。したがって、以下の注意事項を順守する。

- 深部腹部テクニックによって疼痛や不快感をもたらさない。

複合的理学療法の構成要素

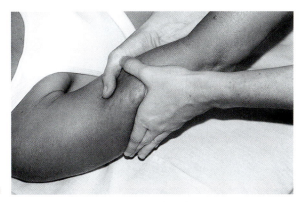

図4.5　上腕での浮腫テクニック（浅部）

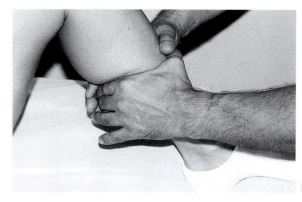

図4.6　下腿部での浮腫テクニック（深部）

- 本章に後述する禁忌の一覧を順守する。
- 腹部の筋組織の筋緊張や抵抗を軽減するため、施術の間、頭部と両脚を挙上する。
- 過呼吸や浮動性めまいを防ぐため、基本のMLDの施術と同様にこれらのテクニックを5-7回繰り返してはならない。代わりに、手の配置の順に従って1回のみ行う。

　深部腹部テクニックは5ヵ所の異なる位置において（計9回のストローク）、腹式呼吸とともに行う。異なる手の配置については第5章「腹部（浅部および深部の施術）」で詳しく述べる。療法士は患者の呼吸のリズムにテクニックを協調させる。平らにした柔らかい手を患者の呼気に従って腹腔へと入り込ませ、次の吸気までこの地点に留まる。（圧迫に対する患者の反応を記録することが重要である。）最初の吸気の間、中程度の抵抗を短い時間かける。抵抗を離して完全な吸気ができるようにする。この期間、療法士の手を次の位置へ移動させる。柔らかい手の全面を次の呼気に従わせる。この手順を9回のストロークすべてで繰り返す。

浮腫テクニック　この特殊なテクニックの目的は蛋白質を多く含んだ緩慢な体肢のリンパ液を排液領域へと流動させることである。浮腫ストロークは、施行部位の近位の排液領域を基本のMLDストロークであらかじめクリアにした後に同側の体幹区画は浮腫がない状態で、少なくとも体肢のうっ滞除去を開始してから行うべきである。

　浮腫テクニックは施術期において圧迫圧を増大しながら長い時間（5-8秒）行い、手は遠位から近位へ動的に動かして体肢の特定部分を覆う。浮腫テクニックの後すぐにテクニックを再度実施し（第5章で説明）、弾性包帯を装着する。

　浮腫テクニックは異なる2つのバリエーションで用いられる。強さが軽い方のテクニックは、両手を用いるパンプテクニックで、体肢を両手で包むようにして行う。このテクニックは体肢全体に使える（図4.5）。

　より深部に強くかけるバリエーションは、両手の橈側面で円を描くようにかける。手を同時に皮下組織へと移動させ、リンパ液を近位へと促す。このテクニックは下肢と足部、手部と前腕に行える（図4.6）。

　この強い方のテクニックは以下の状況では用いることができない：有痛性の脂肪浮腫または脂肪性リンパ浮腫が認められる場合、他の原因による腫脹に疼痛がみられる場合、血友病患者、抗凝固薬服用中の患者、静脈瘤または深部静脈血栓症を有する患者。本章に後述するその他の禁忌のリストを順守すること。

線維症テクニック　この方法は、リンパうっ滞性線維症を緩和し改善させるために用いられ、体肢のうっ滞を軽減させてから用いる。線維症テクニックは、リンパうっ滞性線維症の部位にMIDの基本テクニックよりも強く長時間、直接行う；これらのテクニックは局所的な血管拡張をもたらす。線維組織の柔軟化の効果をより高めるために線維症テクニックを施した部位に弾性包帯（なるべく特殊な発泡体材料と併用）を巻く。

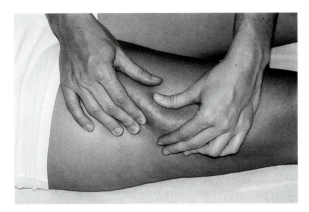

図4.7　大腿部の線維症テクニック(「揉捏」テクニック)

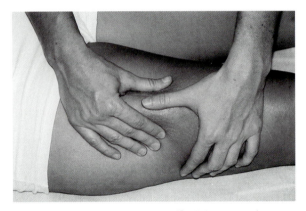

図4.8　大腿部の線維症テクニック(「母指」テクニック)

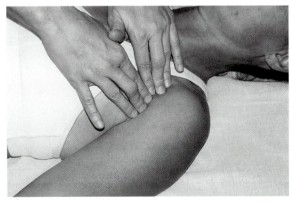

図4.9　栄養血管テクニック(橈側皮静脈)

線維症テクニックでは2種類のバリエーションが用いられる。「揉捏」テクニックでは、平らにした指腹で線維化した組織をその下の組織から優しく持ち上げる。その後、片方の手の母指ともう片方の四指の間でS字型に動かしながら、つまんだ皮下組織を優しくゆっくりと動かす。この治療は、マッサージのテクニックで用いられる揉捏ストロークと似ている(図4.7)。

一方、より強めのテクニックとして、つまんだ線維化した組織を片手の指で優しく持ち上げる。平らにしたもう片方の手の母指で押下し、皮下組織を刺激する(図4.8)。

線維症テクニックは、照射領域への施術は禁忌である。その他の禁忌に関しては、浮腫テクニックと同様である。

栄養血管テクニック　このテクニックを用いて、大型の血管(静脈)の外膜に存在する集網様のリンパ管の排液路を最善に活用する。これらの構造はリンパ浮腫の治療において、追加の排液路として機能する(図4.9)。

徒手リンパドレナージの禁忌

MLDの全身的な禁忌としては以下のものが含まれる：

- 心性浮腫：代償不全心によって引き起こされた浮腫の治療にMLD／CDTの治療効果はない。心浮腫がリンパ浮腫と合併する場合、MLDが適応となる場合があるが、関係する医師が心肺機能を注意深く確認する必要がある。
- 腎不全
- 急性感染症：MLDにより症状が悪化することがある。
- 急性気管支炎：MLDの副交感神経作用が気管支平滑筋構造の収縮を引き起こすことにより、急性期に症状が悪化する場合がある。
- 急性深部静脈血栓症：MLD／CDTは患肢と腹部に対して禁忌である。
- 悪性腫瘍：関係する医師との密な協力が必要である。緩和治療としてMLD／CDTが適応となる場合がある。現時点で、MLD(またはその他の徒手治療テクニック)施術が身体の他の部位への癌細胞の拡散を加速させる、あるいは、悪性腫瘍の成長を促進させるという科学的根拠はない。
- 気管支喘息：副交感神経の刺激によって、MLDは喘息の発症を引き起こす場合がある。気管支喘息の診断を受けたリンパ浮腫患者においては、最初の治療の時間を最長20分とし、徐々に治療時間を伸ばしていくことで概ねMLDを安全に行うことができる。治療中または治療後に好ましくない反応が記録されなければ、通常の治療時間に達するまで治療の時間を5-10

分ずつ延長してもよい。
- 高血圧：心機能をモニターするのであれば、MLD／CDTを行ってもよい。

頸部の局所的禁忌としては以下のものが挙げられる：
- 頸動脈洞症候群：頸動脈分岐部にある圧受容器の感受性亢進により、不整脈を引き起こすことがある。
- 甲状腺機能亢進症：頸部の操作によって、甲状腺ホルモンの放出や血液への薬剤流出が促される。
- 年齢：60歳以上の患者は、頸動脈のアテローム性動脈硬化症のリスクが高まる。

腹部の局所的禁忌としては以下のものが挙げられる：
- 妊娠
- 月経困難
- 腸閉塞
- 憩室症
- 深部静脈血栓症
- 小腸と大腸の炎症性症状：クローン病、潰瘍性大腸炎、憩室炎
- 放射線性線維症、放射線性膀胱炎、放射線性大腸炎
- 原因不明の疼痛

圧迫療法

皮膚組織の弾性線維はリンパ浮腫において損傷を受ける。これは、リンパ浮腫単独（原発性および続発性）においても、他の原因と合併したリンパ浮腫においてもあてはまる。リンパ浮腫は、適切な治療テクニックを用いて正常なまたはほぼ正常なサイズにまで縮小させることが可能だが、リンパ浮腫の発症後にリンパ系が再び正常になることはなく、皮膚の弾性は完全には回復しない。罹患した身体部位は常に体液貯留のリスクにさらされている。したがって、患肢／身体部位の外的サポートはリンパ浮腫管理の重要な要素である。圧迫治療の主な目的は、MLD施術中に達成されるうっ滞除去効果を維持すること、すなわち、組織への体液の再貯留を予防することである。圧迫療法による効果がなければ、リンパ浮腫の治療を成功させることは不可能である。

治療の段階（本章で後述する「リンパ浮腫管理における2期のアプローチ」を参照）に基づき、圧迫療法では低伸縮性包帯と呼ばれる特殊な包帯材料または弾性着衣のいずれかまたは両方を使用する。

圧迫療法の効果

弾性包帯または弾性着衣によって以下の効果が達成される：

- 組織自体の圧と、組織に含まれる血管およびリンパ管の圧を増大させる。

組織圧は毛細血管と組織間の体液の交換に重要な役割を果たす。組織圧増大の好ましい効果は、航空機での旅行中に特に重要である（第5章「リンパ浮腫と航空旅行」を参照）。

- 静脈およびリンパ還流を改善する。

外的な圧迫によってこれらの液を近位方向に促す。これらの血管に含まれる弁の機能も改善する。

- 正味のろ過量（毛細血管内圧［BCP］－間質液圧［IP］）の減少

毛細血管を出る液の量を決定するため、毛細血管の外方への圧（BCP）から内方への圧（IP）を差し引くことが必要である（第2章「ろ過および再吸収」を参照）。

- 活動中の筋および関節ポンプの効果を改善する。

骨格筋の活性化は静脈系およびリンパ系内の液の還流に重要な因子である。他の補助機構とともに、筋および関節ポンプの活性がこれらの液を心臓へと推進し、スムースな循環が確実に行われる。外的な圧迫は機能している筋構造に十分な抵抗力を与え、有効性を改善させる。

- 排出されたリンパ液の再貯留を防ぎ、MLD中に達成された結果を保持する。

圧迫療法は罹患した組織の弾性力の低下を代償する。

- 結合組織と瘢痕組織の堆積を改善し、緩和させる。

この効果はリンパうっ滞性線維症の治療に特に有効であり、圧迫療法と発泡体材料を併用して効果を高めることができる。

- 弾性を失った組織をサポートする。

- 用いられる材料（弾性着衣、低伸縮性包帯）によって、施術時圧を高く、休息時圧を低くする（本章後述の「弾性包帯」を参照）。

ラプラスの法則

外的圧迫によって身体部位上に及ぶ圧迫圧は基本的に、水銀柱ミリメートル（mmHg）で測定される。圧迫療法の好ましい効果を得るために、末梢側から中枢側へと圧迫圧を徐々に低下させることが不可欠である。包帯や弾性着衣は、適切に着用すればこの効果をもたらす。弾性包帯の圧迫クラスまたは計測が正しくない場合や低伸縮性包帯を正しく装着しない場合は、合併症が起こることが多い。

> 弾性材料を用いた段階的圧迫の重要性を説明するためにラプラスの法則を用いることができる。この法則は、もしもシリンダー（体肢）の半径（r）が拡大したら、同じ圧力（P）を達成するために張力（T）を増大させなければならない、というものである。すなわち、もしも同じ張力でシリンダーに圧迫がかけられると、シリンダーの半径が最少の部位で圧力が最大になる。

正常な体肢をシリンダーに例えることができる。下肢に圧迫療法を行う場合、下肢の末梢端と中枢端とに同じ張力（T）をかけた場合、足関節部分（半径が小さい）の圧力（P）がふくらはぎ（半径が大きい）よりも高く、大腿部の圧力はふくらはぎの圧力よりも低くなる。

この法則は、円筒形または円錐形の体肢に当てはめることができる。骨突起部（足関節、手関節、手部と足部の内側および外側周囲）では、半径が小さいために圧力が高くなって圧迫を受けた内膜の張力が大きくなるのに対し、凹凸のある部位（足関節の背部）では半径が大きくなって圧力が下がる。

これらの点と、腫脹した体肢が正しい円錐形を成していないことが多いという事実から、弾性包帯と発泡体材料のパッドを併用して円筒形を形成することが必要となる。

パッドは通常、弾性着衣には不要である。これらの生地の製造工程で、着衣には圧勾配がつけられている。

弾性包帯

低伸縮性包帯は主に、CDTのうっ滞除去期に用いられる。これらの包帯は弾性を有する布地であり、特定の弾性に達するために、製造工程において、編まれた綿製の繊維が織り込まれている。新たに製造された低伸縮性包帯では、この織り込みパターンによって元の長さの最長60％までの伸張性が可能である。組織および組織内の脈管系に対するさまざまな包帯材料の効果を理解するため、低伸縮性包帯と高伸縮性包帯の違いを述べることが重要である。

圧迫療法では、運動時圧と安静時圧という2種類の圧迫に区別される：これらの圧迫の種類の判断に関連するのは、包帯の種類（高伸縮または低伸縮）、包帯装着時に適用される張力、層の数、材質の状態（年数）である。包帯は時間の経過、反復使用、洗濯によって弾性を失う。

運動時圧：包帯が運動する筋骨格に対してもたらす抵抗によって圧迫圧が決まる。この圧迫は一時的である；すなわち筋拡張の間だけ作用し、その値は筋収縮の程度によって異なる。運動時圧が作用する結果、組織圧（TP）が増大し、表在系と深部系の静脈とリンパ管が圧迫される。これらの脈管系内の液の還流が改善される。

弾性包帯の弾性が低いほど、運動時圧は高くなる。低伸縮性包帯（弾性最大60％）は組織に高い運動時圧を及ぼし、筋収縮中に強力なサポートを形成する。

高伸縮性包帯（ACE包帯）はポリウレタンを含み、低い運動時圧を維持する。新たに製造された超伸縮性包帯では、元の長さの140％以上までの伸張性が可能である。この比較的高い弾性力により、運動する筋骨格に対し小さい抵抗を及ぼし、静脈系とリンパ系、特に深部系に対するうっ滞除去効果を最小にする。

安静時圧：これは、弾性包帯が安静時、すなわち筋収縮のない組織に及ぼす圧迫である。安静時圧は永続的な圧迫で、その値は包帯装着時に用いられる張力によって異なる。張力（またはストレッチ）が強いほど包帯が組織に及ぼす圧迫圧は高い。したがって高伸張性の包帯は安静時の組織への圧迫を増大させる。

高伸縮性包帯は比較的高い安静時圧を及ぼし、その間、主に皮膚（筋膜の上部）に存在する静脈とリンパ管が圧迫される。この永続的な圧迫によって、包帯を巻かれた体肢にトルニッケ効果＊をもたらすことがある。

低伸縮性包帯は組織と血管系にごく小さい安静時圧を及ぼす。よって、訓練を受けた人が弾性包帯を正しく装着すれば、トルニッケ効果＊のリスクは比較的低い。

高運動時圧迫および低安静時圧迫の性能を持つ低伸縮性包帯は、リンパ浮腫と他の原因による腫脹の管理において望ましい弾性包帯である。

高伸縮性包帯は安静時に静脈とリンパ管を圧縮する可能性があり、筋収縮時の組織の最小限のサポートを提供する。したがって、高伸縮性包帯はリンパ浮腫の治療には向いていない。

静脈およびリンパ管の圧縮を防ぎ、リンパ浮腫の治療における圧勾配を達成するには、弾性包帯を多層に装着することが必要である。適切な皮膚の保湿剤を塗布した

＊監訳者注
駆血帯を巻きつけて脈管内の流量を低下させる作用の効果をいう。

後（本章後述の「皮膚と爪の手入れ」を参照）、綿メリヤス（ストッキネット）で汗を吸収し、パッド材料から皮膚を保護する。先述のとおり、パッドを使用する目的は骨突起部を保護し、体肢を円筒形に整えることである。このために、特殊な柔らかい発泡体材料または合成綿製の包帯を用いる。くぼみのある部分（かかとの後ろ、手掌）のパッディング、あるいは、リンパうっ滞性線維症または創傷における圧迫圧を増大させるには、高密度の発泡体材料が適している。さまざまな幅の低伸縮性包帯を体肢に何層かで装着する。クリップやピンではなくテープを使って包帯材料を固定する。鋭い包帯用クリップやピンは患者の皮膚を傷つける可能性があり、感染症のきっかけを作ってしまう。

> 訓練を受けた療法士、および、訓練を受けた人から低伸縮性包帯の装着法について指導を受けた患者とその介護者のみが、リンパ浮腫治療のための弾性包帯の装着を行うべきである。

正しく行われた弾性包帯は安全かつ効果的であり、CDTの必須要素となる。包帯材料は主にCDTのうっ滞除去期に用いられ、膨大な量になる。ほとんどの患者は、数回巻いてみることで圧迫包帯の圧に慣れて、継続的に使用できるようになる。患者は包帯を装着する間、正常な作用レベルを維持し、うっ滞除去エクササイズのプログラムを実施しなければならない（本章後述の「うっ滞除去エクササイズ」を参照）。

低伸縮性包帯の装着に関する詳細な図解と手引きについては、第5章を参照されたい（圧迫療法に用いられる材料については「必要な材料」に挙げる）。

弾性着衣

リンパ浮腫を有する患者は、体肢がうっ滞除去されると、包帯から弾性着衣に移行する（CDTの第2期）。浮腫肢のうっ滞除去により達成された治療の成果を保持するため、患者は生涯に渡り弾性着衣を着用しなければならない。弾性着衣そのものが腫脹を軽減するわけではないため、未治療のむくんだ体肢に着用してはならない。

本章で前述した弾性着衣の長期効果を確実にするため、リンパ浮腫とその関連症状の病理学を完全に理解し訓練を受けた人だけが、知識に基づき適切な方法をもって着衣を選択することが重要である。弾性着衣は、補聴器や眼鏡と同様に患者の生活の一部となる。身体にフィットしない非効果的な弾性着衣は、不良な結果を招くばかりでなく、患者に危険さえもたらしうる。潜在的な多くの問題や個々の患者の特殊なニーズに対処し、快適かつ補助的な着衣法を得て解決すべきである。

弾性着衣は弾性ミトン、スリーブ、ストッキングなどの特定部位用のものが使用できる（ブラジャーやベストなど）。数種類のサイズやバリエーション（丸編み、平編み）、スタイル、圧迫クラス、素材で製造されており、標準サイズのものも特注品のものも注文に応じてくれる。

圧迫のレベル

現在、縫い目のない着衣に関する複数の圧迫レベルの圧迫圧に関して国際的なコンセンサスは得られていない。圧迫レベルは、着衣が皮膚表面に及ぼす圧迫圧の値を示しており、水銀柱ミリメートル（mmHg）で測定される。圧迫の効果を確実に得るため、末梢側から中枢側への勾配が必要である。異なる圧迫レベル内の圧迫圧は、圧迫のもっとも高い体肢の末梢側（下肢では足関節）の周囲径で計測される。

縫い目のない（丸編み）着衣については、米国の大半のメーカーで以下の値の範囲が順守されている（図4.10）。

圧迫レベルⅠ　　20-30mmHg
圧迫レベルⅡ　　30-40mmHg
圧迫レベルⅢ　　40-50mmHg

縫い目のある（平編み）着衣の圧迫レベルは、より国際的な標準に傾いている。

圧迫レベルⅠ　　18-21mmHg
圧迫レベルⅡ　　23-32mmHg
圧迫レベルⅢ　　34-46mmHg
圧迫レベルⅣ　　50mmHg以上

20mmHgを下回る値はリンパ浮腫の管理に適さない。これらの圧迫圧はサポートストッキングのカテゴリーで用いられ、低レベルの圧迫圧（8以下-15mmHgまで）または高レベルの圧迫圧（15以下-20mmHgまで）を含める。

下肢リンパ浮腫の一部の例では、圧迫レベルⅣよりも高い圧迫圧が用いられる場合がある。これらの場合、圧迫レベルⅢの大腿丈ストッキング（またはパンティストッキング）に、膝丈ストッキングを重ねて着用することがある。この場合の圧迫圧は、着用した着衣の圧迫圧の上限値を2倍した値ではないことを理解しておかねばならない。例えば、レベルⅢのストッキング2着を着用した場合、及ぼされる圧迫圧はおおよそレベルⅣとⅤの間の値である。

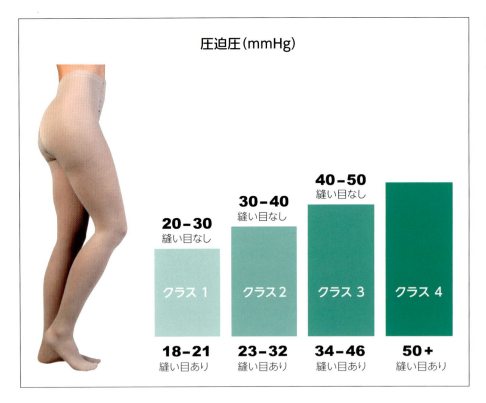

図4.10
圧迫レベル
(Juzo USA, Inc.の許可を得て掲載)

　患者に身体的制約がある場合、2足のストッキングを組み合わせて用いることもできる。例えば、下肢に圧迫レベルの高い着衣を必要とする関節炎患者は、圧迫レベルⅢの大腿丈のストッキングとレベルⅡの膝丈ストッキングを組み合わせると着用しやすくなる可能性がある。

　平均的な上肢リンパ浮腫患者は、不全麻痺、完全麻痺または弛緩性の四肢麻痺など、低クラスの圧迫を使用するような禁忌がなければ、圧迫レベルⅡのアームスリーブを用いる。上肢リンパ浮腫の患者は、激しい反復活動を行う場合、レベルⅢのアームスリーブを着用する必要がある。例えば、患者が以前のようにまたゴルフを楽しみたければ、プレー中は患肢にレベルⅢのアームスリーブを着用し、日常活動ではレベルⅡのアームスリーブを用いるとよい。

　下肢リンパ浮腫を抱える患者は通常、圧迫レベルⅢの着衣を必要とする。やはり、低レベルの圧迫を使用しなければならないような禁忌が存在することがあり、特定の状況では高レベルの圧迫を用いる。

> 患者の正しい圧迫レベルを決定するにあたり、年齢、活動レベル、皮膚の完全性、うっ血性心不全、不全麻痺または完全麻痺、糖尿病、創傷ケアの問題など、懸念すべき多くの因子がある。

　患者がうっ滞除去期において圧迫によく耐えられる場合、上肢や下肢の標準的な圧迫レベルに容易に適合できる。弾性着衣を選択するには、患者の身体活動だけでなく患者の自宅でのサポート体制を考慮することが重要である。体肢にリンパ浮腫を有する70歳の患者は物理的にレベルⅢの着衣を着用することはできない。そのため、レベルⅡの着衣が患者のニーズに適している。

丸編み（縫い目なし）および平編み（縫い目あり）着衣

　弾性着衣は、平編み（図4.11）または丸編みのいずれかで製造される。どちらのタイプもゴム製の糸で編まれる（一部の製品は非合成ゴムを用いる）。基本的に、綿または合成材料でこのゴムを覆うことで、着衣の品質を高めている。被覆弾性糸は弾性線維の伸縮性を制限または調節し、汗や皮膚軟膏から弾性繊維を保護するため、耐久性が高まる（図4.12）。柔らかい被覆線維は着衣を着用したときの呼吸を楽にし、また着用しやすい。製造工程において、双方向の弾性が弾性着衣にもたらされる（図4.13）。双方向収縮性を弾性着衣に与えるほど、着用時の快適性が増す。

　丸編み着衣は円筒形の編み機で製造され、縫い目をなくすことが可能である。着衣の縦方向にわたり同数の針と目が用いられる。目の大きさや編み込まれたゴムのプ

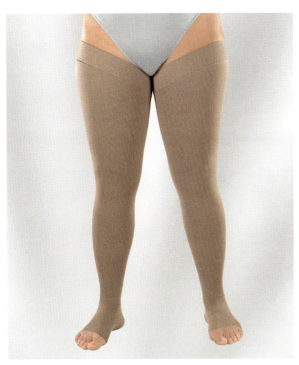

図4.11 平編みタイプの大腿丈弾性着衣
(Juzo USA, Inc.の許可を得て掲載)

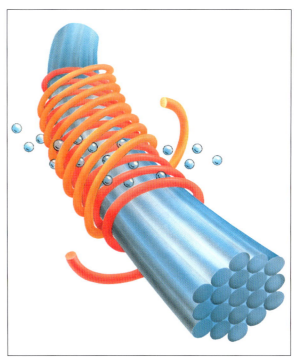

図4.12 弾性着衣に用いられる被覆弾性糸
(Juzo USA Fibersoft (Juzo USA, Inc.の許可を得て掲載)

レストレッチの程度によって、着衣の末梢側には小さい周囲径、中枢側には大きい周囲径を形成する。

平編み着衣では、患者の周囲径に合わせて、針や目の数が変化し、端から端まで着衣の密度を等しくする。平編み着衣は形状やサイズに合わせてカスタムに製造されるが、既製サイズのものも販売されている。50mmHg以上の圧迫レベルをもたらすことができるのは平編みタイプだけだが、低圧迫レベルの平編み着衣も使用できる。

平編みタイプまたは丸編みタイプの弾性着衣の選択にはさまざまな検討事項が関係する。丸編みタイプは高額ではなく、また、縫い目がなく平編みタイプよりも上質の薄い素材を使っているため見た目がよい。平編み着衣は通常、その製造工程から密度が高く、生産コストが高い。だが、患者の周囲径計測値によって目の数が決められるため、計測が正確であれば、身体に完璧にフィットする。体肢の顕著に変形した患者にとって、これは決定的な因子となりうる。

正しい弾性着衣の選択において、審美的懸念は重要である。弾性着衣は継続して着用して初めて効果的であるということを理解しておくべきである。患者が着衣に不満で着用するのを嫌がれば、治療の効果が損なわれる。圧迫レベルIVは、1着の平編み着衣だけで体肢全体に一定の圧勾配を及ぼすことも、あるいは、圧迫レベルIIIの丸編みタイプの大腿丈着衣（またはパンティストッキング）と圧

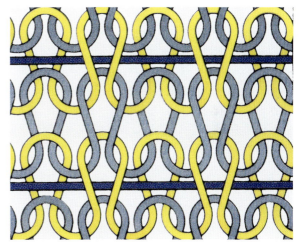

図4.13 弾性着衣の双方向弾性
(Juzo USA, Inc.の許可を得て掲載)

迫レベルIIの同タイプの膝丈（または大腿丈）着衣を併用することでも得られる。平編みストッキングはその上から薄い（暗い色が望ましい）ナイロンのストッキングを着用することで見かけを変えることができる。

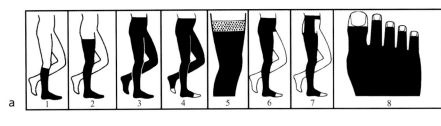
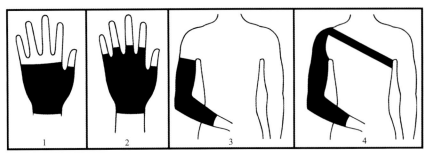

図4.14a, b
a 圧迫スタイル　1. 膝丈ストッキング　2. 大腿丈ストッキング　3. パンティストッキング　4. 伸張性の高い胴体部分があるパンティストッキング　5. 止着帯（シリコンドット）のついた大腿丈ストッキング　6. 腰部アタッチメントのついた大腿丈ストッキング　7. ガーターベルトのついた大腿丈ストッキング　8. フットキャップ
b 圧迫スタイル　1. 弾性ミトン　2. 指付き弾性ミトン　3. アームスリーブ　4. 肩カバーとストラップのついたアームスリーブ
（Juzo USA, Inc.の許可を得て掲載）

オーダーメードおよび既製の弾性着衣

50mmHg以上の圧迫レベルを有する弾性着衣は、オーダーメードの材料でのみ入手できる。患者の正確な周囲径計測値に合わせて、圧迫圧の高い着衣が製造される必要がある。前述のとおり、オーダーメードの着衣は患肢の変形の強い人にも望ましい。閉じた弾性着衣を着用することが身体的に不可能な患者のために、ファスナー付の特別な着衣を製造しているメーカーもある。

標準または既製の着衣は、弾性レベルⅠ-Ⅲのものが購入できる。既製着衣はほとんどのメーカーから購入でき、巨大な患肢に合わせて、多数のサイズやスタイルが取り揃えられている。

オーダーメードの着衣は非常に高価で、製造にかかる期間が長い。一部のリンパ浮腫患者はオーダーメードの着衣による効果を得られるが、すべてのリンパ浮腫患者に必要なわけではない。さまざまなタイプのものが購入できる既製着衣は費用を節約でき、患者は見た目のよい弾性着衣を着用できる。

弾性着衣のスタイル

オーダーメードおよび既製の弾性着衣は、数種類のスタイル、長さから購入でき、さまざまな止着装置や圧迫パッドを組み込んだものを注文できる。可能なスタイルと長さのまとめについては図4.14を参照されたい。

止着装置は、着衣のずれを防止するためにデザインされているが、阻血帯のように作用して、人によっては着用が不快になってしまう可能性がある。これらの装置はガーターベルト、腰部アタッチメント（図4.16）、肩ひもに結合するファスナー、または着衣の中枢端の内側にある合成ポリマー性（通常はシリコンドットやストライプ）の止着帯（図4.17）などがある。

着衣の滑りを防ぐために用いられる粘着性ローションを販売するメーカーもある。

高密度の発泡体材料で構成された圧迫パッドが内蔵されていれば、踝の後ろや手掌面など凹凸のある部位にも均等に圧力を分散できる。

治療の効果を最大に高めるため、リンパ浮腫の病理学を十分理解した人だけが患者とともに着衣の圧迫レベル、スタイル、長さを決定する。弾性着衣は毎日、朝に着用する。着衣の弾性が失われたら、少なくとも6カ月に1回交換する。採寸技術については、第5章「弾性着衣の採寸法」を参照のこと。

弾性着衣の着用を補助する補助具があるとよい。ゴム手袋、着脱補助具、滑り止めマットなどが着衣補助具の例であり、これらは着衣の損傷を防ぐ上でも役立つ（図4.19）。

弾性着衣の手入れ

リンパ浮腫管理における弾性着衣の主要な役割は、複合的理学療法（CDT）の集中排液期に達成された腫脹の縮小を維持することである。排出されたリンパ浮腫液の再貯留を避けるためには適切な圧迫をもたらすことができる高いレベルの一貫性が、欠かせない。この一貫性は、ライクラまたはゴム製のインレイ糸を含む高品質の弾性着衣によってもたらされる。これらのインレイ糸は連続的に材料に編み込まれているため、的確なレベルの圧迫を提供する。在庫品とも呼ばれる品質の低い着衣にはイン

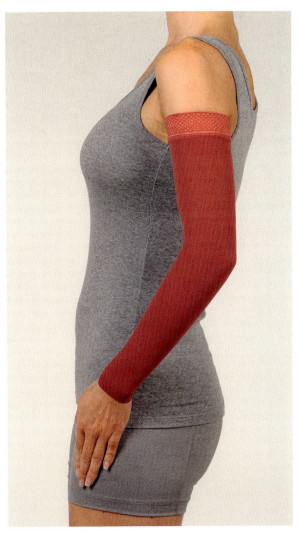

図4.15 さまざまな色のアームスリーブが入手できる
（Juzo USA, Inc.の許可を得て掲載）

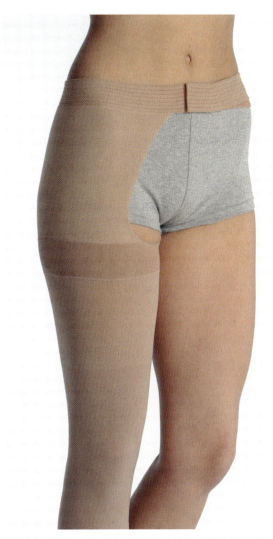

図4.16 腰部アタッチメントの付いた大腿丈弾性ストッキング
（Juzo USA, Inc.の許可を得て掲載）

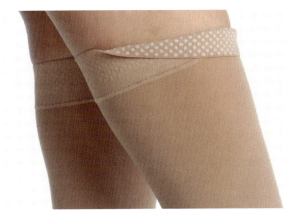

図4.17 シリコンドットの止着帯のついた大腿丈弾性ストッキング
（Juzo USA, Inc.の許可を得て掲載）

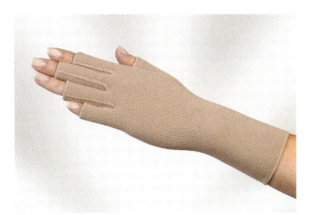

図4.18 指付きの弾性ミトン
（Juzo USA, Inc.の許可を得て掲載）

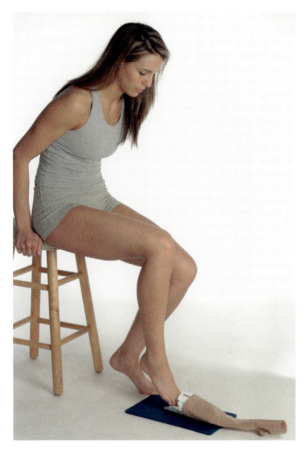

図4.19 つま先あき弾性ストッキング用の着用補助具
(Juzo USA, Inc.の許可を得て掲載)

レイ糸は含まれておらず、リンパ浮腫管理には適していないことを認識しておくべきである。

　スリーブやストッキングは概ね、朝から夜間まで着用するため、弾性着衣は弾性と耐久性の強い材料で出来てはいるが、12時間も着用した後には伸び切っている。大きく伸張する箇所（膝関節、肘関節）では特にそうで、着衣が他の部位よりも摩耗してこれらの領域に浮腫液が貯留する。

　弾性着衣は第2の皮膚層として作用し、弾力性を失った皮膚がもはや、つくり得ない抵抗を生み出す。これらの着衣の色、形、弾性、最適な治療効果を維持するには、適切な手入れが不可欠である。

　弾性着衣を日常的に洗濯することで、弾性特性の回復と維持が促されるだけでなく、通常の衣類から着衣の内部に堆積した汗、皮脂、ほこり、細菌、角質を除去することができる。適切に行えば、頻繁に洗っても弾性着衣は傷みにくい。しかし、着衣は損傷しやすいため、1回すすぎしただけでも、あるいは、誤った脱水の設定や洗剤の使用によっても、弾性力は落ちる。

　弾性着衣の弾性線維は着用とともに摩耗する。適切に手入れすることで着衣の寿命は延びるが、弾性特性に有害に作用しうる徴候が着衣に認められるときは、約6カ月ごとに交換が必要である。基本的な規則として、着衣が洗濯後に元の形状に戻らない場合や、擦り切れたり素材に穴が開いたりした場合、圧迫感がない場合、あるいは、簡単に着用できる場合は、交換が必要であろう。

　Juzo、Medi、Jobst、Sigvarisなどのメーカーは、弾性スリーブや弾性ストッキングについての完全な手入れ法を提供しており、最適な手入れのために常にこれを守るべきである。以下に掲載した点は適切な手入れと洗濯に関する特定の手引きに関連しており、さまざまな品質の弾性着衣メーカーに共通している。

洗濯機の使用と手洗いの比較

　着衣（スリーブ、ストッキング、パンティストッキング、ミトン、フェイスマスク、ベストなど）はユーザーの好みによって、洗濯機で洗っても手洗いしてもよい。ローションやクリームを用いる場合（保湿ローションは弾性着衣の線維を破壊するため、着衣を脱いだ夜間のみ使用すべきである）は特に、毎日洗濯することが推奨される。洗濯機で着衣を洗う場合、洗濯中（優しい洗濯モードに設定すること）に線維を保護するため、着衣を洗濯ネットに入れて洗濯することが推奨される。

　水温は冷水から温水の間だが、30℃以下でも40℃以上でもいけない。色の濃い着衣は冷たい水で洗濯する。弾性の回復を可能にして効果を長く持続させるため、着衣を2着以上用意し（1着は着用し、1着は洗濯）して交互に着用することがもっとも望ましい。

　手洗いの手順を以下に記す：

1. ボール、バケツ、シンクまたは小さなタブに水を溜める。
2. 弾性着衣を優しく水につけて湿らせる。
3. 洗剤（後述）を少量加える。
4. 弾性着衣を数分間つけておく。
5. より適切に洗うため、弾性着衣の線維を優しくこする。引っ張りすぎないこと。
6. その後、タブを空にして水を入れ替える。着衣に残った汗の塩分や油を落とすため、縫い目に沿って端から端まで、弾性着衣を水につけてはすすぐ。
7. 弾性着衣を優しく絞り、余分な水分を落とす。
8. 下記の乾燥方法を参照する。

洗濯用洗剤

強力な洗浄剤、溶媒、石油系洗浄剤などは、弾性着衣の細かい線維を破壊することがある。漂白剤、塩素、柔軟剤、その他の洗濯用添加物を含まないマイルドな石鹸や洗浄剤を使用する。線維を傷つけずに油分や身体から出た酸、皮膚の塩分を素早く簡単に洗い落とすよう配合された洗浄剤を数社のメーカーが販売している。専用に配合されたこれらの洗剤を使用することが推奨され、そうすることで弾性着衣の寿命は長くなる。

乾燥の手引き

弾性着衣は乾燥機で乾かしても自然乾燥してもよい。乾燥機を用いる場合は、過剰な熱にさらされると着衣の弾性線維が弱くなるかまたは傷むため、ダイアルを熱なし（低温）風乾燥に設定すること。着衣にシリコン帯がついている場合は、熱なし乾燥設定にすることでこの素材を保護する。

着衣を自然乾燥するときは、引っ張ったり余分な水分を絞り出したりしないことが重要である。タオルで弾性着衣を包んでからタオルごと優しく絞ると早く乾きやすい。着衣をタオルに包んだまま放置しないこと。

着衣を物干し竿に干すにせよ、床に広げて干すにせよ、直射日光は避け、裏表にして干す。物干し竿にタオルをのせてその上から着衣を干すことが推奨される。着衣の水分を取らないまま直接竿にかけてドリップドライすると、水分の重みが着衣を引っ張り、身体への適切なフィット感が損なわれることがある。

代替材料

近年、リンパ浮腫および静脈障害を有する患者にいくつかの調節可能な圧迫装置が使用できるようになった。これらの装置はフックアンドループ型の非弾性調節バンドを用いることにより圧迫圧の勾配をもたらす。非弾性材料の下に発泡体パッドを用いてパッドを補う装置もあれば、従来の弾性着衣と組み合わせて用いる装置もある（**図4.20**）。

これらの装置をむくんだ体肢のうっ滞除去のために用いるべきではないことは、医師の間で意見が広く一致している。低伸縮性包帯材料を適切なパッドと一緒に用いることで、実質的には圧迫をさまざまに調節できる。体肢がほぼ正常な大きさまでうっ滞除去されたCDTの第2期において、非弾性調節可能圧迫を夜間の包帯の代わりに用いることで、弾性着衣によってもたらされる日中の圧迫とバランスを取る。低伸縮性包帯によって低い安静時圧をかけることで、夜間の体肢の圧迫が安全なものとなる。

大幅な体積減少による皮膚のたるみや侵襲性の高い浮

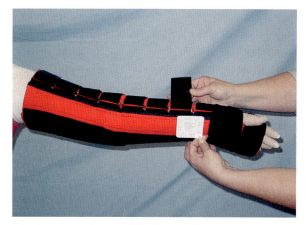

図4.20 パッド付きの非弾性調節可能バンドを用いた圧勾配 (CircAid Measure-Up (CircAiid Mediical Products, Inc.の許可を得て掲載)

腫を有するために、弾性着衣によって体肢の浮腫を十分にコントロールできない場合、日中、弾性着衣の圧を補足するために用いる代替器具もある。身体的に夜間に包帯法を行えない（または好まない）患者は、費用はかかるがこの器具を選択することができる。これらの着衣スタイルの大半は、上肢と下肢、頭頸部、体幹および外性器用に既製品としてまたはオーダーメードで購入できる。これらの着衣のタイプによって計測の必要性はさまざまであり、各メーカーの指示を参考にすることが望ましい。

適切な着衣の選択

弾性着衣は患者が治療の過程で達成された体積減少を維持するための重要な要素である。選択した着衣が効果的でなかったり、日常の患者の着用が容易でなかったりした場合、治療はうまくいかない。着衣は、耐久医療機器メーカーからまたは治療施設から注文できる。治療する療法士は適切な弾性着衣のいくつかの重要な因子をもっともよく認識しているため、治療する療法士が患者に適した着衣を確認するのがもっとも適している。以下の因子が含まれる。

- 体積減少を達成するためにどの程度の圧迫圧が必要か。
- 圧迫に対する患者の感受性
- 患者にとって着衣を着脱することがどのように難しいか。
- 着衣の選択に及ぼす患者のライフスタイル因子

弾性着衣の仕組みを理解することは、患者が適切な選択をする上で重要な要素の1つである。弾性着衣の製造には主に、丸編み、平編み、裁断縫製という3種類の技術が用いられる。

既製の着衣

既製の着衣の大半は、双方向伸縮性と縫い目のない外観を可能にする丸編みである。使用前の着衣の形状は基本的に筒状で、双方向伸縮性は体肢の形状に沿って適切にフィットできるため重要である。着衣は圧迫クラスⅠ（20-30mmHg）、Ⅱ（30-40mmHg）、Ⅲ（40-50mmHg）のものが使用でき、着衣によって達成される圧迫に限界があるため、合計した圧迫圧がそのまま及ぼされるわけではないが、重ねて着用することで50mmHg超の圧迫を及ぼすことができる。これらの着衣は基本的に、オーダーメードのものよりかなり安い。既製の着衣は、体肢が長すぎず短すぎず均整がとれており、比較的硬さのある患者にもっとも適している。このタイプの着衣を体肢中枢端でしっかりと留めるには、円周状のシリコン帯が必要であることが多い。丸編み着衣は、体肢の近位の組織が非常に柔らかくゆるい患者に装着すると、上部が丸まってしまうことが多い。

オーダーメードの着衣

オーダーメードの着衣は、体肢の均整がとれていない、あるいは、形状がいびつである、短すぎるかまたは長すぎる、治療中の大幅な体積減少によって非常に柔らかい組織やたるんだ皮膚を有する患者に適している。平編み生地も裁断縫製生地もオーダーメードの着衣に用いられる。平編みの着衣は通常、感受性の高い関節ラインや皮膚のひだに食い込んだり、寄ったりしないので、オーダーメードの着衣は皮膚のひだが深い患者や関節ラインに強い圧痛を有する患者にも適応されることがある。これらの着衣は適切な形状に平編みされるかまたは織られた生地から裁断したものが着衣のタイプに合わせて縫い合わされる。平編み生地は、伸縮性が限られ硬い生地であるため、運動時圧迫が大きく安静時圧迫が小さい低伸縮包帯に効果が非常に近いことから、軟部組織をよりよく保持することができる。これは、さまざまなクラスで達成される圧迫圧に反映されている：クラス1（14-18mmHg）、クラス2（20-25mmHg）、クラス3（25-30mmHg）。生地によって優れた運動時圧迫と組織の封じ込めが提供されるので、合計圧迫圧はそれほど必要ではない。オーダーメード着衣は、正確な体肢の形状に合致させて体肢の外形にフィットするために伸縮する必要性が少ないので着用しやすい。オーダーメードの平編み着衣は、特に関節への着衣の寄り集まりを減らし、着衣のフィット感と快適性を改善するようデザインされたさまざまな編み調整によって得られる（図4.21）。

患者の検討事項

一部の患者群は、フィッティングに関して特殊な問題がある。脂肪浮腫患者は軟部組織が非常に柔らかく、体肢の形状がいびつで、圧迫に対する感受性が高まっている。このような患者群は、最初に評価された浮腫の程度に基づいて圧迫クラスⅠまたはⅡのオーダーメードの平編み弾性着衣がもっとも適している。

妊娠女性は着用しやすい弾性着衣を必要とし、主に静脈不全に対処するクラスⅡの圧迫圧を提供し（妊娠前にリンパ浮腫の診断がなければ）、腹部の圧迫を減少するよう調整できる部分用着衣にする。リンパ浮腫を有する小児は基本的にオーダーメードの着衣を必要とし、幼児期から青少年期までの成長は非常に速いため、大人よりも頻繁に4-6カ月ごとに交換する。小さい幼児の場合、デリケートな皮膚を保護するよう、圧迫と関節ラインの裏張りに柔らかい素材を用いたものを選択すべきである。

体積が大幅に減少した患者や非常に活動的なライフスタイルの患者は、ふくらはぎの圧迫サポートを追加することで効果がある。膝関節から下の十分な浮腫コントロールを達成するよう大腿丈の圧迫を層にした低伸縮性の包帯代替品（CircAid JuxtaFi（C）またはFarrow Wrap（C）など）の使用を検討する。これは、前脛骨筋腱が高圧迫クラスの着衣により過剰な圧迫を受けやすい足部や足関節前部に過剰な圧迫がかからないように着用できる。

弾性着衣の着脱は、足に手が届かない人、手の筋力を損なった人、骨関節炎による疼痛に苦しむ人には特に難しい。一人暮らしをしている人にはもっとも難しい。このスキルを患者や介護者が一人で行えるようになるために、教育と練習がカギとなる。活動的なリンパ浮腫クリニックが、患者が実際に着用補助具を購入する前に異なる方法で着用してみる機会を患者が得られるよう、利用可能な多くの補助具の見本を用意することが推奨される。

着衣をつまんだり引っ張ったり、指の爪や貴金属で着衣に傷を付けたりしないように着衣を扱えるためのゴム製手袋はすべての患者に重要なツールである。ラテックスアレルギーの患者は注意が必要である。多くのゴム製手袋はラテックス製である。どれほど努力しても弾性着衣を着用できるだけ十分に足部まで手を伸ばすことができない患者や、自宅での補助が限定的な患者が一部存在する。

低伸縮性の弾性包帯代替品は、1日に1回（家族によりまたは着用補助具を用いて）体肢から取り外しまたは交換すればよく、非弾性圧迫の特性により日中も夜間も安全に着用できることから、フルタイムの使用に適している。

日中に効果的な圧迫を提供する弾性着衣は、下肢を挙上したときに十分な血流が制限されることがあり、ベッドで着用するとめくれ上がってしまうことがあるため、夜間の使

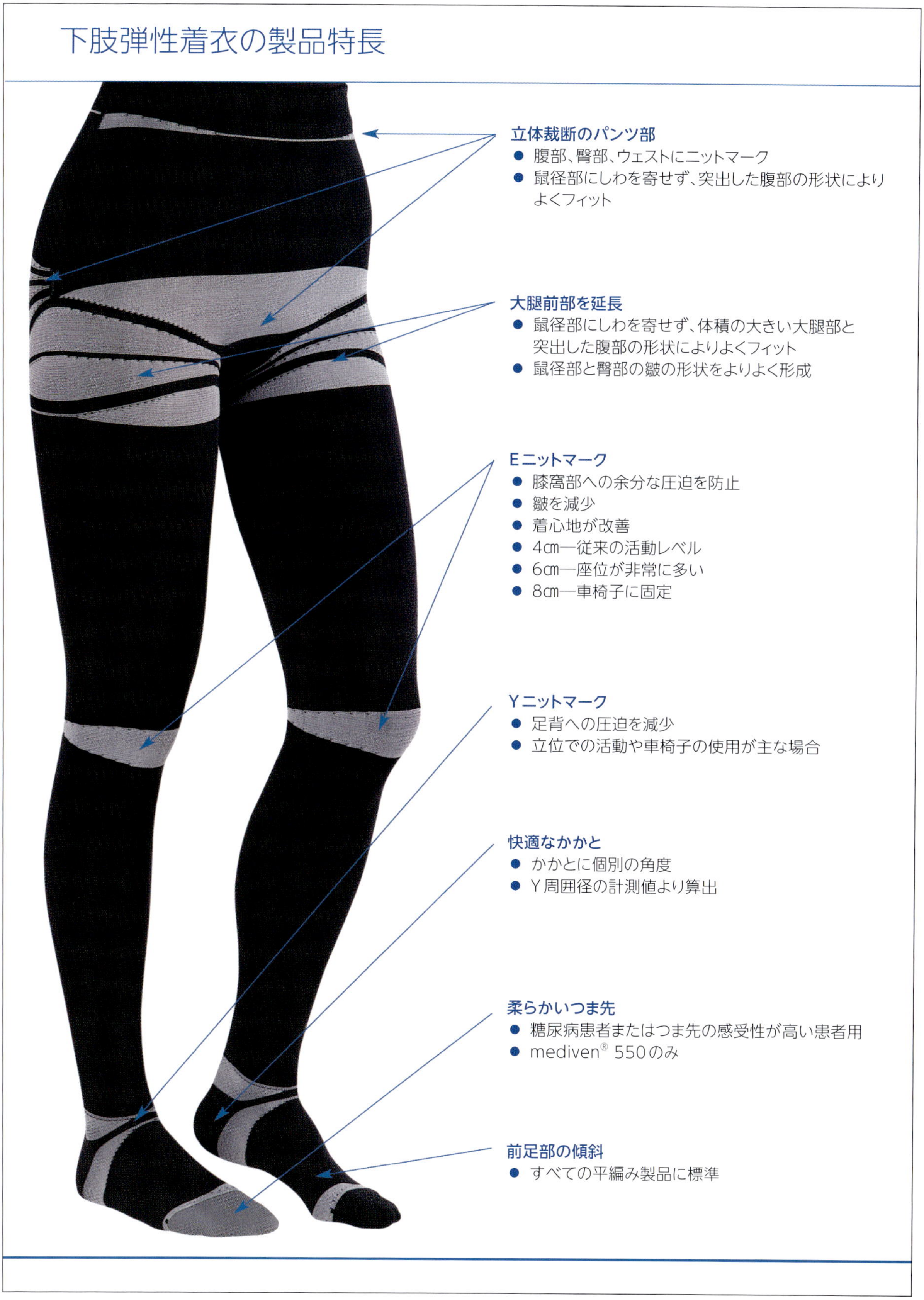

圧迫療法　145

下肢弾性着衣の製品特長

立体裁断のパンツ部
- 腹部、臀部、ウェストにニットマーク
- 鼠径部にしわを寄せず、突出した腹部の形状によりよくフィット

大腿前部を延長
- 鼠径部にしわを寄せず、体積の大きい大腿部と突出した腹部の形状によりよくフィット
- 鼠径部と臀部の皺の形状をよりよく形成

Eニットマーク
- 膝窩部への余分な圧迫を防止
- 皺を減少
- 着心地が改善
- 4cm―従来の活動レベル
- 6cm―座位が非常に多い
- 8cm―車椅子に固定

Yニットマーク
- 足背への圧迫を減少
- 立位での活動や車椅子の使用が主な場合

快適なかかと
- かかとに個別の角度
- Y周囲径の計測値より算出

柔らかいつま先
- 糖尿病患者またはつま先の感受性が高い患者用
- mediven® 550のみ

前足部の傾斜
- すべての平編み製品に標準

図4.21　下肢の弾性着衣製品　(medi GmbH & Co.KG.より許可を得て掲載)

用には適さない。高圧迫クラスのパンティストッキングタイプの着衣を着用することは非常に難しい。大腿丈または膝丈の着衣を両脚に着用し、膝のすぐ上までまたはふくらはぎまでのバイクパンツを併せて着用することで圧迫を調整することが望ましい。そうすることで患者は各脚の着衣を別個に着用してからバイクパンツを履き、腰まで勾配のある圧迫をかけることができる。また、日中どの程度の圧迫をかけるかを患者が選択することができる。1日の終わりに自宅に帰り、下肢への圧迫はかけたまま腰丈の着衣を脱げば、ある程度は圧迫から解放され息抜きできる。

ラテックスアレルギーの患者は特殊である。今日のほとんどの弾性着衣にはラテックスは含まれていないが、注文前に着衣の素材を確認するとよい。特殊な環境に該当するのは、医療関係の仕事に就いている（小児科医や療法士など）患者である。本人はラテックス感受性ではなくとも、ラテックス感受性の高い可能性がある患者集団と密に関わるため、弾性スリーブやグローブを着用する必要があるのなら日中だけでも非ラテックス製の上肢用着衣を着用することを検討すべきである。

着衣の着用を容易にする特定の着衣用オプションは興味を引かれるが、注意も必要である。例えば、患者は着用しやすいようファスナーをつけることを求める場合が多い。足関節の部分はファスナーがもっとも滑りにくいため、ファスナーが開かず、期待するほど便利ではない。さらに、ファスナーは縦方向の伸縮性がないため、下肢の端から端まで着衣を最適にフィットさせるには限界がある。また、高圧迫の着衣でファスナーを両側から寄せ集めたり引き上げたりすることは難しく皮膚への損傷を招くことがある。だが、麻痺した下肢に着衣を着用する場合にファスナーは非常に便利である。

多くの患者が、着衣を脱ぎ降ろさずにトイレで用を足したいために、腰丈弾性着衣にオープンクロッチ（股開き*）を求める。下肢リンパ浮腫の患者では、外性器浮腫のリスクが常に存在するため、会陰部に圧迫を及ぼさない着衣はこの合併症のリスクに患者をさらすことになる。

上肢、下肢いずれの着衣も、吊り下げるための生地延長部がある（袖山など）。これらのスタイルは単に着衣の吊り下げ用である；患者が肩部や臀部外側に腫脹を有する場合、浮腫を適切にコントロールするには、ベストやボディースーツ型の着衣、バイクパンツからの環状の圧迫が必要である。つま先が閉じた着衣は足趾の腫脹をコントロールするのに適切ではない。そのような場合、各趾（第5趾は通常圧迫をかけない）に環状の圧迫をかけられるフットキャップが必要である。

圧迫療法の禁忌

以下の場合、体肢への圧迫の施行は絶対に禁忌である。
- 心浮腫
- 末梢動脈疾患：圧迫療法は足関節/上腕血圧比（ABI）が0.8未満の場合は禁忌である。正常なABIは0.95-1.3で、軽度から中等度の動脈疾患では0.5-0.8である。ABIが0.5未満の場合は重度の動脈不全と解釈される。

> 足関節/上腕血圧比（ABI）は、足関節と腕（上腕）の収縮期血圧を比較する。これらの測定は、末梢血管疾患患者の評価、経過観察、治療に有用である。

- 急性感染症（蜂巣炎、丹毒）

注意した上で圧迫療法を用いてもよい症状を以下にまとめる（相対禁忌）。適切な圧迫のレベルを決定するため、紹介医と密に協力することが必要である。
- 高血圧
- 不整脈
- 体肢の感覚低下または喪失
- 不全または完全麻痺、弛緩性四肢麻痺
- 年齢
- うっ血性心不全
- 軽度から中等度の動脈閉塞性疾患（ABI値が0.8-1.0）
- 糖尿病
- 悪性リンパ浮腫

運動とリンパ浮腫

定期的な運動がもたらす身体的な効果は、特にリンパ浮腫患者やリンパ浮腫のリスクを有する患者にとっては無視できない。運動は、体重の減少とその管理、エネルギーの改善、気分および免疫機能、長期的な体調および疾患の改善、社会性やレクレーションの提供において効果が認められている。

CDTの集中排液期に実施される運動は、*remedial exercise*（治療のための運動）と呼ばれる。治療のための運動は集中排液期に効果があることが認められており、治療する療法士の監督下で実施しなければならない。循環系へのリンパ液の還流を増大することにより、組織を修

復し罹患した組織のうっ滞除去を補助するよう、弾性包帯を装着した状態でこれらの特別な運動を実施する。治療のための運動に関する意見の相違はほとんどない。集中排液期に良質な運動習慣をつけることで、患者が退院計画の一環としてコミュニティ主体の監督下の運動プログラムに参加できるようになることを促す。運動を継続することに関しては意見の相違がある。リンパ浮腫患者にとってどの種類の運動が安全なのか。いつ運動を開始し、どの程度の運動を行えるか。

運動とリンパ浮腫に関する意見の相違や異論がいよいよ解決されようとしている。2011年、研究者たちは運動とリンパ浮腫に関する文献の体系的レビューを発表した[1]。彼らは基準に一致した19件の記事を最終レビューした。これらの研究の大半は乳癌関連リンパ浮腫に特化しており、乳癌治療後の続発性リンパ浮腫を有するまたはリスクを有する患者における抵抗性運動の安全性を強力に示唆するエビデンスが得られた[2]。研究者たちは同時期に多くの新規論文を発表したが、下肢の癌に関連するリンパ浮腫に焦点を当てたものは1件のパイロット試験のみであった[3]。2011年、米国内リンパ浮腫ネットワーク(NLN)は運動に関する見解表明を改訂し、上述の研究の多くを反映させた。これらの指針は非常に徹底しており、個別の運動計画を作成する上で使用すべきである[4]。

これらの研究からのエビデンスは研究された特定の集団(この場合は乳癌患者)にのみ適用すべきだが、他の形態のリンパ浮腫における指針として用いることのできる一般的な結論を導き出すことが可能である[4]。他の癌に関連するリンパ浮腫と原発性リンパ浮腫についてなおも比較研究が必要である。新たな研究がなされるまでは、リンパ系の解剖学、生理学、病態生理学における強力なバックグラウンドに頼って運動計画を作成するほかない。運動の効果は原因を問わずすべてのリンパ浮腫患者に行うことができるはずである。

患者は、新しい定期運動を開始する前にリンパ浮腫を良好にコントロールしておく必要がある。最適な治療を実施しつつ、認定リンパ浮腫療法士の監督下で開始する。複合的理学療法を受けた患者は運動プログラムを開始する前に弾性着衣を着用する。すべての運動は徐々に開始し、ゆっくりと進める。次に進める前に罹患した部位への変化を評価すること。患者が運動を行う間、患者の体位やテクニックに特別な注意を払う必要がある。セットの間に十分な休息時間を取れるよう調整が必要である[4]。着衣は適切にフィットした状態で着用する。これには、上肢リンパ浮腫の場合のミトン付弾性スリーブの着用も含む。さらにレベルの高い運動やスポーツに戻りたい患者は、活動に合わせた特別な介入が必要である。特定のスポーツに必要な適切な筋力、協調、持久力、体力、柔軟性を強化することは活動に戻る前に必須である。活動継続の決定は活動に対する身体の反応に基づいて行うべきである。療法士は、患者がイニシアチブを取るよう促し、トレーニングの経過と活動に対する反応を記録する必要がある。運動中および運動後のわずかな変化も記録し、調べなければならない。状況に応じて調整する。

リンパ浮腫の患者は運動を避けるべきではない。あらゆる種類の運動プログラムの進展に十分な時間をかけるべきである。リンパ浮腫を有するあるいはそのリスクを有するすべての患者に対するケアの計画に、一般的な安全性の原則と適切なガイダンスの検討、運動能力改善への励ましを組み入れるべきである。

呼吸エクササイズ

腹式呼吸における横隔膜の下方および上方への動きは、リンパ液を血流に十分戻すために重要な要素である。下肢のリンパ浮腫に罹患した患者は腹式呼吸エクササイズを含む運動プログラムによって大きな効果が得られる。横隔膜の運動と腹部、胸郭、腰部の外方および内方への動きも、全身の健康、蠕動運動および心臓への静脈還流を促進する。呼吸エクササイズのプロトコールは第5章「うっ滞除去エクササイズ」で示す。

抵抗エクササイズ

強化運動は筋力を改善し、靱帯、腱、骨を強化し、体重管理に貢献する。抵抗的運動は基本的に、反対方向の負荷に対して繰り返し行われる。徐々に進展させることが不可欠で、運動プログラムは患者の運動能力レベルに見合ったものでなければならず、損なわれたリンパ系に余分なストレスをかけないようにリンパ還流の改善を達成するよう努める。リンパ浮腫患者には特定の強化運動が有用であり、必ず弾性着衣や弾性包帯を該当箇所に使用して行わなければならない。

> 重りを使っての抵抗的運動は、損傷や酷使に関して問題が起こす可能性がある。しかし、重りを使い適切な注意の下で行う抵抗エクササイズは非常に有用である。

基礎体力が改善されると、少ない労力で日常の課題がこなせるようになり、筋や靱帯の挫傷や捻挫を防ぐことができる。体力を改善することで、筋内のバランスや関連する体肢や周辺の関節構造における正常な生物力学を改善できる。抵抗エクササイズのプログラムを開始するとき、患

者は1-3回ほどしか持ち上げられないような重い重りを使うのではなく、重りは軽くして反復回数を多くする。患肢を圧迫しながら運動を行うと、患肢（またはリスクにさらされた体肢）への体液貯留の軽減効果の可能性を高める。

2009年8月に『New England Journal of Medicine』に発表された記事は、乳癌関連リンパ浮腫の女性における重量挙げの話題を取り上げていた。記事は、Schmitzらの実施した18ヵ月間の試験をまとめたものであり、変動の少ない上肢リンパ浮腫を有する141例の乳癌生存者対象とした週2回の漸増的な重量挙げの対照試験であった[10]。この試験の結果から、重量挙げが乳癌関連リンパ浮腫の体積に負の効果がないだけでなく、筋力を増大させること、および、重量挙げによって手の症状が減少し、適切な安全ガイドラインに従っていればリンパ浮腫増悪の発現率も減少することが示唆された。

重量挙げによってリンパ浮腫症状の発症または増悪が予防されないことは指摘しておかねばなるまい。実際、特定のガイドラインを守らなければ、症状を悪化させる好機となる。リンパ浮腫に罹患した患者は重量トレーニングを検討する前に十分注意して運動を行うべきである。患肢の状態を安定させておく。すなわち、重量運動を開始する前にうっ滞を除去し、最低でも3ヵ月間は感染症歴がないことが必要である。さらに、患者はリスク軽減の実践や運動に関する米国リンパ浮腫ネットワークの見解表明を理解し、それに従わなければならない。

重量トレーニングは、認定癌エクササイズトレーナー（アメリカスポーツ医学会による認定）としての訓練または認定リンパ浮腫療法士としてのトレーニングを受けた人と一緒に、その監視下で開始する。

場合によっては、患肢を単独で用いる運動に耐えられない患者や、患肢がこれらの運動に有害に反応する患者もいる。このような場合、患者は軽度から中等度の歩行や自転車走行などの全身活動から効果を得られることがある。歩行や自転車走行は腹式呼吸を刺激し、血液循環へのリンパ還流を促進する。

リンパ浮腫のための有酸素運動

リンパ浮腫患者は活動的にならなければならず、過去に運動経験のない人は日常的な歩行や水泳、20分間の固定式バイクなどを始めることを検討すべきである。適切な種類の身体活動はリンパ流を改善することによって腫脹を縮小し、患者の体形を維持し日常生活の通常の活動を継続するために欠かせない方法である。

多くのリンパ浮腫患者は、罹患する前の活動を継続できるか、あるいは、調整すべきか、代わりに別のことをすべきかを尋ねる。それらの質問に対する回答は活動自体によって異なる。例えばテニスやゴルフは、上肢リンパ浮腫の患者にとって有用な活動のリストの最上位には挙げられない。下肢のリンパ浮腫患者には、キックボクシングや踏み台昇降は高い損傷リスクをもたらす活動であるため、避けなければならない。しかし現実には、一部の患者にとっては運動が日常的に非常に重要な役割を担っており、パーソナリティに深く根付いているため、いわゆる「高リスクの活動」をあきらめることは患者の幸福感に深刻な影響を及ぼしかねない。

純然たる事実として、患者の身体、幸福に何が良いのかを患者自身よりよく知る人はいない。患者が訓練を受けたリンパ浮腫療法士のケアを受け、身体活動中に弾性着衣を着用し、その運動レジメンが不快感や疼痛を及ぼさないものである限り、これらの活動を継続することは完全に良いことである。しかし、患肢が傷ついたり、疲労を覚えたり、活動中や活動後に体積が増加したりした場合、患者は必要に応じて活動を調節し、リンパ浮腫療法士や医師に相談しなければならない。ここでのキーワードは、注意と調整である；損なわれたリンパ系にさらに負荷を与えることなくリンパ還流の改善に努めながら、徐々に進めていくことが欠かせない。

> 有酸素性コンディショニングは基本的に、大型の筋群を用いて反復的に実施される。長期的ないくつかの効果としては、安静時心拍数の減少、筋力の改善、体重コントロール、静脈およびリンパ液の還流増大が挙げられる。

特定の有酸素運動やレクレーション的な活動が腫脹の増大のきっかけになることがあり、損傷のリスクを高めることを理解することが重要である。理想的には、リンパ浮腫患者は高リスクな活動を避けるべきである。これらの高リスクな活動の例としては、下肢リンパ浮腫の場合はサッカー、キックボクシング、踏み台昇降、上肢リンパ浮腫の場合はテニス、ラケットボール、ゴルフが挙げられる。

上肢および下肢のリンパ浮腫に有用な活動としては以下が挙げられる（ただしこれらに限定されない）。

- 水泳または水中有酸素運動：腰まで水につかると体重が最大90％減少し、水中で実施する運動によって可動性が改善し、筋力や筋張力が強化される。さらに、身体表面に水が及ぼす圧力がリンパ液と静脈の還流に寄与する。風呂の湯やジャグジーの湯などの温度に相当する温水（35℃以上）は避けるべきである。水温が高いとリンパ浮腫に負の効果を及ぼすとされる。
- 歩行：弾性着衣を着用しながらの屋外やトレッドミル

での20分間の歩行（ゆっくりとした歩行速度で10-15分）は循環系を刺激し、個々の全身的な健康に大きく貢献する。重要なポイントは、正常な足取りでの歩行である。罹患した下肢は引きずらず、引きずり歩行は避ける。

- 軽い自転車走行：快適な広いサドルにまたがり、屋外やジムで20-25分間行う。下肢のリンパ浮腫の患者には、リカンベント（監修注：背もたれの付いた自転車）の高い位置に脚を置いて行うとよい。
- ヨガ：ストレッチング、深呼吸、リラクゼーション、静脈およびリンパ還流に対するプラスの効果が組み合わされたヨガは、理想的な運動である。ヨガを猛練習することは避け、特定のポーズが不快であれば、それは変更するかとばす。多くの癌センターや支援グループが、癌生存者やリンパ浮腫患者に特別に合わせたヨガクラスと提携している。
- レベッド法：この比較的新しい運動プログラムは、リンパ浮腫患者と癌患者にためにデザインされている。プログラムには音楽とダンスが組み入れられ、全身の健康、可動域、バランス、筋力、持久力に重点が置かれている。
- うっ滞除去エクササイズ：複合的理学療法の集中排液期にリンパ浮腫療法士によって実施されるこの運動プログラムは、各患者のニーズ、能力、制限に合わせて調節される。この運動レジメンは1日2回実施する必要があるが、循環、可動性、健康を改善する。

一般論として、運動や活動時には常に必ず弾性着衣を着用した状態で行わなければならない。運動の強度や持続時間は徐々に増やしていく。不快感や疼痛を引き起こす過剰な運動は避けるべきである。また、体肢の大きさや形状の変化を注意深く確認しなければならない。

皮膚と爪の手入れ

リンパ浮腫に苦しむ患者は皮膚や爪の感染を受けやすい。これらの部位の細心の手入れはCDTの成功に欠かせない。皮膚は通常、細菌やその他病原体が通過できないが、外傷や火傷、その他の原因によって皮膚に欠陥があると、病原体や感染源の侵入口となる。リンパ浮腫性組織は蛋白質豊富な液で飽和しており、病原体の絶好の繁殖地となる。さらに、拡散距離の増大によって局所的免疫防御能が下がり、罹患した部位の防御細胞の反応が遅れる。リンパ浮腫の患部の皮膚は肥厚したり落屑性になったりするため、裂傷やきれつのリスクが高まる。

連鎖球菌（*Streptococcus*）は主にリンパ浮腫患者に感染症を引き起こす。局所的なレベルでは連鎖球菌の毒性は強くないため、身体防御機構は最初ゆっくりと反応する。したがって、これらの感染性細菌が増殖して他の身体部位に移動することが可能である。炎症のプロセスは重度の医学的危機へと発展し、ステージの進行を加速することによってリンパ浮腫を大きく悪化させうる。皮膚と爪の手入れにおける基本的な懸念事項は感染症の予防と管理である。

患者は皮膚の健康と完全性を維持するため、適切に洗浄および保湿するテクニックの指導を受ける。この教育プロセスには、皮膚の創傷や感染症の徴候、炎症の調べ方が含まれる。この注意事項のチェックリストは、治療の早期段階で患者に提示すべきである。このリストによって患者の順守性が高まり、患者がリンパ浮腫の悪化や感染を引き起こす状況や活動を避けるために役立つ。注意事項のリストおよび高・中リスクの活動については、第5章「注意事項」に示す。

患者が集中治療期の治療を受けている間、リンパ浮腫患部に包帯を巻く前に、敏感肌、放射線性皮膚炎、リンパ浮腫向けに調製された適切な軟膏やローションを塗布する。体肢がうっ滞除去された患者は、弾性着衣を着用した後、保湿性軟膏を1日2回塗布する必要がある。リンパ浮腫管理に用いられる軟膏や石鹸、その他皮膚洗浄剤は、保湿性に優れ、香料を含まず、低アレルギー性で、ph値が中性または酸性のいずれか（pH5.0前後）に調製されたものでなければならない。皮膚の酸性またはアルカリ性はpH値で測定し、0（極度に酸性、レモンジュースなど）から14（極度にアルカリ性、あくなど）の範囲である。pH7は中性（水など）である。正常な皮膚はpH5前後である。

肌ケア製品に対するアレルギー反応の可能性を特定するには、リンパ浮腫の患部の皮膚に最初に塗布する前に健康な皮膚で試してみるべきである。

適切にフィットした弾性スリーブやストッキング、弾性包帯に用いられる素材は、皮膚に過剰な刺激を与えることがある。圧迫療法に用いられる特定の素材に対しアレルギーを有する患者もいる。この状況は通常、他の素材に切り替えることで容易に解決する。

蚊の生息地域では、蚊に刺されると感染症を引き起こす恐れがあるため、患肢に虫除け剤（一部の保湿剤には天然の虫除け成分が含まれている）を塗布する必要がある。

リンパ浮腫管理における2期のアプローチ

良好なリンパ浮腫管理は2期で実施される。第1期は集中排液期と呼ばれ、患者は毎日診察に訪れて、患肢のうっ滞が除去されるまで治療を受ける。治療を毎日受けることと、治療の開始前に複合的理学療法のすべての構成要素について患者に十分な情報を提供しておくことが、治療の成功には欠かせない（第3章「リンパ浮腫の評価」を参照）。治療のために毎日通院できないまたは通院を望まない患者は、受け入れるべきではない。

集中排液期の期間は症状によって異なり、上肢リンパ浮腫の患者で平均2-3週間、下肢のリンパ浮腫の患者で2-4週間である。重度の症例では、うっ滞除去期に6-8週間かかり、何回も反復しなければならないこともある。

> 治療の第1期の終了は、患肢の周囲径または体積測定の結果によって判断される。

測定値が停滞状態に達し、第1期の終了に至ったとき、患者は自己管理期とも呼ばれるCDTの第2期へとスムーズに移行する。

リンパ浮腫の段階によって、患肢または身体部位は集中排液期の終了時に正常な大きさに達する場合もあれば、患肢と健肢の周囲径にまだ差がみられる場合もある。線維化変性がなく組織が一様に柔らかいという特徴のあるリンパ浮腫のステージ1の早い時期に治療を開始すれば、患肢は、正常な大きさ（健肢と同じ大きさ）まで縮小されることが期待できる。介入を始めるのが、皮下組織にリンパうっ滞性線維症の存在するリンパ浮腫の後期であれば、浮腫液が減少し、線維化部位が弛緩する。しかし多くの場合、硬化組織はCDTの集中排液期に完全には消失しない。線維化組織の減少は数か月以上もかかる緩やかなプロセスであり、主にCDTの第2期に達成される。

CDTの第2期において、患者には第1期で達成された結果を管理、改善、維持する責任がある。リンパ浮腫の後期に関連する症状を後退させるには、患者の順守が良好であることが不可欠である。弾性着衣を毎日着用し、夜間は包帯を装着しなければならない。この自己管理期は生涯続く。医師とリンパ浮腫療法士による定期検診が必要である。

集中治療期

この期の構成要素としては、皮膚と爪の手入れ、徒手リンパドレナージ、圧迫療法、うっ滞除去エクササイズが挙げられる。

皮膚と爪の手入れ

弾性包帯を装着する前に適切な保湿剤やローションを用いて患肢を保護する。CDTの集中排液期では、皮膚の健康と完全性を維持し感染症を予防するための適切な洗浄および保湿テクニックを患者に継続的に指導する（第3章「創傷と皮膚病変」を参照）。

徒手リンパドレナージ

治療の第1期に行うMLDは、1日1回以上、週5日間実施される。治療のうち、MLDに30-60分を要する。個々の治療時間は患肢や身体部位の箇所数、症状の重症度によって異なる。

第1期においてMLDのもっとも重要な側面は、排液領域に十分で健康なリンパ管が有していることを把握しておくことである。これらの経路とリンパ節を用いて、阻害された領域周辺の貯留した蛋白質豊富なリンパ液を患肢や身体部位から静脈系へと戻す。

基本的な治療の手順を説明するため、上肢の片側性続発性リンパ浮腫を例にとる（これらの病因に対する詳しい治療の手順については第5章を参照のこと）。上肢リンパ浮腫の腫脹は基本的に、同側の体幹区画が関与する。健康なリンパ管は、通常は同側の鎖骨上窩のリンパ管やリンパ節と同様に近接する体幹領域（対側の上区画および同側の下区画など）で見つけられることが多い。MLDの治療効果を最大化するため、手順の方法を以下の手順に細分化する。

健康な近接する区画および同側の鎖骨上窩にあるリンパ節と集合リンパ管への施術によって、リンパ管自動運動能が改善され、うっ滞部位の蛋白質豊富なリンパ液の排出効果がもたらされる。この最初の準備の後、うっ滞した身体区画を治療の対象とする。この部位にある蛋白質豊富なリンパ液を、分水嶺を超えて先ほど操作した近接する領域へ、主に適切な吻合（この場合は前／後部両腋窩リンパ節間吻合と同側腋窩-鼠径リンパ節間吻合）を経由して注意深く流動させる。この治療期の間、MLDを患肢に直接行わなくとも体積減少は起こり、患肢の周囲径計測値の減少が記録される。この体積減少は概ね、その後2-4回の治療で続けて確認される。

患肢のうっ滞除去が始まると、最初の治療は、関連するリ

ンパ節（この場合、対側の腋窩リンパ節と同側の鼠径リンパ節）および吻合に限定される。治療部位は患肢へと徐々に拡大される。ストレス（排液部位の健康なリンパに過負荷がかかること）を避けるため、治療プロトコールには上腕だけを含めることが最初は提案される。重度のリンパ浮腫の場合、上腕のみの治療が必要なことがある。その後、前腕、手部と手指の治療を注意して加えてゆく。

治療の過程の早期に、簡単なセルフMLDテクニック（第5章を参照）の実施方法を患者に指導する。これらのテクニックは集中排液期の週末と自己管理期にリンパ排液を促すために用いられる。

圧迫療法

集中排液期において、圧迫療法は低伸縮性包帯と適切なパッド材料を併用して実施される。包帯はMLD、皮膚の手入れに続いて行われ、次回の治療までの1日23時間装着し続ける。自宅で包帯を外さないよう患者に指示する。医師が包帯とパッド材料による皮膚の痕を手掛かりにして、パッドをさらに使用すべきか否か、特定の部位において包帯の張力を調節すべきかどうかを判断するためには、次回の治療直前に施設内で包帯を外すことが重要である。予定した治療時間より前数時間包帯を外すと、リンパ液が患肢に貯留し、医師がこの液を再び取り除くために余分な治療時間を割くことになる。

患者は自宅での入浴中、ギブスカバーや大型ビニール袋などのようなもので包帯を巻いた体肢を覆う。体肢は弾性包帯を外した後、シャワーやタオルを用いて施設で洗浄する。

集中排液期において時間管理は必須である。用いられる包帯やパッド材料の数によって、リンパ浮腫療法士が弾性包帯を巻くのに10-20分の時間を要する（それ以上かかる場合もある）。新人の療法士であれば余分に時間を見積もる必要がある。

この期の治療の重要な側面は、患者や、できれば家族にも、セルフバンデージ法を教えることである。これには何度も練習が必要で、集中排液期の初期に患者への指導を開始しなければならない。また、治療の間、患者が医師の監督下で包帯テクニックを学び練習できるよう十分に時間をとることも必要である。集中排液期の後の治療の成功を保証し、さらに改善するには、患者や家族が弾性包帯の巻き方に習熟することが欠かせない。このため、集中排液期に患者のセルフバンデージ法を定期的に確認しアドバイスしなければならない。

うっ滞除去エクササイズ

このプログラムの目的は、リンパ循環を改善し、機能性を最大化することである。エクササイズは弾性包帯を装着して1日2回以上、10-15分程度行う。患者の順守を促すため、学んで実践しやすい運動プロトコールを作成することが重要である。患者のニーズと制約に合わせた短時間のプロトコールを患者に教える。患者は治療プログラムのできるだけ早期にエクササイズを自分で行えるようになることが望ましい。患者が毎日の習慣を確立できるよう、エクササイズのセッションに特別に時間をとる。

うっ滞除去エクササイズプログラムに加え、有用なレクリエーション活動を患者と検討する。リンパ輸送能をさらに低下させるきっかけになりうるようなリスクの高い活動（第5章「注意事項」を参照）は避けるか、最小限に留める。バランスのとれたレクリエーション活動のプログラムは全身の健康を改善し、リンパ排液を改善し、体重をコントロールする。

> リンパ浮腫患者の大半は、治療を構成する複合的理学療法のすべての要素について十分訓練を受けた医師の提供する複合的理学療法によって利益を得られる。患者が治療のプログラムを順守することも治療の成功を保証するために欠かせない要素である。

治療中の進展の欠如には次の原因が考えられる。

- 不適切な治療テクニック：CDTが部分的（介入の1形態としてのMLDのみを実施、MLDは不実施、または不適切な包帯）にしか施行されない場合、空気圧迫装置を不適切に使用している場合、療法士の訓練が不十分な場合等では、治療は失敗に終わることが多い。
- 患者の不順守
- 患者が悪性リンパ浮腫に罹患している：CDT（またはその一部）が緩和ケアに適しているか否かを紹介医が判断する。
- 患者が自己誘発性リンパ浮腫である：この種のリンパ浮腫は自傷によって起こる。下肢を駆血することでリンパ液と静脈の還流が減少し腫脹が起こる。医師によって自己誘発性（人為的）リンパ浮腫の診断がなされた場合は、患肢にギブスを使用してさらなる狭窄を防ぐ。
- 症状の重症度、特にリンパうっ滞性線維症は治療の進展に影響を及ぼすことがある。これらの症例の転帰は概ね劇的ではなく、確証されるまで時間がかかる。

- 関連症状：特定の病因（第3章「リンパ浮腫の合併症」）が治療の進展を遅らせることがある。

自己管理期

　患者の適切な順守と医師による十分な指導により、大半の患者は集中排液期に達成した治療成果を維持することができる。体重と気候の変化が症状を左右するという患者は多い。女性患者では月経周期の間に腫脹が増大する傾向にあるとの報告が多い。通常、これらの状況は自己管理プロトコールに綿密に従うことによって改善できる。

　うっ滞除去を維持できない患者や、CDTの2期に腫脹の増大を経験する患者には、医院でのCDT治療をさらに追加して補う必要がある。追加の治療を週1回か、2週間に1回か、月1回施行するか否か、さらに短い集中排液期が必要か否かを個々の状況に応じて決める（第3章「リンパ浮腫の治療法を参照」）。

　CDT第2期の構成要素は第1期と同じである。第2期では自己改善と自己管理に重点が置かれる。

皮膚と爪の手入れ

　患者は集中排液期に教わった適切な洗浄および保湿を行う。適切な皮膚保湿剤を1日2回塗布して、皮膚の健康と完全性を維持する。

セルフ徒手リンパドレナージ

　リンパ排液を促すため、患者は簡単なセルフMLDテクニックと呼吸運動をすくなくとも1日2回実施する（第5章「セルフMLD」を参照）。

圧迫療法

　この段階の圧迫は弾性着衣によって行い、弾性着衣は日中は着用しなければならない。弾性着衣の計測はうっ滞除去期の最後に、うっ滞除去が最大レベルに達したときに実施する。医療用弾性着衣の採寸方法は第5章「弾性着衣の採寸法」に記載する。このとき、患者は着用方法と着衣の手入れ方法について十分指導を受ける。弾性着衣の状態を定期健診時（最低でも6カ月に1回）に評価し、適切にフィットしていることを確認するため、患者の計測を再度実施する。弾性着衣の素材が損傷していたり弾性が損なわれていたりする場合は、6カ月ごとにあるいはできるだけ早く弾性着衣を交換する。患者は弾性着衣を最低2セット購入し、1セットは着用分、もう1セットは洗い替えとする。

　基本原則として、リンパ浮腫用の着衣には、許容できる最大圧の圧迫レベルを用いるべきである。下肢リンパ浮腫の症例の一部では、重ね穿きとして計2着の弾性着衣が必要である。前述のとおり、もっとも重要な点は患者の快適レベルである。症例によっては、患者の順守性を改善するため低い圧迫レベルの弾性着衣を選択しなければならないことがある。弾性着衣は不定期に着用したり、あるいはまったく着用しないと、有効ではない。

　リンパ浮腫患者が第2期の夜間に弾性包帯を装着し続けるべきか否かは、症状の重症度と慢性度によって異なる。「セルフバンデージ法」は第5章で図解する。

　腫脹が増大する時間帯や腫脹を引き起こす活動（航空機での移動、長時間の立位、リスクの高い活動）時は、弾性着衣の上から包帯を巻く。

うっ滞除去エクササイズ

　患者は治療の成果を維持および改善するため、運動プログラムを継続する必要がある。効果を最大化するため、弾性着衣または弾性包帯を運動プロトコールの間着用する。集中排液期に医師と話し合ったレクリエーション活動のレベルを維持するよう患者を励ます。運動プログラムやレクリエーション活動は定期検診時に医師やリンパ浮腫療法士と相談して再評価を受けること。

　大半の患者は集中排液期に達成された成果を維持および改善できる。体積は減少して組織は柔らかくなり続けるか、そのいずれかが見られることがある。第2期にみられる改善の欠如、頻回の再発、体肢体積の持続的増大については、以下の原因が考えられる：

- 不順守、不衛生
- 癌の再発
- 症状の重症性（前述のとおり、過度のリンパうっ滞性線維症および硬化症のある患者は治療の進展が遅い）
- 関連症状（第3章「リンパ浮腫の合併症」を参照）

リンパ浮腫のための文書記録

　文書記録が必要な理由はいくつかある。書類は、治療の有効性を証明するものとして医療費返還のため保険会社に求められるものでもあり、患者の経過を記録するものでもある。患肢体積の減少は治療が成功したことを示すだけでなく、患者の順守性を促すことにもなる。

　文書記録によってうっ滞除去期の完了と自己管理期の開始が決定づけられる。

　第1期の終了と第2期の開始を決定するために用いる方法としては、写真撮影、単純な周囲径計測と体積測定が挙げられる。写真資料は治療の前後の効果だけでなく、創傷治癒や皮膚色の変化を視覚的な証拠として示せる利点がある。患肢の既定の部位の簡単な周囲径計測は周囲径の変化を反映する。これらの値は、健肢（片側性の場合）と比較することができるが、これらの値から体肢体積値は算出されない。周囲径計測は弾性着衣の適切なサイズを決定するためにも用いられる。

　体肢体積を決定するために、複雑な画像技術（磁気共鳴画像）や生体電気インピーダンス解析（BIA）、CTスキャンおよび赤外光電子ペロメータから、あるいは、単純な水置換法や台形法を用いて体肢周囲径計測値から幾何学的に算出する方法まで、さまざまな方法が長年用いられている。

　これらの方法それぞれに長所と短所があり、撮像法は費用も時間もかかり、基本的にリンパ浮腫治療施設では利用できない装置を必要とする。ペロメータは米国内の治療施設では使用が多い（**図4.22**）。これらの装置は、赤外線送信機を用いて決定した周囲径計測値を用いて、円錐台の公式で体肢体積が算出される。この装置の利点は、上肢および下肢の弾性着衣メーカーがそれぞれ作成する既定のサイズ表と計測値を比較できることである。サイズ表を作成して他の着衣メーカーのサイズ表で調節することもできる。

　水置換法は、水を張った体積計にあふれた水の導水管とビーカーを備えたものを用いる。置換された水の量が体肢体積を表す。理論的には正確なテクニックだが、創傷がある場合は水置換法が使えない。さらに、実施に手間がかかる割に体肢の形状についての情報は得られない。だが水置換法は、総体肢測定において手部と足部の測定を含む場合に信頼性のある方法である。

　身体計測値から円錐台の公式を用いた体積の算出は、リンパ浮腫治療施設で用いられている一般的で比較的正確な方法である。腫脹のみられる体肢は円錐または円柱とみることができる。周囲径は基本的に体肢に沿って

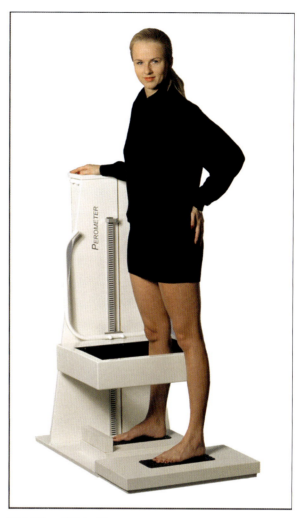

図4.22　ペロメータ
（Juzo USA, Inc.の許可を得て掲載）

4-6cm間隔で計測される（間隔を狭くするほど数値は正確になる）。各区画（円錐）の体積を決定し、それぞれの体積を合計して総体積を算出する。ユーザーが使いやすい体積測定のためのコンピュータプログラムがさまざまな提供元から入手できる。

　全般的な注意事項：周囲径と体積値を決定するには、正確な計測が必要である。身体計測を手で行う場合、毎回同じ担当者が計測すべきである。複数の担当者が計測に関わる場合は、ばね押し式のメジャーを用いること。各計測時には同じ体勢で計測する必要があるため、測定台（**図4.23**）の上で計測すること。

　計測は毎回正確に同じ地点で行う。よって、患者の身体図に各計測点を記録する必要がある。

　単純な周囲径計測の計測位置：上肢では、手1カ所、手関節1カ所、前腕2カ所、肘窩1カ所、上腕2カ所の計7箇

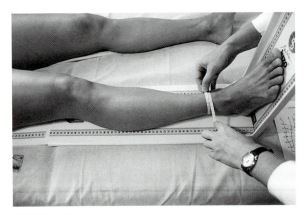
図4.23　採寸台

所の計測地点が推奨される（**表4.1**）。下肢については、足部1カ所、足関節の部位1カ所、下腿部2カ所、膝窩1カ所、大腿2カ所が推奨される（**表4.2**）。計測点の位置は（上肢の場合は）中指からまたは（下肢の場合は）足のかかとや足底からの長さによって決定し、計測点間の正確性を保証する。

体肢体積測定のための周囲径計測：手部と足部の上は3cm間隔で計測する（水置換法の方が通常は信頼性があり、手部または足部の体積を判断しやすい）。手部または足部の体積を算出に含めない場合は、手関節または足関節の辺りから周囲径計測を開始し、体肢に沿って4cm間隔で計測する。最初の計測位置を患者の身体図に記録する。

周囲径や体積の測定を週1回以上実施し治療の進展を記録する。どちらの方法も片側または両側の罹患に用いられる。場合によって、健肢に若干の腫脹が認められる場合や、健肢の縮小が見込まれる場合がある。

癌生存者のための複合的理学療法

はじめに

認定リンパ浮腫療法士（CLT）は、現在癌と診断されている患者や過去に癌の既往歴を有する患者を日常的に治療する。リンパ浮腫療法士は、癌の疾患やその併存疾患について詳しく知っておかねばならない。手術や全身療法、放射線療法を含む癌の治療を詳細に記録する必要がある。特定の癌診断、実施された癌治療、治療の副作用に関する知識を有することで安全性が改善され、効果的な複合的理学療法（CDT）が実現する。

米国国立癌研究所によると、癌は異常細胞の規制できない増殖と拡大の結果起こる[5]。癌は身体中の至るところで起こり、環境、行動、遺伝的要因に起因する。癌の約77％は55歳以上で診断される。米国では、男性の2人に1人弱、女性の3人に1人強が、生涯での癌発症リスクを有する。2012年の癌生存者は1200万人にものぼる。2001年から2007年に診断された5年相対生存率は67％であった[6,7]。

乳癌関連リンパ浮腫の発現率は、研究者の定義した基準に基づき3％から87％と報告されている[8-11]。軽度のリンパ浮腫でも、認定リンパ浮腫療法士による適切な管理を行わなければ、3倍以上の人が重症化する[11]。センチネルリンパ節生検後のリンパ浮腫発現率は0％から23％、平均6％と報告されている[9,12]。併存疾患、加齢、体重増加、肥満指数（BMI）上昇、患肢の蜂巣炎感染歴、放射線療法歴、腋窩漿液腫、腋窩網症候群、化学療法、遺伝的素因、腋窩切除が、乳癌生存者のリンパ浮腫リスクの増大の原因となると考えられる[9,10,13]。

2011年のアイオワ女性健康調査では、乳癌関連リンパ浮腫と上肢の他の症候が、肥満、全身の健康不良、乳癌進行と正の相関を示すと報告された[14]。リンパ浮腫を有する女性の癌の特徴として、腫瘍の進行が局所的か上皮内にある時期にあること、郭清リンパ節の増加、腫瘍陽性リンパ節の存在、補助化学療法の必要性が挙げられた。リンパ浮腫を含む腕の症状は、腋窩に放射線治療を受け郭清リンパ節数が多く、ベースライン時の全身の健康状態が良好な女性にも不良な女性にも認められた。

この他、腋窩手術の一般的な合併症に挙げられるのは、集合リンパ管のうっ滞として定義される腋窩網症候群（リンパ管索状化）である。2009年、Torres Lacombaらは女性の乳癌生存者を対象に調査した結果、腋窩網症候群が48.3％であったと報告した[15]。早期の研究によると、リンパ管の索状化は自然治癒性であり、放っておいても回復することが多い[16,17]。この疾患の症状はさまざまだが、近位の外側リンパ本幹から始まる局所集合リンパ管が目に見えて隆起し（モンドール病）、腋窩と肘窩から母指外側にかけて拡張することがある。患肢の関節可動域（特に肩関節の外転）や機能的の使用が妨げられ、放射線治療の効果的奏効や日常の機能的活動に支障が出る。

表4.1 上肢の周囲径計測チャート
患者：Jane Doe、診断：続発性上肢リンパ浮腫
患肢：右（ ）、左（X）、両側（ ）

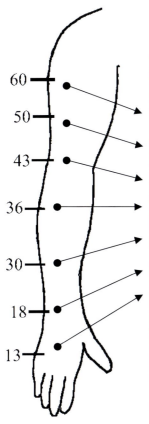

	1/19		1/23	1/30	2/6
	計 測				
	右	左	L	L	L
	37	44	40.5	39.5	38
	36	42.5	38	37	37
	32	37	35	33.5	33
	30	34.5	31.5	31	31
	23	28.5	25	24.5	23.5
	19	24	21.5	20.5	20
	21	25.5	22.5	22	22
センチメートルで計測（2.54cm＝1インチ）					
体重					
体重測定日		1/23	1/30	2/6	
198ポンド(90kg)	196	193	193		
計測日					

表4.2 下肢の周囲径計測チャート
患者：Jane Doe、診断：続発性下肢リンパ浮腫
患肢：右（X）、左（ ）、両側（ ））

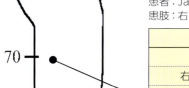

	11/10		11/14	11/17	11/21	11/24	11/28	12/1	12/4
	計 測								
	右	左	R	R	R	R	R	R	R
	127	59	110	116.5	86	89	81	79	79
	129	51	109.5	112	84	87	79	77	75.5
	82	38	71	68	53	51.5	47	47	46
	81.5	38	70.5	68.5	59	59	47.5	43.5	43
	69	30	59.5	58	49.5	47	40.5	39	38
	34.5	25	31.5	30.5	28.5	27.5	27	27.5	27
	33	25	30	30	30	30	27.5	27	27
センチメートルで計測（2.54cm＝1インチ）									
体重									
体重測定日			11/14	11/17	11/21	11/24	11/28	12/1	12/4
305ポンド(138.6kg)			294	298	290	292	288	284	287
計測日									

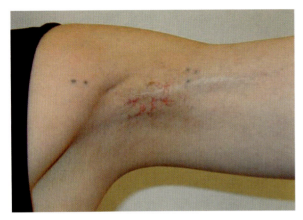

図4.24 腋窩網症候群

表4.3 TNM癌分類

T＝原発腫瘍	TX＝原発腫瘍特定せず T0＝原発腫瘍なし Tis＝内皮の原発腫瘍 　　　上皮内腫瘍局所の異常細胞 T1,2,3,4＝腫瘍の大きさと関与の程度
N＝局所リンパ節	NX＝評価不能な局所リンパ節 N0＝関与する局所リンパ節なし N1,2,3＝関与する局所リンパ節の程度
M＝遠隔転移	MX＝評価不能な転移 M0＝転移なし M1＝転移あり

認定リンパ浮腫療法士は術後1週間以内にできるだけ早く腋窩網線維化を発見する。リンパ索状化は永続し慢性化することがある。腋窩網線維化を図4.24に示す。

癌関連下肢リンパ浮腫は、子宮癌、前立腺癌、リンパ腫、黒色腫とともに起こることがもっとも多い[18,19]。婦人科癌の後のリンパ浮腫有病率は、外陰部癌の生存者で36％と高く、卵巣癌の生存者で5％と低い。下区画リンパ浮腫の発症は、リンパ節郭清（腹部、骨盤、鼠径部）を含む手術の程度、腹部または骨盤の放射線照射歴、骨盤または腹部の腫瘍の負荷の存在によって異なる[7,18]。癌治療後の下肢リンパ浮腫の総発症率は、20％から30％と報告されている[20-25]。早期の紹介とCDTによって下肢または外性器リンパ浮腫による患者の合併症発症率は低下する。

リンパ浮腫の存在と、身体的機能、経済状況、社会的活動への参加の間には負の相関性がある[8,20]。

適切な癌治療は癌の部位、腫瘍の特性（ホルモン受容性）、個人の因子（年齢、併存疾患）、癌のステージによって異なる。腫瘍医はTNMシステムを用いて癌の進行を評価する。Tは腫瘍の程度を表し、Nは局所リンパ節の関与を記述し、Mは遠隔転移の存在を定義する[21]。これらの文字の後に関与の程度を示す記号を付与する。記号としてはX（不明）、0（関与のエビデンスなし）、IS（上皮内）、1から4（関与の程度を表す）含まれる。TNM分類システムの説明は**表4.3**を参照のこと。

癌のステージは原発腫瘍の部位、罹患する腫瘍の程度と数、リンパ節関与の存在、腫瘍細胞を特定する病理学的な報告、遠隔転移の存在を考慮して判断される。癌のステージ評価は基本的に0からⅣまでで、関与の大きさを示す。ステージⅢの癌は局所リンパ節の関与を示唆することが多い[21]。癌の予後が判断されると、認定リンパ浮腫療法士は適切な看護計画を作成し、治療目標を定めることができる。

認定リンパ浮腫療法士は、患者の書面または電子的な医療記録を入手する必要がある。これには、書面による患者の許可が必要である。現在または過去に癌治療を受けた患者は、多数回の診察や認知の問題により、癌治療の詳細を思い出すことが難しい場合がある[23]。認定リンパ浮腫療法士は過去の医学的所見を調べ、安全で適切な介入を提供する必要がある。

手術、放射線治療、全身治療を含む癌治療を詳細に確認する必要がある。これらの介入はすべてCDTに影響する副作用がある。癌患者におけるCDTの安全性を確保するためのガイドラインを以下に示す。

手 術

米国国立癌研究所の癌用語辞書によると、手術は罹患した部位を切除または修復する手順として説明される。手術は診断にもなる[23]。外科的介入は癌の位置、癌のステージ、外科医の個別のアプローチによってさまざまである。

手術は臨床評価、画像診断、癌の診断を確証する臨床検査の後に行う。癌手術の主要な目的は、癌を予防すること、癌治療を補助すること（ポート挿入）、または、腫瘍負荷を除去することである[24]。癌発症リスクの高い人は癌が認められなくとも予防的手術を受けることがある。癌が認められる場合は腫瘍を摘出し、再発を予防するためリスクのある部位に癌治療を行う。代わりに、明確な境界が定義されないか、大型または複数の腫瘍が特定され後期の癌と診断されることがある。

その後の手術では、残る腫瘍を切除し、腫瘍に隣接する組織辺縁部の腫瘍を完全に取り除く[25]。場合によって、周辺組織の浸潤によって腫瘍組織を完全に除去できないことがあり、外科医は腫瘍の減量術が適応となるか否かを判断しなければならない。これは、疼痛の緩和や機能障害への対処のために実施され、機能の改善、疼痛減少、生

存率の上昇が見込まれる[26]。

乳房手術では、健康な乳房組織を残しながらの腫瘍の切除が行われる。この種の手術は、腫瘍摘出術または乳房部分切除術と呼ばれることが多い[23]。乳房温存手術は通常その後に放射線療法が実施され、罹患した乳房が硬くなり、乳房組織が非対称になることが多い[26,27]。最新の放射線技術を用いても、乳房全体の放射線照射によって、レベルⅠおよびレベルⅡの線量をリンパ節に照射することになり、その結果リンパ機能に障害が起こる。放射線療法後の乳房の非対称症例を図4.25に示す。

乳房手術は乳房の非罹患部位を温存する。しかし、病変が大きい場合、乳房が小さい場合、乳房に複数の病変がある場合、対側の乳房に癌のリスクがある場合、乳房切除術が示唆されることが多い[26,28]。乳房全摘出の後に人工乳房を選択する女性もいれば、そうした器具を用いない女性もいる。再建術を行わない簡単な乳房切除術を図4.26に示す。

手術は、切除された身体部位を再建するためにも実施される。これは、乳癌関連乳房切除術後の女性に提案されることの多い選択肢である。左右対称な乳房を取り戻すため、乳房の形状を変えるため、あるいは、外部装着型人工乳房の使用を避けるために乳房再建術を選択する女性がいる。再建術に適した患者としては、併存疾患の少ない非喫煙若年者が挙げられる。瘢痕形成しやすい患者、凝固疾患、糖尿病、治癒遅延歴を有する患者はこれらの手術には適していない[26]。再建術は、最初の手術時に同じ乳房外科医や整形外科医がすぐにでも実施できる。術後放射線療法を予定する場合、放射線性線維症、乳房組織被膜化、脂肪壊死、同側の肩の併存疾患などの合併症が認められることがある。その場合、再建術は後日に延期される[29-31]。図4.27に放射線療法後の乳房再建術を示す。女性は再建術の種類と置き換える乳房の大きさを考慮して選択肢を提示される。表4.4に一般的な乳房再建術と、認定リンパ浮腫療法士が観察する合併症について概説する。いかなる腹部手術を受けるにも、腹部に十分な脂肪がなければならない。術後の身体的な制限事項の順守は不可欠である。これらの制約は外科医によって大きく異なる。乳房再建術を受けるすべての女性が、手術に続発する感覚異常を有する。手術によってリンパ領域が変更されることが多く、徒手リンパドレナージ（MLD）の手順が調整される。

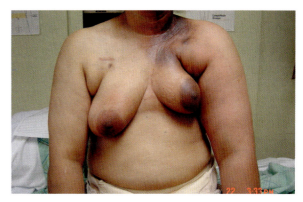

図4.25　放射線治療後の非対称の乳房

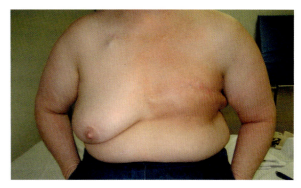

図4.26　再建術を行わない乳房切除術

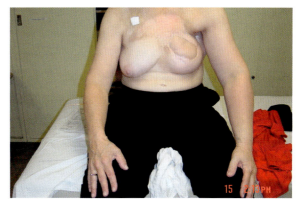

図4.27　放射線療法後、組織拡張器を用いた乳房再建術
左上肢にリンパ浮腫が認められることに注意する

放射線療法

米国国立癌研究所の癌用語辞書によると、放射線療法（放射線照射）は、癌細胞破壊または癌負荷の減少を目的とした、X線、γ線、中性子線、陽子線その他の高エネルギー放射線の使用、と定義される。放射線源は、外部照射、内部照射または全身照射である[23]。放射線療法の副作用は早期（急性）または晩期（慢性）に起こり、照射部位によって異なる。早期の副作用としては、急速な細胞分裂が挙げられ、脱毛症や皮膚刺激性（紅斑、局所断裂、浮

表4.4 乳房再建術

再建法	手技	リハビリテーション時に起こりうる懸念事項
TRM ● 組織皮弁 ● 横行腹直筋皮弁	● 有茎皮弁：腹直筋と下腹部脂肪組織の一部を血管と皮膚とともに上方へ移動させて乳房の土台を築く ● 遊離皮弁：微小血管手術によって筋と組織で乳房の土台を築く	● 乳房土台の脂肪壊死部位 ● 残る腹直筋の衰弱 ● 対側股関節屈曲の緊張と同側の肩の異常 ● 早期の姿勢異常（屈曲位が多い） ● 腰痛
広背筋皮弁 ● 組織皮弁 ● 広背筋	● 広背筋の一部を血管、脂肪組織、皮膚とともに皮下トンネルから移動させて乳房の土台を築く	● 残る同側広背筋の衰弱 ● 同側の肩の異常 ● 背部痛を引き起こす背部筋骨格の非対称 ● 乳房の脂肪壊死
DIEP ● 微小血管手術 ● 深下腹壁動脈穿通枝	● 腹直筋はほとんど使わず下腹部の組織で乳房の土台を築く	● TRAMと比較した総罹病率の低下 ● 乳房土台の脂肪壊死 ● 腹直筋の一時的な衰弱 ● 対側股関節屈曲の緊張と同側の肩の異常 ● 早期の姿勢異常（屈曲位が多い） ● 腰痛
SGAP ● 微小血管手術 ● 上殿動脈穿通枝	● 大殿筋、皮膚、血管、脂肪組織を含む組織で乳房の土台を築く	● 術後制限事項の絶対的順守 ● 腰痛を引き起こす背部の非対称 ● 同側股関節の衰弱 ● 同側の肩の異常
移植 ● シリコンまたは生理食塩水バッグ ● 必要であれば置換術	● 即時：乳房切除術時に挿入される最終的な移植 ● 遅延：大胸筋の隣に組織拡張器を設置；徐々に充満して組織を引き伸ばし、後日挿入して、最終的に移植	● 乳房の被膜拘縮 ● 同側の肩の異常 ● 大胸筋の緊張 ● 充填物による圧迫または疼痛 ● 感染

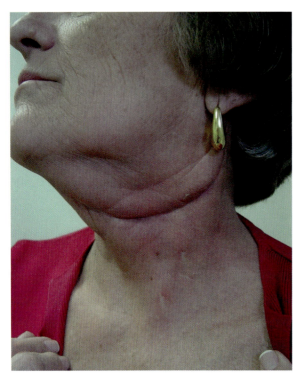

図4.28　放射線療法の早期副作用

腫、口腔病変）、口腔乾燥症（永続的な口内乾燥）、腸または膀胱機能障害、癌関連疲労、悪心、嘔吐も挙げられる。放射線療法の早期副作用を図4.28に示す。局所放射線療法の晩期副作用としては、局所組織の線維化、生体臓器の損傷、腸および膀胱の機能障害、性機能および受精可能性の変化、皮膚線維症、骨の脱ミネラル化、記憶喪失、筋線維症、リンパ浮腫が挙げられる[27]。図4.29は放射線療法の晩期副作用の一部を示す。続発性癌は放射線後、特に患者が小児期や思春期に治療を受けた場合に起こりうる[32,33]。認定リンパ浮腫療法士は、通常皮膚マーカーのインクによって描出される照射野に含まれる構造を検討しなければならない。深部構造に影響している可能性がある。これには局所の生体臓器への影響も含まれる。バイタルサインを確認することは、放射線療法を受ける患者において重要である[34-39]。ある文献では、放射線療法または化学療法から2時間以内の運動は禁忌であると述べられている[38]。これは、癌治療の効果を左右する循環の局所的な増加によるものである。認定リンパ浮腫療法士は、疼痛のある部位または皮膚が正常でない部位を避ける。放射線腫瘍医は、放射線療法の間のMLD

に同意する必要がある。

認定リンパ浮腫療法士は照射野の皮膚の状態を評価する。放射線治療を最近受けた患者の場合、皮膚が発赤し脆くなっていることがある。放射線治療による皮膚の変化は数年続き、治療部位の皮膚の弾力性および水和性の低下が起こる[27,39]。形成される瘢痕組織の量と深さは癌生存者によって、また、放射線の種類や線量によって異なる。照射野内の皮膚と切開口の癒着によって表在リンパの流れが妨げられ、CDTの成果が損なわれる。

処方された線量と吸収を守るため、積極的治療の期間は照射野の局所圧迫療法は禁忌である。特に癒着組織の辺縁部において、照射された組織を摩擦や牽引によって損傷させることを避けるため、徒手療法には注意が必要である。脆弱な組織がある場合は、局所外傷を避けるため、徒手テクニックは禁忌である。

乳房放射線療法

乳房温存手術

乳房温存手術は、多くの組織を残すため、異常組織と周辺の健康な組織の一部を含む乳房を切除する。放射線療法は、乳房温存手術を受けた患者における現時点での標準治療と考えられている[27]。大規模な疫学的研究では、放射線療法によって、乳癌の10年再発率がリンパ節転移陰性の患者では29%から10%に低下し、リンパ節転移陽性の患者では47%から13%に低下した。通常の治療期間は、週5日間を6-8週間行う。長期の転帰を調べたカナダの研究では、グレードの低いエストロゲン受容体陽性のステージⅠ乳癌を有する閉経後女性では3週間までの治療が効果的であった[26]。最近のテクニックである乳房部分照射は、腫瘍部位への局所的な照射を重点としているため、治療期間が1週間以内に短縮される。アメリカ放射線腫瘍学会（ASTRO）は、乳房部分照射を検討すべき特定の候補者を推奨しており、50歳以上で、2cm未満の単一腫瘍を有し、境界明瞭で、エストロゲン受容体陽性で、リンパ節転移陰性の女性患者がこれに含まれる。

乳房切除術

乳房切除術では、同側の全乳房組織が切除される[23]。放射線療法は現在、4ヵ所以上のリンパ節転移陽性が認められる場合または高グレードの原発性腫瘍を有する場合のみ実施される[18]。乳房切除術後の放射線療法は局所領域再発の減少をもたらす。ある研究では、リンパ節転移陽性である場合の15年後の再発率が29%から8%に低下した。15年後の乳癌有病率は、放射線療法を受けない場合が60%、放射線療法を受けた場合は55%であった。

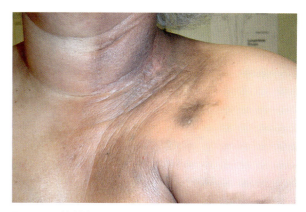

図4.29　放射線療法の晩期副作用

新しい乳癌治療アプローチ

ステージⅡ乳癌の治療については、転帰の差のため意見が分かれており、癌治療に化学療法を含める場合もあれば含めない場合もある[26,27]。

ステージⅢの乳癌生存者は、この標準治療のデータに新たな疑問があるものの、概ね放射線治療を受けている。

2011年の米国腫瘍外科学会によるZ0011試験では、センチネルリンパ節生検（SLNB）のみを受け1、2カ所のセンチネルリンパ節転移陽性が認められた乳癌患者と、SLNBの後に腋窩リンパ節郭清を受けた乳癌患者の間で生存率が同程度であったことが示された。推定27%の患者が同側の非手術腋窩リンパ節にさらに転移が認められたにも関わらず、SLNB単独による局所再発率は1%未満であった。すべての患者が乳房温存手術、全身療法、乳房全照射を受けた。同臨床試験では局所リンパ節の照射は認められなかった[42]。

これらの新たな知見に加え、紹介する医療施設で実施できる最新の標準治療について知識のある認定リンパ浮腫療法士は、患者の信頼を得て、CDTによる介入を改善できる。患者が現在および将来的にCDTを必要とすることを予測する上で、この情報は認定リンパ浮腫療法士に有用である。

化学療法

化学療法は、癌の治癒、癌の進行制御、DNA複製を阻害することによる症状緩和を目的として、全身抗悪性腫瘍薬を使用する治療法である[23]。補助的化学療法は、手術または放射線療法の後、微小な癌細胞が残ることによる再発を防ぐために実施される。術前補助的化学療法は、腫瘍負荷を減少し、合併症を予防し、その後の癌治療の効果を改善することを目的として、手術や放射線療法の前に実施される。

表4.5 療法士のための化学療法の毎日のチェックリスト

観視事項	毎日の質問事項	観察事項
疼痛	認知	液の貯留および浮腫
バイタルサイン	癌性疲労	皮膚や爪
体重	食欲・食事	脱毛
体温 感染症状	便秘・下痢	
化学療法に起因する末梢神経障害		
検査所見 IRN 貧血 好中球減少		

IRN = 国際標準比

　全身治療は、癌の退縮や生存期間延長にもっとも効果的であることが医学的研究によって立証された組み合わせで実施される。化学療法はDNA細胞複製期と一致する周期で実施される[43]。

　現在、化学療法を受ける患者は、複数の副作用を経験する。これらの副作用は薬剤に依存し、副作用と投与量には直接的な関係がある。化学療法により起こりうる副作用としては、脱毛症、貧血、食欲変化、見当識障害、便秘、下痢、癌関連疲労、浮腫、感染症、粘膜炎症/粘膜開放、悪心および嘔吐、末梢神経障害、疼痛、性的および生殖能の問題、尿の変化が挙げられる。

　認定リンパ浮腫療法士は各化学療法薬剤により起こりうる副作用に精通することが欠かせない。患者の医学的状態を日常的に確認することによってCDTを安全かつ有効に実施する。これには、日常的な医療記録のレビューとバイタルサインを綿密に確認しながら現在の臨床検査値を確認することが含まれる。化学療法を受ける患者について医学的状態の急速な変化を監視しなければならない[34,38,39]。詳細については表4.5を参照されたい。

標的療法

　標的療法は癌治療において癌細胞の成長を分子レベルで阻害するために用いられる。標的療法は正常な細胞への毒性が低いことにより従来の化学療法よりも副作用が少ない。標的療法の例としては、小分子チロシンキナーゼおよび多種キナーゼ阻害剤、分化誘導薬、新生阻害剤、モノクローナル抗体、プロテアソーム阻害剤、ヒストン脱アセチル酵素阻害剤、遺伝子治療計画、ワクチンが挙げられる[43]。

　キナーゼ阻害剤、脈管新生阻害剤、モノクローナル抗体には耐性の問題がある。また、これらの薬剤は治癒性ではないとみなされている。

　現在、従来の多くの化学療法薬剤とこれらの薬剤を併用することにより有効性の転帰が改善されている。

　認定リンパ浮腫療法士は特定の標的療法薬剤について副作用や治療期間などに精通する必要がある。受容体陽性の乳癌生存者に対して一般的に投与される標的療法の例としては、化学療法薬剤ハーセプチンと、タモキシフェン(閉経前女性用)またはアロマターゼ阻害剤(閉経後女性用)のいずれかと併用する補助ホルモン療法が挙げられる。

安全な複合的理学療法介入のためのガイドライン

　医師は、癌生存者が参加できることを医学的に明らかにした後に、複合的理学療法(CDT)を実施するよう指示を出す。認定リンパ浮腫療法士は資格を有する専門家で、専門的ガイドラインに従って実施しなければならない。

　癌患者は脆弱である。特に癌治療を受けている間、患者の身体状態は急速に変化する。米国立身体活動障害センター(NCPAD)によると、発熱、心臓異常、衰弱または疲労、下肢痛または痙攣、異常な関節痛、挫傷、悪心、急激な体重減少、下痢または嘔吐、精神状態の変化、浮動性めまい、霧視、失神、灰色あるいは蒼白の皮膚、損傷歴がない状態での夜間痛を含む新たな症状の発症または症状悪化が患者に認められた場合は、すぐに医師の診察を受けるべきである[38]。

　CDTは医学的な理由で中断されることがある。認定リンパ浮腫療法士は、医療チームに連絡し、癌生存者の状態の変化を知らせる必要がある。重度の呼吸器性、心性または出血性の緊急状態、あるいは、敗血症および血行動態的な異常所見の場合、救命措置を受けるため癌生存者を病院に搬送すべきである[44]。

　リンパ浮腫の悪化や急速な進行は、局所的な血管または神経の障害を引き起こす局所の徴候であり、紹介医への報告が必要である[27]。

　進行性の末梢の虚弱および感覚障害に関連する局所痛は、後に排泄制御の変化として現れることがある。これは腫瘍や不安定な脊椎骨折による神経組織の圧迫がみられることを示唆し、これも医師に報告しなければならない[34,38]。

　認定リンパ浮腫療法士は癌生存者を治療する間、癌の再発を発見しなければならない[34]。患者の不安を最小

表4.6 癌治療を受ける患者に多くみられる医学的有害所見

カテゴリー	所見	癌の診断	徴候および症状
代謝性	カルシウムの増加	肺 食道 頭頸部 頸部	発症：消化管症状 進行：中枢神経系症状 後発：腎臓症状
	腫瘍崩壊症候群	腫瘍増殖速度の速い血液癌 急性白血病 高グレードのリンパ腫	発症：多尿症 悪心と嘔吐 進行：筋力低下 関節痛 後発：疲労と嗜眠 心不整脈 発作 混濁尿
血液学的	熱性好中球減少症	実施中の化学療法 真菌感染症	発症：好中球減少症 進行：単回の口腔温38.3℃超、38.3℃の体温が1時間超 後発：局所感染症の徴候が消失することが多い 敗血症性ショック
構造的	脊椎圧迫	脊椎への転移 乳 肺 腎 前立腺 骨髄腫	発症：局所背部痛（背臥位時に増大） 進行：麻痺、しびれ感 後発：腸および膀胱の制御不能
	悪性心嚢液貯留	転位性肺腫瘍／乳癌 黒色腫 白血病 リンパ腫 胸壁への化学療法	発症：呼吸困難、チアノーゼ 進行：頸部の静脈拡張 起坐呼吸
	上大静脈症候群	肺 リンパ腫 中心静脈カテーテル	発症：顔面腫脹 襟まわりの窮屈さ 赤ら顔 眼球突出 進行：上肢の膨張または浮腫 後発所見：心肺、中枢神経系、消化管

限に抑えるため、これらの疑念を関連する医師と相談することが最善である[45]。認定リンパ浮腫療法士は脂肪壊死や、癌の再発あるいは新生が疑われるその他の組織異常の部位を触診する。

静脈血栓塞栓性イベントは、悪性腫瘍のある患者では悪性腫瘍のない患者の4-7倍多い[45]。深静脈血栓症の早期症状としては、腫脹または疼痛と起立時または歩行時の痛み、患肢の熱感および紅斑が挙げられる。肺塞栓を有する患者は、呼吸困難、ひん脈、咳、喀血、胸部痛、呼吸数増加、不安を呈する[47,48]。

認定リンパ浮腫療法士は主観的および客観的データを毎日確認し、癌生存者の医学的状況を詳しく把握する。その結果、リンパ浮腫療法士はCDTの中断や適切な医療ケアのレベルに関して適切で安全な臨床決定を下すことができる。表4.6に、癌治療を受ける患者にもっとも多くみられる医学的な有害所見、徴候、症状の一覧を示す。

まとめ

癌生存者は、リンパ浮腫の評価と治療のため認定リンパ浮腫療法士の専門的知識を常に必要としている。癌とその併存疾患について知識の豊富な認定リンパ浮腫療法士は、癌患者の生存期間に関わらず、安全かつ有効な介入が可能である。

参考文献

1. Kwan ML, Cohn JC, Armer JM, Stewart BR, Cormier JN. Exercise in patients with lymphedema: a systematic review of the contemporary literature. J Cancer Surviv 2011;5(4):320–336
2. Schmitz KH, Ahmed RL, Troxel AB, et al. Weight lifting for women at risk for breast cancer-related lymphedema: a randomized trial. JAMA 2010;304(24):2699–2705
3. Katz E, Dugan NL, Cohn JC, Chu C, Smith RG, Schmitz KH. Weight lifting in patients with lower-extremity lymphedema secondary to cancer: a pilot and feasibility study. Arch Phys Med Rehabil. 2010;91(7):1070–1076
4. NLN. Position Statement of the National Lymphedema Network. Exercise 2011. http://www.lymphnet.org/pdfDocs/nlnexercise.pdf. Accessed June 20, 2012
5. Merck Manual For Healthcare Professionals Online. http://www.merckmanuals.com/professional/index.html. Accessed January 23, 2012
6. American Cancer Society. Cancer Facts & Figures 2012. Atlanta: American Cancer Society; 2012
7. Jemal A, Bray F, Center MM, Ferlay J, Ward E, Forman D. Global cancer statistics. CA Cancer J Clin 2011;61(2):69–90
8. Shih YC, Xu Y, Cormier JN, et al. Incidence, treatment costs, and complications of lymphedema after breast cancer among women of working age: a 2-year follow-up study. J Clin Oncol 2009;27(12):2007–2014
9. Armer JM. Research on risk assessment for secondary lymphedema following breast cancer treatment. Cancer Epidemiol Biomarkers Prev 2010;19(11):2715–2717
10. Schmitz KH, Ahmed RL, Troxel A, et al. Weight lifting in women with breast-cancer-related lymphedema. N Engl J Med 2009;361(17):664–673
11. Norman SA, Localio AR, Potashnik SL, et al. Lymphedema in breast cancer survivors: incidence, degree, time course, treatment, and symptoms. J Clin Oncol 2009;27(3):390–397
12. Wilke LG, McCall LM, Posther KE, et al. Surgical complications associated with sentinel lymph node biopsy: results from a prospective international cooperative group trial. Ann Surg Oncol 2006;13(4):491–500
13. Ridner SH, Dietrich MS, Stewart BR, Armer JM. Body mass index and breast cancer treatment-related lymphedema. Support Care Cancer 2011;19(6):853–857
14. Ahmed RL, Schmitz KH, Prizment AE, Folsom AR. Risk factors for lymphedema in breast cancer survivors, the Iowa Women's Health Study. Breast Cancer Res Treat 2011;130(3):981–991
15. Torres Lacomba M, Mayoral Del Moral O, Coperias Zazo JL, Yuste Sánchez MJ, Ferrandez JC, Zapicoa Goñi A. Axillary web syndrome after axillary dissection in breast cancer: a prospective study. Breast Cancer Res Treat 2009;117(3):625–630
16. Leidenius M, Leppänen E, Krogerus L, von Smitten K. Motion restriction and axillary web syndrome after sentinel node biopsy and axillary clearance in breast cancer. Am J Surg 2003;185(2):127–130
17. Moskovitz AH, Anderson BO, Yeung RS, Byrd DR, Lawton TJ, Moe RE. Axillary web syndrome after axillary dissection. Am J Surg 2001;181(5):434–439
18. Kim JH, Choi JH, Ki EY, et al. Incidence and risk factors of lower-extremity lymphedema after radical surgery with or without adjuvant radiotherapy in patients with FIGO stage I to stage IIA cervical cancer. Int J Gynecol Cancer 2012;22(4):686–691 (Epub ahead of print)
19. Beesley V, Janda M, Eakin E, Obermair A, Battistutta D. Lymphedema after gynecological cancer treatment: prevalence, correlates, and supportive care needs. Cancer 2007;109(12):2607–2614
20. Katz E, Dugan NL, Cohn JC, Chu C, Smith RG, Schmitz KH. Weight lifting in patients with lower-extremity lymphedema secondary to cancer: a pilot and feasibility study. Arch Phys Med Rehabil 2010;91(7):1070–1076
21. American Joint Committee on Cancer. www.cancerstaging.org. Accessed January 26, 2012
22. Bergouignan L, Lefranc JP, Chupin M, Morel N, Spano JP, Fossati P. Breast cancer affects both the hippocampus volume and the episodic autobiographical memory retrieval. PLoS ONE 2011;6(10):e25349
23. National Cancer Institute. Dictionary of Cancer Terms. http://www.cancer.gov/dictionary?CdrID=45570. Accessed January 8, 2012
24. Niederhuber JE. Surgical interventions in cancer. In: Abeloff MD, Armitage JO, Niederhuber JE, et al. eds. Abeloff's Clinical Oncology. 4th ed. Philadelphia, PA: Churchill Livingstone Elsevier; 2008:407
25. Coopey S, Smith BL, Hanson S, et al. The safety of multiple re-excisions after lumpectomy for breast cancer. Ann Surg Oncol 2011;18(13):3797–3801
26. Hunt KK, Green MC, Buchholz TA. Diseases of the Breast. In: Townsend CM Jr, Beauchamp RD, Evers BM et al. eds. Sabiston Textbook of Surgery. 19th ed. Philadelphia, PA: Saunders; 2012:858
27. Lawrence TS, Ten Haken RK, Giaccia A. Principles of Radiation Oncology. In: DeVita VT jr, Lawrence TS, Rosenberg SA, eds. Cancer: Principles and Practice of Oncology. 8th ed. Philadelphia, PA: Lippincott Williams and Wilkins; 2008
28. Paul H jr, Prendergast TJ, Bryson N, White S, Frederick WA. Breast reconstruction: current and future options. Breast Cancer: Targets and Therapy 2011;3:93–99
29. Ananthakrishnan P, Lucas A. Options and considerations in the timing of breast reconstruction after mastectomy. Cleve Clin J Med 2008;75(Suppl 1):S30–S33
30. Ogunleye AA, de Blacam C, Curtis MS, Colakoglu S, Tobias AM, Lee BT. An analysis of delayed breast reconstruction outcomes as recorded in the American College of Surgeons National Surgical Quality Improvement Program. J Plast Reconstr Aesthet Surg 2012;65(3):289–294
31. Hirsch EM, Seth AK, Dumanian GA, et al. Outcomes of tissue expander/implant breast reconstruction in the setting of prereconstruction radiation. Plast Reconstr Surg 2012;129(2):354–361
32. Jeha S, Pui CH. Treatment of Childhood Acute Lymphoblastic Leukemia. In: Hoffman R, Benz EJ, Shattil SJ, et al, eds. Hematology Basic Principles and Practice. 5th ed. Philadelphia, PA: Churchill Livingstone Elsevier; 2009:1027–1032
33. Tukenova M, Diallo I, Anderson H, et al. Second malignant neoplasms in digestive organs after childhood cancer: a cohort-nested case-control study. Int J Radiat Oncol Biol Phys 2012;82(3):e383–e390
34. Gilchrist LS, Galantino ML, Wampler M, Marchese VG, Morris GS, Ness KK. A framework for assessment in oncology rehabilitation. Phys Ther 2009;89(3):286–306
35. So HS, Kim IS, Yoon JH, Park OJ. Effects of aerobic exercise using a flex-band on physical functions & body image in women undergoing radiation therapy after a mastectomy. [Article in Korean] Taehan Kanho Hakhoe Chi 2006;36(7):1111–1122
36. Kim CJ, Kang DH, Smith BA, Landers KA. Cardiopulmonary responses and adherence to exercise in women newly diagnosed with breast cancer undergoing adjuvant therapy. Cancer Nurs 2006;29(2):156–165
37. McGale P, Darby SC, Hall P, et al. Incidence of heart disease in 35,000 women treated with radiotherapy for breast cancer in Denmark and Sweden. Radiother Oncol 2011;100(2):167–175
38. Drouin J, Pfalzer C. NCPAD Guidelines. Cancer and Exercise. March 5, 2009. http://www.ncpad.org/disability/fact_sheet.php?sheet=195&view=all&print=yes. Accessed February 4, 2012
39. Miller KD, Triano LR. Medical issues in cancer survivors—a review. Cancer J 2008;14(6):375–387
40. Smith BD, Arthur DW, Buchholz TA, et al. Accelerated partial breast irradiation consensus statement from the American Society for Radiation Oncology (ASTRO). Int J Radiat Oncol Biol Phys 2009;74(4):987–1001
41. Clarke M, Collins R, Darby S, et al; Early Breast Cancer Trialists' Collaborative Group (EBCTCG). Effects of radiotherapy and of differences in the extent of surgery for early breast cancer on local recurrence and 15-year survival: an overview of the randomised trials. Lancet 2005;366(9503):2087–2106
42. Giuliano AE, Hunt KK, Ballman KV, et al. Axillary dissection vs no axillary dissection in women with invasive breast cancer and sentinel node metastasis: a randomized clinical trial. JAMA 2011;305(6):569–575
43. Freeter CE, Perry MC. Systemic Therapy. In: Abeloff MD, Armitage JO, Niedenhuber JE, et al. eds. Abeloff's Clinical Oncology.

44. Demshar R, Vanek R, Mazanec P. Oncologic emergencies: new decade, new perspectives. AACN Adv Crit Care 2011;22(4):337–348
45. Jim HS, Andrykowski MA, Munster PN, Jacobsen PB. Physical symptoms/side effects during breast cancer treatment predict posttreatment distress. Ann Behav Med 2007;34(2):200–208
46. Morris GS, Brueilly KE, Paddison NV. Oncologic Emergencies: Implications for Rehabilitation. Topics Geriatr Rehabil 2011;27(3):176–183
47. Higdon ML, Higdon JA. Treatment of oncologic emergencies. Am Fam Physician 2006;74(11):1873–1880
48. Foulkes M. Nursing management of common oncological emergencies. Nurs Stand 2010;24(41):49–56, quiz 58

推奨文献

Bringezu G, Schreiner O. Die Therapieform Manuelle Lymphdrainage. Lübeck: Verlag Otto Haase; 1987

Camrath J. Physiotherapie—Technik und Verfahrensweise. Stuttgart: Thieme Verlag; 1983

Chikly B. Who discovered the lymphatic system? Lymphology 1997;30(4):186–193

Despopoulos A, Silbernagel P. Color Atlas of Physiology. 5th ed. New York: Thieme; 2003

Eliska O, Eliskova M. Are peripheral lymphatics damaged by high pressure manual massage? Lymphology 1995;28(1):21–30

Földi E. Massage and damage to lymphatics. Lymphology 1995;28(1):1–3

Földi E, Földi M, Weissleder H. Conservative treatment of lymphoedema of the limbs. Angiology 1985;36(3):171–180

Guyton A, Hall J. Textbook of Medical Physiology. 9th ed. Philadelphia: WB Saunders; 1996

Hutzschenreuther P, Bruemmer H, Silberschneider K. Die Vagotone Wirkung der Manuellen Lymphdrainage nach Dr. Vodder. LymphForsch 2003;7(1):7–14

Hutzschenreuter P, Ehlers R. Effect of manual lymph drainage on the autonomic nervous system. [Article in German] Z Lymphol 1986;10(2):58–60

International Society of Lymphology. The diagnosis and treatment of peripheral lymphedema. Consensus document of the International Society of Lymphology. Lymphology 2003;36(2):84–91

Kuhnke E. Die Volumenbestimmung entrundeter Extremitäten aus Umfangsmessung. Eine Analyse der Fehler und die Möglichkeiten zu ihrer Beseitigung. Zeitschrift für Lymphologie 02/1, 1978,35

Kuhnke E. Wirkung und Wirksamkeit – Nachweismöglichkeiten unter besonderer Berücksichtigung manueller Behandlungsverfahren. Zeitschrift für Lymphologie 02/1, 1978, 15 (Fortbildungsteil)

Kurz I. Einführung in die manuelle Lymphdrainage nach Dr. Vodder: Therapie I/II. 3rd ed. Stuttgart: Haug Verlag; 1984

Position Statement of the National Lymphedema Network on Exercises. http://www.lymphnet.org/pdfDocs/nlexercise.pdf

Melzack R, Wall PD. The Challenge of Pain. 2nd ed. London: Penguin Books; 1996

NLN. Position paper of the National Lymphedema Network. Lymphedema risk reduction practices. http://www.lymphnet.org/pdfDocs/nlnriskreduction.pdf. Accessed June 27, 2012

Sander AP, Hajer NM, Hemenway K, Miller AC. Upper-extremity volume measurements in women with lymphedema: a comparison of measurements obtained via water displacement with geometrically determined volume. Phys Ther 2002;82(12):1201–1212

Schmitz KH, Ahmed RL, Troxel A, et al. Weight lifting in women with breast-cancer-related lymphedema. N Engl J Med 2009;361(7):664–673

Tierney S, Aslam M, Rennie K, Grace P. Infrared optoelectronic volumetry, the ideal way to measure limb volume. Eur J Vasc Endovasc Surg 1996;12(4):412–417

Vodder E. Die technischen Grundlagen der manuellen Lymphdrainage. Phys Therap 1983;4(1):16–23

5 治療

全般的な検討事項	166
各部位における基本的な徒手リンパドレナージの施行	166
治療の手順	176
リンパ浮腫のための弾性テーピング	211
リンパ浮腫の一般的な合併症の治療戦略	215
複合的理学療法のプロトコールのバリエーション：	
原発性および続発性リンパ浮腫	226
終末期患者への複合的理学療法の施行	234
脂肪浮腫の管理：	
診断および患者プロファイルの理解	239
弾性包帯の施行	243
発泡体パッドを用いた包帯法の手順	261
外性器リンパ浮腫の治療	280
体幹リンパ浮腫	292
創傷がみられるときの包帯法	297
弾性着衣のための採寸法	300
圧迫包帯法の代替法：	
正しい在宅ケアシステムを選択するための指針	306
病的肥満患者の管理における治療の検討事項	309
患者の教育	312
外科治療	331

全般的な検討事項

本章で紹介するテクニックは、認証された養成施設で提供される総合的なリンパ浮腫管理コースで学ぶ十分な教育の代わりにはならない。多くの徒手テクニックと同様、複合的理学療法のすべての構成要素を用いた十分な介入を提供するために必要なスキルは、本を読んだりビデオを見たり、週末のクラスに参加したりするだけでは学ぶことはできない。CDTのすべての構成要素を習得し患者に十分な介入を提供するには、高度な能力とスキルを要する。訓練の質は、患者がどの程度のケアを受けられるかあるいは受けられないかに大きく影響する。

CDTとその構成要素は数十年もの間ヨーロッパで安全かつ効果的に実施されており、1970年代にドイツの国家健康保険制度がリンパ浮腫治療費を償還し始めるようになって標準的なリンパ浮腫治療となった。適切な教育標準を保証するため、ドイツの養成施設は、リンパ浮腫インストラクターだけでなく療法士の訓練と認定において、専門機関の規定する厳格なガイドラインに準拠しなければならない。米国内の特定の機関はリンパ浮腫とその関連症状の治療の基礎と考えられる知識ベースを保証するため、リンパ浮腫管理における認証プログラムの必要性を認識している。

各部位における基本的な徒手リンパドレナージの施行

Vodder博士が考案した徒手リンパドレナージ（MLD）の基本的な4つのテクニックであるステーショナリーサークル、パンプ、スクープ、ロータリーと、それらがリンパ系に及ぼす効果、徒手リンパドレナージの禁忌については第4章で述べられている。MLDの手順に組み込まれるその他のテクニックは柔らかくリズミカルなストロークであり、**エフルラージュ(軽擦)**と呼ばれている。この方法は従来的なマッサージテクニックから取り入れたもので、局所の交感神経活性を刺激し、リンパの方向性のある流れを促進するために用いられる。

以下の項目で概説するテクニックと手順は、浮腫が認められるもののリンパ節を切除していないまたは照射によって治療されていない場合に行われる。例としては、外傷後および術後の腫脹、妊娠による下肢の浮腫、可動性の一部または完全喪失(不全麻痺、完全麻痺)、反射性交感神経性ジストロフィー(腫脹が認められるとき)、片頭痛(脳内血管の血管周囲部に浮腫が認められるとき)、周期性特発性浮腫、リウマチ性関節炎が挙げられる。該当する部位で選択される適応について記す。

全身的なリンパ循環を増大させるため、あるいは、交感神経活性を押えることで一般的な皮膚鎮静効果を得るために、基本的な治療手順が用いられることもある。

リンパ浮腫の治療において、これらのテクニックはリンパ生成とリンパ管自動運動能を改善するため、そして、第4章(集中治療期)で説明した排液領域から静脈系へのリンパ還流を促進するために用いられる。リンパ浮腫に罹患した体肢または身体部位では、本章で後述するように治療手順を適宜調整する。

すべてのテクニックおよび手順に共通する因子を以下に挙げる。

- すべての基本ストロークの手の位置をリンパ系の解剖学および生理学に従って定める。
- 中心部の前処置：静脈角と局所リンパ節群の辺りを最初に刺激する。これにより末梢部の排液が可能になる。体肢では、近位の刺激から開始し、リンパ排液の方向に合わせて遠位方向へと続ける。
- ストロークの強度：リンパ生成およびリンパ管自動運動能を促進するため、個々のストロークに用いられる圧迫は、皮膚と皮下組織の完全な弾性を十分利用しなければならない。圧迫が強すぎると、不要な血管拡張およびリンパ管痙攣が引き起こされることがある。
- ストロークの手順：各テクニックは施術期と休息期から成り、徒手の圧迫圧を徐々に増減する。施術期の目的は、繋留フィラメントとリンパ管壁に位置する平滑筋構造を引き伸ばすことによって、リンパ生成、リンパ管自動運動能および方向性のあるリンパ流を促進することである。休息期に及ぼされる吸引効果により集合リンパ管が遠位からのリンパ液で再び充満する。
- ストロークの時間：リンパ液の粘性が比較的高いために施術期を1秒持続する必要がある。徒手の刺激に対し集合リンパ管の十分な反応を得るには、1カ所でストロークを5-7回繰り返す必要がある。
- ストロークの施術方向：ストロークの方向は解剖学的実質によって異なり、概ねリンパ排液の生理学的パターンに従う。手術、放射線治療、外傷によって通常の排液路が阻害された場合は、阻害された領域のリンパ流を十分なリンパ流領域へと方向転換する必要がある。

*他の排液領域のための前処置として頸部側部を施術する場合は、簡略な施術手順が用いられる。簡略な施術手順は、完全な施術手順のうち最初の3つのテクニックで構成される(次ページを参照)。

側頸部および顎下領域

選択的適応：他の排液領域のための前処置*；術後（口腔、歯、形成外科手術など）および外傷後の腫脹（鞭打ち症、その他）；片頭痛；原発性頭頸部リンパ浮腫の部分的治療、リンパ循環の全体的な増加、または、交感神経活性の低下による一般的な鎮静効果を得るため。

患者は背臥位をとり、療法士は患者の横に位置する：
1. 胸骨から肩峰までエフルラージュを2、3回
2. 下頸部リンパ節の施術
   鎖骨上窩でステーショナリーサークル（水平面）
3. 深外側頸リンパ節の施術（図5.1）
   必要に応じて両手の手の位置で耳たぶから鎖骨上窩へステーショナリーサークル（矢状面）
4. 耳下腺リンパ節と耳介後リンパ節の施術（図5.2）
   耳の前後で指を使ってステーショナリーサークル、その後、手順3のとおり深外側頸リンパ節を再度施術（矢状面に両手を置く）

患者は背臥位をとり、療法士は患者の頭頂側に位置する：
5. 顎下リンパ節の施術（図5.3）
   下顎角の方向にあごの先から末節骨（第2-5指）でステーショナリーサークル（上頸部リンパ節）。必要であれば両手を置く（指節骨を水平面にする）。このテクニックの後、手順3のとおり深外側頸リンパ節を再度施術。

患者は背臥位をとり、療法士は患者の横に位置する：
6. 肩部集合リンパ管の施術
   前後上位分水嶺から上に位置するエリア全体を両手でステーショナリーサークル。手をまず肩峰に置き、次に肩内側に置く（いずれも水平面）。
7. エフルラージュ（手順1と同様）

簡略的な頸部の手順

側頸部の排液領域については図5.4を参照のこと。
1. 胸骨から肩峰へエフルラージュを2、3回
2. 下頸部リンパ節の施術
   鎖骨上窩でステーショナリーサークル（水平面）
3. 深外側頸リンパ節の施術（図5.1）
   必要に応じて両手の手の位置で耳たぶから鎖骨上窩へステーショナリーサークル（矢状面）

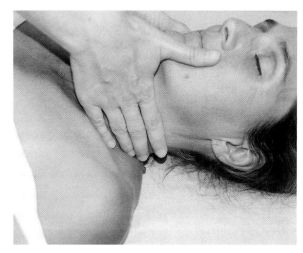

図5.1　外側頸リンパ節のステーショナリーサークル

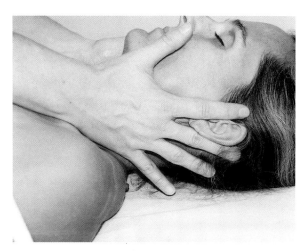

図5.2　耳介前後のリンパ節のステーショナリーサークル

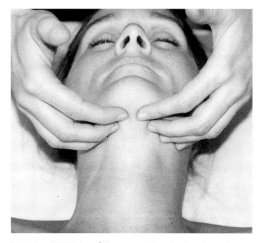

図5.3　顎下リンパ節のステーショナリーサークル

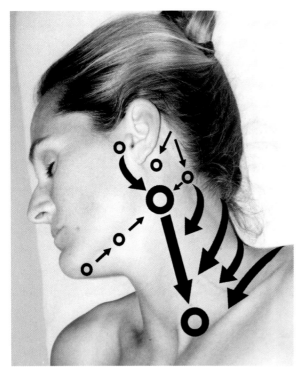

図 5.4　側頸部の排液領域

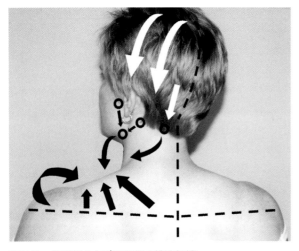

図 5.5　後頸部および後頭部の排液領域

後頸部および後頭部

選択的適応：術後（口腔、歯、形成外科手術など）および術後腫脹（鞭打ち症、その他）；片頭痛；原発性頭頸部リンパ浮腫の部分的治療；リンパ循環の全体的な増加、または、交感神経活性の低下による一般的な鎮静効果を得るため（図5.5）

前処置：側頸部

患者は背臥位をとり、療法士は患者の頭頂に位置する。

1. エフルラージュを2、3回。後頭部から始め、僧帽筋を肩峰へ下る。
2. 深外側頸リンパ節の施術
   鎖骨上窩の方向に下顎角からステーショナリーサークル（矢状面）。必要であれば両手を置く
3. 後頭、頭頂部の施術。後頭部から頭頂部へ経路を変えながらステーショナリーサークル（前額面）。施術期で後頭リンパ節と耳介後リンパ節に向かう。
4. 耳下腺リンパ節と耳介後リンパ節の施術
   耳の前後を指でステーショナリーサークル。その後、手順2のとおり深外側頸リンパ節を再度施術（両手を矢状面に置く）。
5. 肩部の集合リンパ管の施術
   両肩を交互にパンプテクニック。肩峰から始め、僧帽筋上部を鎖骨上窩の方向へたどる。両手を水平面に置く。
6. 下頸部リンパ節の施術
   鎖骨上窩を両手でサムサークル（水平面）

患者は腹臥位をとり、療法士は患者の横に位置する；
7. 脊椎傍リンパ節とリンパ管の施術
   指腹を使って脊椎傍にステーショナリーサークル（深く施術する）
8. エフルラージュ（手順1のとおり）

顔

選択的適応：術後（口腔、歯、形成外科手術など）および外傷後の腫脹（鞭打ち症、その他）；片頭痛；原発性頭頸部リンパ浮腫の部分治療；リンパ循環の全体的な増加、または、交感神経活性の低下による一般的な鎮静効果を得るため（図5.6）

前処置：側頸部（必要に応じて後頸部）

患者は背臥位をとり、療法士は患者の頭頂側に位置する。

1. 下顎角の方向に下顎、上顎、頬、前顎部に沿ってエフルラージュを2、3回（集合リンパ管の経路に従う）
2. オトガイ下リンパ節および顎下リンパ節の施術（図5.3）
   下顎角の方向にあごの先から末節骨（第2-5指）でステーショナリーサークル（上頸部リンパ節）。必要であれば両手を置く（指節骨を水平面にする）。このテクニックの後、深外側頸リンパ節を再度施術（矢状面）
3. 下顎と上顎の施術
   顎下リンパ節へと交互にステーショナリーサークル。このテクニックの後、手順2のとおり、下顎角と鎖骨上

窩の方向でステーショナリーサークル
4. 鼻橋と頬の辺りのリンパ管を施術
鼻橋から始め下眼瞼をとおって頬の方へ交互にステーショナリーサークル。このテクニックの後、鎖骨上窩へリンパ液を流動させるため、手順2のテクニックを実施
5. (指1本または複数で)耳介前リンパ節の方向へ上眼瞼と眉の施術(オプション：眉のロール)
6. 前額部と側頭部の施術
前額中部でステーショナリーサークルを開始し、施術期でこめかみへと耳介前リンパ節の方へ向かう。
7. 耳下腺リンパ節と耳介後リンパ節の施術
耳の前後を指でステーショナリーサークル。その後、深外側頸リンパ節に沿ってステーショナリーサークル(矢状面)
8. エフルラージュ(手順1と同様)

後胸部

治療部位は、下位水平面分水嶺(尾側の限界)、上位水平面分水嶺(頭側の限界)および矢状面分水嶺(内側の限界)を輪郭とする(図5.7)。

選択的適応：片側性続発性上肢リンパ浮腫のための前治療(この治療手順は健康な区画で用いられる)；術後および外傷後の腫脹；リンパ循環の全体的な増加、または、交感神経活性の低下による一般的な鎮静効果を得るため

前処置：側頸部(簡略式、側頸部の手順1-3を参照)

患者は腹臥位をとり、療法士は健康な区画の対側に位置する：

1. 腋窩リンパ節の施術
広背筋と胸筋の間を平らにした両手で(矢状面)、腋窩の頂部(鎖骨下リンパ本幹)の方向へステーショナリーサークル
2. 後部矢状面分水嶺から始め、腋窩リンパ節の方向へ経路を変えながら2、3回エフルラージュ(集合リンパ管の経路に従う)
3. 胸部外側の施術
水平面分水嶺から腋窩リンパ節へ交互かつ動的にステーショナリーサークル(矢状面)。この手順は腋窩-鼠径リンパ間(IA)吻合の胸部領域の施術後に行う。
4. 後胸部の施術(図5.8)
矢状面分水嶺から始め腋窩リンパ節の方向へ複数の経路でロータリーテクニック(集合リンパ管の経路に従う)。このテクニックは前述した全治療領域で行う(図5.7)。

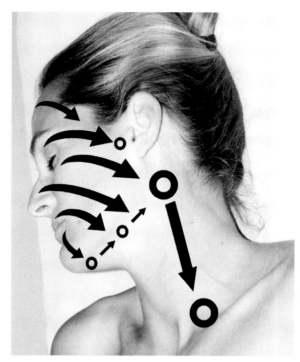

図5.6　顔の排液領域

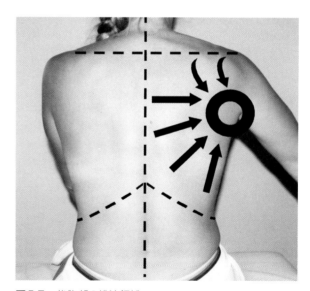

図5.7　後胸部の排液領域

5. 後胸部および胸部外側の施術　矢状面分水嶺から始め、交互のロータリーテクニックを組み合わせる(上の手と下の手)(下の手は下位水平面分水嶺のすぐ上部に並行に置く)。ロータリーテクニックは胸部のIA吻合に到達するまで外側方向に交互に進める。このテクニックの後、手順3のとおり動的ステーショナリーサークルを続ける。

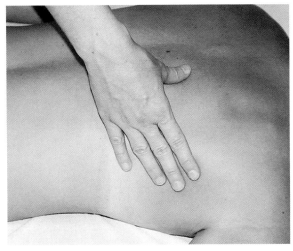

図5.8　後胸部でのロータリーテクニック

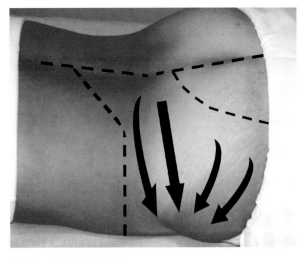

図5.9　腰部の排液領域

6. 後部両腋窩リンパ節間（PAA）吻合の施術　両手でステーショナリーサークル、施術期で腋窩リンパ節に向かう。手は矢状面分水嶺に並行に配置する（前額面）。
7. 脊椎傍リンパ節とリンパ管（必要に応じて）の施術　指腹を使って脊椎傍にステーショナリーサークル（深い施術）
8. 肋間リンパ管の施術　指腹を用い、深い圧迫をかけながら外側の位置から内側の位置に波状の動きでステーショナリーサークル（前集合リンパ管の穿通）
9. エフルラージュ（手順1のとおり）

腰 部

治療領域は、下位水平面分水嶺（頭側の限界）、水平殿溝（尾側の限界）、矢状面分水嶺（内側の限界）を輪郭とする（図5.9）。

選択的適応：片側性続発性および原発性下肢リンパ浮腫のための前治療（この治療手順は健康な区画で用いられる）；静脈リンパうっ滞性浮腫；脂肪浮腫および脂肪性リンパ浮腫；術後および外傷後の腫脹；リンパ循環の全体的な増加、または、交感神経活性の低下による一般的な鎮静効果を得るため

前処置：側頸部（簡略式、側頸部の手順1-3を参照）、腹部、鼠径リンパ節

患者は腹臥位をとり、療法士は健康な区画の対側に位置する：

1. 後部矢状面分水嶺から始め、鼠径リンパ節（腰部区画にある）へ経路を変えながら2、3回エフルラージュ
2. 腰部の施術
   矢状面分水嶺から腰部（ASIS）への交互のロータリーテクニック。上の手は下位水平面分水嶺のすぐ下部に並行に置く。下の手は後両鼠径リンパ節（PII）吻合間の集合リンパ管に沿わせる。
3. PII吻合の施術
   PII吻合の上で、鼠径リンパ節の方向へ両手同時にステーショナリーサークル。両手は矢状面分水嶺に並行に置く（前額面）。
4. 脊椎傍リンパ節とリンパ管（必要に応じて）の施術　指腹を使って脊椎傍にステーショナリーサークル（深い施術）
5. エフルラージュ（手順1のとおり）

前胸部

治療領域は、下位水平面分水嶺（尾側の限界）、上位水平面分水嶺（頭側の限界）、矢状面分水嶺（内側の限界）を輪郭とする（図5.10）。

選択的適応：片側性続発性および原発性上肢リンパ浮腫のための前治療（この治療手順は健康な区画で用いられる）；術後および外傷後の腫脹；リンパ循環の全体的な増加、または、交感神経活性の低下による一般的な鎮静効果を得るため

前処置：側頸部（簡略式、側頸部の手順1-3を参照）

患者は背臥位をとり、療法士は健康な区画の対側に位置する：

1. 腋窩リンパ節の施術
   広背筋と胸筋の間を平らにした両手で（矢状面）、腋

窩の頂部（鎖骨下リンパ本幹）の方向へステーショナリーサークル
2. 前部矢状面分水嶺から始め、腋窩の頂部の方向へ（乳頭の上を通らない）、複数の経路を集合リンパ管に沿って取りながら2、3回エフルラージュ。
3. 健康な乳腺のリンパ管の施術
このテクニックは動的なパンプとロータリーのテクニックを交互に組み合わせて行う。最初は、下の手で腋窩リンパ節の方向へ3カ所に動的パンプテクニックを行う。1つ目の場所は乳房下溝線上、2つ目は腺組織、3つ目は乳頭の下である。
上の手はロータリーテクニックを使って前部矢状分水嶺から始め、3カ所の手の位置で上位水平分水嶺の下のラインに従って、腋窩リンパ節へと進む。
4. 胸部外側の施術
下位水平面分水嶺から始め、腋窩リンパ節の方へ（矢状面）、動的な交互のステーショナリーサークル。この手順は、胸部のIA吻合をたどる。
5. 胸部前外側の施術
前部矢状面分水嶺から始め（上下の手で）交互のロータリーサークルを組み合わせる（下の手は下位水平面分水嶺のすぐ上に並行に置く）。胸部のIA吻合に達するまで、外側方向にロータリーテクニックを交互に行う。その後、動的ステーショナリーサークルを行い、腋窩リンパ節の方へIA吻合をたどる（手順4に概説）。
6. 前腋窩リンパ節間（AAA）吻合の施術
両手でステーショナリーサークル、施術期で腋窩リンパ節に向かう。手は前部矢状面分水嶺に並行に置く（前額面）。
7. 胸骨傍リンパ節およびリンパ管（必要に応じて）の施術
指腹を使って胸骨傍にステーショナリーサークル（深い施術）
8. 肋間リンパ管の施術（図5.11）
指腹を用い、深い圧迫をかけながら外側の位置から内側の位置に波状の動きでステーショナリーサークル（前集合リンパ管の穿通）
9. エフルラージュ（手順2のとおり）

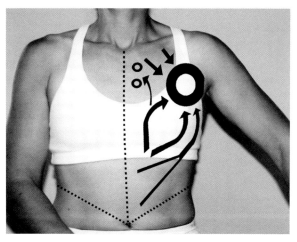

図5.10 前胸部の排液領域

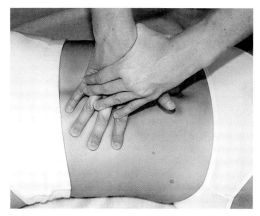

図5.11 前胸部の肋間テクニック

腹部（浅部および深部への施術）

第4章「徒手リンパドレナージの禁忌」の腹部の局所禁忌の一覧を参照されたい。腹部のテクニックは痛みや不快感を及ぼす場合や食事の直後は施術してはならない。患者は治療開始前には膀胱を空にしておく。

腹部の手順は浅部テクニックと深部テクニックに分けることができる。特に腹式呼吸と組み合わせての腹腔エリアの巧みな施術によって、胸管および大型のリンパ本幹内のリンパ輸送能は増大する。腹腔および骨盤腔内にある器官構造並びにさらに遠位（下肢）にあるリンパ排液領域に対するうっ滞除去作用が、腹部のテクニックを実施したときさらに認識できる。

選択的適応：下肢リンパ浮腫（原発性および続発性）および外性器を含むリンパ浮腫のための治療手順の一部、慢性静脈不全ステージIIおよびIII（静脈リンパうっ滞性浮腫）；脂肪浮腫および脂肪性リンパ浮腫；外性器部の原

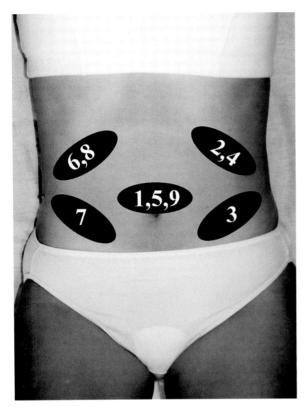

図5.12 深部腹部テクニックのための手の位置

発性リンパ浮腫の治療手順の一部、上肢リンパ浮腫の治療手順の一部（特に両腋窩リンパ節群の切除または放射線照射による）；周期性特発性浮腫の治療手順の一部、リンパ循環の全般的な増大。

浅腹部の治療（調整）

前処置：側頸部（簡略式；側頸部の手順1-3を参照）

患者は背臥位をとり、下肢と頭部を挙上して腕を横に休める；療法士は患者の右側（骨盤の横）に位置する：

1. エフルラージュ
   恥骨から始め、剣状突起まで腹直筋をたどった後、胸郭と腸骨陵に沿って恥骨に戻る。これを2、3回行う。その後2、3回、結腸の上行、横行、下行部をたどる。

2. 結腸の施術
   下行結腸：右手を下行結腸の上に置き、鎖骨中点に指先を向けて指先を胸郭に置く。これは両手のテクニックである；下の手（右手）は皮膚と接触させて受け身のままにし；右手の上にのせた左手で圧迫をかける。施術期：中程度（だが柔らかい）圧迫を腹部（深部）にかけ、その後下行結腸の（尾側）方向へ沿って下り、乳糜槽へ向けて半分回外して終わる。休息期には手を楽にし、組織の弾性を手で元の位置へ戻す。この手順を2、3回繰り返す。
   上行結腸：療法士は患者の右側に位置する（胸部の横で患者の足側に顔を向ける）。右手を上行結腸の上に置き、恥骨に指先を向けて指先を鼠径靱帯のそばに置く。右手は皮膚と接触させて受け身のままにし；右手の上にのせた左手で圧迫をかける。施術期：中程度（だが柔らかい）圧迫を腹部（深部）にかけ、その後上行結腸の（頭側）方向へ沿って進み、乳糜槽へ向けて半分回外して終わる。休息期には手を楽にし、組織の弾性を手で元の位置へ戻す。この手順を2、3回繰り返す。

3. エフルラージュ（手順1のとおり）

深腹部の治療（調整）

このテクニックでは、胸管の尾側部、乳糜槽、大型のリンパ本幹、骨盤および腰リンパ節、リンパ系を有する器官構造を刺激する。深部腹部手順は、患者の腹式呼吸と組み合わせながら、腹部に5カ所の手の位置でかける（**図5.12**）。過呼吸を避けるため、療法士は1カ所につき1手順のみ実施する。理想としては、胸郭と腹部中央の手の位置は全手順の中で繰り返し行い、合計9回の施術を行う（患者の反応によって異なる）。各施術の間、療法士の手は腹部で患者の呼気に合わせ、吸気の最初に中程度（だが柔らかい）の抵抗をかける。療法士はその後抵抗を放し、吸気が終わるまで皮膚に接触させておく。吸気から次の呼気までの間に手を次の位置へ移動させる。不快感をきたさないよう、患者の皮膚に接触させた手は柔らかく受け身のままにさせておく。施術する手の上にのせた手で圧迫をかける。

前処置：側頸部（簡略式、側頸部の手順1-3を参照）

患者は背臥位をとり、下肢と頭部を挙上して腕を体側に置いて休める；療法士は患者の横に位置し、手の位置を以下の順序で置く。

1. 腹部の中央、臍点の上（柔らかく受け身の手に大動脈の拍動を感じるときはこの位置は避ける）
2. 対側の胸郭の下部に並行
3. 対側の鼠径靱帯の上部に並行
4. 手順2を繰り返す
5. 手順1を繰り返す
6. 同側の胸郭の下部に並行
7. 同側の鼠径靱帯の上部に並行
8. 手順6を繰り返す
9. 手順1を繰り返す

上肢

選択的適応：術後および外傷後腫脹（部分または完全麻痺による不動状態を原因とする浮腫を含む）、反射性交感神経性ジストロフィー；リウマチ性関節炎；脂肪浮腫；リンパ循環の全体的な増加、または、交感神経活性の低下による一般的な鎮静効果を得るため

前処置：側頸部（簡略式；側頸部の手順、手順1-3および6の肩部の集合リンパ管を参照）

患者は背臥位をとり、療法士は罹患した区画と同側に位置する（手順1-3では、療法士は患者の頭部の横に立つ）。

1. 腋窩リンパ節の施術
   両手で腋窩リンパ節上をステーショナリーサークル；患者の頭部に近い方の手を働かせ、もう一方の手は適当な高さに腕を保持する。
2. 上肢全体を覆うエフルラージュ2、3回
3. 上腕内側の施術
   内側上顆から始め、患者の頭に近い方の手でステーショナリーサークル。上腕内側に複数回手を置いて施術期には腋窩リンパ節に向かう。もう片方の手で患者の腕を支え、快適に挙上させた位置に保つ。
4. 三角筋の前部と後部を覆う組織の施術
   三角筋の前部と後部に両手で交互にステーショナリーサークル；施術期で腋窩リンパ節に向かう。
   注：上肢リンパ浮腫の治療においては、この手順での施術期はAAA吻合とPAA吻合に向かう（**図5.13**）。
5. 上腕外側の施術
   患者の頭に近い方の手で、上腕外側を外側上顆から肩峰へ向けて複数の手の位置でパンプテクニック。もう片方の手で患者の腕を持ち、快適に挙上させる。外側上顆からはじめ、複数回手を置いて肘頭の方へパンプテクニックとステーショナリーサークル（手を交互にする）を組み合わせて行う。
6. 肘窩の施術
   肘窩の上下5cmの範囲をサムサークル（片手でまたは両手を交互に）。遠位から近位に複数の経路でカバーする。この領域は指の掌側でのステーショナリーサークルを用いても治療できる。
7. 前腕の施術
   手関節と肘関節の間の前腕の前面と後面を片手でスクープテクニック。同じ手で両面を操作するには、患者の前腕を回内・回外と交互に回旋させる。もう片方の手で患者の手関節を支え、快適に挙上させる。患者の手関節と肘関節の間の前腕の前面と後面をパンプテクニックとステーショナリーサークルの組み合わせ。両面に施せるよう、患者の前腕を回内・回外と交互に回旋させる。

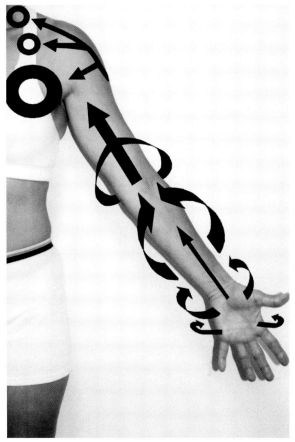

図5.13 上肢の排液領域

8. 手部と手関節の後面の施術
   手背と手関節後後面をサムサークル。中手指節（MP）関節から始め、茎状突起で終わる
9. 手掌と手関節前面の施術（**図5.14**）
   手掌の中央から尺側束と橈側束をたどり、手の尺側および橈側縁（集合リンパ管の経路をたどる）へサムサークル（片手の母指または両母指で交互に）
10. 手指の施術
    各指の遠位から近位まで、母指または指でのサークルの組み合わせ
11. 再施術
    適切なテクニック（患者の状況によって）を体肢の一部または体肢全体に行い、リンパ管自動運動能を増大させる。
12. 最終エフルラージュ（手順2のとおり）

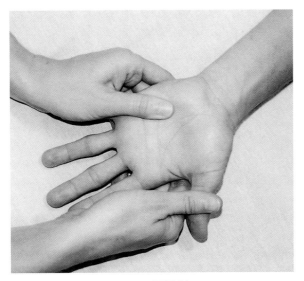

図5.14　手掌のサムサークル（尺側束）

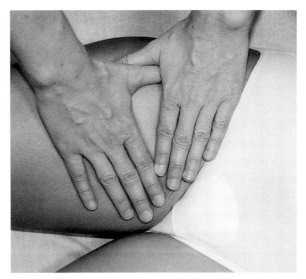

図5.15　鼠径リンパ節のステーショナリーサークル（2つ目の手の位置）

下 肢

選択的適応：術後（関節置換術後など）および外傷後の腫脹（部分麻痺または完全麻痺による不動状態を原因とする浮腫を含む）；慢性静脈不全ステージⅡおよびⅢ（静脈リンパうっ滞性浮腫）；脂肪浮腫；外性器の原発性リンパ浮腫の治療手順の一部；周期性特発性浮腫の治療手順の一部；リンパ循環の全体的な増加、または、交感神経活性の低下による一般的な鎮静効果を得るため

前処置：側頸部（簡略式；側頸部の手順1-3を参照）、腹部

下肢前面

患者は背臥位をとり、下肢をわずかに外転および外旋する。療法士は患者の罹患下側に位置する：

1. 鼠径リンパ節の施術
   両手同時にステーショナリーサークル、施術期で鼠径靱帯の方へ向かう。大腿三角の内側に3カ所の手の位置で行う（図5.15）。
   1つ目の手の位置：上の手を鼠径靱帯に並行にし（第5中手指節間関節を患者のASISに配置する）、下の手を上の手と対角方向に位置付ける（指先を鼠径靱帯に接触させる）。
   2つ目の手の位置：同じ手の構えを大腿内側（大腿三角の内面）にあてる。
   3つ目の手の位置：両手を大腿の内面に並行に置き（矢状面）、大腿三角の内側の遠位頂点に位置するリンパ節を扱う。

2. 下肢全体を2、3回エフルラージュ
3. 大腿前面の施術
   膝蓋骨底とASISの間の大腿直筋をたどって交互のパンプテクニック
4. 大腿前面および外側の施術
   膝関節から始めて近位方向に、手を交互にしてパンプテクニックとステーショナリーサークルを組み合わせ。外側の経路は腸脛靱帯をたどり、前部の経路は大腿直筋をたどる。
5. 大腿内側の施術
   膝関節の内面から始めて外性器へ、大腿内側を交互に動的なステーショナリーサークル（矢状面）
6. 膝関節の施術
   膝関節前部を複数の手の位置（3または4カ所）でパンプテクニック
   膝関節の内側と外側を遠位から近位まで（動的および同時に）ステーショナリーサークル
   膝窩を遠位から近位まで複数の手の位置でステーショナリーサークル
   膝関節の内面（ボトルネックの領域）の下を（両側および同時に）ステーショナリーサークル
7. 下腿部の施術
   踝（くるぶし）と膝窩の間のふくらはぎを交互にスクープテクニック（患者の膝関節は屈曲させる）。療法士はいずれかの手を用いることができる。下腿部の前

面にパンプテクニック、踝と膝関節の間のふくらはぎに（動的および交互に）スクープテクニック

8. 足部の施術
   踝とアキレス腱の間を複数の手の位置で（同時におよび動的に）ステーショナリーサークル
   足部と足関節の背側全体を（片手の母指でまたは両手の母指を交互に）サムサークル。サムサークルはつま先から始めても中足趾節間関節（MTP）から始めてもよい。

9. 再施術
   適切なテクニック（患者の状況によって）を体肢の一部または体肢全体に行い、リンパ管自動運動能を増大させる。

10. 最終エフルラージュ（手順2のとおり）

下肢後面

背臥位での治療によって下肢のうっ滞除去が期待通りに進展しない場合"頑固な"下肢浮腫、または、腫脹が遠位ほどひどくなる場合は、患者を腹臥位にして下肢後面を治療することが推奨される。下肢後面のテクニックは下肢前面の手順と同じである（図5.16、5.17）。背臥位での鼠径リンパ節の施術は下肢後面の治療より先に行う（図5.15）。

患者は腹臥位をとり、下肢をわずかに外転させる。療法士は患者と同じ側に位置する：

1. 下肢全体を2、3回エフルラージュ
2. 大腿後面の施術
   膝窩と水平殿溝の間（前額面）を交互にパンプテクニック
3. 大腿内側の施術
   膝関節の内側から始めて鼠径部へ、大腿内側を交互に動的にステーショナリーサークル（矢状面）
4. 大腿後外側の施術
   膝窩から始めて近位方向に、手を交互に使ったパンプテクニックとステーショナリーサークルの組み合わせ。外側の経路は腸脛靭帯をたどる。後面の経路は前面の大腿後部筋組織をたどる。
5. 膝関節の施術
   遠位から近位方向に、膝窩全体をステーショナリーサークルまたはパンプテクニック（3、4カ所の手の位置で）
   膝関節の内面（ボトルネックの領域）の下を（両側および同時に）ステーショナリーサークル
6. 下腿部の施術
   踵と膝窩の間のふくらはぎを複数回手を置いて交互にパンプテクニック

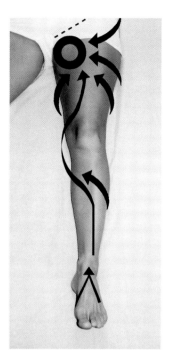

図5.16
下肢前面の排液領域

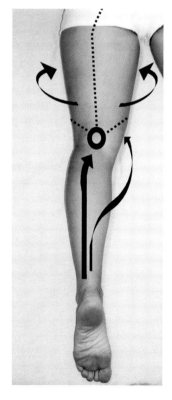

図5.17
下肢後面の排液領域

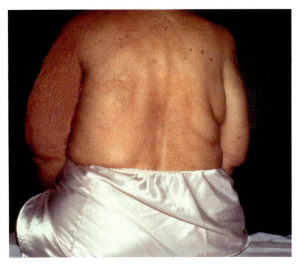

図5.18　左側の体幹リンパ浮腫

踵と膝窩の間のふくらはぎ全体を複数回手を置いてパンプテクニックとステーショナリーサークルの組み合わせ

踝とアキレス腱の間をサムサークル（片手の母指または両母指で交互に）。関節と筋のパンプ機能を含めるため、このテクニックに他動的な足関節の動きを組み合わせるとよい。

7. 再施術
   適切なテクニック（患者の状況による）を体肢の一部または体肢全体に行い、リンパ管自動運動能を増大させる。
8. 最終エフルラージュ（手順1のとおり）

治療の手順

リンパ浮腫の治療において、特にリンパ節群が切除または放射線照射された場合あるいは両者が行われた場合、上述の「各部位における基本的な徒手リンパドレナージの施行」で概説した手順の一部が調整される。これらの調整は文中で適宜記す。

体肢のリンパ浮腫の多くの場合、同側の体幹区画（外性器もこれに含む）もうっ滞する。

体幹のリンパ浮腫

> 胸部、乳房、後胸部に生じたリンパ浮腫は、体幹リンパ浮腫と呼ばれ、乳癌手術後多くみられる問題であるが、患者の腕にもリンパ浮腫が認められない場合は特に診断が難しい場合が多く、時間の経過に伴い自然に解決する乳癌手術後の副作用と誤って判断されることがある。

体幹リンパ浮腫は報告例が少なく記録も不足しており、入手できる研究結果を比較することが容易ではない一方で、乳癌治療後に体幹や乳房に罹患するリンパ浮腫の発症率は70％にも及ぶことが文献で示唆されている。

乳房、前後胸部、上肢が、腋窩リンパ節を局所リンパ節（図1.7、1.8、1.17を参照）として共有していることから考えると、放射線治療の有無を問わず、腋窩リンパ節の部分切除または完全切除によるリンパ排液路の阻害によって、同側の胸壁と乳房に腫脹が発生することは予測できる。腫脹はわずかな場合も目に明らかな場合もあり、腕の腫脹はある場合もない場合もある。

自然なリンパ排液パターンの阻害はさらに、腫瘍摘出術、乳房切除術、乳房再建術、生検後の上部体幹壁または排液部位の瘢痕を合併する。放射線治療後の腋窩または胸壁の線維化組織は十分なリンパ排液がさらに阻害される。

TRAM-flap（腹直筋皮弁）再建術などの特定の乳房再建術でも、腹部のリンパ排液が阻害され、下位体幹（腹部）にさらに腫脹を発症させることがある。

体肢のリンパ浮腫と同様、乳房、胸部および後胸部に生じた腫脹は基本的に、外観が反対側と比べて非対称である（図5.18）。だが、眼に見える腫脹が発現する前に、感覚変化（しびれ感、ピリピリ感、広汎性の膨満感、圧迫感、熱感）、疼痛、肩の可動性の減少を含む、他の症状が現れることが多い。リンパ浮腫が顕在化すると、腫脹は胸壁全体を含むことも、腋窩、肩甲、鎖骨のあたり、乳房切除術や腫瘍摘出術の瘢痕線の周辺、再建された乳房や移植部位の周辺に局所的に現れることも、乳房組織のみに限定されることもある。

腫瘍摘出術や再建術を受けた患者の乳房は巨大化して重くなり、乳房組織の形状や高さは線維化組織によって変化し、衣服やブラジャーの適合性、身体イメージの問題などにより、心理的ストレスがさらに加わる。

乳癌手術後の腫脹はおおよそ3ヵ月間続くことが概ね予測され、術後すぐに現れ、リンパ管に負荷をかけることに

よってリンパ系に更なるストレスを与える。「通常の」術後浮腫とリンパ浮腫の違いは、リンパ浮腫の場合には治療完了後も持続することと、リンパうっ滞性線維症などといった組織質感の変化が認められることである。

体幹および乳房の浮腫を評価するためにいくつかの方法（皮膚肥厚計、生体インピーダンス）が利用できる一方、腫脹の徴候（非対称性、ブラストラップや縫い目の痕、橙皮状皮膚、皮膚の変色）の観察に重点を置いた胸部と乳房の前後面の主観的観察、組織質感の触診、患側と健側の皮膚のひだの比較は今もなお、体幹に罹患するリンパ浮腫のもっとも実用的な評価法である。前面図と後面図を描出する連続画像は、治療前後の変化を評価するのに有用なツールである。

体幹リンパ浮腫に関連する症状の大半は、複合的理学療法によって治療の成果がみられる。治療は、浮腫の縮小と創傷治癒のため乳癌治療後の最初の時期のみ必要なわけではなく、後の時点でも施行される。腕の浮腫を伴うか否かに関わらず体幹リンパ浮腫は、乳癌の手術後いつでも発症しうる。

徒手リンパドレナージ：体幹への罹患を特定することは、特に肥満の因子が存在する場合には難しいため、基本的には体肢のリンパ浮腫に体幹が関連していることを前提とすることが推奨される。そのような場合は、罹患した体幹のうっ滞除去が腫脹した体肢よりも優先され、体幹の調整はいっそう複雑である。MLDテクニックは頸部、体幹の前後面、さらに鼠径リンパ節に集中して行い、その後、うっ滞した領域から十分に排液できる領域へリンパ液の経路を変えることに重点を置く。必要に応じ、線維化組織を柔らかくすることを目的とする別のテクニックを適用することもある。「片側性続発性上肢リンパ浮腫」に挙げられている治療手順はこの前提に基づいている。

近接する体幹区画のうっ滞除去に成功したら（これは概ね、患肢の体積減少が記録された場合）、リンパ浮腫肢の治療を優先し、体幹での調整を簡略化する。

TRAM-flap手術を受けた患者については、リンパ液のうっ滞を招く瘢痕組織の対処に十分な注意を払うべきである。

治療の初期段階に、セルフMLD（320ページ）を患者に指導し、1日に20-30分以上の自己治療を実施するよう促す必要がある。

スキンケア：体幹の皮膚のひだの間や乳房の下側部分の間の領域は、皮膚の損傷および感染症に特にかかりやすい。浮腫のみられる患部は清潔・乾燥を維持し、敏感肌、放射線性皮膚炎、リンパ浮腫用の適切な軟膏やローションを塗布すること（スキンケアに関する詳細については、

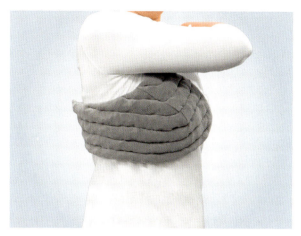

図5.19　弾性発泡体パッド
(Solalris, WI, USAの許可を得て掲載)

第4章「皮膚と爪の手入れ」を参照）。

エクササイズ：体幹のリンパ浮腫は、胸郭と肩の運動制限に関連することが多く、理学療法士による評価を要する。これらの問題に対処し可動域と日常生活に伴う機能を増大させる特別なエクササイズを実施すべきである。

瘢痕の場所と質によって、リンパ浮腫療法士は、可動域を広げるため、固着した瘢痕組織の可動性を改善させる必要がある。呼吸運動および有酸素運動は、浅部および深部のリンパ排液路の排液を改善することによってうっ滞除去をさらに促進する。

圧迫療法：罹患した領域の圧迫は、組織の圧痛や放射線治療に続発する皮膚刺激性のため、難しいことが多い。だが、リンパ液の貯留に対処し、腫脹の悪化を避けるため、弾性包帯や弾性ブラジャー、ベストなどの適用は非常に重要である。弾性包帯は、移植片や治癒した瘢痕への血流を妨げないよう特別に注意を払って胸部の周りに装着する。

体肢に生じたリンパ浮腫には通常は低伸縮性包帯が用いられるが、体幹領域での筋ポンプ活性が不足しているため、幅広（15-20cm）の中・高伸縮性包帯を使用することが望ましい。

液が過剰に貯留する部位の圧迫を局所的に増大させるため、あるいは、局所的な線維化組織を柔らかくするため、カスタムカットしたまたは市販の発泡体パッド（**図5.19**）や発泡体チップを包帯、弾性ブラジャーまたはベストの下に挿入する。弾性包帯の形状を整えて安定させ、広い表面に均一に圧迫をかけるため、平らな発泡体片を用いることもできる。

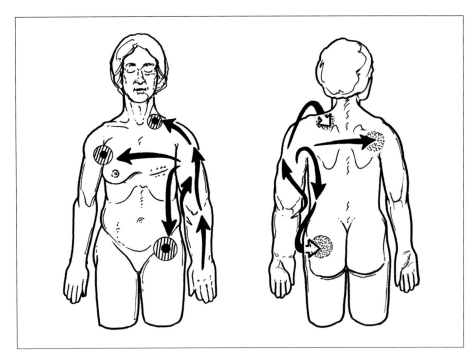

図5.20
片側性の
上肢リンパ浮腫における
ドレナージの方向

患者は、体幹のうっ滞除去後、CDTの成果を維持するため、リンパ浮腫用に特別にデザインされたブラジャー（図5.197を参照）や弾性ベストを着用しなければならない。弾性ブラジャーおよびベストは、縫い目が最小限で幅が広く、市販品またはオーダーメイドの着衣として入手でき、体幹と乳房の組織を確実に適切にサポートする。弾性ブラジャーおよびベストは快適にフィットし、体幹周囲を十分にサポートし、乳房組織を締め付けないものでなければならない。人工乳房を収めるポケットを着衣の中に縫い込むことができる。

通常のブラジャーやスポーツブラを使用する患者は、肩の部分のリンパ経路の制限を避けるため、ブラストラップが狭くないものでなければならず、必要によってはブラストラップ用のパッドやワイドナーを購入する。

片側性続発性上肢リンパ浮腫

この症状は乳癌手術における腋窩リンパ節の切除や放射線照射を伴う乳房切除術または腫瘍摘出術の結果起こることがもっとも多い。

以下の手順を用いて体幹区画のうっ滞を除去する（図5.20）。

患者は背臥位をとる：
1. 肩の集合リンパ管を含む外側頸リンパ節の簡略式施術（禁忌を確認する）
2. 対側の腋窩リンパ節の活性化。対側の前胸部（肋間および胸骨傍テクニックは省略）
3. 患側から健側へリンパ液を誘導するため、AAA吻合を活性化して利用
4. 患側と同側の鼠径リンパ節の施術

療法士は治療台の反対側へ移動する：

5. 患側のAI吻合を活性化して利用
6. うっ滞した上区画から同側の鼠径リンパ節の方向へ、AI吻合を用いてリンパ液を誘導。ロータリーテクニックとステーショナリーサークルも用いる。
7. 深部排液経路を用いるため、患側の体幹区画に肋間および胸骨傍テクニック

患者は、患肢が上になるようにして側臥位をとる（または腹臥位）：

8. AI吻合と肩の集合リンパ管の再施術
   患者は腹臥位をとる（または側臥位）：
9. 健側の後胸部（肋間および胸骨傍テクニックは省略）
10. 患側から健側へリンパ液を誘導させるため、PAA吻合を活性化して利用。ステーショナリーサークルも用いる。

療法士は治療台の反対側へ移動する：

11. うっ滞した後上区画から同側の鼠径リンパ節の方向へ、AI吻合を用いてリンパ液を誘導。ロータリーテクニックとステーショナリーサークルも用いる。

12. 深部排液路を用いるため、患側の体幹区画に肋間および胸骨傍テクニック

患者は、患肢が上になるようにして側臥位をとる（または腹臥位）：
13. PAA吻合、AI吻合および肩の集合リンパ管の再施術

患者は背臥位をとる：
14. AAA吻合、対側の腋窩リンパ節、同側の鼠径リンパ節の再施術
15. 患肢に弾性包帯を装着

体幹区画のうっ滞が除去され、上肢の治療を重点とする場合は以下の手順を用いる：

患者は背臥位をとる。簡略式の体幹施術（前処置）：
1. 肩の集合リンパ管を含む外側頸リンパ節の簡略式施術（禁忌を確認する）
2. 対側の腋窩リンパ節の施術
3. 患側から健側へとリンパ流を誘導するため、AAA吻合を活性化して利用
4. 同側（患側）の鼠径リンパ節の施術
   療法士は治療台の反対側へ移動する：
5. 排液領域へのリンパ流を誘導するため、患側のAI吻合を活性化して利用

患者は、患肢が上になるようにして側臥位をとる（または腹臥位）：
6. AI吻合と肩の集合リンパ管の再施術
7. 患側から健側へリンパ液を誘導させるため、PAA吻合を活性化して利用

> 上肢がかなりむくんでいる場合、1回の治療中に患肢全体を治療しないことが推奨される。治療は段階的に行う。例としては、上腕（またはその一部）のみを治療して、排液領域の健康なリンパ管への過負荷を防ぐ。

8. 基本のテクニック（「バルクフロー」テクニック）を用いた、外側上顆と肩峰の間の上腕外側の施術
9. 肩の集合リンパ管、AIおよびPAA吻合の再施術

患者は背臥位をとる：
10. AAA吻合を再施術
11. 外側上顆と肩峰の間の上腕外側の施術。調整したエフルラージュとパンプテクニックおよびステーショナリーサークルなどを適宜用いる（手順4-5、上腕を参照）。この手順の後、分水嶺から治療前の排液領域への再施術テクニックを行う。
12. ステーショナリーサークル（動的テクニック）を用いて、上腕の内面から外面へ施術。このテクニックの後、手順11と同様に排液領域の再施術テクニックを行う。上腕の端から端まで同じ方法で治療する。
13. 橈側皮静脈の領域に栄養血管テクニック（図4.9を参照）
14. 基本の手順テクニックに概説したとおり、肘関節、前腕、手部の施術
15. 必要な場合、浮腫または線維化テクニックをこの時点で組み込む。
16. 上肢、AAA吻合、対側の腋窩リンパ節、同側の鼠径リンパ節、肩の集合リンパ管の再施術

患者は、患肢が上になるようにして側臥位をとる（または腹臥位）：
17. PAAおよびAI吻合（同側）の再施術
18. 患肢に弾性包帯を装着

両側性続発性上肢リンパ浮腫

この症状は乳癌手術における腋窩リンパ節の切除や放射線照射を伴う乳房切除術または腫瘍摘出術の結果起こることがもっとも多い。理想としては、両上肢に包帯を装着するべきである。これが不可能な場合は、罹患の程度が強い患肢に弾性包帯を行う。

以下の手順を用いて体幹区画のうっ滞を除去する（図5.21）。

患者は、背臥位をとる：
1. 肩の集合リンパ管を含む外側頸リンパ節の簡略式施術（禁忌を確認する）
2. 腹部の治療：基礎の手順に概説したとおり、浅部および深部（適宜）テクニック（禁忌を確認する）。腹部テクニックが禁忌である場合は、代わりに腹式呼吸を用いる。
3. 両側の鼠径リンパ節の施術
4. うっ滞した区画から排液領域へのリンパ流を促進するため、両側のAI吻合を活性化して利用
5. うっ滞した上区画から鼠径リンパ節の方向へ、AI吻合を利用してリンパ液を誘導。ロータリーテクニックとステーショナリーサークルを用いる。
6. 深部排液路を用いるため、罹患した両方の体幹区画に肋間および胸骨傍テクニック

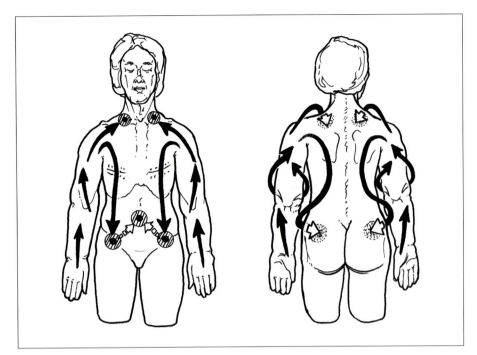

図5.21
両側性の
上肢リンパ浮腫における
ドレナージの方向

患者は腹臥位（または側臥位）をとる：
7. 両側のAI吻合を再施術
8. うっ滞した後上区画から鼠径リンパ節の方向へ、AI吻合を用いてリンパ液を誘導。ロータリーテクニックとステーショナリーサークルも用いる。
9. 深部排液路を用いるため、罹患した両方の体幹区画に肋間および胸骨傍テクニック

患者は背臥位をとる：
10. 両側のAI吻合、深部腹部テクニック（適宜）、両側の鼠径リンパ節、肩の集合リンパ管の再施術
11. 両側または罹患の程度が強い方の患肢に弾性包帯を装着

体幹区画のうっ滞が除去され、上肢の治療が重点となった場合に、以下の手順を用いる。

> 1回の治療で両側の患肢を治療しないことが推奨される。先に罹患の程度が強い方の患肢をうっ滞除去されるまで治療した後、弾性スリーブを着用する。患肢がかなりむくんでいる場合は、治療は段階的に行う。例としては、上腕（またはその一部）のみを治療して、排液領域の健康なリンパ管への過負荷を防ぐ。

罹患の程度が強い方の患肢のうっ滞が除去されたら、もう片方の上肢の治療に進む。

患者は背臥位をとる：
1. 肩の集合リンパ管を含む外側頸リンパ節の簡略式施術（禁忌を確認する）
2. 腹部の治療：基礎の手順に概説したとおり、浅部および深部（適宜）テクニック。腹部テクニックが禁忌である場合は、代わりに腹式呼吸を用いること。
3. 両側の鼠径リンパ節の施術
4. 分水嶺から排液領域へリンパ流を促進するため、両側のAI吻合を活性化して利用

患者は、体肢が上になるようにして側臥位をとる（または腹臥位）：
5. 罹患の程度が強い側のAI吻合と肩の集合リンパ管の再施術
6. 基本のテクニックを用い（「バルクフロー」テクニック）、外側上顆と肩峰の間の上腕外側の施術

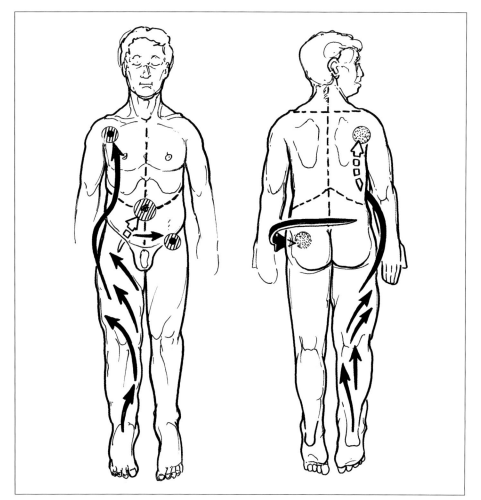

図5.22
片側性の
下肢リンパ浮腫における
ドレナージの方向

7. 肩の集合リンパ管と罹患の程度が強い側のAI吻合の再施術

患者は背臥位をとる：

8. 上腕外側（罹患の程度が強い方の患肢）を外側上顆から肩峰へ施術。症状に応じてエフルラージュとパンプテクニック、および、パンプテクニックとステーショナリーサークルの組み合わせを使用する（手順4-5、上肢を参照）。この手順の後、分水嶺から治療前の排液領域への再施術テクニックを行う。
9. ステーショナリーサークル（動的テクニック）を用いて、上腕の内面から外面へ施術。このテクニックの後、排液領域の再施術テクニックを行う。上腕の端から端まで同じ方法で治療する。
10. 橈側皮静脈の領域に栄養血管テクニック
11. 基本の手順テクニックに概説したとおり、肘関節、前腕、手部の施術
12. 必要な場合、浮腫または線維化テクニックをこの時点で組み込む

13. 両側のAI吻合、肩の集合リンパ管、深部腹部テクニック（適宜）の再施術
14. 両方または罹患の程度が強い方の患肢に弾性包帯を装着

片側性続発性下肢リンパ浮腫

この症状は、癌手術（前立腺、膀胱、女性生殖器管、黒色腫）における鼠径リンパ節や骨盤リンパ節の切除あるいは放射線照射の結果として起こることがもっとも多い。続発性下肢リンパ浮腫は外傷の結果として起こることもあり、同側の下体幹区画または外性器の腫脹を併発することがある。

以下の手順を用いて体幹区画のうっ滞を除去すること（図5.22）。

患者は背臥位をとる：

1. 外側頸リンパ節の簡略式施術（禁忌を確認する）
2. 同側の腋窩リンパ節の施術
3. むくんだ下区画から排液領域へのリンパ流を刺激す

るため、AI吻合を活性化して利用
4. 対側の鼠径リンパ節の施術
5. むくんだ下区画から反対側の排液領域へのリンパ流を刺激するため、AI吻合を活性化して利用
6. 腹部治療：基本手順で解説したように、浅部と深部（適宜）テクニック（禁忌を確認する）。腹部テクニックが禁忌である場合は、代わりに腹式呼吸を用いる。

患者は、患肢が上になるようにして側臥位をとる（または腹臥位）：
7. 患側のIA吻合の再施術

患者は腹臥位（または側臥位）をとる：
8. 健側の腰部の施術（手順4は省略）
9. むくんだ下区画から反対側の排液領域へのリンパ流を刺激するため、PII吻合を活性化して利用
10. 深部の排液路を促進するため、罹患した腰部に脊椎傍テクニック
11. PII吻合の再施術

患者は背臥位をとる：
12. AII吻合、患側のIA吻合、対側の鼠径リンパ節と同側の腋窩リンパ節、深部腹部テクニック（適宜）の再施術
13. 患肢に弾性包帯の装着
体幹区画のうっ滞が除去され、患肢の治療が重点となった場合に、以下の手順を用いる。

患者は背臥位をとる。簡略式の体幹施術（前処置）：
1. 外側頸リンパ節の簡略式施術（禁忌を確認する）
2. 同側の腋窩リンパ節の施術
3. 分水嶺から排液領域へのリンパ流を促進するため、IA吻合を活性化して利用
4. 対側の鼠径リンパ節の施術
5. 分水嶺から反対側の排液領域へのリンパ流を促進するため、AII吻合を活性化して利用
6. 基本手順で解説したように、深部腹部テクニック（適宜）（禁忌を確認する）。腹部テクニックが禁忌である場合は、代わりに腹式呼吸を用いる。

患者は、患肢が上になるようにして側臥位をとる（または腹臥位）：
7. 患側のIA吻合の再施術
8. 分水嶺から反対側の排液領域へのリンパ流を促進するため、PII吻合を活性化して利用
9. 基本のテクニックを用い（「バルクフロー」テクニック）、膝関節外側と腸骨陵の間の大腿外側の施術
10. PII吻合とIA吻合の再施術（患側）

患者は背臥位をとる：
11. AII吻合の再施術

> 下肢がかなりむくんでいる場合、1回の治療中に患肢全体を治療しないことが推奨される。治療は段階的に行う。例としては、大腿（またはその一部）のみを治療して、排液領域の健康なリンパ管への過負荷を防ぐ。

12. 膝関節と腸骨陵の間の大腿外側の施術。症状に応じてエフルラージュとパンプテクニック、パンプテクニックとステーショナリーサークルの組み合わせ、および、ロータリーテクニックを用いる。この手順の後、分水嶺から前に治療した排液領域へテクニックを再施術する
13. ステーショナリーサークル（動的テクニック）を用いて、大腿内面から外面へ施術。このテクニックは端から端まで大腿全体を反復し、排液領域へテクニックを再施術する。
14. 大腿静脈の領域に栄養血管テクニック
15. 基本の手順テクニックで解説したとおり、膝関節、下腿部、足部の施術
16. 必要な場合、浮腫または線維化テクニックをこの時点で組み込む。下肢後部を治療するために患者を再び腹臥位にさせる必要もあるかもしれない。
17. 下肢、AII吻合、患側のIA吻合、同側の腋窩リンパ節、対側の鼠径リンパ節、深部腹部テクニック（適宜）を再施術

患者は、患肢が上になるようにして側臥位をとる（または腹臥位）：
18. PII吻合の再施術
19. 患肢に弾性包帯を装着

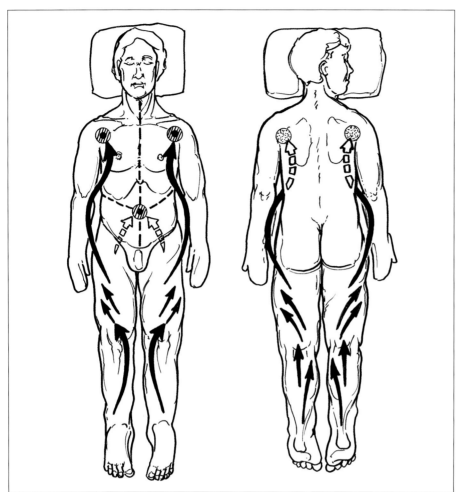

図5.23
両側性の
下肢リンパ浮腫における
ドレナージの方向

両側性続発性下肢リンパ浮腫

　この症状は、癌手術（前立腺、膀胱、女性生殖器管、黒色腫）における鼠径リンパ節や骨盤リンパ節の切除あるいは放射線照射の結果として起こることがもっとも多い。続発性下肢リンパ浮腫は外傷の結果として起こることもあり、同側の下体幹区画または外性器の腫脹を併発することがある。理想としては、両下肢に包帯を装着するべきである。これが不可能な場合は、罹患の程度が強い方の患肢に弾性包帯を装着する。

　以下の手順を用いて体幹区画のうっ滞を除去する（図5.23）。

患者は背臥位をとる：
1. 外側頸リンパ節の簡略式施術（禁忌を確認する）
2. 両側の腋窩リンパ節の施術
3. うっ滞した区画から排液領域へのリンパ流を促進するため、両側のIA吻合を活性化して利用
4. 腹部治療：基礎の手順に概説したとおり、浅部および深部（適宜）テクニック。腹部テクニックが禁忌である場合は、代わりに腹式呼吸を用いる。

患者は腹臥位（または側臥位）をとる：
5. 両側のIA吻合の再施術
6. むくんだ両側の下体幹区画を腋窩リンパ節へうっ滞除去。腰部テクニック、症状に応じてエフルラージュ、矢状面分水嶺から始めて両側へ向かうロータリーテクニック、その後、IA吻合から腋窩リンパ節へ進むステーショナリーサークル（動的テクニック）、深部の排液領域を用いるための脊椎傍テクニックを適宜用いる。

患者は背臥位をとる：
7. 両側のIA吻合と腋窩リンパ節の再施術
8. 腹部の再施術：浅部と深部（適宜）テクニック
9. 両側または罹患の程度が強い方の患肢に弾性包帯を装着

体幹区画のうっ滞が除去され、下肢の治療が重点となった場合に、以下の手順を用いる。

> 1回の治療で両側の患肢を治療しないことが推奨される。先に罹患の程度が強い方の患肢をうっ滞除去されるまで治療すること。患肢がかなりむくんでいる場合は、治療は段階的に行う。例としては、大腿(またはその一部)のみを治療して、排液領域の健康なリンパ管への過負荷を防ぐ。

罹患の程度が強い方の患肢のうっ滞が除去されたら、もう片方の脚の治療に進む。両患肢のうっ滞が除去されたら、この状況では概ねパンティストッキング型の弾性着衣が理想である。先に治療した下肢の成果を維持するため、弾性包帯を装着すること。これが不可能な場合は、患者はもう一方の患肢の治療を受ける間、大腿丈の弾性着衣(比較的安価な標準サイズの着衣)を着用し、その後、パンティストッキング型の着衣を着用する。

患者は背臥位をとる。簡略式の体幹施術(前処置):
1. 外側頸リンパ節の簡略式施術(禁忌を確認)
2. 両側の腋窩リンパ節の施術
3. 分水嶺から排液領域へリンパ流を促進するため両側のIA吻合を活性化して利用
4. 腹部治療:基礎の手順に概説したとおり、浅部および深部(適宜)テクニック(禁忌を確認)。腹部テクニックが禁忌である場合は、代わりに腹式呼吸を用いる。

患者は、患肢が上になるようにして側臥位をとる(または腹臥位):
5. 罹患の程度が強い側のIA吻合の再施術
6. 基本のテクニックを用い(「バルクフロー」テクニック)、膝関節外側と腸骨陵の間の大腿外側の施術

患者は背臥位をとる:
7. 両側のIA吻合の再施術

下肢の治療:
8. 膝関節と腸骨陵の間の大腿外側の施術。症状に応じてエフルラージュ、パンプテクニック、パンプテクニックとステーショナリーサークルの組み合わせ、および、ロータリーテクニックを用いる。この手順の後、分水嶺から先に治療した排液領域へ再施術テクニックを行う。
9. ステーショナリーサークル(動的テクニック)を用いて、膝関節と腸骨陵の間の大腿外側の施術。このテクニックは端から端まで大腿全体を反復し、その後排液領域を再施術する。
10. 大腿静脈の領域に栄養血管テクニック
11. 基本の手順テクニックに概説するとおり、膝関節、下腿部、足部の施術
12. 必要な場合、浮腫または線維化テクニックをこの時点で組み込む。下肢後部を治療するために患者を再度腹臥位にさせる必要もあるかもしれない。
13. 下肢、両側のIA吻合、両側の腋窩リンパ節、腹部テクニック(適宜)を再施術
14. 両側または流管の罹患の程度が強い方の患肢に弾性包帯を装着

片側性原発性下肢リンパ浮腫

この症状は、先天性または遺伝性のリンパ系の発達異常(第3章「原発性リンパ浮腫」を参照)によって起こる。原発性下肢リンパ浮腫は近接する体幹区画または外性器の腫脹を併発することがある。

リンパ系の先天性形成異常が対側の下肢にみられる場合がある。健側の下肢の体積が増大する場合や、治療中に組織の完全性に何らかの変化が認められた合は、鼠径リンパ節間吻合(AIIおよびPII)の使用を中止するべきである。

この症状の治療手順は、下肢の続発性リンパ浮腫の治療とほぼ同じである。原発性リンパ浮腫においても鼠径リンパ節は刺激しなければならない。だが、介入の目的はこれらのリンパ節の機能を回復させることであるため、近接する体幹領域に存在する十分な排液領域へ鼠径リンパ節周辺からリンパ排液路を変更する。

以下の手順を用いて体幹区画のうっ滞を除去する(図5.22)。

患者は背臥位をとる:
1. 外側頸リンパ節の簡略式施術(禁忌を確認する)
2. 同側の腋窩リンパ節の施術
3. むくんだ下区画から排液領域へリンパ液を誘導させるため、IA吻合を活性化して利用する
4. 対側の鼠径リンパ節の施術
5. むくんだ下区画から排液領域へリンパ液を誘導するため、AII吻合を活性化して利用
6. 腹部治療:基本の手順に概説したとおり、浅部および深部(適宜)テクニック(禁忌を確認する)。腹部テクニックが禁忌である場合は、代わりに腹式呼吸を用いる。

療法士は治療台の反対側へ移動する：
7. 患側の鼠径リンパ節を活性化して利用

患者は腹臥位をとる（または側臥位）：
8. 健側の腰部の施術（鼠径リンパ節の施術は省略）
9. むくんだ下区画から反対側の排液領域へリンパ液を誘導するため、PII吻合を活性化して利用する
10. 深部リンパ経路を促進するため、患側の腰部に脊椎傍テクニック
11. PII吻合の再施術

患者は背臥位をとる：
12. AII吻合、患側のIA吻合、同側の腋窩リンパ節、両側の鼠径リンパ節、深部腹部テクニック（適宜）の再施術
13. 患肢に弾性包帯の装着
体幹区画のうっ滞が除去され、患肢の治療が重点となった場合に、以下の手順を用いる。

患者は背臥位をとる。簡略式の体幹施術（前処置）：
1. 外側頸リンパ節の簡略式施術（禁忌を確認する）
2. 同側の腋窩リンパ節の施術
3. 分水嶺から排液領域へのリンパ流を促進するため、IA吻合を活性化して利用
4. 対側の鼠径リンパ節の施術
5. 分水嶺から反対側の排液領域へのリンパ流を促進するため、AII吻合を活性化して利用
6. 基本手順で概説したように、深部腹部テクニック（適宜）（禁忌を確認する）。腹部テクニックが禁忌である場合は、代わりに腹式呼吸を用いる。

患者は、患肢が上になるようにして側臥位をとる（または腹臥位）：
7. 患側のIA吻合の再施術
8. 分水嶺から反対側の排液領域へのリンパ流を促進するため、PII吻合を活性化して利用する。
9. 基本のテクニックを用い（「バルクフロー」テクニック）、膝関節外側と腸骨陵の間の大腿外側の施術
10. PII吻合とIA吻合の再施術（患側）

患者は背臥位をとる：
11. AII吻合の再施術

> 下肢がかなりむくんでいる場合、1回の治療中に患肢全体を治療しないことが推奨される。治療は段階的に行う。例としては、大腿（またはその一部）のみを治療して、排液領域の健康なリンパ管への過負荷を防ぐ。遠位であるほど腫脹が明らかである場合（原発性リンパ浮腫に多くみられる）、膝関節より下の領域の治療に時間をかけるべきである。

12. 患肢の鼠径リンパ節の施術
前述したとおり、原発性リンパ浮腫において鼠径リンパ節はさらなる排液領域として用いられる。患肢の遠位部からのリンパ液を鼠径リンパ節へ誘導するべきではないが、続発性リンパ浮腫の治療と同様、鼠径リンパ節の周囲において経路変更される
13. 膝関節と腸骨陵の間の大腿外側の施術
症状に応じてエフルラージュとパンプテクニック、パンプテクニックとステーショナリーサークルの組み合わせ、および、ロータリーテクニックを用いる。この手順の後、分水嶺から前に治療した排液領域へテクニックを再施術する。
14. ステーショナリーサークル（動的テクニック）を用いて、大腿内面から外面へ施術。このテクニックは端から端まで大腿全体を反復し、排液領域へテクニックを再施術する。
15. 大腿静脈の領域に栄養血管テクニック
16. 基本の手順テクニックで概説したとおり、膝関節、下腿部、足部の施術
17. 必要な場合、浮腫または線維化テクニックをこの時点で組み込む。下肢後部を治療するために患者を再度腹臥位にさせる必要もあるかもしれない。
18. 鼠径リンパ節を含む下肢の再施術。前部AII吻合、患側のIA吻合、同側の腋窩リンパ節、対側の鼠径リンパ節、深部腹部テクニック（適宜）の再施術

患者は、患肢が上になるようにして側臥位をとる（または腹臥位）：
19. PII吻合の再施術
20. 患肢に弾性包帯を装着

両側性原発性下肢リンパ浮腫

　この症状は、先天性または遺伝性のリンパ系の発達異常（第3章「原発性リンパ浮腫」を参照）によって起こる。原発性下肢リンパ浮腫は近接する体幹区画または外性器の腫脹を併発することがある。

　この症状の治療手順は、両側性の続発性下肢リンパ浮腫の治療とほぼ同じである。原発性リンパ浮腫においても鼠径リンパ節は刺激しなければならない。だが、介入の目的はこれらのリンパ節の機能を回復させることであるため、上体幹領域に存在する十分な排液領域（腋窩リンパ節）へ鼠径リンパ節周辺からリンパ排液路を変更する。

　以下の手順を用いて体幹区画のうっ滞を除去する。（図5.23）。

患者は背臥位をとる：
1. 外側頸リンパ節の簡略式施術（禁忌を確認する）
2. 両側の腋窩リンパ節の施術
3. 両側の鼠径リンパ節の施術
4. うっ滞した区画から排液領域へリンパ液を誘導させるため、IA吻合を活性化して利用
5. 腹部治療：基本の手順に概説したとおり、浅部および深部（適宜）テクニック（禁忌を確認する）。腹部テクニックが禁忌である場合は、代わりに腹式呼吸を用いる。

患者は腹臥位（または側臥位）をとる：
6. 両側のIA吻合の再施術
7. 症状に応じて腰部テクニック、エフルラージュ、ロータリーテクニックを用いて、むくんだ両側の下体幹区画を矢状面分水嶺から両側の腋窩リンパ節へうっ滞除去。その後IA吻合を用いて腋窩リンパ節へステーショナリーサークル（動的テクニック）、および、深部排液路を活用して脊椎傍テクニック

患者は背臥位をとる：
8. 両側のIA吻合および腋窩リンパ節の再施術
9. 腹部の再施術、浅部および深部（適宜）テクニック
10. 両側または罹患の程度が強い方の患肢に弾性包帯を装着

　体幹区画のうっ滞が除去され、患肢の治療が重点となった場合に、以下の手順を用いる。

> 1回の治療中に両側を治療しないことが推奨される。先に罹患の程度が強い方の患肢のうっ滞が除去されるまで治療すべきである。患肢がかなりむくんでいる場合、治療は段階的に行う。例としては、大腿（またはその一部）のみを治療して、排液領域の健康なリンパ管への過負荷を防ぐ。

　罹患の程度が強い方の患肢のうっ滞が除去されたら、もう片方の脚の治療に進む。両患肢のうっ滞が除去されたら、この状況では概ねパンティストッキング型の弾性着衣が理想である。先に治療した下肢の成果を維持するため、弾性包帯を装着すること。これが不可能な場合は、患者はもう一方の患肢の治療を受ける間、大腿丈の弾性着衣（比較的安価な標準サイズの着衣）を着用し、その後、パンティストッキング型の着衣を着用する。

患者は背臥位をとる。簡略式の体幹施術（前処置）：
1. 外側頸リンパ節の簡略式施術（禁忌を確認）
2. 両側の腋窩リンパ節の施術
3. 分水嶺から排液領域へリンパ流を促進するため両側のIA吻合を活性化して利用
4. 両側の鼠径リンパ節の施術
　前述したとおり、原発性リンパ浮腫において鼠径リンパ節はさらなる排液領域として用いられる。患肢の遠位部からのリンパ液は鼠径リンパ節へ誘導するべきではないが、続発性リンパ浮腫の治療の場合と同様、鼠径リンパ節の周囲において経路変更される（続発性下肢リンパ浮腫を参照）
5. 腹部治療：基本の手順に概説したとおり、浅部および深部（適宜）テクニック（禁忌を確認する）。腹部テクニックが禁忌である場合は、代わりに腹式呼吸を用いる。

患者は、患肢が上になるようにして側臥位をとる（または腹臥位）：
6. 罹患の程度が強い側のIA吻合の再施術
7. 基本のテクニックを用い（「バルクフロー」テクニック）、膝関節外側と腸骨陵の間の大腿外側の施術

患者は背臥位をとる：
8. 両側のIA吻合の再施術

下肢の治療:
9. 罹患の程度が強い方の患肢の鼠径リンパ節の再施術
10. 膝関節と腸骨陵の間の大腿外側の施術
    症状に応じてエフルラージュ、パンプテクニックとステーショナリーサークルの組み合わせ、および、ロータリーテクニックを使用する。
    このテクニックの後、分水嶺から先に治療した排液領域を再施術する。
11. ステーショナリーサークル（動的テクニック）を用いて、大腿内面から外面へ施術。このテクニックは端から端まで大腿全体を反復し、その後排液領域を再施術する。
12. 大腿静脈の領域に栄養血管テクニック
13. 基本の手順テクニックで概説したとおり、膝関節、下腿部、足部の施術
14. 必要な場合、浮腫または線維化テクニックをこの時点で組み込む。下肢後部を治療するために患者を再度腹臥位にさせる必要もあるかもしれない。
15. 鼠径リンパ節を含む下肢の再施術。両側のIA吻合、両側の腋窩リンパ節、むくみが小さい側の患肢の鼠径リンパ節、腹部テクニック（適宜）の再施術
16. 両側または罹患の程度が強い側の患肢に弾性包帯を装着

外性器リンパ浮腫

外性器リンパ浮腫は、罹患した患者に深刻で長期的な身体的、精神的、社会的問題を及ぼすことの多い、難しい疾患である。この症状は男女とも罹患するが、陰嚢と陰茎の組織の弾性が大きいことに加えて重力の影響があることから、男性に多くみられる（図5.24）。

この疾患は診断されないことが多いため、外性器浮腫の発症率について信頼できる数値は得られていない。術後の体肢の腫脹と異なり、外性器浮腫は話題にされないことが多い。

外性器リンパ浮腫は通常、治療しなければ回復は不可能であり、発症すると線維化してサイズが大きくなる傾向がある。複合的理学療法（CDT）によって効果的にコントロールし、維持することができる。手術や外傷後に外性器浮腫が急性発症する場合や、自然に完治する場合がある。

大半の外性器リンパ浮腫は、下肢リンパ浮腫と合併する。外性器リンパ浮腫の治療について詳しくは、289-291ページを参照のこと。

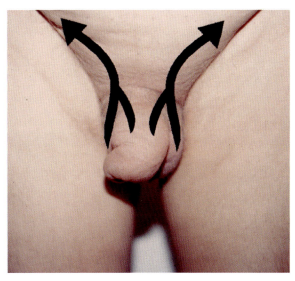

図5.24　包皮環状切開患者の陰茎に発症した外性器リンパ浮腫。矢印は排液の方向を示す

分 類

外性器浮腫は悪性、良性、原発性、続発性に分類できる。

悪性症状

骨盤または腹部あるいは両者の悪性腫瘍の進展によって、外性器からのリンパ液および静脈血の還流が阻止されるまたは減少させられる。

透明な膣分泌物またはリンパ漏を伴わない原因不明の外性器浮腫の発症は、活動的な悪性化の徴候であるため、医師による十分な検査が必要である。

原発性症状

原発性外性器浮腫は通常、リンパ管や局所リンパ節あるいはその両者の先天性奇形（形成異常）が原因である。すべての原発性浮腫と同様、このタイプの腫脹は誕生時に認められるか（稀）、あるいは、明らかな原因の有無に関わらず後年に発症する。リンパ系の先天性奇形がもしも存在する場合、包皮環状切開などの小手術によって小児期外性器浮腫が発症することがある。

外性器のみの腫脹は一般的ではない。多くの場合、下区画や片下肢または両下肢など、身体の他の部位にも腫脹が認められる。

下肢リンパ浮腫を有する肥満患者は、外性器のリンパ系に肥大した腹部から大きな圧迫がかかるために外性器浮腫の発症リスクが高まることも報告されている。

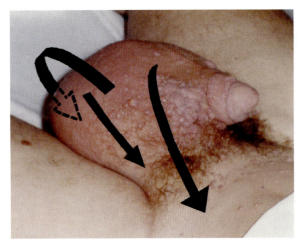

図5.25 リンパ小疱とリンパ瘻を有する外性器リンパ浮腫、矢印は排液の方向を示す。

続発性症状

外傷、あるいは、婦人科、精巣、陰茎、泌尿器、腹部、腸管または前立腺などの癌を切除するためのリンパ管、リンパ節あるいはその両者（特に骨盤リンパ節）の切除や、放射線照射を併用した外科的介入が一般的な原因である。

外性器浮腫の発症率は手術と放射線療法を併用した場合や、蜂巣炎の再発の既往歴を有する場合に増加する傾向がある。

外性器浮腫は他のリンパ浮腫と同様、術後すぐまたは後年に発症しうる。報告によると、下肢リンパ浮腫を併発した外性器浮腫は10％までの患者に発症することが示されている。

女性における外性器浮腫の発症率は術後の患者の10％から20％と推定されている。

男性では、癌手術（前立腺切除、膀胱癌手術）または放射線照射後あるいはその両者が行われた後の外性器浮腫の発症率がかなり高いと考えられる。

流行地域においてはフィラリア症も外性器浮腫の主な原因である（第3章「病状」および図3.4a, bを参照）。

外性器浮腫のごくありふれた原因は、下肢リンパ浮腫の治療のための空気圧迫装置の使用である。Boris、WeindorfおよびLasinskiはLymphology（1998年3月）に発表した論文で、下肢リンパ浮腫の治療における外部からの空気圧迫装置の使用によって、外性器浮腫の発症率が忍容できないレベルに上昇すると結論付けている¹（第3章「リンパ浮腫の治療アプローチ」を参照）。

臨床像

外性器浮腫はさまざまな合併症を発症する。男性では、陰茎浮腫が単独で起こることは稀である。陰茎と陰嚢の腫脹が合併する方が一般的である。陰嚢は、歩行が困難になるほど腫れることがある。下区画または下肢は外性器浮腫を随伴することが多い。さらに恥骨部に及ぶと、陰茎が陰嚢へと引き込まれることが多い。

女性では、小陰唇と大陰唇に腫脹が起こる。これらの部位は膣から数センチメートル突き出る。透明な陰唇／膣分泌物（リンパ漏）、乳頭腫、いぼ状増殖の出現は、患者が骨盤または婦人科の手術を受けた場合は特に、外性器浮腫を示す徴候である場合が多い。他の原因で起こる膣分泌物は、凝乳状で白く粘りがある場合が多い。

外性器浮腫は、程度によって排尿や性行為に問題を及ぼすことが多い。

評 価

活動性の悪性腫瘍、腎臓、肝臓、心臓または静脈の問題など、他の疾患によって外性器浮腫が引き起こされる場合がある。MLD／CDTを開始する前に、明白な画像診断による十分な評価が必要である。

病 歴

- これまでに受けた手術の種類、および、郭清されたリンパ節の数
- 蜂巣炎の既往、および、最初に罹患した部位
- 疼痛の存在、外性器周辺に膨脹感や痛みを訴える患者がいる（疼痛は基本的に治療によって治まる）。男性は勃起時の痛みを訴えることが多い。
- 手術や放射治療後に腸または膀胱の機能に問題はあったか。
- 適切な衛生処置をとることが可能か。
- 患者は包皮環状切開術を受けているか。

視 診

- 湿潤部位、リンパ小疱、リンパ瘻（図5.25）、リンパ漏（患者は生理用ナプキンや失禁パッドを用いることが多い）があるか。
- 腫脹の程度、陰茎／陰嚢、外陰唇／内陰唇、骨盤部、下区画または下肢（片側／両側）
- 瘢痕の有無
- 外性器の皮膚のひだ
- 乳頭腫、いぼの有無
- 細菌または真菌感染の有無（分泌物のみられる患者は悪臭を訴えることが多い。リンパ液自体に悪臭はないが、蛋白質を多く含んでおり細菌の格好の培養地となるため、悪臭を生じる）。

触診

- 組織の質―線維化、瘢痕
- 他の罹患部位の組織の質
- 包皮環状切開術を受けた男性患者においては包皮を引き戻せられるか。

治療

　前述のとおり、外性器浮腫は下肢リンパ浮腫を伴うことが多い。外性器浮腫の治療は治療手順に含まれる場合や、単独の治療として実施される場合がある。下肢浮腫（または体幹浮腫）がみられる場合、外性器浮腫の治療は下肢リンパ浮腫の手順よりも先に実施すべきである。

　治療を最も効果的にするため、排液領域の前処置のための徒手テクニックを実施する前に、外性器に包帯を装着する場合がある。治療手順に続き、包帯を外し、腫脹した外性器のMLDテクニックを実施する（283ページ参照）。療法士はその後、最終の弾性包帯の装着に移る。外性器への弾性包帯の装着については本章で後述する。

　患者は背臥位をとる：
1. 外側頸リンパ節の簡略式施術（禁忌を確認する）
2. 両側の腋窩リンパ節の施術
3. 分水嶺から排液領域へのリンパ流を促進するため、IA吻合を活性化して利用
4. 鼠径リンパ節が存在する場合は、両側の鼠径リンパ節の施術
5. 治療：基本手順で概説したように、浅部と深部（適宜）テクニック（禁忌を確認する）。腹部テクニックが禁忌である場合は、代わりに腹式呼吸を用いる。

　下体幹区画のうっ滞が除去された場合、この時点で患者は腹臥位をとり、以下の方法で腰部のうっ滞を除去する。

　むくんだ両側の下体幹区画を腋窩リンパ節へうっ滞除去。症状に応じて腰部テクニック、エフルラージュ、矢状面分水嶺から始めて両側へ向かうロータリーテクニック、その後、IA吻合から腋窩リンパ節へ進むステーショナリーサークル（動的テクニック）、深部排液領域を用いるための脊椎傍テクニックを用いる。その後患者は背臥位に戻る。

6. 陰嚢の治療：陰嚢の両側にステーショナリーサークルを行い、骨盤部へ、そこからIA吻合を用いて各側の腋窩リンパ節へとリンパ液を誘導する。
7. 包帯の装着（256ページの「下肢の包帯法」、本章後半の286ページの「男性外性器リンパ浮腫のための圧迫包帯法」を参照）

静脈リンパうっ滞性浮腫

　この疾患は、静脈不全（病状については、第3章「慢性静脈およびリンパ静脈不全」を参照）によって起こる。慢性静脈不全（CVI）における静脈弁の欠損によって、筋ポンプ活性中の静脈の逆流を防ぐことができず、リンパ系に直接的な影響を及ぼす。

　CVIを治療せずに長い間放置すれば、輸送能の低下を伴うリンパ系の損傷は避けられない。CVIステージIIおよびIIIにおいてリンパ浮腫が存在すると、完全な複合的理学療法の施行が必要となる。静脈性潰瘍が認められる場合、CDTを開始する前に医師の処方する適切な被覆用品およびスキンケア品が使用される（第3章「複合的理学療法」を参照）。創傷を治療中に覆ったままにし、潰瘍床から離れる方向へMLDテクニックを実施する。創傷部位内および周辺の治療は滅菌手袋を装着して行う。体肢のうっ滞が除去されると、静脈うっ滞性潰瘍はかなり治癒しやすくなる。

　CVIを伴うリンパ浮腫の治療プロトコールは原発性リンパ浮腫のプロトコールに対応している；線維化テクニックおよび浮腫テクニックは禁忌である。

> 深部静脈の血栓性静脈炎や肺塞栓症の徴候または症状が発症した場合（第3章「深部静脈の血栓性静脈炎」を参照）、患者はすぐに医師の診察を受け、この症状が治まるまでは治療を中断すべきである。

　患者は背臥位をとる。簡略式の体幹施術（前処置）：
1. 外側頸リンパ節の簡略式施術（禁忌を確認する）
2. 同側の腋窩リンパ節の施術
3. 分水嶺から排液領域へリンパ流を促進するため、IA吻合を活性化して利用する。
4. 健側の鼠径リンパ節の施術
5. 分水嶺から排液領域へリンパ流を促進するため、AII吻合を活性化して利用する。
6. 基本手順で概説したように、深部腹部テクニック（適宜）（禁忌を確認する）。腹部テクニックが禁忌である場合は、代わりに腹式呼吸を用いる。

患者は、体肢が上になるようにして側臥位をとる（または腹臥位）：

7. 患側のIA吻合の再施術
8. 分水嶺から反対側の排液領域へのリンパ流を促進するため、PII吻合を活性化して利用
9. 基本のテクニックを用い（「バルクフロー」テクニック）、膝関節外側と腸骨陵の間の大腿外側の施術
10. PII吻合とIA吻合の再施術（患側）

患者は背臥位をとる：

11. AII吻合の再施術

下肢の治療（静脈リンパうっ滞性浮腫が遠位ほど顕著である場合、膝関節より遠位の領域の治療に時間をかけるべきであることが示されている）

12. 患肢の鼠径リンパ節の施術
13. 膝関節と腸骨陵の間の大腿外側の施術

    症状に応じてエフルラージュとパンプテクニック、パンプテクニックとステーショナリーサークルの組み合わせ、および、ロータリーテクニックを用いる。

    この手順の後、分水嶺から前に治療した排液領域を再施術する。

14. ステーショナリーサークル（動的テクニック）を用いて、大腿内面から外面へ施術。このテクニックは端から端まで大腿全体を反復し、排液領域を再施術する。
15. 基本の手順テクニックで概説したとおり、膝関節、下腿部、足部の施術

    効果を最大化するため、下肢後部を治療するためにこの時点で患者を腹臥位にさせると有用である。

16. 鼠径リンパ節を含む下肢の再施術。AII吻合、患側のIA吻合、同側の腋窩リンパ節、対側の鼠径リンパ節、深部腹部テクニック（適宜）の再施術

    患者は、体肢が上になるようにして側臥位をとる（または腹臥位）：

17. PII吻合の再施術
18. 体肢に弾性包帯を装着。静脈リンパうっ滞性機能不全の場合の多くは、膝関節までのみ包帯を装着する必要がある。これは腫脹の重症度や医師の判断によって異なる。

脂肪性リンパ浮腫

脂肪性リンパ浮腫は基本的に両下肢に罹患し、この症状の治療プロトコールは原発性リンパ浮腫のプロトコールに対応する。リンパ浮腫はCDTへの反応が良好で比較的早く反応する、脂肪浮腫自体は反応がより緩やかで、全く反応しないこともある。脂肪浮腫および脂肪性リンパ浮腫は過敏症および疼痛に関連することが多く、これらは数回の治療後に基本的に減退するが、徒手および弾性包帯による圧迫を軽くする必要がある。患者は弾性包帯の下に、特に脛骨前部により多くのパッドを必要とすることが多い。最初の数回の治療においては、包帯を全く使用しないことがあるかもしれない。この症状の治療には、浮腫テクニックおよび線維化テクニックは禁忌である。

以下の手順を用いて体幹区画のうっ滞を除去する。

患者は背臥位をとる：

1. 外側頸リンパ節の簡略式施術（禁忌を確認する）
2. 両側の腋窩リンパ節の施術
3. 両側の鼠径リンパ節の施術
4. うっ滞した区画から排液領域へリンパ液を誘導するため、IA吻合を活性化して利用
5. 腹部治療：基本の手順に概説したとおり、浅部および深部（適宜）テクニック（禁忌を確認する）。腹部テクニックが禁忌である場合は、代わりに腹式呼吸を用いる。

患者は腹臥位（または側臥位）をとる：

6. 両側のIA吻合の再施術
7. 症状に応じて腰部テクニック、エフルラージュ、ロータリーテクニックを用いて、むくんだ両側の下体幹区画を矢状面分水嶺から両側の腋窩リンパ節へうっ滞除去。その後IA吻合を用いて腋窩リンパ節へステーショナリーサークル（動的テクニック）、および、深部排液経路を活用して脊椎傍テクニック

患者は背臥位をとる：

8. 両側のIA吻合および腋窩リンパ節の再施術
9. 腹部の再施術、浅部および深部（適宜）テクニック
10. 両側または罹患の程度が強い方の患肢に弾性包帯を装着

体幹区画のうっ滞が除去され、体肢の治療が重点となった場合に、以下の手順を用いる。

> 1回の治療中に両側を治療しないことが推奨される。先に罹患の程度が強い方の患肢のうっ滞が除去されるまで治療すべきである。患肢がかなりむくんでいる場合、治療は段階的に行う。例としては、大腿(またはその一部)のみを治療して、排液領域の健康なリンパ管への過負荷を防ぐ。

罹患の程度が強い方の患肢のうっ滞が除去されたら、もう片方の脚の治療に進む。両患肢のうっ滞が除去されたら、この状況では概ねパンティストッキング型の弾性着衣が理想である。先に治療した下肢の成果を維持するため、弾性包帯を装着すること。これが不可能な場合は、患者はもう一方の患肢の治療を受ける間、大腿丈の弾性着衣(比較的安価な標準サイズの着衣)を着用し、その後、パンティストッキング型の着衣を着用する。

患者は背臥位をとる。簡略式の体幹施術(前処置):
1. 外側頸リンパ節の簡略式施術(禁忌を確認)
2. 両側の腋窩リンパ節の施術
3. 分水嶺から排液領域へリンパ流を促進するため両側のIA吻合を活性化して利用
4. 両側の鼠径リンパ節の施術
5. 腹部治療:基本の手順に概説したとおり、浅部および深部(適宜)テクニック(禁忌を確認する)。腹部テクニックが禁忌である場合は、代わりに腹式呼吸を用いる。

患者は、患肢が上になるようにして側臥位をとる(または腹臥位):
6. 罹患の程度が強い側のIA吻合の再施術
7. 基本のテクニックを用い(「バルクフロー」テクニック)、膝関節外側と腸骨陵の間の大腿外側の施術

患者は背臥位をとる:
8. 両側のIA吻合の再施術

下肢の治療:
9. 罹患の程度が強い方の下肢の鼠径リンパ節の再施術
10. 膝関節と腸骨陵の間の大腿外側の施術
    症状に応じてエフルラージュ、パンプテクニック、パンプテクニックとステーショナリークルの組み合わせ、および、ロータリーテクニックを使用する。このテクニックの後、分水嶺から先に治療した排液領域を再施術する。
11. ステーショナリーサークル(動的テクニック)を用いて、大腿内面から外面へ施術。このテクニックは端から端まで大腿全体を反復し、その後排液領域を再施術する。
12. 大腿静脈の領域に栄養血管テクニック
13. 基本の手順テクニックで概説したとおり、膝関節、下腿部、足部の施術
14. 鼠径リンパ節を含む下肢の再施術

必要であれば、患者は腹臥位をとる:
15. 基本の手順テクニックで概説したとおり、膝関節後部と下腿部の施術

患者は背臥位をとる:
16. 両側のIA吻合、両側の腋窩リンパ節、むくみが軽い方の患肢の鼠径リンパ節、腹部テクニック(適宜)の再施術
17. 両側または罹患の程度が強い方の患肢に弾性包帯を装着

頭頸部リンパ浮腫

始めに

頭頸部リンパ浮腫(HNL)は、体肢の浮腫ほど一般的ではないが、図5.26a, bの症例のように重度の場合は特に、患者やその家族にとって特別に憂慮される問題である。HNLが眼瞼浮腫を引き起こす場合、読み書きや歩行、運転など、視野に関係する課題に影響がある。唇と舌が膨脹しているとき、構音、咀嚼、嚥下、さらには呼吸さえも損なわれ、おそらく気管切開術が必要となる。喉頭全摘出術を受けた患者において重度のオトガイ下および前頸部浮腫が気管開口部を閉塞し、図5.26bのように患者の気道を維持するために咽頭切除術用のチューブやボタンなどの装置の使用を必要とするとき、呼吸への影響が大きい。浮腫が比較的小さく機能的損傷をきたさないときでも、頸部や顔面の浮腫は容易に隠すことができないので、精神的および情動的な問題をもたらす美容面での問

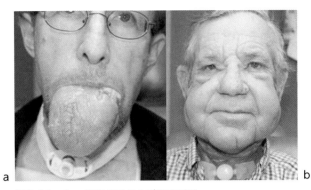

図5.26a, b 重度の舌および顔面浮腫
a 舌根切除術後16日目
b 喉頭全摘出術後11ヵ月目

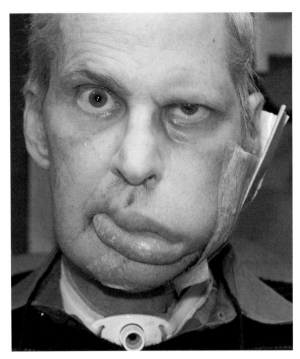

図5.27 腫瘍再発による浮腫

題が生じる。HNLは、癌治療において避けられない治療不可能な結果として、過大視、誤診、過小評価されることが多い。他の場合、医師はHNLを特定しても、この疾患の経験が乏しいため、患者の治療の準備が不十分な場合がある。患者の生活の質を最善のものにするため、HNKを効率的に評価および治療する能力が不可欠である。本章で提示する情報は、臨床医の懸念を減らし、HNLの評価、治療計画、管理を支援することを意図するものである。

原因

HNLは、単独であるいは症候群の一部として、原発性リンパ浮腫と共にあらわれることがある。すなわちHennekam症候群、ターナー症候群、ミルロイ病、アペール症候群、その他の疾患の一部分症状である[2]。だが、頭頸部の原発性リンパ浮腫は四肢の原発性リンパ浮腫ほど一般的ではないため、本章では言及しない。

顔面リンパ浮腫の炎症性原因としては、重度の酒皶（鼻瘤および耳腫瘤を含む）、尋常性ざ瘡、メルカーソン‐ローゼンタール症候群、その他皮膚疾患が含まれる[2]。世界中のリンパ浮腫のもっとも一般的な原因はフィラリア症であるが[3,4]、著者は頭頸部のフィラリア性リンパ浮腫について記録した論文は認識していない。より一般的に、HNLは、慢性感染症、鈍的外傷、手術、放射線治療、または、図5.27に示されるような腫瘍による脈管閉塞（悪性リンパ浮腫）による続発性リンパ浮腫として顕れる。美容形成術後の慢性HNLの報告例は多くないが、顔面浮腫はいくつかの美容形成および皮膚科手術に起こり得る合併症である。美容形成術後の徒手リンパドレナージ（MLD）は術後浮腫を減少するために用いられる。従来の顔面のさまざまな排液路は、外科的に変更された組織の方向に従って利用される[5]。どのような手術でも排液の阻害や瘢痕による浮腫は起こりうるが、頭頸部の非癌性疾患の手術後にHNLが起こることは少ない。腫瘍病変の切除後のHNL発症率が非癌性病変と比較して高い理由として1つには、癌治療を受けない患者の頭頸部の手術においてリンパ系が基本的に切除されないことが考えられる[6-9]。

癌治療後のHNL

HNLは癌の手術や放射線治療を受けた患者にもっとも多く起こり[3]、数種類の治療を行ったときもっとも重症になると考えられる。ただし、HNLの発症における化学療法の影響は分かっていない。タキサンベースの化学療法は体肢のリンパ浮腫に関連しており[10]、HNLは放射線治療を併用したシスプラチン治療を受けた患者で報告されている[10,11]。頭頸部癌のみを対象とした化学療法後のHNLの記事は発表されていないが、眼瞼および眼窩周囲部のペメトレキセド誘発性浮腫が肺癌治療において報告されている[13]。現時点で、最新の化学療法レジメンと慢性HNLとの因果関係を示唆する十分なデータは得られていない。

HNLは、頭頸部の放射線療法を受けた患者の48％もの患者に報告されている[14]。既存の腫瘍を縮小し、残存する顕微鏡的小病変を治療し、転移を防ぐため、原発性腫瘍、近接する軟部組織、骨構造、関連する排液路すべてに放射線照射されるため、放射線療法から起こるリンパ系への障害は広範囲に及ぶ。組織の線維化は放射線治療の一般的な合併症であり、リンパ管自動運動能と効果的な組織の排液を阻害する。頭頸部に放射線照射を受ける

患者は、照射野内の組織の慢性浮腫を発症することが多く、顔面下部、頸部および鎖骨上窩を含むことが多い。癌の再発を治療するために放射線照射が再度必要である場合、さらなる組織損傷が起こり、組織の線維化とそれに関連するHNLの重症度は増大する[15]。

　頭頸部癌に対処する手術では一般的に、腫瘍と周辺組織の切除を必要とする。骨に腫瘍浸潤がみられる場合や放射線治療によって骨に深刻な損傷がある場合（放射線骨壊死症）は、骨の切除も必要となる[16]。手術の程度によっては、生来の静脈、動脈、リンパ管を維持するため、大胸筋皮弁や回転皮弁などの有茎皮弁を用いた再建術も必要となることがある。さらに複雑な例では、身体のある部位の遊離組織を別の部位に移植する必要があるかもしれない。例えば、前腕や大腿部の組織を用いて、舌や咽頭の一部に置換したり、図5.28のように顔面の一部を切除した後に外科的欠陥を補ったりすることがある。これらの「遊離皮弁」は、皮弁を生かすために血管を再接着する微小血管手術を必要とする。リンパ管はこれらの手術で再接続されることは一般にはないが、遊離皮弁の排液を静脈系だけに任せておけば、実質的にむくんでしまう場合がある。リンパ節郭清は頭頸部癌における一般的な外科手術であり、頸部、顔面、縦隔、傍気管、鎖骨上リンパ節を30カ所以上も切除しなければならない場合が多い[17-19]。腫瘍浸潤や重度の放射線性瘢痕により頸静脈の切除が必要であるとき、頭頸部の静脈排液系の障害によってHNLのリスクは上昇する。このリンパ系と静脈系の障害によって、リンパ-静脈、すなわち「混合型浮腫」が引き起こされる。混合型浮腫は純粋なリンパ浮腫よりは治療に対する反応性が少ない。さらに、リンパ経路による排液を妨げ、瘢痕の下にではなく上に浮腫が生じる「跳上げ戸効果」によって、外科的瘢痕がHNLの発症に直接的な影響を及ぼしうる[20]。集学的な癌治療により、顔面と頸部に軽度から重度のリンパ浮腫を発症するための特殊な環境ができ上がり、評価と治療は困難としている。

評 価

　Pisoらが顔面浮腫に関する信頼性のある評価のプロトコールを2001年に発表したが、HNLの評価は施設によっても、医師によってもさまざまに異なる。評価方法の一貫性の欠如が、最適な治療方法を決定するための客観的なデータの入手と解析を阻み、視覚的評価や患者質問票、医師による評価スケールなどの主観的なデータに頼らざるを得なくなっている。頭頸部の浮腫を評価するための診断ツールとして、超音波画像や磁気共鳴画像が報告されてはいるが、HNLを評価する高度な方法の開発には限界がある[2,22,23]。だが、HNLの標準的な評価プロトコー

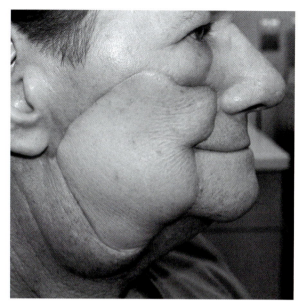

図5.28　大腿部からの遊離皮弁を用いた顔面再建術

ルを導入するための努力はなされている[24,25]。基本的なHNL評価の要素として以下が提案される。

臨床評価

　患者の臨床評価はリンパ浮腫評価のもっとも重要な側面であるが、HNLの患者を評価するときに特別に懸念すべき問題がある。組織の完全性、温感、色、硬さ、圧痕、組織変化といった従来的な評価を含むべきである。口腔内、顔面または頸部の浮腫が、感染症、甲状腺機能低下症、アレルギー反応、術後漿液腫、血腫、血管浮腫、リンパ行性転移、その他の原因によるものであれば、正確で綿密な病歴は不可欠である[2,26]。徴候や病歴によってリンパ浮腫の診断が支持されないときは、さらに評価を行うため、患者の医師への照会が適切である。例えば、顔面浮腫がみられる頸動脈の拡張は上大静脈症候群を示唆しており、これは上大静脈を圧迫する腫瘍が原因であることが多く、救急医療の範疇である[27]。

　上区画の深部静脈血栓症（DVT）、脳血管発作（CVA）、一過性脳虚血発作（TIA）、頸動脈障害、うっ血性心不全（CHF）、腎臓病、甲状腺機能亢進症、組織破壊、その他医学的問題などの重大な病歴は、腫脹の重症度に関わらず、リンパ浮腫治療を控える十分な理由となる[26]。リンパ浮腫治療は、不適切に行われればCVAや浮腫増大を引き起こし、頸動脈への腫瘍浸潤がある場合には、手技によって血管が破裂した場合（頸動脈破裂）は死に至ることもある。一時的に、巨大な顔面浮腫による不快感を緩和し機能的障害を減少させるための緩和治療として、リンパ浮腫管理が必要とされることがある。緩和治療は患者の生活の質

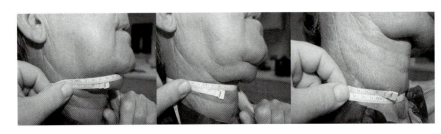

図5.29
頸部上部、中部、下部の計測

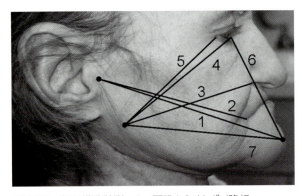

図5.30　顔面構造計測　1. 耳珠からオトガイ隆起
2. 耳珠から口角　3. 下顎角から鼻翼
4. 下顎角から眼内角　5. 下顎角から眼外角
6. オトガイ隆起から眼内角　7. 下顎角からオトガイ隆起
出典：Smith and Lewin 2010[24]

を改善することが可能であり、治療が効果的で障害のリスクがないと考えられる場合に提供されるべきだが、すべての症例に治療が適切なわけではない。HNL治療を開始する前に医師の承認を得ることは必須であるため、患者の安全性を考慮する場合は患者の医師とさらに十分話し合うことが必要である。

表5.1　頸部複合計測項目

頸部の複合
1. 頸部上部：下顎のすぐ下
2. 頸部中部：1と3の中間地点
3. 頸部下部：最下位部の周囲径

出典：Smith and Lewin 2010[24]

メジャー計測

メジャー計測は治療による経時的な変化を記録し有効性を評価するための基本ツールである。手で行うあらゆるメジャー計測には誤差が生じる可能性があるが、もっとも正確な計測を可能にするには、メジャーの位置と締め具合を一貫させることが必要である。一貫性を維持するため、以下の指針を確認すべきである。可能であれば、自然な姿勢で浮腫を評価するため、患者を垂直に座らせ頭部を中立位にして計測する。センチメートル単位で計測し、記録用紙に記入するか、今後の比較のためデータベースに記録する。一貫したデータ計測を保証するため、患者の体幹と頭部の位置を各評価で再現する。SmithとLewin[24]によって発表された計測プロトコールには、顔面と頸部を総合的に評価するため、頸部周囲径、頭部周囲径、顔面の2点間計測の組み合わせが含まれる。これらについて以下で説明する。

表5.1および**図5.29**に示す頸部上部、中部、下部の周囲径を組み合わせることで、頸部の1カ所だけでなく頸部全体の変化を反映した頸部の複合計測値が得られる。上部周囲径はメジャーを下顎のすぐ下の頸部上部に水平にあてて計測する。頸部下部周囲径は同様に頸部の底部で計測する。頸部中部計測は頸部上部と下部の計測位置の中間点で計測する。これら3カ所の周囲径を加算して経時的な比較に用いることのできる複合頸部スコアを得る。ベースライン時と追跡調査時の複合スコアの差が2％以上であれば、重大とみなされる[28]。メジャーの位置や体位の非一貫性、その他の変数による誤差が考えられるため、2％未満の差は臨床的に重大とはみなされない。2％ルールを用いて評価できるのは、個々の計測値ではなく複合スコアのみである。

顔面の複合評価

顔面の複合スコアは**図5.30**のように7つの2点間顔面計測値を合計して求められる。顔の片側ごとにこれらの計測値を合計し、顔の左半分と右半分のスコアを得る。その後、顔半分の両スコアを合計して顔面の複合スコアを求め、経時的にスコアを比較して2％ルールを用いて顔面の変化を評価する。顔半分のスコアは、左右体肢の比較と異なり、相互に比較して片側の浮腫の存在を判断することはできない。頭頸部の治療は両側で行うことが多く、片側にのみ治療が施されるときでも、両側性浮腫が一般的である。浮腫性の顔面組織と正常な組織とを区別するための腫脹の割合を特定するデータは発表されていない。したがって、顔面浮腫の計測は顔面の複合スコアとして報告されるべきである。

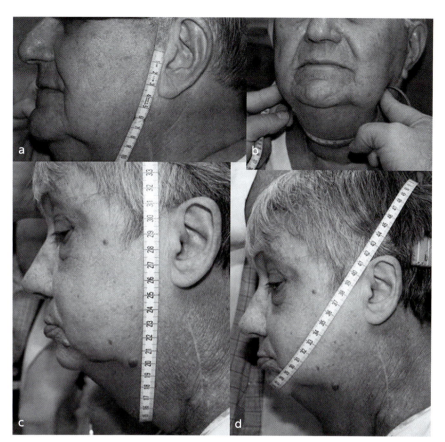

図5.31
浮腫を評価するための追加計測
a 耳珠から耳珠
b 下顎角の間の距離
c 縦周囲径
d 対角周囲径

変化の指標

治療有効性は複合スコアの2%の変化によって示されるが、減少が2%未満であるからといって全体として改善していないことが示唆されるわけではない。改善の他の臨床指標も検討されており、組織の硬さ、浮腫の期間や変動の減少、経時的な視覚的変化などが挙げられるがこれらに限定されない。医師は、計測によって示される浮腫減少率は、評価期中の体重の増減に影響されることを把握すべきである。

その他の計測

図5.31に示すその他の計測は、オトガイ下または顔面外側および下顎の浮腫を評価するために用いられる。左右耳珠または左右下顎角の間の距離、頭部の縦および対角周囲径が有用である。これらの計測には頸部および顔面の複合スコアは含まれず、2%ルールも適用されないが、治療の変更に関する有用なフィードバックをもたらすものである。追加の周囲径計測は、前額部、眉、眼瞼、唇に強い浮腫があるときに行う。必要であれば、唇または舌突出、鼻や耳の腫脹も計測されるが、一般的に用いられる値ではない。

顔面の不整

顔面の指標が特定できないために、総合的な顔面の複合スコアが得られないことがある。これは、外科的な指標の切除、組織破壊、腫瘍出現、外せない包帯、あるいは、触診不能な過剰な浮腫が原因となって起こる。一部の計測値しか得られない場合は、部分的な複合スコアや顔半分のスコアの比較が役立つ。ただし、顔面全体の複合スコアが得られなければ、2%ルールは適用できない。しかし、失われた指標と相関する指標を用いてその位置を再現すれば、複合スコアは得られる。例えば、右下顎角が特定できない場合、罹患していない方の左耳珠と左下顎角の間の縦方向の垂直距離は計測できる。この距離が5cmであったとすれば、右側の耳珠より5cm下のところに印をつけ、患側の指標として用いることができる。同様に、右耳珠が特定できない場合、医師はまず特定できる方の耳珠から鼻先までの垂直距離を計測する。この距離が13.5%であったとすれば、鼻先から13.5cm離れた左耳の適切な位置に印をつけ、代わりの耳珠指標として用い、完全な顔面複合スコアを得ることができる。両側の指標が特定できない場合は、図5.32のように、まず耳珠指標を再現してから、下顎角の位置を特定する。復元した指標の位置を写真で残し、評価のための指標の再現には各中

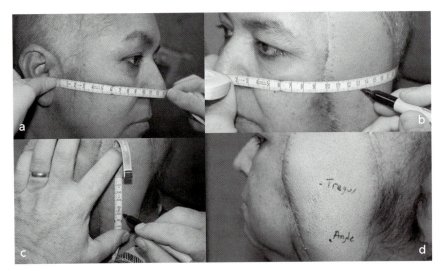

図5.32a-d 失われた耳珠および下顎指標の再現
a 存在する耳珠から存在する下顎角（図示せず）までの距離と耳珠から鼻までの距離を計測
b 反対側で、鼻から耳珠の代替点までの計測を再現
c 耳珠の代替点から下顎角の代替点までの計測を再現
d 代替点

継点間の距離を用いることが有用である。

頸部の不整

頸部の上部、中部、下部の周囲径計測を妨げる不整な形状の頸部を有する患者がいる。頸部の不整は、瘢痕、頸部の傾斜、皮膚のひだ、浮腫、その他の原因で起こり、従来とは異なるメジャー計測法を用いる必要がある。一定していれば、これらの不整な指標を計測地点として用いることができる。驚くべきことに、細身の患者は非常に突出した下顎を有するときむしろ、オトガイ下の浮腫がなければ頸部中部および上部の計測値を別個に得ることは難しくなる。そこで、適切な周囲径を得るために、頸部上部または下顎部の適切な位置にメジャーを保持して補うことが必要となる。

写 真

基本的な写真記録は優れたデータソースであり、治療前、治療中、治療後の患者の外見を評価するために用いられるべきである。デジタル写真は高解像度の画像をすぐに得ることができ、ベースライン時と経過観察時の写真をすぐに比較したり、1回の治療中の変化を評価したりすることもできる。懸念される特定部位の詳細な写真を撮ることは有用であり、標準的には、前からと左右からの3種類のポートレイト写真を撮ることがもっとも有用である。信頼性のある画像比較を可能にするため、各撮影時は、カメラアングル、患者の身体肢位、撮影者と患者の間の距離を一定に維持することが重要である。横からの写真の比較は、患者、医師、改善の確証を必要とする第3者にフィードバックを提供して、確立されたリンパ浮腫リハビリテーションサービスを継続するための非常に強力なツールである。

3D画像

費用の関係から、大型施設以外で用いられることはめったにないが、3D画像システムは最新の頭頸部計測データの提供を可能にする。この技術の利点として、表面計測、体積計測、2点間の直線距離および輪郭計測が挙げられる。現在のシステムは、3D走査テクノロジーにおいて求められることと同様、患者を長時間束縛しなくとも顔面と頸部の3D画像をすぐ撮影できる。体積評価のためのベースライン時と経過観察時の画像を重ねあわせる能力は、HNL評価においてもっとも有用な機能の1つである。現在、3D画像は顔面浮腫における視覚的変化の比較について優れたフィードバックをもたらしているが、撮影時の間の患者の肢位の一貫性の問題がなおもあり、顔面と頸部を含めた画像を比較することは難しい。計測用テンプレートおよび指標化機能は、皮膚の上にメジャーを当てることで生じるばらつきを及ぼさずに確実な2点間計測を提供してくれる。この技術によってもたらされた計測精度の向上によって、収集されるデータの信頼性と、将来的なHNL研究の質が改善されるであろう。

リンパ浮腫評価スケール

リンパ浮腫の重症度は従来的に、医師による評価スケールに基づいて分類されている。もっとも有名なものがFöldiスケールであり[3]、10万人以上の患者のデータに基づいて開発され、目視不能だが知覚可能な浮腫から、角質増殖症および乳頭腫を含む重度の線維化および組織変化を伴う回復不能な浮腫まで、ステージ0、1、2、3で評価する。

表5.2 MDACC HNLとFöldiスケールの比較

MDACC HNLスケール	Földiスケール
0 目視可能な浮腫なし 患者は重感を報告	0 目視可能な浮腫なし 患者は重感を報告
1a 柔らかい、目視可能な 浮腫、圧痕なし、 可逆性変化	1 臨床的腫脹、 圧痕性浮腫、拳上により 腫脹が縮小
1b 柔らかい圧痕性浮腫	
2 硬い、組織変化を伴わ ない非可逆性の浮腫	2 硬い腫脹、1日の間に 減少しない、 組織変化なし
3 硬い、圧痕なし、非可逆 性の浮腫、組織変化あり	3 象皮病の臨床徴候、 組織変化

出典：Smith and Lewin, 2010[24]

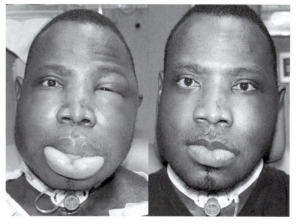

図5.33 10回の徒手リンパドレナージの治療前後の患者

　Földiスケールを含む大半のリンパ浮腫評価スケールは、体肢の評価のために開発されており、変更がないまま頭頸部に適用されている。残念なことに、これらのスケールでは、HNLに多く存在するわずかな差を見つけることができず、HNL患者の症状を完全に表していない分類にむりやり当てはめることになってしまう。最近、Pattersonスケール[25,29]を用いて、咽頭、喉頭および舌根内の浮腫が評価されているが、内視鏡による視覚的な評価に限られており、頸部や顔面のリンパ浮腫には対応していない。2010年、M.D.アンダーソンがんセンター頭頸部リンパ浮腫（MDACC HNL）評価スケールが発表された[24]。

　MDACC HNLスケールは、HNL患者に多くみられるがFöldiスケールで特定されていないリンパ浮腫の徴候を記録するために開発された、未認定のツールである。目視できるが非圧痕性の浮腫を有する患者をステージ1a、圧痕性の可逆性変化な浮腫を有する患者をステージ1bと分類する。ステージ0、2、3の基準はFöldiが作成した元の説明を反映している。**表5.2**でこれら2種類のスケールを比較する。すべての医師による評価スケールは主観的な評価ツールであり、医師の判断は訓練や経験によって異なる場合がある。HNLの特性を正確に描く総括的で標準的な、使いやすいスケールのさらなる調査と開発によって、将来的な臨床研究において一貫したデータ比較が可能になる。

HNLの治療

　HNLはこれまで、管理の難しい疾患であると認識されてきた。この認識は、頭頸部癌とその治療に関する経験不足、頭頸部の解剖学の知識不足、HNLのさまざまな徴候、体肢のリンパ浮腫の従来の治療とはまったく異なる不特定の治療テクニックによるものである。HNLの管理に用いられるテクニックは卒後コースで教えられることが多く、頭頸部癌の発現率は乳癌その他の癌よりもかなり低いことから、徒手リンパドレナージ（MLD）や複合的理学療法（CDT）の認定に向けた訓練では基本的に扱われていない。すべての癌のわずか3-5％にすぎない頭頸部癌に重点をおいた専門治療施設[30]での臨床経験がない医師が、HNL患者に遭遇することは稀である。

　HNLは標準的なCDT法を用いて治療されるべきだが、頭頸部に応じて用いられるための2つの主要なCDT構成の要素はMLDおよび圧迫療法である[32]。頸部、顔面、肩部のエクササイズやストレッチは、会話や嚥下の機能、頸部と上肢の関節可動域の改善を目的として、治療後のリハビリテーションの一環として一般的に施行されている。これらのリハビリテーションテクニックは概ね、患者が弾性着衣を着用してれば特に、HNLに適している。必要に応じて、患者の医療チームの指針に従って皮膚と創傷のケアを実施すべきであるが、皮膚が治癒したら、HNL患者の場合持続的なケアは一般には不要である。HNLの治療には、さまざまなMLDおよび圧迫テニックが必要となる。放射線照射された組織は注意して扱い、頭頸部に圧迫をかけるときは特別な注意を払う。HNLの治療と体肢リンパ浮腫の治療の差は課題であると考えられるが、HNLは図5.33のように、適切な介入によって非常に効果的に治療できる。その他の治療上の検討事項を以下に説明する。

外来治療とセルフケア

　従来、リンパ浮腫は外来で治療されることが基本であり、数週間か数ヵ月の期間、1週間に数回、認定リンパ浮腫療法士（CLT）による高スキルのMLD治療、弾性包帯の装着および創傷ケアが行われる。HNLの治療に要する期間や頻度は体肢のリンパ浮腫の場合ほど多くないが、可能であれば、HNLは外来でCLTによる治療を受けること

が推奨される。治療の延長が必要な場合もあるが、患者が退院して自宅でのプログラムを実施できるまで、1-2週間のうち、週2、3回の来院を特徴としたHNLの治療計画が一般的である。患者リハビリテーションの早い段階で、自分でも実践できるよう在宅プログラムの練習を行う。治療後、1、3、6ヵ月時の経過観察において、在宅プログラムが適切に進行していることを確認することが推奨される。だが、治療の調整は一般的であり、患者の状態の進行度合によっては、再評価の頻度を増やしたり、長時間の治療が必要となるかもしれない。当然、重症例は1週間当たりの回数を増やしたり全体的な治療時間を伸ばしたりして、集中的に治療する必要がある。

外来治療は好ましいが、HNL患者は、主に自己管理MLDと圧迫療法を特徴とする「セルフCDT」の使用の訓練を受けることで効果があることも示されている[28]。セルフケアは、患者が軽度浮腫を有し、心身ともに自己治療が可能であるかまたは優れた介護者がついている場合にもっとも適切である。また、患者に疾患、経済的問題、交通手段の問題がある場合や健康医療施設が自宅近くにないために、定期的に認定リンパ浮腫療法士に診てもらうことができない場合も実施される。患者や介護者あるいは両者が訓練を受ければ、治療は自宅で行われ、進行度を評価して治療計画に必要な変更に対処するため、経過観察評価が行われる。

もちろん、治療の有効性が最も重要であり、セルフCDTには限界がある。これらは、患者や介護者の身体能力や認知力、日常的なMLDの実施の一貫性や正確性の欠如、介護者の補助の欠如に関連する。CLTの不在も欠点である。だが、Lewinら[28]は、セルフケアによるリンパ浮腫治療プロトコールを用いて主に治療される患者における浮腫縮小の成果に影響する主要因子として、順守状況を報告した。経過観察のための最初の受診時に有意な浮腫縮小がみられた患者は、在宅管理プログラムを順守した患者の83％、一部順守した患者の54％であった。非順守群は全体として改善を示さなかった。

在宅でのセルフケアによる在宅リンパ浮腫治療プロトコールが特定の患者に適切であるか否かは、処方された手順を自立して実行できる患者または介護者の能力と意志によって決まる。例えば、重大な頸部瘢痕により患者が後部ドレナージを必要とするとき、最大の効果を得るために体幹前面および後面をうっ滞除去することが望ましい。背部のMLDは基本的に患者1人で行うことはできず、介護者の補助を必要とする。介護者の補助が望めない状況で患者がセルフMLDを実施しなければならない場合、体幹前面のうっ滞除去しか達成できないため、効果は少なくなり後部ドレナージが効果的でない可能性がある。しかし、優れた介護者であれば処方された手順を適切に実施できるため、補助する介護者の能力や意志を評価において常に認識すべきである。患者と介護者が同時に訓練を受けることが好ましく、両者が関与するレベルが受け入れ可能であることを保障するため、個々の責任を明確に特定すべきである。

HNLの外来治療は推奨されるが利便性がよいわけではなく、セルフケアによるCDT在宅プログラムの使用が主要な介入となることが多い。在宅治療で重症例に成果がもたらされることもあるが、多くの場合は単にセルフケアが複雑すぎるとのことで、有意な改善を得るために技術と経験豊富な医師による集中的な外来治療を必要とする。在宅プログラムが効果的でなく、妥当な治療プログラムの調整が不可能であることが再評価で明らかな場合は、さらに検討を重ね、認定リンパ浮腫療法士による治療を受ける新たな選択肢を決定する必要がある。

HNLのMLD治療手順

理論的には、HNLのMLD手順は体肢の標準的なMLDプロトコールと大きくは変わらない。HNLの前方および後方のMLD手順は、瘢痕やその他の障害による手順を選択して、頭頸部からのリンパ液を両側の腋窩に誘導することを意図している。ステーショナリーサークルはほぼ全部位の主要なMLDテクニックとして用いることができ、セルフMLD治療の手順を教えやすくなる。他のテクニックは認定リンパ浮腫療法士によって適宜代用される。浮腫性の部位に到達するまで、標準のVodderテクニック[26]のペース（1秒あたり1回）と頻度（部位あたり7-10回）を行い、各部位で20-30回反復する。近接する次の領域への移行は、医師の確認する感触の変化に基づく。

肢位

治療中の患者の肢位はHNL管理によってさまざまに異なる。重大な瘢痕や重度の浮腫がみられる患者における前頭頸部のドレナージには背臥位または寄りかかった座位が望ましいが、HNLを有する多くの患者は、呼吸困難や、脊柱後弯症、頸部線維症、またはその他の症状により、背臥位、腹臥位または寄りかかった座位でさえも耐えられない。これらの場合、患者を横臥位か直立姿勢の座位にしてMLDを実施する。座位での治療のもっとも重要な利点は、患者が呼吸しやすく、治療中楽なままでいられることである。座位治療によって重度HNLにおける後部ドレナージの有効性が減少する場合があるが、座位MLDは大半の後部、前部、体幹のうっ滞除去手順において非常に効果的である。

体幹のうっ滞除去

最大の効果を得るため、体幹のうっ滞除去を実施して、リンパ経路を開き、うっ滞部位から機能している排液流域へとリンパ流を促進するべきである。多くの医師は、体幹のうっ滞除去を最初に行うことなく、顔面浮腫および頸部のHNL患者の治療を開始するが、これは望ましくない。同様に、上肢治療の一環として体幹を扱う前に、「正常な」頸部において頸部うっ滞除去手順を実施することが一般的である[26]。HNLが認められる場合、これは適切ではない。頭頸部浮腫の治療を開始する前に、末端部、腹部、腋窩、体幹のうっ滞除去を実施すべきである。この推奨に対する例外は、患者がごく軽度の浮腫を有し、頸部または鎖骨上窩への放射線治療を受けていない場合である。鎖骨上窩部に損傷を受けていない場合、簡略式MLD手順を末端部で開始し、頸部および顔面へとそのまま進んでもよく、体幹や腋窩リンパ節床のうっ滞除去は必要ない。それ以外の場合は、頭頸部の浮腫を扱う前に体幹のうっ滞除去が必要である。

StrossenreutherとKloseは、HNLにおける座位での体幹後面のうっ滞除去について以前記述した[32]。しかし最大の排液を実現するには、体幹前後のうっ滞除去を特徴とする標準的な体幹うっ滞除去手順が望ましい。患者が直立座位である場合、医師や介護者は図5.34に示す「サンドウィッチテクニック」によって体幹前後を同時にうっ滞除去できる。サンドウィッチテクニックを実施するには、医師または介護者は患者の横に位置する。以下に示す手順の手順1、5、6、7、8では、手を胸と背中に同時に置き、患者をサンドウィッチする。同時にステーショナリーサークルを実施して、腋窩へと外側に引き、片側の前後体幹を同時にうっ滞除去することができる。その後医師または介護者は患者の反対側へ移動して患者の肢位を整え、体幹の反対側を施術する。基本的に体幹のうっ滞除去が完了するのに5-8分を要する。治療セッションの間に顔面と頸部の浮腫性領域を施術する時間がもっと長いほど、これは体幹治療に効果的な方法となる。

体幹うっ滞除去徒手リンパドレナージの手順

標準的な体幹のうっ滞除去手順を以下に示す。圧痕性浮腫が認められる場合、患者は体幹のうっ滞除去手順（手順1-8）を受ける前30分と施術中に柔軟化パッドを着用しなければならない。手順9で柔軟化パッドを外し、MLD完了後は平坦化パッドを着用する。弾性パッドに関する詳しい情報は、本章の「圧迫」の項で概説する。この手順は患者をどの肢位にしても実施できるが、座位が最適である。

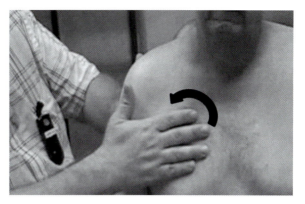

図5.34 体幹前後を同時に排液するサンドウィッチテクニック

深部系：

1. 鎖骨上窩のステーショナリーサークル
2. 腹部うっ滞除去手順／腹式呼吸

体幹の表在系（対象：腋窩リンパ節）：

3. 腋窩リンパ節うっ滞除去：腋窩に指を当て、上内方向にステーショナリーサークル
4. 胸筋リンパ節うっ滞除去：胸部の横側の腋窩に手を平らに当て、腋窩に垂直にステーショナリーサークル
5. 前胸部下部：手を平らにして乳頭に小指を当てる。腋窩へ外向きにオーバーハンドステーショナリーサークル（監修注：両手を縦に並べて）
6. 中胸部：片手幅分、手を上に移動させる。腋窩へ外向きにオーバーハンドステーショナリーサークルを繰り返す。
7. 上胸部：鎖骨の下へ手を移動する。腋窩へ外向きにオーバーハンドステーショナリーサークルを繰り返す。
8. 鎖骨上窩：手順1と同様にステーショナリーサークルを繰り返す。

反対側で体幹手順の手順1-8を繰り返す。

9. 体幹のうっ滞除去後、「柔軟化パッド」を外し、頭頸部へのアクセスを可能にする。

HNLの顔面および頸部前部の排液

体幹のうっ滞を除去したら、頭頸部にMLDを適用する。頸部側部および前部から腋窩リンパ節へのドレナージを阻む重大な瘢痕が顔面または頸部に認められないとき、前部へのドレナージは適切である。手術は受けずに放射線治療を受けた患者や、微小な外科的瘢痕を有する患者はこの方法による効果が最も大きいと考えられる。両顔面の同時MLDは基本的には好ましいが、頸動脈洞を同時に刺激するのを避けるため、頸部外側および前部の片側

セルフMLDが推奨される。MLDの方向は頸部外側および頸静脈リンパ節へと行う。

HNLの前部MLDの手順：1-8.は上述の両側体幹うっ滞除去

9. 後頸部：耳の方へオーバーハンド前方ステーショナリーサークル（後部体幹のうっ滞が除去されたら、後頸部のサークルは前方ではなく後方に行ってよい）
10. 後頸部：手を前部に移動する。耳の下に指先を当てる。耳の方へオーバーハンド後方ステーショナリーサークル（片側アプローチの場合、患者は反対側の手を用いてもよい）
11. 前頸部：前頸部の正中線に手を移動し、顎の下に第2中手指節間関節を当てる。耳の方へオーバーハンド後方ステーショナリーサークル（患者にとって反対の手が望ましい）
12. 耳介前後方領域：両側。いずれかの耳に2本の指を当てる。下方および後方にステーショナリーサークル
13. 顔面外側：両側。頬と下顎の外側に手を平らに当て、耳の方へ後方ステーショナリーサークル
14. 顔面前部：両側。頬前部に手を平らに当て、耳の方へ後方ステーショナリーサークル。下眼瞼への貯留を避けるため、眼の方への上方運動は避ける。

該当する場合、口腔内部、鼻、眼瞼、前額を含む浮腫の関連領域は、下記の口腔内MLDの項で説明する方法で対処できる。

追加手順が必要でない場合、順序を逆にして手順14、13、12、11、10、9、8、7、6、5を実施してリンパ液を顔面から頸部を経由して両側の腋窩へと流動させる。

このMLD手順を完了後、指示のとおり圧迫を行う。

瘢痕およびその他の障害

重大な瘢痕があるために前部ドレナージが阻害される場合がある。瘢痕は多くの場合、瘢痕マッサージ、瘢痕減少クリーム、シリコンシート、弾性治療用テープなどのテクニックを用いて、柔軟化および減少させることができる。瘢痕の減少により、瘢痕のある領域でのリンパ液の流動性が改善され、より直接的な排液路が可能になる。頭頸部の瘢痕部位の排液の再確立については最近報告されており[33]、適切な介入によって、瘢痕の影響をある程度打ち消すことができるという長年の考えが支持された。しかし、厚い瘢痕、組織破壊または腫瘍の発生により、リンパ液の方向は好適な排液路から方向転換せざるを得なくなり、後方への排液が必要となる。

HNLにおける後頸部および顔面の排液

HNL後部MLDドレナージ手順は、上記のとおり、顔面または頸部の重大な瘢痕からリンパ液を誘導するために構成されている。ほとんどの箇所で主要なテクニックとしてステーショナリーサークルを用いることができる。この手順を実施する前、体幹後部のうっ滞除去が必要である。この手順は介護者または医師が行う。セルフMLDが必要な場合は、320ページの複合的なセルフMLD手順を参照されたい。

HNL後面へのMLD手順：1-8. 両側の体幹うっ滞除去

9. 後頸部：手を平らに当て、上背部へ下方にMLDを実施する。
10. MLDの下方運動を繰り返し、後頭部下部へと後頸部を上方に進んで、リンパ液を頸部および背部へ誘導する。
11. 頭皮外側から続けて後方へのMLDテクニックを実施し、リンパ液を頭部と頸部上部の後部へと誘導する。
12. 両手を耳介前方へ移動させ、MLDテクニックを用いて頭皮外側の上方および後方へ誘導する。
13. 手を顔面前部に移動し、正中線から耳介前部へ下方向にステーショナリーサークルを実施する。眼瞼に貯留することがあるため上方への圧迫は避ける。
14. 手を下方へ移動させ、頬と下顎部に施術する。耳介前部を上方へ、そして、耳の上と頭皮外側の主要な排液路を通って、MLDテクニックを実施する。
15. 口腔内浮腫が認められる場合は、この時点で口腔内テクニックを実施する。
16. 手を顎下およびオトガイ下に移動させ、顔面外側へ上方にMLDテクニックを実施する。
17. この方法を上頸部で続け、正中線から離れて上方に、頸部瘢痕からのリンパ液を誘導する。後部から始め、その後前部の正中線まで進める。
18. 頸部および顔面がうっ滞除去されたら、手順を逆にして、17、16、15、14、13、12、11、10、9、8、7、6、5を実施し、リンパ液を腋窩リンパ節へ誘導する。完了後、指示に従って圧迫を行う。

口腔内MLD

口腔内浮腫は軽症例から重症例まで幅広く、罹患部の構造によって、構音、咀嚼、嚥下、呼吸を阻害しうる。通常はMLDは口腔内の腫脹を縮小するように実施されるが、粘膜炎（図5.35）、外科的開放創、その他組織損傷を有する患者では避けなければならない[26]。手の大きさ、開口障害の有無、浮腫の重症度によっては、患者、介護者または医師は、口腔内浮腫の施術には指を1、2本しか使え

ないかもしれない。損傷を避けるため動揺歯や歯列不整合、縫い目、咽頭反射、咬反射を注意して確認する。口腔内は湿っているため、指が粘膜に沿って滑りがちである。口腔内および唇が過剰に乾燥している場合は、口腔内で安全に用いることのできる水系潤滑剤が有用である。ほとんどの場合、この部位での対側の広範囲な排液路のために、両側への口腔内MLDが推奨される[34]。ときとして、口腔遊離皮弁が存在し、それに浮腫性も認められることがある。リンパ管再吻合が欠けているため、遊離皮弁のMLDは基本的に推奨されないが、試してみて有効性が証明される場合は皮弁にMLDを実施してもよい。経時的に遊離皮弁は萎縮するのでこの組織へのMLDは基本的に皮弁の縮小速度に影響しない。結果として、口腔内MLDは大半の症例において自家組織を対象とすべきである。以下に口腔内MLDについて説明する。

　舌、口腔底、口蓋のMLDテクニックは外側および後部ドレナージと同じパターンに従う。うっ滞除去は患者が受け入れられる限り後部から始め、正中線から後方外側へステーショナリーサークルを行う[26]。適切であると判断したら、前方の近接するエリアへ流動させる。領域全体のうっ滞が除去されるまで、手順を繰り返す。舌の下側にクッション材を敷かずにMLDを行うと歯との摩擦で組織損傷を引き起こすことがあるため、舌のMLDは注意を要する。腫脹があまりに重症でない場合は、治療前に歯の間で舌を口腔内の下の方に位置付けることが可能かもしれない。舌が口腔から突出する場合や鋭い歯の上にある場合、医師は指や舌圧子、ガーゼのパッドを用いて下の裏側を保護するか、または、MLDの間、持って支えておかなければならない。舌の保護は感染症を防ぐ上でもっとも重要であり、組織への施術によって損傷が起こる可能性がある場合は、この部位のMLDは避けるべきである。

　唇のうっ滞除去も外側の唇交連部の近くから開始する。母指を口腔内に入れ示指を外側に安定させるようにして唇を母指と示指ではさむ。必要であれば示指と母指の位置を逆にしてもよい。口角へと外方にステーショナリーサークルを実施する。何回か繰り返した後、内側へ移動し、正中線に達するまで手順を繰り返す。手順を逆にして、唇の（上下）片側全体がうっ滞除去されるまで、正中線から唇交連へと手順を繰り返す。重度の腫脹がみられる唇では、1回のセッションでこの手順を何回も反復する必要があるが、縮小の効果がすぐに得られることが多い。短い時間MLDを止める間の10-20秒間、両唇を同時に押すと、治療中のすみやかな組織への再貯留を防ぐこともできる。

　頬と頬粘膜のMLDで、内外組織を治療しなければならない。腫れた頬粘膜に指1、2本を当てる。反対の手で頬を外側から支える[26]。できるだけ後部から始め、後方

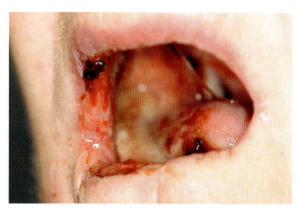

図5.35　放射線治療による粘膜炎

オーバーハンドステーショナリーサークルを実施する。頬粘膜の前部、上部、下部で手順を繰り返して、頬全体を施術する。頬の外側も、内側から指で支えながら同様に施術する。患者は、反対側の口腔内に母指を入れ、他の指で頬を支えながら、片手で実施することができる。再度、後方へオーバーハンドステーショナリーサークルが行える。MLDの間にすくない組織しか施術されないため、通常はこの方法は効果が小さいが、有用となる場合がある。

内部リンパ浮腫

　口腔内MLDは、口腔内の浮腫の縮小に非常に効果的な方法である。残念ながら、MLDは咽頭や喉頭に存在する浮腫の縮小における有効性は証明されておらず、このような浮腫は「内部リンパ浮腫」と呼ばれる場合があり[25]、嚥下に影響を及ぼし、気道の問題をもたらす。これらの部位に3-6ヵ月間浮腫が存在することは一般的ではなく、内頸動脈周囲の浮腫は放射線療法完了後2年で特定されるが[15, 23, 35, 36]、咽頭および喉頭にみられる永続的な腫脹が浮腫であるかリンパ浮腫であるかについては未だ決着がついていない。今のところ、内視鏡検査以外のテクニックを用いて組織の特徴を評価できないことが、上部気道消化管の浮腫の臨床評価の足かせとなっている。病因に関わらず、内部リンパ浮腫の治療に利用できる選択肢はステロイドまたはその他の抗炎症レジメンを用いた内科的管理に限られている。MLDなどの直接リンパ浮腫管理の従来のアプローチは、咽頭や喉頭などの内部構造の治療に実用的ではない。頸部の外部組織に対するMLDが内部の浮腫を縮小するはずであることは解剖学的な関係から示唆されるものの[34]、咽頭および喉頭の内部浮腫の縮小に対するCDTの有効性を示す研究はない。さらなる研究が必要である。

HNLの圧迫

　頭頸部における弾性着衣の使用や包帯の使用は議論

の分かれる問題である。様々な種類の圧迫テクニックを用いることを提唱する意見がある一方、圧迫はまったく使用すべきでないという反対意見もある。この部位における圧迫に関する主要な懸念事項としては、頸部の大型血管を圧迫する可能性と、低酸素症、血栓症、脳血管障害、一過性脳虚血発作など、誘発される血管事象による合併症である[37, 38]。このリスクは、頸動脈の阻害、重大な脳血管疾患、脳血管障害の既往歴、または、頸部の大型血管への腫瘍浸潤などの他の血管異常を有する患者において増加する。初期評価においてこれらの禁忌を特定すべきだが、圧迫を適用する前にこれらがないことを確証すべきである。過度の前頸部圧迫も問題があり、気道に障害のある患者や過去に他の呼吸器症状があった患者に呼吸困難を引き起こすことが多い。

　過度の圧迫の副次的作用は、頸部のリンパ排液を阻害し、顔面浮腫を増大させることである。これは、再評価時に頸部の計測値が治療により減少したものの顔面の計測値が増大した場合に共通する所見である。適切なフィット感を医師が評価して、着衣や包帯を締めすぎないようにすべきである。顎用ストラップをきつく締めすぎると、頬と顔面前部の貯留が増大しうる。顔面圧迫マスクの過剰な締まりは眼や口の組織の腫脹を引き起こし、これらの領域の浮腫を悪化させる。浮腫の増大は圧迫装置を緩めることで回復できるが、浮腫があまりに大きい場合や患者の体重が大きく増加した場合は、着衣を完全に交換しなければならない場合がある。しかし、治療中の浮腫の増大や突然の経過の停滞がリンパ流を阻害する腫瘍の再発に関連している可能性もあるため、着衣を調節してもパターンが回復しない場合は、患者の担当医師による評価を行うべきである。

　頭頸部の圧迫はリスクなしに行うことはできず、部位の問題に関係なく調整した方法で治療が可能となる場合もあるが、HNLの患者すべてに圧迫を用いることができるわけではない。例えば、喉頭切除を受けた患者の気道が重度の頸部浮腫によって損なわれ一側の頸動脈が閉塞している場合、この部位の懸念を避けながらも、頸部および顔面のその他の部分に適切な圧迫をかけるために、圧迫およびMLDレジメンを効果的に調整することが可能な場合がある。HNLに対する圧迫の施行に医学的禁忌に関する疑いがある場合、療法士は患者の担当医師に連絡し、患者の副作用のリスクを検討すべきである。過度のリスクが存在する場合、圧迫は完全に禁忌である。だが大半の場合は、圧迫を安全かつ効果的に施行できる。圧迫の適切な使用が、HNLに対するCDTの効果的な基本要素であることが示されており[39, 40]、適切に実施されるべきである。ただし、患者の安全を確保するため、特別な指導と練習が必要である。治療の効果を高めるため、患者は無意識にも故意にも過度に圧迫をかけることがある。誤用が繰り返し起こる場合は調整を行うか、または、圧迫を中止することで治療の効果に影響が及ぶ可能性があるとしても、患者の安全性のため着衣や包帯を中止する。

圧迫用パッド

　歴史的にみてリンパ浮腫療法士は圧迫治療の構成要素として、発泡体パッドの使用を選択する場合も選択しない場合もある。弾性包帯施行の補助としての発泡体パッドの使用は、組織への圧迫の圧を均等に分散するように改善し、不規則な患肢を形状に沿って覆い、線維化組織を柔軟化させると報告されている[39]。選択可能な多くのパッド用品は製作するか購入するかいずれかの方法で入手できるが、一般的にはHNL治療は図5.36に示すような柔軟化パッドや平坦化パッドによって効果が得られる。これらのパッドは、低伸縮包帯または市販の弾性着衣のいずれかで使用される。

　柔軟化パッドは「チップバッグ」あるいは「Schneiderバッグ」とも呼ばれ[39, 41]、圧痕性浮腫が認められるときにMLDの前に用いられる。このパッドは浮腫性組織を弛緩させ、皮膚の柔軟性と治療に対する応答性を高める。ほとんどの場合、柔軟化パッドはMLD開始前に最低30分と、手順における体幹うっ滞除去の間に装着を必要とする。体幹のうっ滞除去が完了したら、頸部および顔面を施術するため、パッドと弾性着衣は外さなければならない。柔軟化パッドは基本的に、非常に硬い線維性の組織の場合を除き、MLD後には使用されない。

　柔軟化パッドは施術する組織の硬さによって、連続気泡型または独立気泡型発泡体で構成される。チップバッグは柔らかい圧痕性浮腫にもっとも適しており、長い筒状のガーゼまたはストッキネットのなかに12mmの長さの灰色の連続気泡型発泡体から作られた小片（約6-12mm）を詰め込んで作られている。灰色の発泡体はスポンジ状で弾性があるため、圧痕性浮腫の治療に優れた選択である。チップバッグの利点として、不規則な表面に柔軟に当てられることと、必要に応じて凹部や皮膚形状に沿わせられることが挙げられる。チップバッグの欠点は、持続性に欠けることと、使用のたびに均等に覆うことができるよう、ストッキネット内の発泡体ブロックを分散しなおす必要があることである。独立気泡型発泡体ブロックは、チップバッグ内に均一に分散することがないため、Schneiderパックにより適している。

　Schneiderパック型のパッドは、柔らかい布性のサージカルテープ、モールスキン、その他柔軟性のある接着剤付素材の2枚のシートの間に発泡体ブロックを挟むこと

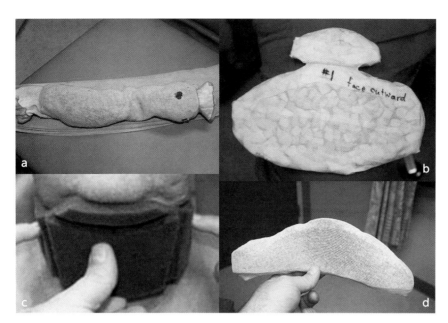

図5.36a-d 弾性パッドの種類
a チップバッグ
b 手製のSchneiderパック
c 手製の平坦化パッド
d 面取りを施した平坦化パッド

により、不均一な表面に対する平坦で柔軟なパッドを作りだすもので、硬い浮腫を柔軟化させ、線維性の皮膚の柔軟性を高めるために用いられる。持続性を高め、皮膚の刺激性を低減するため、使用する前にこれらのパッドをストッキネットや同様の素材で覆う必要がある。柔らかい圧痕性浮腫の施術には通常は、12 mmの灰色連続気泡型発泡体でできた小さなブロックで構成されたパッドで十分である。しかし、硬い浮腫は基本的に、6 mmのブロックに切断された独立気泡型発泡体を使用する必要がある。Schneiderパックの利点としては、薄型、柔軟性、軟硬両浮腫への有効性が挙げられる。その他の利点として、発泡体ブロックの位置が保持され、使用時に一定の圧迫がかけられることが挙げられる。また、Schneiderパック型パッドはさまざまな形状に切断でき、さらに被覆が必要になった場合に、図5.36bのように調整してパッドを拡張できる。欠点としては、作成に時間がかかり、凹凸の表面を覆うことが難しく、適切に用いないと独立気泡型発泡体による組織損傷の可能性があることである。

組織を柔軟化させるためのさらなる選択肢としては、小型の単独気泡型発泡体シートが含まれる。それは、線維化組織を柔軟化させるために細かな起毛加工をしたり、リンパ流の方向を改良するためにデザインされた、狭い排液路を持つなどの特徴を有した、さまざまなスタイルで利用できる。これらの製品は、大型の表面に用いられる12 mmの独立気泡型シートや毛の粗い製品よりもかなり薄く、HNL向けの使用には適しているが、皮膚の完全性を注意深く確認しなければならない。

最後に、さまざまなレベルの硬さを特徴とする縫込みパッドも頭頸部の圧迫に使用できる。縫込みパッドは、発泡体パッドやその他のアイテムが柔らかい生地に縫い込まれているので、手製のパッドと異なり、皮膚に直接用いることができ、洗濯も可能である。縫込みパッドの他の利点としては、耐久性と、幅広い形状、サイズ、および硬軟さまざまな素材があり、重度の線維化組織に対処できる。ただし、組織を傷つけるのリスクがあるため、非常に硬い製品を用いるときは十分な注意が必要である。重度の線維化組織に非常に硬い製品を用いることで、皮膚は3分以内に弛緩し、それ以上長い時間そのままにしておけば損傷させる可能性があるので、注意して監視する必要がある。望みの被覆と圧迫を得るため、縫込みパッドをそのまま使うことも、弾性包帯、縫込みのない市販の着衣、オーダーで縫い込まれた弾性着衣と一緒に使うこともできる。

MLDが完了したら、浮腫の段階に関わらず、弾性包帯または弾性着衣の下に平坦化パッドを用いてすみやかに圧迫することが望ましい。平坦化パッドは、圧迫を受けたすべての患者を対象に、MLD後の組織の形状を整え平坦にし、患部組織の浮腫液再貯留を防ぎ、腋窩への継続的なリンパ流を促すために使用される。平坦化パッドは基本的に、圧迫させる部位に合わせて、12 mmの連続気泡型発泡体シートからさまざまな形状に切り出される。頸部の平坦化パッドの基本的な形状は、図5.36dに示すような、上部の丸い長方形である。これは、顎と頸部の上部に沿った曲線の下にパッドがぴったりフィットして、下顎の下に治まる。両側に浮腫がある場合は、このパッドを下顎角まで拡張して、頸部の前部および両側をすべて覆わなければならないが、必要に応じてカスタマイズ（手作り）することや片側のみ使用するように構成することができる。平坦化パッドの端は皮膚に対しなだらかになるよう面取り

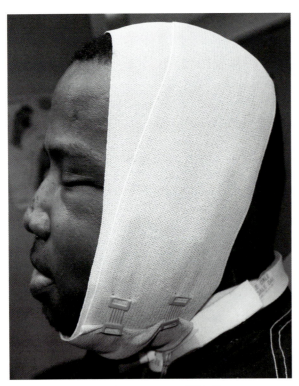

図5.37 頭頸部リンパ浮腫のための弾性包帯

し、端がなだらかでない場合にできる折りじわを予防しなければならない。パッドで顔面下部や顎を圧迫する必要がある場合は、**図5.36c**のように発泡体の外面を切断して溝や開口を作り、柔軟性を強化できる。必ず、パッドの滑らかな面を皮膚にあてる。平坦化パッドは快適でなければならず、可動域を制限してはならない。

独立気泡型発泡体パッドを用いる場合に起こりうる組織破壊を避けるため、平坦化パッドは連続気泡型発泡体のみで構成しなければならない。12mmの灰色連続気泡型発泡体で構成されたパッドは、6mmの発泡体のように着衣の下で崩れることなく、組織に十分な圧迫を提供する。しかし、患者が非常に小さい場合や眼のそばに補助パッドが必要な場合、6mm発泡体の方が適している。また、排液路に用いて直接的なリンパ流を促すさらに小型の連続気泡型発泡製品もあり、その他、Velcro（マジックテープ）に直接接続するVelfoamは、感受性が高まっている部位に使用できるほど柔らかいパッドである。

経験例からみて、MLD後に平坦化パッドを装着した時間の長さと組織への浮腫液の再貯留の間には正の相関が認められる。だがHNL患者にとって、弾性着衣や弾性包帯の使用時間を延長することはさまざまな理由により難しいことが多い。HNL患者以外の患者では、就寝中一晩弾性マスクを着用することが可能である一方、HNL患者が弾性着衣や弾性包帯を1時間以上用いると窮屈に感じるという報告例がいくつかある。MLD直後に推奨される使用時間は最短で3-4時間だが、長く着用するほど治療の効果が高まるため、忍容性のある患者ではさらに長い時間装着することが望ましい。

低伸縮性包帯

HNLのための圧迫包帯法は、特に従来の多層包帯法を用いて全体に包帯を巻こうとすると非常に難しい。血管狭窄を避けるため、頸部への圧迫は軽くなければならず、頸部周囲への包帯の使用はできるだけ避けるべきである。正中線から顔面の両側へ排液する必要があるため、包帯を使って顔面を圧迫することは非常に難しい。可能ではあるが、顔面への包帯は実用的ではなく、基本的に片方の目、口、鼻を覆うことになり、さらには機能的損傷を引き起こす。基本的に、弾性着衣を用いて機能的なレベルの顔面圧迫を達成する方が易しい。だが経験例に基づけば、患者の頸部周囲径が50cm以上の場合や頭部の対角周囲径が70cmの場合、低伸縮性包帯はオトガイ下の圧迫に特に効果的である。これらの患者においては基本的に、市販の顔面弾性着衣はVelcroストラップを拡張しても適切にフィットせず効果が減少するため、着用することができない。オトガイ下浮腫を有する患者に対処するために包帯を用いる主なテクニックが2つある。

1つ目のテクニックでは、完全な低伸縮性包帯を使用する。まず、必要であれば頸部またはオトガイ下に適切な発泡体パッドを当てる。パッドに包帯を適切に用い、頸部および関連する顔面構造が完全に覆われるよう、頸部から頭頂にかけて各層が50-75％ほど重なるよう対角に包帯を巻く。パッドをしっかりと固定し、その上から包帯をテープやクリップで固定する。クリップを用いる場合、包帯の位置に注意し、クリップが皮膚の上ではなく発泡体パッドの上に来るようにする。患者が一人で包帯を巻くのは難しいため、介護者の補助が必要である。

前頸部と下顎部の圧迫に包帯を用いる簡単な方法は、包帯を裁断して、弾性パッドに直接接続できる短い弾性包帯を作ることである。圧迫される頸部の部位によって、配置は**図5.37**のように水平ではなく垂直になる。このようなタイプの被覆を形成するは、パッドをあててから、弾性包帯が一周するまで包帯を垂直または対角に巻く。包帯が重複する距離に印をつける。距離が70cmである場合、その長さを2倍にし、140cmのところで包帯を裁断する。大半の場合は、残りの包帯を使って2つ目の弾性被覆を作成することができる。包帯の両切れ端を合わせて包帯を半分に畳み、両端に安全ピンやテープで発泡体パッドを止めるかまたは縫い付けて固定する。頸部に発泡体パッドをあてて、畳んだ包帯を頭頂部へ回して巻き、発泡体パッドの真ん中に包帯の端が来るようにする。適

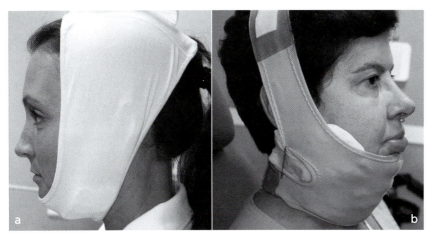

図5.38,a, b
パッドを用いた市販の着衣
a Jobst facioplasty
b JobstのEpstein facioplasty

切に締まっていることを確かめたら、包帯クリップでパッドの端を固定する。患者の皮膚がクリップやピンに触れないよう、必要に応じて包帯の位置を調整する。このテクニックは、浮腫の患部組織に適切な圧迫が加わるよう包帯を二重にしてパッドを当てることが特色である。包帯をパッドに固定すれば、大半の場合は患者が自分で容易に着脱できるため、患者の自立性が高まる。

市販のHNL用弾性着衣

オーダーメイドではない市販の着衣が購入でき、頸部や顔面を詳しく計測しなくても使用できる。これらはフリーサイズかまたは、頭部または頸部の周囲径に基づき、S、M、Lサイズで提供される。顎用ストラップは、顔面の上部または中部の被覆を提供しないため、頸部および顔面下部に存在するHNLにのみ適応される。下顎部のみを圧迫する顎用ストラップもあれば、頸部に対応するものもある。パッドを当てた2種類の顎用ストラップを図5.38に示す。他の顎用ストラップはこれら2種類の混合型で、首の長さや全体的なサイズがさまざまである。メーカーによって値段はさまざまだが、これらの着衣は概ね、オーダーメイドの着衣よりも安価である。値段が安くすぐに使用できるため、これらの着衣はリンパ浮腫クリニックに常備されていることがあり、在宅プログラムに使用されるか、オーダーメイドの着衣が入手できるまで一時的に用いられるかに関わらず、治療の開始時に提供される。これらの市販の顎用ストラップは概ね、リンパ浮腫管理に適切と考えられるが、患者の安全性を確保するため、認定リンパ浮腫療法士の監督下で用いるべきである。

オーダーメイドではないフルフェイスの圧迫マスクも使用できるが、注意すべき方法であり、いくつかの問題点があるためHNLでの使用には不向きであることがほとんどである。なにより、市販のフルフェイスマスクはHNL患者の特殊な顔面の形状に適切にフィットしない。適切にフィットしないため、眼、耳、口の配置が適切ではなく、一部を過剰に締め付けながら他の部位は圧迫が不十分となることで分散が不均一となる。市販のフェイスマスクは十分な調整機能を持たないことが多く、組織の損傷や浮腫の悪化を防ぐための適切な圧迫調整ができない。HNL向けにデザインされた低コストのフリースまたはネオプレン製（監修注：合成ゴム）のフェイスマスクやスパンデックス製（監修注：弾性合成繊維）のタートルネックシャツも安価な代替品として使用される。これらの種類の着衣を実施する前に認定療法士による適切な評価と確認が不可欠である。

オーダーメイドのHNL用弾性着衣

できれば、ぴったりフィットするよう仕立てられた、採寸して製造された顎用ストラップおよびフルフェイス圧迫マスクが望ましい。これらの着衣を製造するには顔面および頸部を特別に計測する必要があり、メーカーの計測記入シートを用いて、販売業者の担当者や医師が計測する。これらの計測により、患者個人の身体的特徴に合わせることが可能となり、適切なフィットがメーカーによって保証される。修正も基本的に可能で、メーカーによって低料金かまたは無料である。オーダーメイドの着衣の他の利点は、図5.39のように、眼や口に布を当てたり、耳や口をふさいだり、ポニーテール用の開口部を作ったりできることである。縫い込まれたオーダーメイド着衣も利用でき、必要な場合、MLD後に組織を柔らかくする分厚い素材を提供する。オーダーメイド着衣の費用は幅広く、通常は用いられる材料と製造工程の違いが反映される。これらの着衣は数百ドルを要し、一部の患者では入手に時間がかかる場合や、入手できない場合がある。低予算のオーダーメイド着衣も機能的で適切であり、経済的な制約がある場合は特に利点があるが、品質や快適性はまったく異なる。オーダーメイド着衣の他の欠点は、着衣を製造するため入手ま

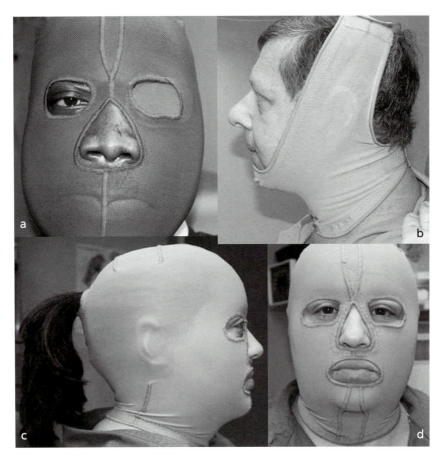

図 5.39a-d
オーダーメイドの顔面着衣
a 口の開口なし、眼の当て布
b 顎用ストラップ
c ポニーテール用の開口
d 標準のフェイスマスク

で時間がかかることである。急ぎの注文の場合に数日ほどでオーダーメイド着衣を提供できる業者もあるが、他は数週間を要する。オーダーメイド着衣の到着を待ちながらもすぐに圧迫が必要な例もあるため、各患者にあらゆる圧迫方法を検討すべきである。

弾性治療用テープ

圧迫を補助するのが、テープ（Kテープ、キネシオテープ、筋肉テープなど）である。自然な皮膚運動の間にリンパ経路を開くことにより排液効果を促すことができるため、患者には非常に魅力的な選択肢である。適切に用いることで、弾性治療用テープは外来または在宅での治療時以外でも排液を促進できる非常に効果的なツールである。接着による皮膚刺激に関する注意が必要ではあるが、筋骨格補助や瘢痕管理にも効果的に使用できる。各患者を個別に考慮し、副作用を注意深く確認する必要があるが、特別注意を要するのは、放射線照射を受けたことがある皮膚である。HNL患者の場合、顔面や頸部に適用されたときの外観の問題から、この製品の使用に抵抗があるかもしれないが、全ての例においてそうではない。

一般的に、弾性テープの貼付は身体の他の部位のリンパ排液促進における使い方と同じで、排液の行き先近くにテープの固体片を固定し、浮腫性領域を排液するため指で放射状に広げる。図5.40の示すように、HNLに共通する固定地点は、浮腫の位置によって、腋窩近くの前胸部、鎖骨上窩、肩部となる。テープは両側または片側に固定でき、重大な瘢痕が同側の排液を妨げる場合に、対側の排液を促進するよう施行されることがある。患者が上を向いて医師から顔を背けた状態でテープがまったく伸張しないよう固定すると、患者が中間位にもどるときにテープが収縮し、十分な皮膚の柔軟性を得ることができる。大半の場合、テープは貼付してから2-3日は外さない。テープの場合も、放射線照射した組織については特に、有害な皮膚反応を避けるよう注意して皮膚を観察しなければならない。貼付する時間が長すぎると、テープへのアレルギー歴がなくとも、重大な皮膚刺激を引き起こす患者がいることが報告されている。弾性テープは、適切に用いればHNL管理の優れた選択肢である。

補足のMLD手順

片側の腋窩のためのHNL向けMLD代替手順

過去の治療により片側の腋窩が利用できないときに適している。

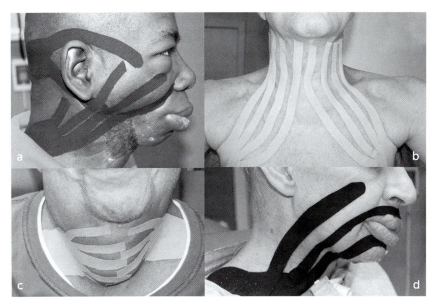

図5.40a-d
頭頸部リンパ浮腫のための
弾性治療用テープ
a 顔面片側
b 両側から腋窩へ
c 両頸部から鎖骨上窩へ
d 顔面対側

1-8. 利用できる側の片側の体幹うっ滞除去。体幹うっ滞除去手順を参照。
9. 阻害された側の上胸部を順にうっ滞除去。利用できる腋窩へMLD。
10. 阻害された腋窩から内側へ、鎖骨上窩でステーショナリーサークル
11. 適宜、頸部と顔面の前部または後部のドレナージを続ける。
12. 利用できる腋窩へ、頭部、頸部、体幹の順序を逆にする。

頭頸部リンパ浮腫のための
複合的セルフ徒手リンパドレナージ

介護者の補助なく顔面後部の排液が必要なとき、セルフMLDが適している。

1-8. セルフMLDを用いて腋窩へ両側の体幹前部うっ滞除去。体幹うっ滞除去の手順を参照
9. 後頭部：耳と頸部外側に向けてオーバーハンドで前方へステーショナリーサークル。患者の身体能力に応じて、片手と両手どちらを用いてもよい。
10. 頸部外側：反対側の手を用いて、頸部の片側を前方に移動する。耳の下に指先を置く。耳へオーバーハンドで後方へステーショナリーサークル
11. 前頸部：手を前頸部の正中線へ移動し、顎の下に第2中手指節間関節をあてる。耳の方へオーバーハンドで後方へステーショナリーサークル
12. 反対の手を使い頸部の反対側で繰り返す。
13. 耳介前後方領域：両側。いずれかの耳に2本の指をあてる。下方および後方にステーショナリーサークル

14. 顔面外側：両側。頬と下顎の外側に手を平らに当て、耳の方へ後方ステーショナリーサークル
15. 顔面前部：両側。頬前部に手を平らにあて、耳の方へ後方ステーショナリーサークル。下眼瞼への貯留を避けるため、眼の方への上方運動は避ける。

該当する場合、口腔内部、鼻、眼瞼、前額を含む浮腫の関連領域は、下記の口腔内MLDの項で説明する方法で対処できる。

16. 順序を逆にして手順14、13、12、11、10、9、8、7、6、5を実施し、リンパ液を顔面から頸部を経由して両側の腋窩へと誘導する。

前額、眼瞼、鼻、耳の徒手リンパドレナージ

前額および眉：1-8. 両側体幹うっ滞除去
9. 他の手順で示した、標準の頸部および顔面うっ滞除去顔面前部へ移動する前に実施。
10. こめかみと頭頂部から後頭部へ後方にうっ滞除去
11. 正中線から後頭部へ後方および外側にMLDを実施する。まず前額上部を施術した後、前額下部と必要によっては眉へ、下方に誘導させる。
12. 前額がうっ滞除去されたら、顔面の他の部位を施術する。
13. 手順を逆に戻りながらリンパ液を後頭部と頸部へ誘導する。

眼瞼：1-8. 両側体幹うっ滞除去
9. 他の手順で示した、標準の頸部および顔面うっ滞除去

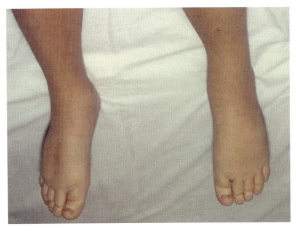

図5.41　小児リンパ浮腫（圧痕性浮腫、爪真菌症、Stemmer sign陽性注意）

顔面外側と前額（必要な場合）がうっ滞除去されたら実施する。
10. 指先のごく軽い圧迫を用いて、眼瞼の外端から始める。
11. 正中線から外方へステーショナリーサークルを実施する。
12. 内側へ移動し、眼瞼全体のうっ滞が除去されるまで繰り返す。
13. 手順を逆にしてリンパ液を顔面外側へと誘導する。

鼻：1-8. 両側体幹うっ滞除去
9. 他の手順で示した、標準の頸部および顔面うっ滞除去

顔面の外側および前部を施術したら、実施する。
瘢痕で鼻が分断されている場合、正中線を交差する必要があっても、近接する排液領域へ直接ドレナージする。鼻に重大な瘢痕が認められない場合：
10. 鼻の下部の外端から始める。
11. 正中線からステーショナリーサークルを実施し、内側へ移動して、鼻下部全体を施術する。
12. 鼻を上方へ移動し、外側から内側へうっ滞除去を繰り返す。
13. リンパ液が眼瞼へ流動しないよう、鼻の最上部辺りは注意して実施する。
14. 鼻全体がうっ滞除去されたら、手順を繰り返してリンパ液を顔面外側へ誘導する。

耳：1-8. 両側体幹うっ滞除去
9. 他の手順で示した、標準の頸部および顔面うっ滞除去

瘢痕によって、排液が制限される場合がある。頸部と近隣の顔面部がうっ滞除去されたら実施する。
10. 機能している排液路にもっとも近い部位で、指の間で耳を挟む。
11. 目的の経路へ、指の間でステーショナリーサークルを実施し、その後耳の周りを移動する。瘢痕が認められる場合は、瘢痕から離れたところから始め、MLDが進むにつれて瘢痕の方へ移動する。
12. 耳全体のうっ滞が除去されたら、手順を逆にして、リンパ液を顔面へ誘導する。

まとめ

HNL管理は単純にも複雑にもなりうる。本章で概説したとおり、適切な治療対象患者を特定し、効果的な治療計画を策定するためには、適切な評価がカギとなる。医師はメジャー計測や写真を用いて経過を記録することによって、治療を支持する信頼性のあるデータを集めることができ、治療方法の改善に寄与する臨床研究を実施することもできる。上述のとおりCDTを適切に施行することで、癌治療後の顔面および頸部の浮腫は効果的に管理でき、HNLに罹患した患者の生活の質は向上する。

小児リンパ浮腫

大半の症例において、小児リンパ浮腫はリンパ系の先天性形成異常に起因し、誕生時あるいは後年に発症する。発症年齢に基づいて2つのグループに分けられる。誕生時に発症し家族歴に関連する原発性リンパ浮腫は**ミルロイ病**と呼ばれる。このタイプの小児リンパ浮腫は基本的に、下肢に罹患するものを指すが（**図5.41**）、腕や手、顔にも罹患することがある。腸管系のリンパの形成異常に関連することもある。誕生後、35歳までに発症する原発性リンパ浮腫を指して**メージュ病**（早発性リンパ浮腫）という語が用いられることが多いが、発症年齢は概ね思春期である。いずれの種類も男女共に罹患するが、症例の大半は女性である。

小児リンパ浮腫治療のもっとも重要な側面は、患者の教育と訓練である。患者は施設でリンパ浮腫療法士から基本の徒手MLDスキルや包帯テクニックを教わることに時間を割くことが必要である。患者はこうしたスキルを書籍から学ぶことはできない。患者は施設の療法士と相互に関わり、フィードバックを得たり質疑の時間を取ってもらったりすることが必要である。患者は治療の早期に、治療経過に積極的に関わるべきである。治療手順や包帯テクニックを治療の間に確認し、自宅で再現してみる。しっかり学習した親は、子供のために質の高いケアを施すことができる。

小児リンパ浮腫はできるだけ早期にCDTを開始するこ

図5.3 クリッペル-トレノーネイ症候群とパークス-ウェーバー症候群の比較
出典：Cohen MMM Jr. Klippel-Trénaunay syndrome. Am J Med Genet A. 2000;93（3）:171-175（許可を得て掲載）

	クリッペル-トレノーネイ症候群	パークス-ウェーバー症候群
血管奇形の種類	低流速：毛細血管、リンパ管、静脈	高流速：毛細血管、リンパ管、静脈
皮膚形成異常の色	赤紫から紫	桃色で拡散性
動静脈瘻	軽微	重大
外側静脈奇形	非常に多い	認められない
リンパ奇形	一般的	稀
リンパ小疱	あり	認められない
静脈性フレア	あり	認められない
患肢		
● 上肢	5%	23%
● 下肢	95%	77%
体肢肥大	通常は不均衡で軟部組織と骨に関連する。特に足趾にみられる巨趾症が一般的	体肢長不等
予後	通常は良好：10%の小児が肺塞栓症を発症　リスクは術後に増大する	特に、心不全を発症し心拡大と皮膚虚血を引き起こす患者の場合はさらに深刻となり、体肢切断が必要となる。

とで大きな成果が得られる。連日の治療で構成される集中治療期の後、リンパ浮腫療法士が手順を確認して、患者の治療スキルと包帯テクニックに関するフィードバックを継続的に確認する。正常な体肢の大きさを達成および維持すれば、リンパ浮腫に関連する典型的な続発性の問題は大幅に減少するかまたは解消する。成人患者に用いられるMLDおよび圧迫方法に関する全般的なアプローチと個々の治療の時間は、リンパ浮腫を有する3歳未満の小児では特に、大幅に変更しなければならない。また、小児リンパ浮腫においては治療の進展が概ね遅いことを認識することも重要である。

小児リンパ浮腫に関連するその他のさまざまな状況を次項で説明する。

羊膜索症候群

先天性疾患である羊膜索症候群は、組織の窪みや、指、体肢、時には胸部、頸部、腹部に絞扼痕を引き起こす子宮内の絞窄輪に起因する。これらの絞窄輪は胎児に接着された羊膜組織の束によって引き起こされ、腫脹を発症させることが多い。

ターナー症候群とヌーナン症候群

遺伝性疾患であるターナー症候群は女児に罹患し、X染色体の欠損を原因とする。ターナー症候群は指爪の変形、耳と口蓋の異常、骨格の奇形、小人症、卵巣および腎臓の形成異常など、複数の形成異常に関連する。リンパ浮腫は体肢、頭部、体幹、その他の部位に認められる。

ヌーナン症候群はターナー症候群に似ているが、ヌーナン症候群は男女ともに罹患し、染色体異常はみられない。

クリッペル-トレノーネイ症候群とパークス-ウェーバー症候群

クリッペル-トレノーネイ症候群（KTS）とパークス-ウェーバー症候群（PWS）は体肢の過剰成長による広範性の血管奇形に関連する2種類の症状である。KTSは皮膚毛細血管奇形（ポートワイン母斑）、静脈奇形、骨および軟部組織の過剰成長の3要素を含む低流速血管奇形である。複雑な因子としては、リンパ系の異常、血液凝血異常、蜂巣炎、静脈血栓症、肺塞栓症、手足の異常、腹部および骨盤部の障害が挙げられる。罹患した部位の肥大ではなく萎縮がみられる患者もいる。

パークス-ウェーバー症候群はKTSと似た高流速血管奇形だが、さらに、真の組織肥大を伴った動静脈奇形も特徴としている。KTS患者では起こらない高心拍出量性心不全にも関連する。KTSとPWSの比較については**表5.3**に概説する。

KTSは原因不明の散発性症状である。患者それぞれに独自の特徴を有し、軽度のポートワイン母斑から生命を脅かす骨盤または直腸の出血まで、症状の程度も様々である。KTSの特徴は誕生時には明らかではないが、成長す

るにつれて顕著になる。症状が複雑で認識も低いことから、KTSと診断することは難しく、生涯に渡りKTSと診断されないままの患者もいる。

下肢はもっとも一般的な関連部位で、上肢、骨盤および腹部、胸部と続き、頭頸部の関与は稀である。下肢のKTS静脈奇形は、遺残胎児静脈に関連することが多い。外側足縁静脈（サーベルの静脈）および座骨静脈は、正常な発達の過程で消失すべき2つの基本的な胎児静脈だが、KTS患者ではそれらが残存することが多い。外側足縁静脈は足部と脚部の外側部に沿って存在する。脚部の重大な奇形は、起立時に気絶や立ちくらみを引きおこし、症状を軽減するには圧迫が有用である。

特に下肢における疼痛が一般的な愁訴である。慢性静脈不全、蜂巣炎、表在性血栓性静脈炎、深部静脈血栓症、血管奇形の石灰化、成長痛、骨内血管奇形、関節炎、神経痛を含む、複数の因子によって疼痛が特定される。治療によって疼痛が軽減される。

骨端軟骨閉鎖術は、体肢長不等の治療に用いられる手術法である。成長板に損傷を与えることで長い方の体肢の成長を遅らせる。この方法は2cm以上の脚長不整に適応され、通常は10歳から14歳までに実施される。2cm未満の脚長不整には靴の補高が用いられる。

リンパ系の関与はKTS患者には一般的だが、適切な診断が難しいため、見過ごされることが多い。複合的理学療法はリンパ浮腫を有する患者に適応される。静脈の排液を改善するには、圧迫、挙上、運動、圧縮ポンプが有用である。治療中、静脈血栓症や肺塞栓症のリスク上昇を懸念しなければならない。

KTSの患者は蜂巣炎や皮膚の疾患にかかりやすい。罹患した部位の皮膚温は上昇することが多い。皮膚破壊、排液性創傷、滲出性潰瘍がみられることが一般的であるため、創傷および皮膚のケアを指導することが重要である。弾性着衣は静脈およびリンパ流を促進するだけでなく、皮膚の保護にも役立つ。皮膚の脆弱性のために、圧迫によって皮膚が刺激される患者がいる。少数のKTS患者では、深部静脈系が欠損しているかまたは形成不全であるために、圧迫の施行により静脈うっ滞が増大して疼痛を及ぼすことがある。最良の結果を得るために、適切な治療と弾性着衣を注意深く評価することが必要である。

徒手リンパドレナージ

小児患者の組織は繊細であるため、不快感や損傷を避けるために最大限の注意が必要である。小児の年齢や体格によって、ソフトなステーショナリーサークルとパンプテクニックが用いられる。これらのソフトな皮膚への施術は概ね、小児によく受け入れられている。腹部テクニックは絶対に禁忌である。

小児は概ね非常に活発で、治療中じっとしていることはない。よって、好きなおもちゃやゲーム、本などの娯楽を親が持ち込み、治療室にはテレビと、できればDVDプレーヤーを備えておくことが推奨される。治療台での治療が不可能であれば、床の上で治療を実施しても、あるいは、親が子供を膝の上に乗せて治療を受けさせてもよい。

圧迫療法

弾性包帯の装着は十分な注意を要し、幼児には不可能な場合がある。立ったり歩いたりする子供では、重力がさらに腫脹を悪化させる因子となり、圧迫療法が必要となる。ごく小さい小児では、圧迫や快適性に関するフィードバックが得られない。このため、療法士と親は包帯を巻くときに最新の注意が必要となる。圧迫包帯法に用いられる材料やテクニック（本章で後述）は、小児の年齢や発達段階によって異なる。包帯を巻くことで正常な成長が阻害されてはならず、小児のよちよち歩きが妨げられてはならない。大きい小児では、通常の活動や遊びが著しく制限されてはならない。概ね、4cm幅と6cm幅の低伸縮性包帯が用いられ、つま先には巻かず、指に巻く場合は、2.5cmのガーゼ包帯を用いることが推奨される。繊細な組織は余分にソフトパッドが必要で、不織布製パッド包帯（Artiflex,Cellona）、フリース性の裏地を含む軟質発泡体または発泡体（Velfoam）、または、これらの材料を組み合わせて用いることで可能となる。ずり落ちや阻血作用の可能性があるため、包帯を日中に何回かチェックする必要がある。大半の場合、集中期には1日に何回も包帯を取り換えなければならない。1歳未満の幼児に弾性着衣は推奨されない。弾性着衣が必要な場合はオーダーメイドの着衣を用いる。紹介の小児科医と密に連携し、適切な圧迫レベルを決定する必要がある。概ね、4歳未満の小児において20-30mmHgを超える圧迫を用いるべきではない。

在宅ケア

日中に弾性着衣を装着するだけでなく、大半の場合は夜間に軽度の包帯を装着することが必要である。1日に1回以上、MLD治療を実施することが推奨される。幼児や小児の場合、子供が眠っているときに治療を施せる最適の時間を親が見つける。大きい子供は、成長したときに適切なセルフケアテクニックを学ばなければならない。

日中の弾性着衣の着用は概ね、スポーツや遊びなどの通常の活動に影響しない。療法士または医師は、全身状態、適切な圧迫、サイズについて4-6カ月に1回は弾性着衣の確認を実施すべきである。成長著しい小児についてはさらに頻繁に評価すべきである。

リンパ浮腫のための弾性テーピング

概 要

治療用弾性テープ（Kテープまたはキネシオテープと一般に呼ばれている）は、1970年代早期に日本人カイロプラクターの加瀬建造が用いたのが始まりである。現在、確固たるエビデンスがないまま、現今の市場でのいくつかの製品メーカーとともに、その異なった多くの技術が一般の臨床現場において採用されている。弾性テープは、2008年の夏季オリンピックで米国に紹介されてから、応用される人気の高まり、逸話に富んだ臨床的な証拠を得続けてきている。近年、浮腫テクニックへの応用がリンパ浮腫患者のための特殊な技法へと発展した。

浮腫症状に対して弾性テープを正しく密着させて貼付ると、その結果として起こる組織の変形により圧迫圧に変化を持たせると考えられている（図5.42）。表在性の外皮下の陰圧効果は皮膚をその下の筋膜および皮下組織から持ち上げて、これがリンパ流量を増大させるとも考えられている。患者が呼吸、全身の日常運動、治療のための運動を実施するとき、テープが表面外皮をわずかに引っ張り、徒手リンパドレナージの効果を再現する。リズミカルな運動で皮膚の弾性を引き上げて、繋留フィラメントを引っ張り、毛細リンパ管の結合面（open junction）からリンパ負荷物質を取り込めるようにする。Shimは、弾性テープと他動関節可動域運動を組み合わせるときにリンパ流速が24-37％上昇することを示した（Shin, 2003）。早期パイロット試験では、キネシオテープが包帯の代わりとなりうるか否か、および、キネシオテープによって患者の快適性と生活の質の指標が改善するか否かについても調べられた（Tsai, 2009）。弾性テープは外傷後および手術介入後の浮腫にも推奨される（Bialoszewski, 2009）。現時点において、他の文献は査読なしの業界誌に発表された事例研究または記事に限られている。

適応および禁忌

リンパ浮腫患者において、弾性テープ治療の適応としては次が挙げられる：吻合の活性化、全身および局所の浮腫、体幹および包帯が難しい頭部または頸部の浮腫、瘢痕管理、本来ならびに代替の排液路、溢血斑、疼痛緩和。禁忌または注意事項としては次が挙げられる：新しい瘢痕または切開部位、放射線性線維症、皮膚感受性、脆い皮

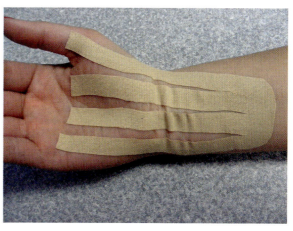

図 5.42　一般的な扇型カットの応用。テープの底部を対象のリンパ経路より近位にあて、対象の治療部位を覆うように遠位へと尾を伸ばす。この実施法で示すとおり、引き戻しによるしわ寄せが視覚的に分かるよう（中間位で）、手関節を伸展位にしてテープを貼っている。

膚、アレルギーおよび創傷部位やリンパ小疱またはリンパ瘻の直接的な日焼け、深部静脈血栓症。一般的に、広範囲に施行する1日前に罹患していない部位にテスト用ストリップを貼付して、あらゆる有害反応を調べることが施術者に推奨される。

準備および材料

弾性テープの特性はメーカーによってわずかに異なるが、基本的には、テープはアクリル製の加熱活性化接着剤で、貼付日数は5日間、水中や活動中にも貼付可能で、低アレルギー性である。弾性テープは元々、皮膚の正常な皮膚厚と縦伸張性を再現するようデザインされた。テープは2.5cm、5.1cm、7.6cm幅の巻で購入することも、あらかじめカットされたものを購入することもできる。浮腫テーピングの目的は、皮膚表面を広く覆うことであり、基本的には7.6cm幅の巻が望ましい。

その他に必要なものは、接着剤の沈着と鈍磨を防ぐために推奨された炭素めっきステンレス鋼製の高品質のはさみである。体毛を除去するために電気剃刀が必要な場合があり、基本的には深剃りやテープの刺激によって微小外傷が起こりうる通常の剃刀よりも望ましい。弾性テープの脱着による外傷や刺激を防ぐため、創傷のケアに通常用いられる運動用創傷接着スプレーや皮膚用パッドを併用し、皮膚表面に保護バリアフィルムを形成することもできる。剥がしやすいよう、接着性の取り外し可能な皮膚用パッドも有用だが、大半の油ベース製品（オリーブオイル、ミネラルオイル、ベビーオイルなど）も利用できる。

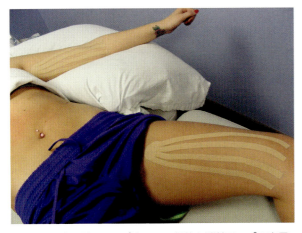

図5.43 上下肢のリンパ束への一般的な弾性テープの応用。一般的な浮腫のテクニックや原発性リンパ浮腫において、関与するリンパ節へのテーピングが利用できる。続発性リンパ浮腫の治療計画においては、関与するリンパ節へのテーピングは避けられ、経路変更テクニックが用いられる。

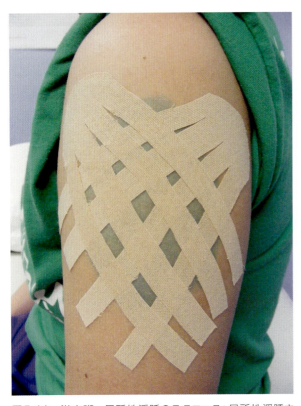

図5.44 溢血斑・局所性浮腫のテクニック：局所性浮腫または溢血斑の部位全体に、2回以上扇型テーピングをする。正常なリンパ領域では、リンパ負荷を周辺の機能的領域へと移し、領域間リンパ管吻合によって解消させることがテーピングの目的であるため、テープの底部と尾部の方向は重要ではない。

応 用

　徒手リンパドレナージと同様、弾性テーピングの目的はリンパ液をうっ滞の少ないリンパ経路またはリンパ節群へと誘導することである。患者には最適な経路が提供される。活性化のため吻合の上からのテーピング、体肢のリンパ束に沿ったテーピング、うっ滞除去されたリンパ節への代替経路のテーピング、瘢痕またはその他の障害の周辺のテーピングなどが行われる。患者個別の治療戦略に従って、テーピングを拡張すべきである。

リンパ浮腫と全身性浮腫のテクニック

準備：ロールから切り取ったテスト用ストリップを患者に当て、使用に必要な長さを見積もる。長い1本のテープ（基本的に15-20cm）あるいは連続的に数本の短いテープのいずれかを用いて、治療の目的を達成できる。

- 基本的に片端が1cmの底部となる扇型になるよう、テープを切り取る（図5.42を参照）。扇型のカットは、尾部を広げることで広い表面を覆うことができる。尾部の本数は基本的には3-8本であるが、これは皮膚の特性、施術者の経験、治療する表面部位、テープの幅によって異なる。尾部の幅は通常は1-2cmで、特殊な状況によってはこの推奨値も変動する。
- 剥れにくいよう、角をはさみで丸く切る。その後、個々の尾部から底部までが正確に貼りやすいよう紙バッキングを裂く。皮膚を整え、油、ローション、汗、体毛を除いたら、テープを貼る準備をする。

皮膚の準備：患者の皮膚をできるだけ完全に引き伸ばす。伸展位でテープを貼ったら、自然な静止位に戻し、皮膚とテープがたわみ、予想したシワができていることを確認する（図5.42を参照）。

- 治療領域のリンパ流が尾部へ向く「終端」にテープの底部を貼る。
- その後、各尾部のストリップの上バッキング紙を外し、テープによって皮膚が引っ張られることのないようにストリップを貼る。治療領域全体にすべてのストリップを貼るまで、個々の尾部を貼っていく。テープの尾部は重複したり交差したりしてもよい。
- テープを貼ったら、施術者はテープを縦方向に優しくさすって温める。体温の活性により30-60分ほどで接着力が最大になるため、最初24時間以内はテープが剥れないようにして、テープが剥れるときの皮膚損傷リスクを避ける（図5.43を参照）。

溢血斑／局所性浮腫の特殊テクニック

- 前述と同様に皮膚とテープを準備する。
- 局所部の貼付は交差のパターンで、罹患した部位に格子状に貼る。1片の底部と尾部は他の片とほぼ垂直にし、罹患部位全体を格子状に覆う（図5.44と図5.45を参照）。

安定瘢痕のテクニック

- 肥大、可動性減少、疼痛および癒着の問題がある安定瘢痕のための補足的な特殊テクニックが使用できる。このテクニックは外科的切開部にもっとも基本的に用いられるが、他の瘢痕にも同様に取り入れることができる。広い身体表面上の瘢痕（火傷、広範囲の放射線性線維症など）はこのテクニックに向いていない。
- 前述のとおり皮膚を整える。25mm幅テープを6mmの幅に切って札型のストリップを作り、テープが縦方向に伸張するようにする。
- 1枚目の小さいストリップの底部を瘢痕の端近くに垂直に当てる。バッキング紙を外し、伸張しないよう底部のテープを貼る。その後テープの中央部を引っ張ってテープを50％ほど伸張し貼る。次に2枚目のストリップの底部を伸張しないように貼る。
- 2枚目のストリップを同様に貼る。ただし、瘢痕に沿ってテープと同じ幅だけ離れた位置に当て、反対方向に引っ張る。瘢痕の長さ分ストリップを当て、引っ張る方向を交互にしながら貼る。引く方向を交互に貼付することで全方向への組織の可動性が増大する（図5.46を参照）。

吻合テクニック

- 吻合テーピングテクニックを図5.47に示す。

経路変更テクニック

- 経路変更テーピングテクニックを図5.48に示す。

弾性テーピングの患者指導

複合的理学療法のあらゆる面において、弾性治療用テーピングの使用については集中的な患者指導を要する。最初の使用時に、よりよい接着のために、貼付の60分前後は過度な活動を避けるよう患者に指示する。有害反応がみられる場合を除き、貼付後24時間以内はテープを剥がさない。この期間は接着性が最大なので剥がすことによって皮膚が損傷する恐れがあるためである。患者は泳いだりシャワーを浴びたりしてもよい。ただし、テー

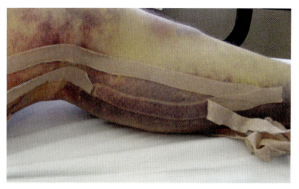

図5.45　下腿部内側のリンパ負荷のクリアランスが視覚的に分かる、溢血斑の部位のテープ除去の例

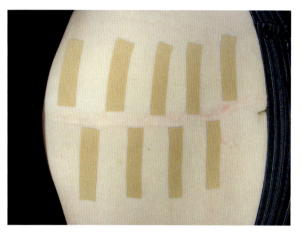

図5.46　安定瘢痕テクニック　テープを札型に切り、安定瘢痕に沿って引っ張るよう交互に貼付。各札の小さい底部は伸張しないように貼り、各テープストリップの中央部は最大50%伸張する。その後の貼付では、札型のテープの位置と引く方向は、患者特有の制約によって変更する。

プをタオルで押さえて乾かし、湿った感覚は長くとも1時間までとする。ゆるんだり剥れたりし始めた場合は、患者または介護者はテープがこれ以上早く剥れないよう、皮膚のレベルまで注意深くテープを切る。緊急の場合、患者は安全な除去テクニックの指示を受ける必要がある。以下で説明する。

患者は、筋ポンプ運動やストレッチ、通常の日常活動を実施して、最大限のテープ効果とリンパ吸収を促進するよう促される。テーピングは、包帯を併用しても併用しなくても利用でき、また、施設で高い効果が認められているテクニックと組み合わせて用いることができる。弾性テープと徒手リンパドレナージの施行は相補性もあり、相互に併用すると有用である。テープの弾性が繋留フィラメントを引っ張り、リンパ分節の収縮とともに集合リンパ管にゆっくりとした滑らかな伸張をもたらし、これは徒手リンパドレナージと同じ効果を有する。テープと徒手テクニックを併

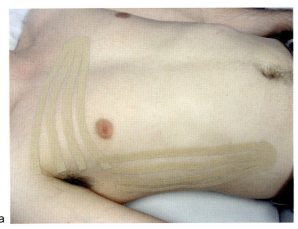 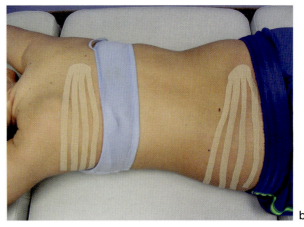

図5.47 a, b 吻合テクニック：区画間吻合のテーピングは、テープの起部を健康な区画に置いて、目標の吻合に沿って分水嶺を横切る。テープの尾部は流れが吻合を通って健康なリンパ管の領域に向かうようにうっ滞領域に置く。**a.** 続発性上肢リンパ浮腫に対してAAAとAI吻合を含む前面の吻合に利用できるテーピング。**b.** 原発性左上肢ならびに左下肢の症例に対するAPAとPIIへのテーピング。適当な手順は患者ごとに異なり、患者個々のMLD治療計画に従うべきである。

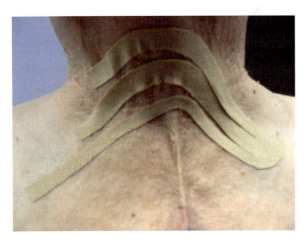

図5.48 排液領域の再建テクニック：弾性テーピングは、排液路の再建を目標に、負荷されたリンパ液を、障害を迂回してリンパ管に運ぶように施行される。テープは繋留フィラメントや起始毛細リンパ管に作用するので、リンパ管叢はリンパ流をどちらの方向にでも変更するのに役立つ。この症例では、患者の線維性の伸張性の少ない瘢痕は頸部の基部から遠位では臍部にまで及ぶ。リンパ流を右上区画から左上区画に流れるようにするために、テーピングは瘢痕の中枢側から通常の方向に置かれ、また、MLDも再開されたルートに沿って行われる。

せて用いるとき、効果は増大する。

弾性テープは訓練を受けていない専門家が臨床で実施すべきではないが、長期的な治療効果を得るため、患者に正しい使用法を指導する時間をとるのはよい。弾性テーピングは民間の販売業者やインターネットショップから容易に入手できる。理解しやすい例として、扇型にカットして、タコのように動くと患者に説明する。リンパ液を流したい方向にタコの頭部（基部）を貼り、タコの足（尾部）をそれに従って貼る。タコがリンパ液の進む方へ泳ぐ、と覚えるとよい。

除去

貼付して数日後、皮膚の表面上皮が剥がれ落ちるためテープは容易に剥れる。テープが湿っていると簡単に剥れ、体毛の方向に剥がす。前述のとおり、市販のリムーバーやオイルでも接着剤を落とせる。剥がすとき、テープそのものを引っ張るのではなく、指でテープから離れる方へ皮膚を押さえつけて、テープを皮膚から離す。有害作用がないか皮膚を調べる。テープを再度貼付するときは異なる部位に貼り、同じ部位に貼付する場合は皮膚が回復できるよう24時間おいてから貼付する。

リンパ浮腫の一般的な合併症の治療戦略

　いわゆる「典型的な」リンパ浮腫患者は、複雑な既往歴と、ときに多数の問題を合併する重大な臨床像を示すことが日常的である。続発性リンパ浮腫は定義として、外傷や、周囲の構造の消失時に多く起こるリンパ組織の消失に関連する。原発性リンパ浮腫は誤診のために見過ごされ、治療の計画は乏しく、重症化し、その後組織が変性することが多い。ステージ2または3に進展した体肢リンパ浮腫では、より集中的な臨床的介入（集中期CDT）と長期的かつ総合的な治療計画が十分な結果を得る上で欠かせない。

　両分類（原発性、続発性）において、基礎原因はリンパ系の機械的不全である。遺伝性の形成異常または続発性の組織損傷は、同じ治療を試みることになり、重症度に従って進展が予測される。リンパ浮腫療法士は、健全でないリンパ輸送系に対して施術しているため、健全なリンパ組織の状態およびその周辺構造の残っている完全性を維持するために治療を調整することが非常に重要である。そうすることで、残存するリンパ排液をより広く改善し、リンパうっ滞性線維症とその後遺症を回復して結果を得ることができる。免疫系が重度に侵害されると、感染症が頻繁であり急性化して、生命を脅かすものとなる。治療中の合併症に関して治療が不十分だと、永続的な負の影響を及ぼし、CDTのゴールドスタンダードの魅力を色褪せさせてしまう。これは是が非でも避けたい。以下の合併症は、リンパ浮腫の患者に一般的に懸念されるため、負の結果が及ぼされることを強く認識し、安全かつ効果的なケアを提供するCDTプロトコールを慎重に策定する必要がある。

外科的瘢痕

　外科的瘢痕は、特に表在性の集合リンパ管の解剖学が十分考慮されない場合には、多くの患者の表在性の脈管を破壊する。リンパ管は修復が可能であり、妨害されなければ、リンパ管新生を介して再吻合する。詳細な観察によると、リンパ管は非構造的に修復され、しばしば弁や平滑筋が消失している。しかしながら、この修復過程は、リンパ節部位の末梢組織における続発性リンパ浮腫を防ぐ上で不可欠である[42]。リンパ節が切除されると、そこに関連したすべての全リンパ管ネットワークの終端であるため、リンパ浮腫が起こりやすくなる。この生来のリンパ管の修復過程がなければ、生涯の間に起こる単純な切創や挫創により、リンパ輸送の重大な損失が起こる。

リンパ輸送阻害の影響を見極める瘢痕の評価

　正常な体肢と体幹の表在の解剖学を理解することにより、領域内でリンパ流阻害の可能性を評価する。治りきっていない障害を受けた瘢痕、肥厚し、炎症を起こしあるいはケロイド化した瘢痕は、皮膚領域の末梢側にリンパ液を貯め込む。その場合、浮腫性組織の触知できる組織変化（線維化）や圧痕性（うっ滞）がみられる。

治療戦略

　MLD手順は可能な場合、瘢痕を通すというよりも瘢痕周辺の側副路に関連させるべきである。ルールとして、MLDはもっとも効果的な無傷の経路を利用して、治療の最大限の効果を実現させるよう努めるべきである。瘢痕組織の可動化テクニックまたはその他の特殊な瘢痕施術は、有意義なMLDの治療時間を十分使えないことを避けるため2回目の治療中にのみ実施すべきである。重要な治療目的は、局所の瘢痕の改善よりも、健全で開存している集合リンパ管からの側副排液路の改善であることを覚えておく。

減量手術による瘢痕

　リンパ浮腫の外科治療は、広く行われている非侵襲性の治療であるCDTについて患者が知らされないときに選択の余地なく実施される。原発性リンパ浮腫患者は、大半の医師が利用できる適切な診断方法の欠如、原発性リンパ浮腫の病態生理に関する医師の知識不足、明確な外部要因の欠如（特発性浮腫）によって、もっとも多く外科治療を受ける。

　原発性リンパ浮腫患者は集合リンパ管移植や微小血管架橋、リンパ-静脈吻合、脂肪吸引など過激性の少ない治療を受けることもある。だがその他は、一番の目的である患肢周囲径の減少を達成するため、侵された組織の大半またはすべてを患肢から"減量"する、もっとも過激的な治療を受ける（図5.49）。これらの過激な方法は表在リンパ管網全体を完全に取り除き、療法士には十分な代替の排路を再建するための生きた組織がほとんど残されていない。

減量手術

- 段階的切除術（Sistrunk, Homans, Thompson）
- 広汎切除術（Charles）

段階的切除術

　これらの手術は、外科的縦切開を介して、皮下組織（脂肪、リンパうっ滞性線維症）を深部筋膜まで切除するもの

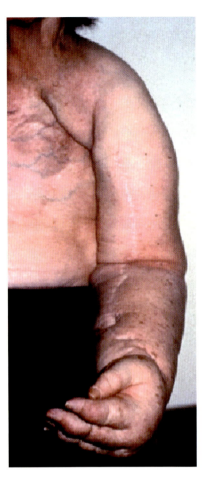

図5.49 減量手術後の瘢痕形成をみる患者

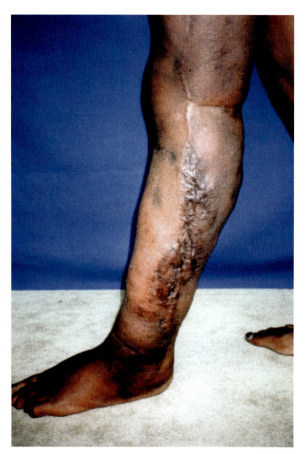

図5.50 段階的切除術後の患者

を含んでいる。これらの切開は、ふくらはぎから大腿部の内側および外側に沿って延長されることがあり、通常は段階的な手術として計画される。減量手術は、片側で縁から数センチメートルの広さを含んだ局所切開部を越えて大きな皮下組織片を効果的に切除する。強力な駆血帯が使用され、2時間あまり装着される。外科手術に備え、幅広いゴムバンドであるEsmarch駆血帯をらせん状に装着し、強い圧迫によって体肢から静脈血を搾り出す。スタインマンピンを踵骨および脛骨近位に挿入し、罹患した全表面に周囲からアクセスできるよう下肢をつり下げる（**図5.50**）。

広汎切除術

これらの手術は、手術部位から全皮膚を完全に切除するものである。深部筋膜が露出され、切除した組織から採取された中間層皮膚移植片が筋膜上に縫合される。同様の手術の準備処置テクニックは、血液の損失を最小限にし、あらゆる部位へのアクセスをよくするために用いられる。どの患者においても、組織をすべて除去すると外観が大きく変化する。一般的に、ふくらはぎの領域は、Charles法を用いて切除される[43]。大腿部はHomans法またはSistrunk法を用いる方がもっとも一般的である[44]。

治療戦略

広汎切除術のCharles法後の状態（図5.51）

表在リンパ管網全体が切除されているため、移植された組織のMLD治療には明らかな効果や根拠がない。深部筋膜に皮膚が直接移植されるため、腫脹が起こりうる場所に実際の皮下空間はない。さらに、皮膚移植片は筋膜に速やかに癒着して瘢痕化するため、正常な弾性が損なわれ、徒手牽引（MLD）が不可能になる。足部、足関節、足趾（典型的な発症）の切除されていない遠位組織は悪化する傾向にあり、自然経過よりも急速に象皮病に進展する。これらの組織の効果的な長期的な排液は予備能のある体肢深部のリンパ系と連結する穿通集合リンパ管に頼っている。そのため、治療は以下を重点とすべきである：

- 予備能を有する近位の領域と深部リンパ系構造をMLDの対象とする。
- 水分補給の状況と弾性を改善するため、移植された皮膚領域をたっぷり保湿する（緩やかな改善が期待される）。
- 足趾から近位の浮腫縁部の全組織（浮腫および瘢痕組織）を圧迫する。移植片領域を含める（腫脹はみられない）。

- 発泡体パッドを豊富に用いて、すべての異常部位に当て、血液とリンパ液の勾配流をつけるため、体肢の形状をさらに円錐状にする。
- 切除していない遠位部は慢性的に大きな治療抵抗が残ることを予期する。これらの患者は基本的に、より集中的な経過観察と在宅ケアプログラムを必要とする。

「段階的切除」法（Hormans法、Sistrunk法、Thompson法）後の状態

表皮の弾性が残っており変性の小さい患者ほど、手術の美容上の結果は良好である。前述したように、皮下空間が根本的に変化するため、表在系リンパ管はかなり少なくなる。原発性リンパ浮腫患者にもっとも多くみられる基礎の奇形である形成不全と相まって、体肢の治療に対する低反応性が認められる。すべての術後患者がCDTの対象となりうるが、個々の転帰を予測することは難しい。以下の点を考慮する：

- 外科的瘢痕は排液の事実上の障壁である（リンパ流を妨げる）ことを考える。
- 瘢痕周囲の側副流を最大化するようMLDを計画する。
- 減量手術をしていない体肢に比べて改善が緩やかであることが予測される。
- 弾性着衣の圧迫クラスが強くなることが予測される。
- 組織の柔軟化と体積減少に到達するための包帯の圧が高くなることが予測される。
- パッドの使用に関する圧迫戦略は通常通りである（変更は不要である）。

角質増殖症

角質増殖症はリンパうっ滞による表皮過形成であり、粗い皮膚肥厚[45]、いぼ状構造または乳頭腫を伴う皮膚の過剰肥厚が認められる（図5.52）。角質増殖症はステージ3リンパ浮腫の重要な説明語の1つであり（象皮症）、慢性リンパうっ滞の結果として多くみられ、続発性の結合組織疾患をつねに伴う。これらの皮膚変化はつま先にもっとも多く認められるが、大半の慢性リンパうっ滞部位に直接関連する広い領域に及ぶことがある。皮膚表面で苔が成長するようにみえることから、角質増殖症の奇妙な外観を指して「苔癬化（たいせんか）」と呼ばれることがある。静脈疾患（静脈性浮腫）において角質増殖症が認められる場合、診断を静脈リンパうっ滞性浮腫とさらに正確に変えることに注意が必要である。

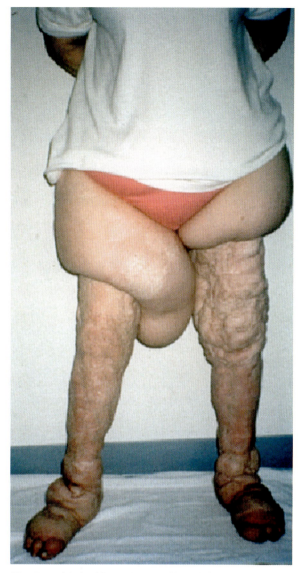

図5.51　広汎切除術のCharles法後の患者

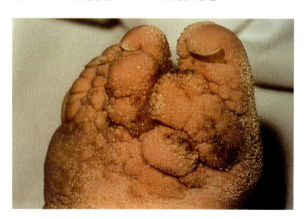

図5.52　角質増殖症

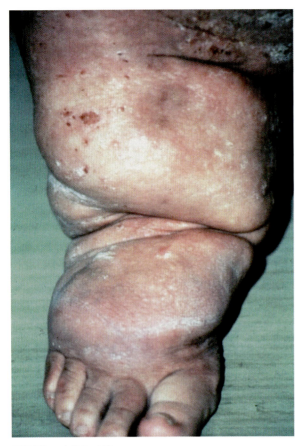

図5.53　病的なひだ

治療戦略

　角質増殖症は、硬い胼胝（べんち）化組織の過剰成長により、非常に強い抵抗性を示す。局所の免疫不全と浮腫性組織の治癒遅延のため、外科的切除は避けるべきである。特に足趾における角質増殖症の発症は通常、正常な形状または断面形の喪失を伴い、足趾は四角形に見える。これにより、正常な空気循環の欠如、水分の蓄積、真菌コロニー形成が引き起こされる。浸軟、組織脆弱症、再発性感染症がこの臨床像に合併することが多い。以下が提案される：

独立気泡型発泡体（Komprex）と低伸縮性材料を用いた圧迫　はじめは頑固と思われる線維症が柔軟化する。持続的な圧迫により、組織が徐々に回復し、つま先の断面は四角形から丸形に変形する。

組織への徒手施術　自ら行う優しい皮膚のローリングと集中的な指圧迫により、皮下の腫脹をうっ滞除去し、硬くなった表皮を柔軟にし、正常な質感へと緩やかに回復させる。

ローション　アムラクティンはアンモニウムラクターゼローションであり、胼胝化組織を徐々に柔軟化し、浸食する。処方される場合は12％濃度のものが入手でき、市販薬（OTC）では9％濃度のものが入手できる。角質増殖症の領域にのみ毎日塗布し、有害な組織反応を避けるとともに改善を確認する。

細心の衛生管理　足趾の間を乾燥させ、全皮膚を清潔に保つ。強力な治療薬成分による組織の浸食を早期に特定する。感染症の予防が第一優先であるため、脆弱な部位がさらに破壊されないようにする。

病的なひだ

　リンパ浮腫の重症度が進展すると、浮腫の充満力、重力、体肢の肢位、皮膚の弾性、そして遺伝形質によってさえ、皮膚のしわが生じる（図5.53）。体肢が輪郭の変化なくただ拡大する患者もいれば、著しく変形する患者もいる。異常な体肢の輪郭が認められる場合、リンパ浮腫療法士はそれに従った圧迫戦略を採用しなければならない。療法士は、治療を開始する前に以下を検討しなければならない。

- 現在の体肢の形状は、ラプラスの法則に逆らうものか？（逆円錐形、狭い部位、小葉状成長）
- ひだ／皺がリンパ液を留めるか、または、治療に逆効果となる包帯の寄り集まりを生じさせているか？
- ひだ／皺の部位は再発性感染症を起こしているか？
- ひだ内部は清潔で乾燥しているか、あるいは、浸軟して細菌や真菌の温床となっているか？

治療戦略

　治療開始前の診察期間において、リンパ浮腫はもっとも進展し、治療抵抗性の形を示している。小葉状に成長したり、変形した組織は過剰な線維化、角質増殖症、液圧により、基本的に圧痕抵抗性の質感を呈する。以下のような、理にかなった思慮に富んだ方法による治療を採用することが重要である。

- ひだや皮膚の皺の洗浄と検査
- 必要により、抗生剤による治療
- 皮膚と皮膚の間の十分な乾燥と保護。保護され刺激を受けない皮膚の部位では組織の脆弱化がみられやすい。
- 合成綿や柔らかい発泡体ストリップの単独または両者を用いてその部位を充填する。
- 谷間を埋めて（パッドを用いて）、一つながりの平滑面を構成する。
- 狭い周径の部位をなくして（パッドを用いて）、液の留

まりを避ける(ラプラスの法則)

いずれの例も、正しく包帯を巻けば治療のたびに質感が改善され、異常な形にしては徐々に柔軟性が戻って、その後の包帯の装着が容易になる。簡単に言えば、患肢は日に日に急速に形を変え、著しく病的な形状でもより正常な形状に戻る。一般に象皮症に分類されるような異常な小葉やひだでも、治療不可能と判断すべきではない。だが、病的な形状を整えるため常識的に変更が加えられることもありうる。包帯について以下が提案される。

- 包帯を折り返す方向を調整する(踵、足関節、足底、のHASパターンは省き、8の字パターンのみ用いる、不可能であれば足趾の包帯の装着は省く、など)。
- 最初に包帯を巻く：MLDを実施する前に遠位体肢部に包帯を巻き、包帯を巻いていない下肢近位（大腿部）にMLDを実施して、最後に下肢近位に包帯を巻いて下肢包帯の装着を完了する。
- 大量のパッドを用いて、欠陥部位を埋め変形組織の輪郭を整える。
- 下肢遠位(疾患進行部位)に長く包帯を巻いて、近位のうっ滞除去に重点を置く(2日に1回巻きなおす、など)。
- 接着テープを多用して、滑りやすい箇所や不安定な箇所の安全化を図る。
- 包帯の折り返しを独自に変更する。基本から離れ、多くの層を形成して、必要な構造や密着状態を作る。

悪臭と悪臭防止

リンパの漏れ（リンパ漏）

ステージが進行すると、リンパ浮腫組織からリンパ液が漏れるようになる。このうっ滞したリンパ液は特殊で、形容しがたい悪臭を持つが、悪臭はどの患者でもほぼ同一である。通常は、十分に洗浄しうっ滞除去を行えばこの問題に対処でき、小さな創傷部位が存在する場合、患肢のうっ滞除去により閉鎖することが期待できる。リンパ液が表在性創傷(小疱、擦過傷、穿刺点)周辺部を覆って、黄色く乾燥した滲出物の特徴をもつかさぶた状物を形成していることがある(図5.54)。

治療戦略
- 通常の石鹸と水で慎重に洗浄する。
- 柔らかい素材や創傷用包帯で脆弱な皮膚を保護する。
- 浸軟を防止する(吸収性包帯を使用)。
- 蜂巣炎のエビデンスに注意する（発生することが一般的である）。

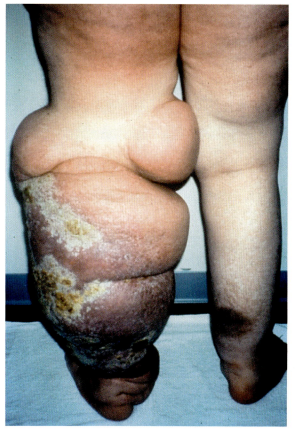

図5.54　表在性創傷周辺の部位を覆ったリンパ液が悪臭性滲出物を形成する

- うっ滞除去治療により創傷の自然閉鎖を待つ。
- リンパ性の痂皮を積極的に剥がさない。かさぶたのその下の脆弱な皮膚が保護を失う。。自然に剥れるのを待つ。
- 水分を過剰に含む痂皮領域にはワセリンを塗布して柔らかくし、脱落を促す。

細菌による皮膚コロニー

その他の悪臭の原因として、皮膚表面上に形成されたまたは皺状のひだに隠れた細菌コロニーの存在が関係している。あるものは特殊な臭気を発生させるが、それを明確に、特有の説明し、治療することが可能である。種類に関わらず、細菌コロニーは蜂巣炎を予防するために慎重な衛生処理と抗生物質軟膏剤または、その他局所製剤を用いて管理すべきである。

治療戦略
- トリプル抗生物質軟膏
- フラジール噴霧スプレー（処方として製品入手が必要）

- 通常の石鹸と水（抗菌性石鹸は耐性をもたらす場合がある）
- コーンスターチ（湿潤性の皮膚エリア）
- シャワー後のタオル乾燥

悪臭吸収材
- 活性炭パッド（皮膚にはあてず、創傷用包帯の外から用いる）
- ストーマパウダー（使用基準に従って）
- フラジール噴霧スプレー（処方して製品入手が必要）
- シェービングクリーム（悪臭のある無傷の皮膚エリアに広く用いる）

真菌の悪臭

真菌感染は特有の甘いイースト菌様の悪臭を放ち、概ね、足部や、湿潤性で暗く温かい皮膚のしわの内部に生息する。ときとして、外性器や腹部に垂れ下がる脂肪組織や、皮膚と皮膚との接触が避けられない肥大した体肢の部分に罹患する場合がある。

治療戦略

市販の抗真菌薬で十分感染症を阻止できる。ただし、専用の経口薬が必要か否かを判断するため、医師に相談して感染症の重症度や種類を正確に評価してもらうこと。

悪臭は治療により解消する。

瘻

瘻は内皮層でつながった2つの器官間の異常な接続であり、リンパ管の異常例においては、リンパ管と皮膚の表面においてリンパ瘻を形成する。リンパ浮腫患者において、瘻は外性器や直腸部位、放射線照射組織内、複雑な脈管症候群における動脈と静脈の間など様々な解剖学的部位に存在する。原発性リンパ浮腫の一部の症例では、瘻がリンパ管と皮膚表面の間に発生しうる。そのような症例では、これらの開孔部からの体液の滲出が強い悪臭と感染性合併症をもたらす。

治療戦略

外科的修復が実施できる場合は、瘻を修復するかまたは閉じる。しかし、癌などの活動性疾患が原因である場合、瘻は開存し続け治療不可能である。そのような状況においては、緩和療法として活性炭パッドを用いて悪臭を管理することで、患者の自尊心を高め、療法士と患者の両者にとって治療の経過をより快適なものとする。

真菌感染

下肢と足部にリンパ浮腫を有する患者は以下の複数の要因により真菌感染症を発症することが多い。
- 足趾の正常な輪郭の喪失（丸形ではなく四角形）。空気の循環が悪くなり、湿度、暗さ、温かさが強くなる。
- 足部の異常なサイズと形状による履物の選択肢の喪失：同じ履物の内部で再感染を引き起こす。
- 局所免疫能の低下

真菌感染症は急性であっても、通常は組織に脆弱性や開放創がみられない限り、厳格な治療の禁忌とはみなされない。通常のケアプランでは、治療を開始する前に真菌感染症を阻止するか、他の皮膚領域への拡大する合併症を予防する。ただし、活動型真菌感染症の重症度の低い間においては注意して治療を開始すべきであり、療法士は以下の点に留意して複合的理学療法を実施すべきである。

治療戦略
- 手袋をはめて、局所的抗真菌薬、ストッキネット、つま先包帯を使用
- 膝関節を最初に巻いて（MLDの前に）、遠位罹患部を覆い、他の部位への感染を防ぐ。
- MLDを近位、体幹部だけに実施し（包帯の上から）、接触と拡大を避ける。MLDは感染部位には一時的に必要ない。
- 再感染を防ぐため、毎日、皮膚と接触した材料をすべて破棄する。
- 感染した履物を破棄し、その後の問題の予防方法を患者に指導する。

放射線性外傷

リンパ浮腫患者はほぼすべて、癌治療を受けた患者である（西半球の赤道以北においては）。

放射線治療は多くの種類の癌におけるゴールドスタンダードといえる中核治療であるため、リンパ浮腫療法士は照射野内部の組織の治療の副次効果を、注意深く検討すべきである。MLDおよび圧迫療法は、スキルを駆使して注意深く軽く行っても、照射された組織に強い影響を及ぼし得る。放射線照射によって、軟部組織の微小循環が緩やかに退行し（枝枯れ）、虚血や瘢痕組織形成をもたらす。軟部組織は変性を触知でき、弾性、しなやかさ、正常な色が失われる。放射線の影響を評価する際、リンパ浮腫療法士は以下の項の症状に精通しておくべきである[46]。

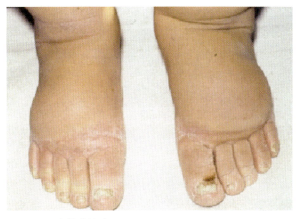

図5.55　真菌感染症

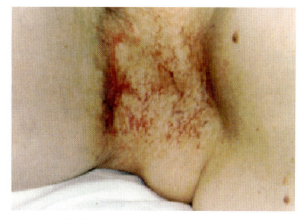

図5.56　毛細管拡張症

毛細管拡張症

いくつかの例を綿密に調べると、視覚的にも触知的にも検出できない、永続的な変化が照射部位の皮膚表面に発生している。毛細管拡張症はクモ状静脈様の外観を呈し、血管の毛管網がくっきりと見え、充血状態となり、静脈瘤様状となる（図5.56）。初めて目にすると驚くが、一般的には重度の放射線外傷にはあたらない。組織は弾性を保ち、触感は正常である。毛細管拡張症の原因は、平滑筋の前毛細血管細動脈輪の交感神経運動制御の欠如に関連する。この括約筋は毛細血管網内の動脈血流入を制御し、麻痺したときには弛緩して局所の過剰圧をもたらす。この上昇した毛細血管圧が毛細血管床を膨脹および拡張し、拡大し一層はっきりと見られるようになる。

治療戦略

- 無理な伸展を避けながら、局所部位を引っぱる。通常のMLD牽引力でも強すぎる。
- 特別な注意を必要とするさらなる放射線損傷の疑いが発生したら、その領域の下層の組織の状態をさらに調べる。放射線性線維症は認められないか？
- 十分に皮膚の潤いを保ち、注意深い自己管理を患者に指導する。

放射線性線維症

放射線治療の忍容性には非常に差があり、副次的な効果に悩まされない患者もいる。だがその他の患者は、虚血が進行して照射部位が徐々に結合組織化していく。放射線照射が大量になると、組織質感、弾性、皮膚病変は悪化し続ける。時間が経過し、理学療法を行わなければ、線維症は回復不能となりさらに多くの問題を引き起こす。

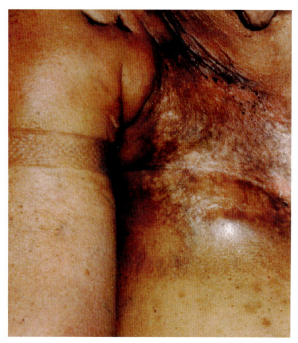

図5.57　放射線性線維症

表在性および深在性放射線性線維症

触診すると、表在性の手触りの変化が認められる。皮膚と皮下組織は正常な弾性を失って、一つながりの硬いシートのように触知される。この結合組織の縁部がくっきりと照射野に精密に対応することもある。皮膚がまだ柔軟で深部の組織に癒着していない（可動的である）場合は概ね、進展した様態ではないと考えられる。それでも、表在性放射線性線維症は認められ、機械的な絞扼による局所的な集合リンパ管輸送能の重大な低下を示唆する問題を呈する。表在する神経や血管の絞扼も、側副静脈形成やしびれ感、その他の論理的変化の原因となりうる。

大量の放射線による軟部組織の損傷は慢性的かつ重度に変化し、変色（さびた赤色、茶色）の徴候を示し、弾性

が完全に損なわれ。深部の構造(骨、軟部組織)にさらに癒着する(図5.57)。

深在性放射線性線維症からの合併症

以下のものが挙げられる

- 骨壊死：骨膜への損傷により骨壊死、脱石灰化、骨再吸収が引き起こされる。この症状は回復不能である。
- 体肢の麻痺：脱髄を伴う神経叢への直接的な損傷による、運動および感覚神経の絞扼。続発する結合組織絞扼が機能と感覚の総合的な喪失を引き起こす。この症状は回復不能である。
- 側副静脈の形成：線維化がゆっくりと静脈と動脈を絞扼する。深部静脈の絞扼により静脈血の側副路形成が起こり、皮膚にくっきりと静脈形成が見られる。
- 皮膚脆弱性：皮膚表面が過剰に乾燥し、脆くなり、萎縮して潰瘍が形成されやすくなる。過剰に伸張すると断裂する可能性がある。

治療戦略：表在性放射線性線維症（非癒着性）

放射線治療の影響を受けた組織の有意な改善は緩やかで、体肢浮腫の総合的な減少に対処するという治療の重要な目的が損なわれるべきではない。線維化組織の開放を特別に重点とすることを望むまたは計画する場合、個々の治療に新たな目的をもたせることが得策となる。

- 重症度に関わらず、照射野の深部テクニック(MLDその他)は避ける。
- 保湿剤を十分使って、保湿を維持し脆弱化や乾燥を防ぐ。
- 照射野を調べ、既知の解剖学的脈管排液がどのように阻害されているかを確かめた後、側副脈管および吻合へとリンパ流の経路を変更するよう戦略をとる。
- 時間が許せば、非常に軽い圧で、MLDテクニック(指腹でのステーショナリーサークル)のみを用いて組織を伸張し、結合組織を柔らかく再構成する(コラーゲンマトリックス)。
- 領域を毎日触診して改善を検知し、つねに特別な注意を払いながら徒手テクニックの強度を調節する。患者の反応を得る。
- 硬化の程度に応じて、発泡体パッドを用いた優しい圧迫(平滑表面または凹凸表面)により組織を柔軟化する。より適当な強度にして組織損傷を避けるためには各治療の結果を注意深く調べる。

治療戦略：深在性放射線性線維症（癒着性）

損傷が過度で癒着化が明らかに認められるとき、リンパ浮腫療法士の主要な懸念は、治療中の副次的な組織損傷を避けることである。治療中、患者の肢位を決める上で、皮膚裂傷、出血、絶え間ない疼痛、特発性骨折が実際の懸念事項である。主要な神経および神経叢の領域に大量に放射線照射されたとき、患肢の弛緩性麻痺はよくみられる。

その他の懸念事項

- 照射された組織および深部構造の非伸張性を考慮して患者の肢位を決める。背臥位または腹臥位は不可能な場合がある。
- 肢位のコントロールが失われるのを防ぐために、弛緩したまたは無知覚の患肢を支える。
- 重大で回復不能な損傷や疼痛がもたらされるようであれば、徒手治療による照射組織の再構成または柔軟化は試みない。
- 乾燥と皮膚の脆弱化を補うため、組織を保湿。専用の皮膚用製品を検討する。
- 照射の影響を重度に受けた組織でのリンパ排液の改善は試みない。治療時間を上手に用い、近隣の健康な領域を活用する。
- 照射野組織の縁部で微小な皮膚断裂に注意する。近接する正常な皮膚を伸張させると(MLDによる)、萎縮し癒着した皮膚領域が伸張され、すり傷と小さな断裂をもたらす。
- 損傷を避け、現在の組織の状態を維持または改善するための理にかなった生活改善を行うよう患者を指導する。過激なライフスタイルを避ける。
- 重度に照射された組織に直接圧力をかけない。圧迫材による刺激またはアレルギーは治癒に時間がかかる。圧迫による柔軟化は侵襲性であるため施行はすすめられない。リスクが高すぎる。
- 深部MLDテクニックは絶対に禁忌である。用いる場合は浅部MLDをごく軽く用いなければならない。厳しく避けることがもっとも安全である。

乳頭腫

乳頭腫は皮膚または粘膜の乳頭の過剰成長と定義され、ステージ3リンパ浮腫を説明する重要な症候である[47]。この良性腫瘍形成はリンパ液で満たされて、それゆえに球根や風船様の外観を呈し、組織の血管が高度に分布した茎に付着して、皮膚の付属物として特徴づけられている(図5.58)。リンパ浮腫が慢性化するとき、特定の個人における炎症のレベルと角質増殖症および乳頭腫症の形成の間に直接的な関係が存在する。基本的に、乳頭腫はもっとも慢性的な遠位組織領域または減量手術後の瘢痕形成に沿って形成される。乳頭腫はその他、外性器など

に認められる薄く柔軟な組織にも形成される。特に注目すべきことに、乳頭腫が線維化によって侵される前に治療によって局所的なうっ滞除去が達成された場合、これらの形成物が劇的に縮小し、多くの場合は完全に消失しうる。

乳頭腫は脆弱であるため、タオル乾燥、衣類の着脱、ローションの塗布などの機械的ストレスによる損傷が一般的に起こる。このため、病原体の侵入口として利用されてしまうことが多く、蜂巣炎の再発が引き起こされることがある。滲出と出血が一般にみられ、患者には大きなストレスとなる。リンパ滲出物は一般に悪臭を放ち、患者の自尊心を傷つけ、生活の質が制限され、特に、社会生活を楽しむことに影響が及ぶ。

治療戦略：検討事項
- 多くの乳頭腫は、線維化していなければ柔軟化し縮小する。継続的な圧迫により、損傷や滲出が治まり、さらなる改善が見込める。
- 慢性の線維性乳頭腫は、損傷と感染を受けやすく、外科的切除が必要となる。術後の治癒が促進されるよう領域をまずうっ滞除去する。

> 外科的介入はリンパ浮腫の治療には含まれないが、皮膚の保護が最重要であり、慢性乳頭腫の外科的切除の提案は、蜂巣炎の原因となる欠陥を修正することを目的とした軽微で低リスクの方法とみなされる。

リンパ小疱およびリンパ瘤

リンパ小疱はリンパ管のうっ滞と拡張によって起こる（図5.59）。小疱は主に先天的奇形によって起こる。しかし、リンパ排液の局所的な外科的途絶もまた十分な集合リンパ管の高圧と逆流をきたし、小疱形成を引き起こすことがある[48]。これは、腋窩や外性器など皮膚が薄く伸展性を有する部位で一般に顕著である。小疱に関連する組織構造（集合リンパ管、毛細リンパ管）によって、周辺組織のうっ滞の程度や問題の起源などの違いが明らかにされる。先天的奇形による場合、基礎原因が弁閉鎖不全や深部リンパ系の過形成に関連するため、小疱はうっ滞除去治療によって改善され難い。乳糜液の皮膚の滲出が認められる例もある。

透明な小疱ではなく白い小疱は深部腸管リンパ系または胸管自体からの乳糜逆流を示唆する[47]。リンパ瘤は静脈瘤と同じであり、集合リンパ管に関係する（図5.59）。皮膚の薄い患者（老人）では、高圧で充満状態または瘤状のリンパ管がみられることがある。この所見は、皮下脂肪が十分多い部位では、当てはまらない。

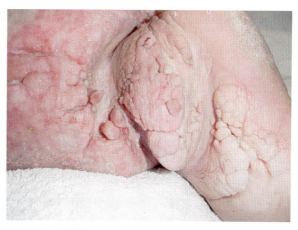

図5.58　乳頭腫

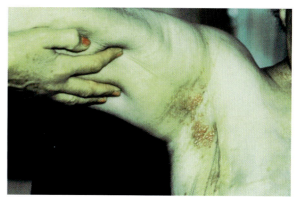

図5.59　リンパ小疱およびリンパ瘤

治療戦略
- 小疱は非常に脆弱で、機械的なストレス因子（包帯、着衣、MLD、運動など）に曝されたときに断裂しやすい。弾性包帯を装着する前に、衛生的な高吸収性包帯を小疱の上から使用する。
- 既往歴や心配される程度によって、患者の感染症のリスクを評価する。必ず、使用する抗生剤を特定し、念のため処方した全量を服用させる。
- 蜂巣炎の徴候や症状について患者と話し合い、必要であれば（医師の指示による）抗生剤投与の適切な計画を立てる。
- 罹患した領域を十分にうっ滞除去すれば、大半の小疱は解消（縮小や消失）が期待できる。
- 乳糜逆流が認められる場合、外科的手段が必要か否かを決定するために画像診断を行う。再発性蜂巣炎は、乳糜小疱から深部リンパ系に病原体が直接侵入することによって生命を脅かす。

側副静脈

最初の理学的検査の間に、罹患した区画の詳細な視診

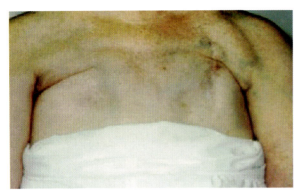

図 5.60　側副静脈

について十分記録されなければならない。リンパ浮腫が外科治療の介入によって生じた場合、二次的障害が認められることがある。詳細な視診を行い、照射されていない皮膚と照射した皮膚の状態を比較、萎縮または肥大した組織、触診または視診可能な腫瘤、異常に突出したまたは変性した静脈形成などの明らかな異常が見られるときには、さらに詳しく調べる必要がある。さまざまな徴候の鑑別をするため、必ず腫脹の原因を念頭におくことが重要である。静脈閉塞単独で腫脹を引き起こすこともある（静脈性浮腫）。

静脈閉塞の原因には以下が含まれる：

- 浅部または深部静脈血栓症
- 腫瘍による閉塞
- 放射線性線維症、瘢痕組織形成、骨折などによる機械的な締め付け

リンパ浮腫は除外的診断であるため、複雑な既往歴を有する患者は十分に調べ、非定型所見の見落としや誤診を避けなければならない。側副静脈は、良性の続発性リンパ浮腫の典型的な特徴ではない。側副静脈は主要な静脈が適切に機能しない時の静脈還流の経路変更を指す。側副静脈形成の原因について決定的な医学的評価が得られない限り、リンパ浮腫療法士は側副静脈を医師の検査を要する閉塞が存在する証拠とみなさねばならない（図 5.60）。

明らかにされれば、治療を開始または再開する許可が与えられるべきである。側副静脈が照射野に直接関連する場合、緩やかな放射線性線維症の発症による静脈の締め付けが強く疑われる。評価および問診の間、患者はこれら側副静脈の発症と身体症状を認識した上で、療法士の抱く疑義と一致しない緩やかな漸進的発症の既往歴を報告すべきである。しかし、静脈が急速に新生して、患者が気づかなかったり非関連部位（照射野以外）に認められたりした場合は、癌の既往歴を有する場合は特に、閉塞（深部静脈血栓症、腫瘍）が強く疑われるため、詳しく調べなければならない。

治療戦略

- 上記の原因による側副静脈は慢性であり、治療によって改善または消失しない。
- 側副静脈が深部静脈血栓症を原因とする場合、治療を開始する前に、血管医療の指針として、血栓後症候群（PTS）のガイドラインに従う。
- 照射野内に側副静脈が認められる場合、本章前述の「放射線性線維症」の治療戦略を参照する。側副静脈は治療の重点ではない。
- 側副静脈が明らかに腫瘍による閉塞を原因とするときは、癌の管理を優先する。医師は適宜、CDTで患者を治癒する。緩和治療が目的となりうる。

体肢の麻痺

事故による外傷、癌治療（コバルト照射療法など）またはその他の疾患経過（ポリオ後、二分脊椎、多発性硬化症など）による広範な基礎外傷を有するリンパ浮腫患者は、機能低下、無知覚および依存性の浮腫肢を呈することがある。これらの患者はCDTの対象となりうるが、治療の機械的性質上、高度なケアとスキルを持って行わないとさらに損傷するリスクが大きいため、「特殊なニーズを有する患者」として別個に分類すべきである。創傷形成をもたらす組織の脆弱性が最大の懸念である。

治療戦略：検討事項

- 包帯を装着する前に、圧迫を受ける部位の断面形状を解析する。
  - 卵形、骨状、円錐形、円筒形
  - ラプラスの法則によれば、円弧が小さいほど圧迫を受ける（$P = Tc/R$）。ラプラスの法則は圧迫戦略の指針となる（全体の圧勾配と局所の圧力分布）。
  - 形状に適したパッド戦略をとる。
- 組織の萎縮と感覚フィードバックの欠如が圧迫関連損傷の原因となることを確認する。
- 圧迫と強度を評価するための快適性についての確認が可能でないため、患者が療法士のスキルに完全に頼っていることを確認する。
- 包帯を巻くときに、「締めすぎる」くらいであれば「ゆるすぎて」失敗する方がましである。
- 治療部位を毎日十分に検査し、紅斑または hot spot（小さな紅斑）を調べる。これらの部位の過剰な圧迫を和らげる。毎日の圧力が累積することで、回復不能な組織損傷を引き起こすことがある。
- 水疱形成や病変が発生すると、治癒が大幅に遅れる。特殊な創傷ケアを実施する必要があり、CDTを延期するか、創傷用包帯を併用する場合がある。

- 体肢の体重および患者が危険なく移動できる能力に対する包帯追加の影響を評価する。

圧迫に関する注意：体肢がむくんでいなければ、手足の断面は卵形である。ラプラスの法則に従うと、卵形の領域は断面がより丸形になるようパッドをあてて、圧力の分散を変更しなければならない。例えば、手背側および手掌側に十分なパッドをあてると、小半径（橈側／尺側面）の圧力が減少し、大半径（背側／掌側）の圧力が増大して、予測可能なhot spot（小さな紅斑）と組織損傷を回避できる。

自己誘発性リンパ浮腫（人為的、人工的）

米国では多くはないが、自己誘発性リンパ浮腫の症例が報告されている。社会制度が充実した一部の国では、自己誘発性リンパ浮腫がより一般的で、政府管掌健康保険の適用を受ける身体障害そのものとみなされる。

人為的リンパ浮腫の臨床徴候は、浮腫性組織と非罹患組織との境界線が明確である（図5.61）。この明確な境界は止血帯が使用された部位の皮下の委縮と変色に関連し、狭窄によってリンパ流が阻止され、肥大した慢性の「有痛性腫脹」の外観を呈したことを証明している。治療が開始されると、患者は成果を妨害したいという気持ちにかられ、排液を阻害するために、体肢近位を止血帯で縛る。患者の誘惑に対処し、修正しない限り、対処治療（CDT）は失敗に終わると予測しなければならない[50]。自傷行為について直接向き合ったりあるいは責めたりすることは逆効果であり、精神医学的検査の紹介は避けられない。

悪性リンパ浮腫

リンパ浮腫治療の専門家は、終末期浮腫と疼痛の管理を提供する点で、終末期癌患者にとって重要かつ頼れる存在であると一般に考えられている。定義によれば、悪性リンパ浮腫はリンパ液と静脈血の流出を物理的に閉塞し、動脈の流入に影響し、強い痛みやしびれ感、体肢の麻痺を誘発する神経組織障害をもたらす中枢側の腫瘍塊に関与する（図5.62）[51]。

悪性リンパ浮腫を有する患者には治療計画のかなりの変更を要するが、それでもなお、適切に調整された最終目標をもって合理的に変更されたCDTの理想的な対象患者とみなすべきであり、悪性腫瘍はCDTの相対的禁忌とみなされるが、これは既往歴全体が複雑であることが考えられるためである。CDTの調整による副作用の可能性に関連するあらゆる重大な懸念に対処するため、進める前に医師の許可が必要である。

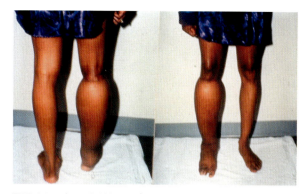

図5.61　自己誘発性リンパ浮腫

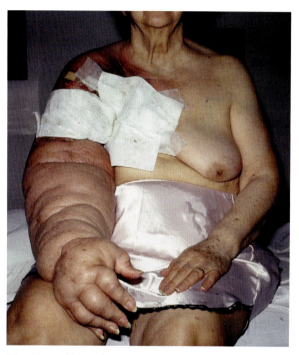

図5.62　悪性リンパ浮腫

疾患によって、採用されたCDTの方法は最終的に緩和ケアのモデルに従うことになるが、エネルギーがまだ高く、疼痛のレベルが管理される場合は、日常生活の活動が患者を非常に充実させることがある。そうした場合、治療法に最小限の調整をすることで（単純なCDTと比較して）非常に有効となる場合があり、不快感の緩和につながる。疾患が進行すると、基本的に以下の調整を行う。

治療戦略：検討事項

- 疼痛および水分の管理にMLDを積極的に活用する。
- 包帯圧迫の強度を弱める（ごく低い安静時圧）。
- 高い運動時圧と低い安静時圧による弾性包帯を積極的に活用する。
- 弾性圧迫に頼らない。高い安静時圧は忍容性が低く、浮腫の管理には、ほとんど役立たない。

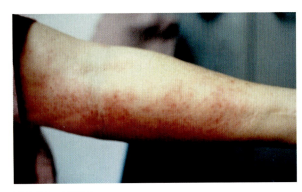

図5.63　蜂巣炎

- 「集中期」の治療計画の要件をゆるめる。エネルギーの喪失、診察予約の重複、健康悪化による予約のキャンセルを予測する。健康状態が悪化している場合、日常のCDTの治療計画の順守による精神的なプレッシャーを患者に与えてはならない。

疼痛管理の方法として用いられるMLDは非常に有用であり、有害事象のない補助ツールとして極めて効果的であることが証明されている。全身の健康状態が重篤になっても、患者は他のどの治療にも勝ってMLDの受け入れを望む。このため、MLDはできる限り長く頻繁に実施すべきであり、ホスピスにおいて慈悲深いケアとして患者や家族から高く評価される。

蜂巣炎

機械的に侵害されたリンパ系のやっかいな副作用は、感染症（蜂巣炎、丹毒）の発症をもたらす免疫障害である。興味深いことに、腫脹の程度（体積、重症度）と蜂巣炎の頻度や重症度に直接的な相関性はみられない。大きくむくんだ体肢は皮膚損傷や不衛生に驚くほど耐性があるのに対し、軽症な患肢の多くが蜂巣炎を発症しがちである。進行を即時に食い止めるため、臨床徴候に関わらず、多くの患者が蜂巣炎の徴候、症状、予防策および治療について学び知る必要がある（図5.63）。早期の抗生剤による介入は重度の合併症（毒性ショック、死亡）に回避するだけでなく、続発する炎症性プロセスに関連する組織も保護する。炎症はフリーラジカル（※活性酸素）の産生に関与している。フリーラジカルは、機能するリンパ系を介して取り除かれなければ、皮膚の反応的な線維化と象皮病への段階的な進行を加速させる毒性の間質環境を作り出す。蜂巣炎の原因は、A群連鎖球菌や黄色ブドウ球菌などの常在皮膚細菌の侵入である[52]。

蜂巣炎の臨床像として以下が挙げられる。
- 悪寒に続く高熱
- 重度の倦怠感
- 悪心、頭痛
- 皮膚の温感／熱感、発赤
- 地図様境界
- 急速な進行（数時間で）

治療戦略：提案
- 即時の抗生剤投与
- CDT施行中であれば治療を中止する。
- 症状安定化と下熱の観察をスケジュールの項目に含める。
- 数日間は皮膚に赤みと温感が残る。
- かさぶたができることがある。
- 深部体温が正常にもどったらCDTを再開する。

一時的な混合型不全（機能的および機械的）が感染中に発症したら、圧迫とMLDで腫脹を縮小し効果的なリンパ輸送能をさらに促進するため、深部体温が正常に戻り次第CDTを再開する。皮膚のひび割れや鱗片化を予防するために保湿を維持しつつ、衛生管理と皮膚への損傷予防を中心とした長期的な予防手段をとる。低pHのローションを用いて、皮膚表面の細菌数を減少させながら、定住細菌の透過性を損なわせる無傷の酸性被層を形成することに重点を置く。

複合的理学療法のプロトコールのバリエーション：原発性および続発性リンパ浮腫

原発性リンパ浮腫患者への適用

既知のリンパ形成異常症（低形成、過形成）は原発性リンパ浮腫患者におけるリンパ浮腫の基礎原因であるため、リンパ系は不十分でもほぼ無傷と考えてよい。だが画像検査を行わなければ、近隣の無傷の領域を用いる標準のプロトコール（片側性続発性患者におけるような）と同じ予測結果がもたらされるのか常に疑問である。療法士はケアプランを作成しながら、以下の疑問について自答する必要がある。なぜならば、局所的にまたは全身的に輸送能が低下している可能性があるからである。

MLDについて
- 腫脹のある身体部位の局所リンパ節にMLDを施す含めるべきか？
  - それらのリンパ節は無傷か？
  - それらのリンパ節は外科的に生検または郭清されたか？
- 局所リンパ節を治療する場合、治療を近接する領域へ

の分水嶺を横切って治療するべきか？　こうすることで確実に良好な治療成果が得られるか？
- 他の身体部位の腫脹を引き起こすリスクは何か？
- 治療は積極的に行うか、あるいはより慎重にするか？

圧迫に関して
- 遠位部のみに罹患しているとき、体肢全体を巻くべきか？
- 多量の液の移動が未罹患部位の浮腫発症のきっかけになることを懸念する理由があるか？
- 複数の体肢が罹患している場合にどのような調整を行うか？
- 既存のリンパ管経路に有害作用を起こすことなく圧迫することは可能か？

以下に示す5つの原発性患者の治療症例は、一般的によくみられる明確な対処法を示し、起こりうる問題を表しており、上記の質問や懸念に答えを提供するのに役立つものである。

症例1：体肢遠位部のみ罹患する原発性リンパ浮腫
MLDの調整（図5.64）

原発性リンパ浮腫の症例において、局所リンパ節は必ず、MLD治療手順に含めなければならない。同じ区画内に腫脹が存在しても、医師は局所リンパ節が機能不能である、または治療に役立たない、と確実に結論付けることはできない。大半の原発性リンパ浮腫におけるリンパ節とリンパ管の低形成は、優性遺伝性形成異常である[53,54]。興味深いことに、体肢全体が罹患しないまま数十年が経過する症例があり、機能不全をきたす未知の特殊な解剖学的個体差があることが分かる。

これらの症例においては、害なく画像診断が実施できた場合、鼠径部または体肢近位の形成不全は認められずに、遠位の臨床像である局所リンパ異常が特定される。さらに、リンパ浮腫の症例の大半において、明らかな基礎の解剖学的臨床像は示されない。そのため、臨床医は、診断研究による明確なガイダンスなしにさまざまなタイプの患者にCDTを施行するのを要求される場合が多い。

この例の腫脹は軽度であるため、鼠径リンパ節自体は離れていて近位区画によって二次的にうっ滞していないことは当然である。計測すると、腫脹の片縁部はふくらはぎ近位の周囲径が（他方と比較して）正常である。鼠径リンパ節を含めたMLDを施行することは容易である。しかし、体肢遠位部が唯一の罹患部位であるため、同側の鼠径-腋窩リンパ節間吻合の治療の妥当性について疑問が生じる。

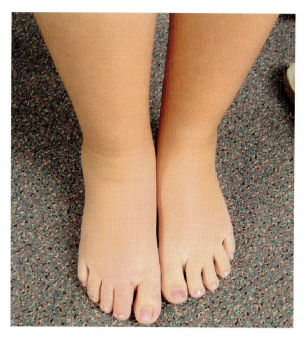

図5.64 原発性リンパ浮腫：体肢遠位部のみ罹患

これらの特定の例においては、体肢が無傷で健康であれば、体肢を（局所リンパ節へと）治療することによって有効な治療成果が得られる。それゆえMLDの目的は局所のリンパ管自動運動能を刺激して、リンパ液を無傷の局所リンパ節へと導くことである。下区画が横断面分水嶺までうっ滞していないため、遠位部に貯留したリンパ液を、鼠径リンパ節を経由して腋窩リンパ節へと遠くまで運ぶことを正当化するのは難しい。腰部、臀部、下腹部および大腿部から鼠径リンパ節へ（分水嶺を超えて）リンパ液が向かううっ滞がないため、これらのリンパ管の機能は無傷であると考えられる。

だが、近位の罹患を伴わない体肢遠位部の中等度から重度の腫脹の症例（ふくらはぎが腫脹し、大腿部は正常）では、複合的理学療法の実施中、圧迫下で近位組織にリンパ液が完全に流れることによって近位部にうっ滞が起こりうる。これが起こる場合は、鼠径-腋窩リンパ節間吻合を利用する。この近位部は元々浮腫を免れていたため、基本的には集中治療期後に正常に戻る。

MLD調整のまとめ：原発性リンパ浮腫（体肢遠位部のみ）
- 区画全体が罹患しているときも必ず、リンパ節を含める。改善にどの程度寄与するかは未知数である。
- 分水嶺を横切らずに体肢遠位部に罹患している場合、局所リンパ節を治療する。
- 体肢近位部が罹患している場合、吻合を確立する。
- 近接する局所リンパ節群を注意して治療する（以下の圧迫の検討事項を参照）。

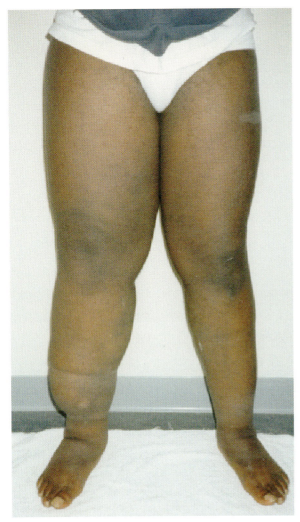

図5.65 原発性リンパ浮腫：体肢遠位部のみ罹患

- 深部リンパ系を必ず含める（静脈角、胸管、腹部）。

圧迫の検討事項：罹患していない近位組織の圧迫は体肢遠位におけるものとは逆の作用を引き起こすという観察が経験的に支持されている。この非生産的な効果は主に、高圧下で正常な排液効果が阻害されることに起因する。浮腫組織は包帯を装着し、圧迫下で柔軟化しうっ滞除去されて、局所圧レベルが低下する。逆に、むくんでいない体肢部位では、圧迫の施行によるうっ滞除去作用が生じないため、そのように反応する能力に欠けている。さらに、リンパ管が液体による緩衝作用を受けないため、圧迫による負荷がかかり、事実上虚血しうる。

臨床的意義：圧迫包帯法は非常に効果的かつ強力にリンパ液を流動させる方法である。原発性リンパ浮腫においては、リンパ管およびリンパ節の構造がさまざまであることに加え、リンパ系（全身および局所）の輸送能が未知で

あるため、圧迫効果は一層予測できない。原則としては：

罹患組織の圧迫は避ける

- 浮腫の辺縁部が膝下で終わり、大腿部が罹患を免れているときは、膝下まで包帯を巻く。
- 手部と前腕に罹患し、上腕が罹患を免れているときは、前腕近位部まで巻く。

罹患組織の筋および関節のポンプを含める（元の静脈およびリンパ管ポンプ） 例として、

- 足部だけに罹患している場合、足関節だけを含めて巻く（ローブーツの高さ）。
- 足趾からふくらはぎの遠位または中部まで罹患している場合、足関節とふくらはぎの筋ポンプを含めるよう巻く。膝の下で止める。
- 足趾から膝まで罹患している場合、足関節、ふくらはぎのポンプ、膝関節を含むよう巻く（膝のすぐ上で止めることは技術的に難しい場合がある）。
- 下肢全体に罹患している場合、股関節まで巻く。

新たなうっ滞部位を調べる 包帯より上部で包帯によりうっ滞が発生する場合、新たにむくんだ組織に対応する。例：

- 膝関節の下（膝の高さ）で止めたふくらはぎの包帯が膝と大腿遠位にうっ滞をきたす場合、下肢の最上部まで包帯を巻く。
- 交互の包帯装着を検討する：月曜は下肢の半分、火曜は下肢全体と繰り返し、近位組織の「うっ滞」と「リンパ排液」を交互に行う。

症例2：原発性リンパ浮腫（片側の下肢全体）

原発性浮腫は鼠径および骨盤リンパ節の低形成に関連することがもっとも多いことを覚えておかねばならない（図5.65）。Kinmonthの研究によると、低形成は、臨床的に片側の体肢にのみ罹患しているときでも、概ね両側に認められる[66]。この事実は臨床的に無傷で罹患していない組織であると評価することに関する考え方に反映させるべきである。

浮腫の「辺縁部」が体肢近位の分節（上腕または大腿部）までを含むとき、局所リンパ節のみの治療（症例1のように）はうっ滞除去治療中のリンパ負荷物質の吸収が不十分となることがある。精密に検査をすることで、腫脹が体肢区画の体幹面を包含することが明らかになる場合がある。このため、原則として体肢浮腫が体幹分水嶺まで迫るかに関わらず、近接するリンパ節群への吻合を確立する。しかし、安全なケアプランを策定する前に、以下の検

討事項に十分対処すべきである。

片側性下肢原発性リンパ浮腫における検討事項と注意

患者の既往歴を必ず記録して罹患の程度を判断または明確にし、治療計画プロセスに役立てるべきである。重要な質問として以下が挙げられる：

- 対側の下肢は開存しているかまたは安定しているか？
- 対側の下肢は間欠的にでも浮腫をきたしたことがあるか（ステージ1）？
- 対側の下肢は蜂巣炎に罹患したことがあるか？
- 対側の下肢はStemmer sign陽性か（もしそうであれば罹患している）？
- この下肢に関連する潜在性（ステージ0）の主観的愁訴があるか？
- 患者が気付かないまたは否定する触診・視診可能な腫脹は現在あるか？

これらの質問のうちいずれかが陽性であると確認された場合、医師は対側下肢が患肢区画からの余分なリンパ負荷を免れるよう、鼠径リンパ節間吻合を**避ける**ことが非常に重要である。

片側体肢に罹患している多くの患者が実際には両側体肢の徴候を有することに注意する必要がある。ただし、罹患の程度が強い体肢に主観的な重点を置くことで、対側の軽度の患肢が無視されたり見過ごされたりする。

対側の体肢が**明らかに罹患しておらず**、患者の全既往歴からもそのことが支持される場合、鼠径リンパ節間吻合を利用するか避けるかは医師の判断に委ねられる。

原則として：

- 必ず同側の鼠径-腋窩リンパ節間吻合を優先して用いる（ここに時間をかける）。
- すべての治療を行う前に対側の体肢を詳しく調べ、変化を評価する。
- 対側の浮腫が明らかであればすぐに、鼠径リンパ節間吻合を介した治療を中止する。
- 対側の下肢の平衡を再度確立するために、圧迫療法が必要となる場合がある。

症例3：原発性リンパ浮腫（片側の上肢）、成人期（図5.66）

原発性の上肢の罹患は、小児の発症（ミルロイ病）を除いて多くなく、後年に自然に発症することは稀である。片側性上肢リンパ浮腫のほぼ全症例において、対側の腕は生涯にわたり罹患を免れたままである。臨床経験から、腋窩リンパ節間吻合を介して罹患した腕から治療することは、罹患していない腕のごく低い不安定化リスクをもたら

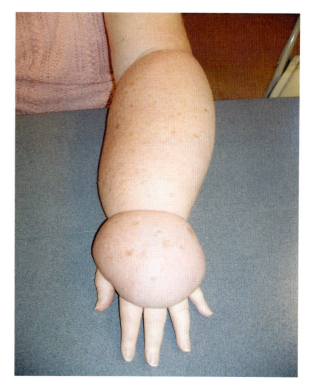

図5.66 原発性リンパ浮腫：片側上肢

すことが示されている。形成異常（低形成）は原因が不明であるが、上肢と比較して下肢が多い点に注意すべきである。この観察は実験動物モデルでも立証されている。

成人ミルロイ病の診断遅延に関連するため、以下の問題および効果が予測される。

- 成人の方が治療に協力的であるため、必要に応じて非常に集中的な治療が可能である。
- 原発性リンパ浮腫を有する成人は概ね、わずかな改善が得られただけでも非常に意欲的になる。

リンパ浮腫は一生涯続く課題である。適切な訓練を受けた療法士と総合的な治療体系を見つけだすことがもっとも望ましい。

- 高度な線維性組織、蜂巣炎の既往歴を予測するべきである。頻度の蜂巣炎は線維性組織変化を加速させる。
- 自宅での圧迫ケアからもっとも効果的で長期的な効果を得られる圧勾配を探る。解剖学的に異常であるため、排液にはこれらの調整に反応することを覚えておく。根拠と提案について症例1の内容を参照されたい。MLD治療に関しては「MLDの検討事項：ミルロイ病（小児）」を参照されたい。

症例4：原発性リンパ浮腫、小児期（上肢と下肢の複合）

上肢原発性リンパ浮腫の大半はミルロイ病を随伴す

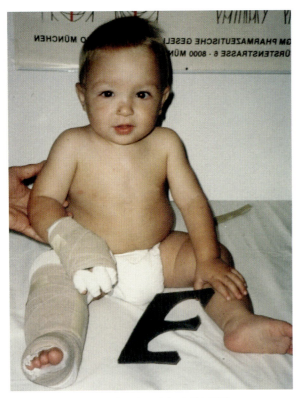

図5.67　原発性リンパ浮腫：同側の上肢と下肢

現在の保存的な方法を反映している。小児が成長するにつれ、リンパ領域は独自の機能的な強みと弱みを呈し、以後のMLDプロトコールの変更に関した治療法の決定に影響する。記載する手順は精密で順を追った手順ではなく概要である。

MLDの検討事項：ミルロイ病（小児）

片側下肢に罹患
- 頸部、腹部を治療する。
- 同側上肢を治療する。
- 下肢のリンパ液を同側の鼠径リンパ節へと誘導する。
- 対側の下肢には治療しない。

片側上肢に罹患
- 頸部、腹部を治療する。
- 上肢から同側腋窩へと誘導する。
- 上肢から対側腋窩へと誘導する（上肢の過負荷の徴候を確認する）。
- 上肢から同側下肢へと誘導する（下肢の過負荷の徴候を確認する）。

両側下肢に罹患
- 頸部、腹部を治療する。
- 両側ともに各々の同側上肢へと誘導する。
- 鼠径リンパ節を含む各下肢を治療する。
- 鼠径リンパ節間吻合を渡って対側へ誘導しない。

片側上肢、片側下肢
- 頸部、腹部を治療する。
- 上肢から同側のリンパ節と対側腋窩の方へ誘導する。
- 同側上肢が罹患していない場合は下肢から同側の鼠径リンパ節および腋窩へと誘導する。
- 罹患上肢と同側である場合のみ、下肢から同側の鼠径リンパ節へと誘導する。
- （綿密に確認しない限り）鼠径リンパ節間吻合を渡って対側へ誘導しない。

片側上肢、両側下肢
- 頸部、腹部を治療する。
- 上肢から同側のリンパ節と対側の腋窩の方へ誘導する。
- 1本目の罹患した下肢から罹患していない同側の腋窩へと誘導する。
- 罹患した2本目の下肢を（罹患した上肢と同側の）鼠径リンパ節の方へのみ誘導する。
- 鼠径リンパ節間吻合を渡って対側へ誘導しない。

る。ごく早期に適切な医学的介入を見つける患者もいるが、数十年後まで見つけ出せない患者がいる。症例2および3で掲げたポイントに基づき、罹患していない他の身体部位へのリスクを最小限に抑える治療計画を作成すべきである。この計画は観察、触診、既往歴、現在の重症度によって調整され、さらに、この特定の疾患型（ミルロイ病）の最新の知識に基づくものでなければならない。

　図5.67の小児は、片側の右上肢と右下肢が罹患しており、左の上肢または下肢に徴候や症状の証拠はみられない。前述したとおり、腋窩リンパ節間吻合（前後）を用い、右腕から左腕へ正中矢状面分水嶺を交差して治療することが低リスクと考えられる。逆に、患肢を対側の鼠径リンパ節の方へ治療することが、全ての原発性下肢リンパ浮腫の症例と同様に高いリスクを有している。さらに小児の症例においては、患者の成長に従って、治療過程で腹部膨満（腸管形成異常による後腹膜腹水）と外性器リンパ浮腫を検査する（小児リンパ浮腫の治療の章を参照）。体肢腫脹の早期発見がそのまま続くだけだと考えるのは軽率である。早期発見は、後期にさらに重症な機能不全が発症する証拠であるため、少しずつあるいは大々的に変化していきいずれは完全に発症することを受け入れなければならない。

　以下の提案は、小児ミルロイ病患者にMLDを実施する

両側上肢、両側下肢
- 頸部、腹部を治療する。
- 各四肢を同側の所属リンパ節へのみ誘導する。
- 重症度に関わらず、吻合を使用しない。

圧迫の検討事項：ミルロイ病（小児期）
圧迫治療を実施する前に、小児原発性リンパ浮腫における各肢の状態を注意深く検討すべきである。

検討事項：
- 多層包帯を行う低伸縮性包帯の素材に対する皮膚の忍容性。
- 不快な場合における、小児との明確なコミュニケーションや反応の表現の明らかな欠如。
- 非常に小さい円弧に対する治療圧と過剰圧迫のレベル（ラプラスの法則）。
- 歩行、動作、バランス、機能などの障害をきたす発達過程への影響。
- 四肢の圧迫を安全に管理するための親の監督、能力、性癖。

挙げられた理由により、すべての小児リンパ浮腫患者において圧迫は最大限の注意をもって実施されるべきである。12ヵ月以下の小児は概ね年齢が小さすぎるとみなされ、施術者のスキルや経験が豊富でない限り圧迫は実施されない。16ヵ月以上であれば、最大限の注意を払ってリンパ浮腫の包帯法が適切に実施できるのと同様に、弾性着衣が着用できる。適切な包帯法は早い時点で療法士によって実施されるが、親が行うと、毎日巻き替えて過剰に圧迫する傾向がある。着衣は必ずオーダーメイドで、適切に計測され、圧迫クラス1（CCL1）を超えてはならない。体肢の周囲径が小さく成人の体肢よりもかかる圧迫が比較的強いため、圧勾配とフィットを綿密に確認すること。

圧迫の検討事項のまとめ
- 12ヵ月未満の小児に（基本的に）圧迫を行ってはならない（これは絶対禁忌ではないが、強い警告である）。
- 12ヵ月以上の小児には専門家によるリンパ浮腫ケアのみ提供すべきである（療法士が小児未経験の場合は指導を受ける）。
- 弾性包帯は歩行を阻害するのに対し、着衣は阻害しない。早期には着衣が好ましい。
- 着衣は包帯に比べて圧迫を均一に分散するため、優れた結果をみる。
- 包帯法の用法は発達過程に対する影響を考慮すべきである。

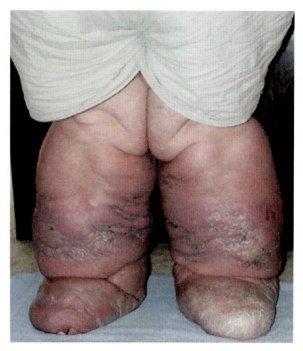

図5.68 原発性リンパ浮腫：両側下肢

- 組織が耐えられないことは最低限に抑える。感受性と圧痛は高い。
- 圧迫は疼痛を与えてはならない。患者の反応の表現が制限されていることを忘れない。
- 成人と同様、浮腫の片縁部を評価し、関節と筋ポンプのみを考慮に入れて圧迫する。より適切な排液を可能にするため、過剰な被覆は避ける。

症例5：
原発性リンパ浮腫（両側下肢）、成人

鼠径リンパ節群は対側の患肢からのリンパ液を受け取ることができないため、正中矢状面分水嶺は共有の負荷領域から両領域を分断する真の「境界線」として確認すべきである。すでに述べた通り、同側の局所鼠径リンパ節は浮腫の再吸収に役立つものとして利用すべきである。しかし、中度または重度の遠位浮腫が認められる場合、鼠径リンパ節だけへの治療は良好な成果をもたらさない場合が多い。

両側下肢の同側の腋窩リンパ節への治療と深部リンパ系（頸部、腹部MLD手順）の調整がプロトコールの骨子となる。両側性リンパ浮腫の全例において、軽度か重度かに関わらず、正中矢状面分水嶺は領域間の境界を区分する役割を保持するべきである。包帯法に関しては、各下肢の浮腫の辺縁部と罹患した組織の状態に応じて、特注の圧迫被覆によって治療される。

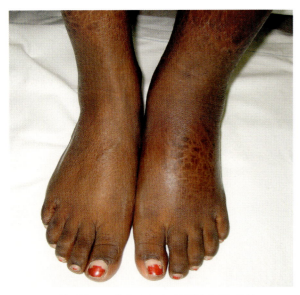

図 5.69 続発性リンパ浮腫：軽度、片側遠位部に罹患

軽度の両側性原発性リンパ浮腫

軽度の両側性原発性リンパ浮腫の例においては（**図 5.68**）、療法士は以下のことを守る。

- 正中矢状面分水嶺を横切らない。
- 各下肢の鼠径リンパ節を治療する。
- 体肢全体が罹患している場合、両側の鼠径-腋窩リンパ節間吻合を用いる（症例1を参照）。
- 集中治療期の経過中、外性器の罹患を確認する。
- ごく稀な合併症ではあるが、腕の腫脹を確認する。

象皮病

象皮病の場合、重要な検討事項は以下のものである。

- 腎機能（利尿の能力）
  - 大量の液を中心循環へ移行させる。
  - 尿排泄量を確認し綿密に監視する。
  - 患者によっては医学的サポートを必要とする。
- 近位組織（大腿部、体幹、外性器）へのうっ滞または貯留。解剖学的に異常であるため、排液が緩慢となる可能性があることを覚えておく。
- 体肢の減量が急速であるため、近位組織を超える。
  - 圧迫の強度を弱め、MLDの強度を強める。
- 急速なうっ滞除去は包帯のずれをきたし、保持と圧迫力を弱める。
- 組織の脆弱化と弛緩（変形が加速化する）、疼痛、蜂巣炎の発現率上昇、小さな創傷。

続発性リンパ浮腫患者への適用

続発性リンパ浮腫は、定義によると、外傷、未治療の慢性静脈疾患、肥満、外科的障害、その他を含むさまざまな原因を有する。リンパ損傷の重症度、時系列、その他悪化因子によって、続発性リンパ浮腫は治療に対して様々な当にならない反応を示す。実際の反応を基に治療の程度を確認し、各患者に適宜適応させなければならない。以下の指針はごく軽度な症例を過剰に治療することや、ひどい症状を示した症例に治療が不足となることを避ける上での決定を下すうえで役立つ。

症例6：
続発性下肢リンパ浮腫（軽度、遠位）

続発性リンパ浮腫が鼠径リンパ節の外傷（手術、放射線治療他）による場合、単純に言えばリンパ浮腫療法士は傷害を受けた領域（同側下肢、体幹下部、臀部と腰部、外性器の組織など）のみを対象とすればよい。この単純な症例は基本的に深部リンパ系の調整（頸部、腹部手順）と、両方の吻合側副経路（鼠径リンパ節間、および鼠径-腋窩リンパ節間）を介して同側腋窩リンパ節および対側鼠径リンパ節を活用することによって治療する。

これらの単純な例がリンパ浮腫の臨床徴候がみられた直後であるとき、浮腫の辺縁部は足趾、足部や足関節の背側のみに限られていることがある。もっとも配慮の行き届いた適切なケアを提供するために、患者と施設双方にとって過剰、面倒、無駄とみなされるかもしれない。積極的なCDT介入を避けるのに役立つ。

圧迫の検討事項：

- 軽度の遠位原発性リンパ浮腫（**図 5.64**、症例1）と同様、罹患した部位のみを包帯や着衣で覆い、局所の関節および筋ポンプを活用する。この手順によりリンパ液の閉じ込めが避けられる；
  - 足部遠位の罹患：靴の高さ（ローブーツ）まで包帯を巻き、踵に合った（足首丈）着衣を使用する。
  - 足部と足関節の罹患：ローブーツの高さまたは膝下まで包帯を巻く。2種類の高さを交互に用い、ふくらはぎ用着衣（膝丈）を使用する。
- 足部、足関節またはふくらはぎ遠位の罹患：膝下まで包帯を巻き、ふくらはぎ用着衣（膝丈）を使用する。

成果を評価した後、調整する：患肢の一部を覆うよう包帯法を調整した場合、浮腫によって包帯の近位の組織まで飽和状態となり、MLD後も目視できたり、触知できたりする場合やあるいはその両者ができる場合がある。これは予想外の結果ではないため、被覆の範囲を広くしてうっ滞除去しなければならない。圧勾配を段階的に高めるため、2種類の包帯を交互に用いることが有用な場合がある。そのようなプロトコールとして、以下が挙げられる。

- 月曜 - 足首まで包帯を巻く(結果：足部が積極的にうっ滞除去されるが、ふくらはぎは飽和状態になる)。
- 火曜 - 膝まで包帯を巻く(結果：足部は積極的にはうっ滞除去されないが、ふくらはぎがうっ滞除去される)。
- 水曜 - 足首まで包帯を巻く(同上)。
- 木曜 - 必要に応じて、膝まで包帯を巻く(所見が持続する場合は、同上)。

この調整の結果、近位部へのリンパ液の貯留を防ぎながら、遠位部を効果的にうっ滞除去できる。適切な弾性着衣の選択はこれらの施術の所見によって示唆される。ふくらはぎに期待された圧迫以上のサポートを要する場合、膝丈の着衣を提供する。逆に、ふくらはぎが安定している場合は、足首丈の着衣を提供する。

腕の遠位と手の徴候も、症状が強い体肢のうっ滞除去の改善と同様に対処できる。

MLDの提案：

軽度の遠位腫脹が数ヵ月あるいは数年も近位組織への重大な進展なく認められることがある。その場合、機械的不全による総合的な障害が区画にまだ現れていないと考えるのが妥当である。腫脹に対処するために単純な圧迫サポートで十分な場合もある。しかし、MLDを実施する場合、医師は無駄な時間や費用を省くため、プロトコールの程度や徹底の度合いを同様に検討しなければならない。以下の調整が挙げられる；

- MLDは必ず、深部構造(頸部、腹部、呼吸)を含める。
  - 深部系は無傷であり、残る無傷の鼠径リンパ管およびリンパ節と深部の体肢構造の排液を続ける。MLDは施術可能な経路を介して、有効性や側副排液を高める。
- MLDは大腿近位、膝およびふくらはぎの治療を含める
  - これらの組織に現在浮腫がみられない場合、これらは機能している。そうでなければ、リンパ液の貯留が加速し始める。
  - 表在系と深部系の間に穿通枝が存在することを覚えておく。

臨床観察：同側の腋窩リンパ節と鼠径-腋窩リンパ節間吻合を含める片側性続発性リンパ浮腫の基本的な治療プロトコールは、効果的ではない可能性があるため省略してもよい。

この結論は臨床研究から得られたものであり、低集中治療の妥当性は支持できる仮説である。より広範囲の治療はなおも選択肢である。療法士は以下のことを検討すべきである。

- リンパの外傷は絶対ではないかもしれず、構造は部分的に無傷である可能性がある。
- 時期尚早である。より広範な外傷の影響は時間を経て現れる。
- 軽度または遠位の症状がみられる場合、罹患した区画内の近位リンパ組織はまだ機能している（組織はまだむくんでいない）。
- 浅部外傷が深部構造にまで及んでいないかもしれない、またその逆もある。
- 深部リンパ系は機能しており、穿通枝は外傷部位をバイパスして浅部集合リンパ管からの排液を促す。
- 機能的予備が高い患者がいる。
- リンパ管-リンパ管吻合と治癒が外傷部位で起こる。
- 機能している近位リンパ組織(ふくらはぎ、大腿部、体幹部)は上体幹へのリンパ液の流れに逆らって、無傷の鼠径リンパ節へと排液させる。このため、足部からのリンパ液は横断面分水嶺を横切って上区画へくることはできない。

症例7：続発性リンパ浮腫、片側の発現、両側性への素因

対側体肢が「罹患を免れているが素因がある」片側性原発性リンパ浮腫と同様、一部の続発性リンパ浮腫は、集中的CDT治療の前に同様の懸念を引き出しケアプランへの影響をもたらす。

一般的にリンパ管およびリンパ節の機械的欠陥は、両側の下区画が近位にまで及ぶ外傷または破壊による影響を受ける場合でも、(異なる時系列に従って)非対称性に起こる。合併症を避けるため、医師は外傷の種類に詳しくなっておき、リンパ構造に対する影響を評価して、適切なケア計画を作成すべきである。

リンパ浮腫の発症を引き起こす基になる診断と外科治療

療法士は以下を理解し認識すべきである。
- 骨盤内癌は概ね、両側の骨盤からのリンパ節生検を必要とする。
  - 現在、一側の下肢が罹患していても、もう片方も高い素因を有している。
- 「根治的な」方法とは、定義によるとリンパ節郭清を意味する。
  - 一般の子宮切除術は組織の切除のみである。患者はリンパ浮腫発症の素因をもたない。「根治的」子宮切除術では患者のリンパ浮腫の高い素因をもつ。
- 骨盤内癌の放射線治療は内部からまたは外部から実施される。
  - 外照射療法(皮膚を通過)は触知可能な目に見える

組織変化を引き起こす。照射野の位置を示す入墨用マーカーになりうる。皮膚にダメージを与えるだけでなく深部組織にも広く影響する。
- 体内放射法（近接照射療法）は膣または直腸に挿入されるロッドまたはシードから放射される。組織の損傷は目に見えず触知されない。照射野は臨床的に明らかでないが長期的な放射線の影響が予測される。CDT禁忌が適用される。
- 骨盤内および腹部臓器のリンパ排液
  - 外科医は、癌の段階にまで進展した侵された臓器から排液するリンパ節組織をサンプリングする。
  - 外科医はしばしば両方の体肢領域の腫脹素因になる左右のリンパ節鎖からリンパ節組織をサンプリングする。
  - 深部リンパ節の破壊により無傷の遠位リンパ節およびリンパ管への逆流が起こる（骨盤リンパ節から鼠径リンパ節や外性器領域へ逆流する、など）。

深部リンパ系を切除した患者におけるMLDの提案 骨盤または腹部リンパ節生検は、切除されたか放射線照射されたかに関わらず、すべての遠位リンパ節および領域を傷害して機械的不全をもたらす。そのため、罹患した下肢から現在罹患していない（すでに素因を有する）下肢への直接的なMLD治療は、深部系への両下肢の共通の排液を無視するものである。この施術は、対側の腫脹を引き起こす可能性が高いため、高リスクであると考えられ厳格に禁忌とされる。

代わりに：
- 深部系（頸部、腹部、もしくは両者の徒手による圧迫が禁忌となる場合は腹式呼吸で代用する）を治療する。
- 同側の腋窩リンパ節を治療する。
- 同側の鼠径-腋窩リンパ節間吻合を治療する。
- 鼠径リンパ節をバイパスして罹患した下肢を治療する。
- 鼠径リンパ節間吻合は避ける。
- 常に罹患していない対側下肢の変化を注意して見る。

圧迫の提案 片側区画全体が罹患している場合（同側の腰部、下腹部、外性器、臀部）、体幹周囲の圧迫が有用でありうる。しかし、対側の下区画のリンパ浮腫のリスクが高いため、罹患していない体肢の負担を避けるため、圧迫の選択は十分に検討すべきである。

弾性着衣の構成には次が含まれる。
- 大腿丈の着衣のみで、日中は近位の体幹部はそのままにする。
- パンティストッキング型の着衣。素因を有する（罹患していない）下肢の圧迫サポートをさらに加える。
- この「予防対策」着衣はCCL1（着圧クラス）でなければならず、局所のリンパ管構造の負担を避けるため圧をかけすぎずに計測されるべきである。
- 圧迫可能なパンティ部位分は近位組織に必要なサポートを与える。
- 素因を有する体肢にトルニッケ効果が生じるため、その下肢の一部のみを覆いながらもう片方の下肢にパンティストッキングを用いない。これは原発性リンパ浮腫患者だけでなく、未発現の対側体肢の腫脹を有する患者にも適用する。

終末期患者への複合的理学療法の適用

現実的な目標の設定

緩和ケアにおけるCDTの適用は、現実を反映させ治療の目的を再定義することを必要とする。良好な患者のための標準的な方法は多くの場合、不快感や強い痛みを引き起こし、エネルギーをさらに衰退させる。定量できる容積減少がみられずに、療法士は治療が不適切または無益であると誤って結論付けてしまうことがありうる。この状況において、療法士は気持ちを切り替え、追求すべき目的を変更して、患者、家族、ケアチームの他のメンバーに認められるような調整した治療計画を作成すべきである。快適性、疼痛や腫脹関連の症状からの緩和、機能の維持や回復を得ることは、大きな成果である。早期の紹介と介入によって、リンパ漏の発症、体肢の著しいむくみと疼痛および機能不全を回避または遅らせることができる（図5.70および5.71）。

癌が寛解しているとき、外来患者のリハビリテーションの背景は毎日通院して行うよう求めている。しかし、緩和ケアの患者は基本的に内科腫瘍学、交通手段の便宜、家族のサポートの調整を含む、他のさまざまな責務や関係に優先順位をつける柔軟性を必要とする。リンパ浮腫の専門家が治療過程を開始するときに中断が予測され、調整が必要である[55]。

健康状態が損なわれているとき、CDTの2つの治療にはっきりとした区別はない[56]。病院を退院し在宅ケアに移る患者は集中的な治療を継続的に必要とする一方、上述した複数の制約により病院式のケアを理想的に得ることができない。通常のMLDが高い効果をもたらすのと同様、集中的な圧迫が基本的に必要とされる[57]。両段階において、療法士の推奨を安全に実施し、ごく初期の来院から家族の参加やコミュニティチームの関与を集中的に学ぶことが重要である。リンパ漏に対して、通常の包帯除

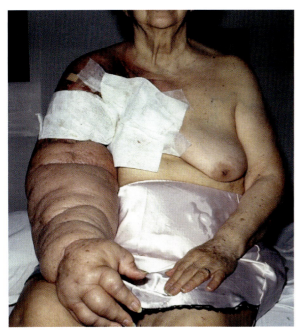

図 5.70　悪性リンパ浮腫：上右区画、前面図

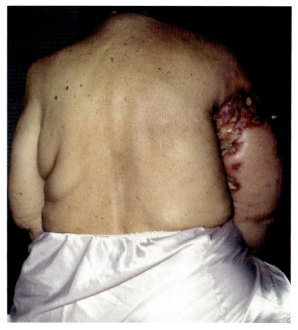

図 5.71　悪性リンパ浮腫：後面図

去、包帯の交換、再装着が絶対必要条件である。これには、注意深く熱心な介護者の実施が必要である[58]。

半集中的なCDTは、皮膚の完全性、蜂巣炎の早期特定および管理、腫脹の度合いに応じた日常の観察、実施中の疼痛管理など、最重要の問題に対処し続ける。健康状態が悪化すると、ある時点で緩和的CDTのいくつかの方法が絶対的禁忌となるため、注意深く定期的な再評価がもっとも重要である。それでもなお、これらの合併症にも関わらずリンパ浮腫療法士が無条件に治療に関わってくれていると患者や家族が認識するときには、支援や感謝、期待をしている雰囲気が維持される。

複合的理学療法の各手順の利点と制約

緩和的圧迫

閉塞性のリンパ浮腫は、体積縮小の試みに抵抗性を示すことが多く、圧迫で除去しても数分のうちに再貯留する。低伸縮性包帯は、組織を包み込んで皮膚を容赦なく引き伸ばす腫脹の進行を効果的に抑制する。合成綿または発泡体のパッドの層で組織を優しく包み、リンパ液の移動を持続し、「はち切れそうな」感覚に抵抗する（図5.71）。この単一の腫脹症状に対処することで、疼痛は大幅に減少し、快適性が増す。滲出性の皮膚病変は弾性包帯を再度巻く前に創傷ケア専門家と共に注意深い調整を必要とする。基本的に、浮腫がちょうど関節の添え木となって、可動域が制限されるかまたはまったく動かなくなる。少しでも浮腫が縮小すれば関節は自由になり、機能と可動性は改善する。

弾性着衣（医学的に適正な圧勾配のサポートストッキング、スリーブなど）には固有の高い安静時圧の高さがあり、フィットしていないと狭窄したりロール状や索状になったりして、快適性が得られにくい。一般的に「はち切れそうな」感覚であり、すぐに耐えられなくなり疼痛が悪化する。低圧迫クラスの弾性着衣は忍容されるが、圧迫クラスに関わらず閉塞性のリンパ浮腫が弾性繊維の許容容量を上回るため必要な封じ込めが不可能となる。これらの懸念のため、多くの患者が低伸縮弾性包帯を選択し続け、死の間際まで緩和されることを望む。

圧迫：全般的な調整

- 低い安静時圧の方が忍容性に優れている。
- 全体的に包帯の張力を弱くする。
- 連続気泡型発泡体を用いて包帯を安定させる（浮腫に優しく当てると忍容性が高まる）。
- 積極的な減少ではなく浮腫の封じ込めをすることで、腫脹の進行を抑える。
- 何度もチェックし、皮膚を手入れし、包帯の強度を維持する。
- 創傷管理は吸収層を何度も交換する必要がある。
- 弾性素材を避ける：弱すぎるか疼痛の原因となる。

緩和的徒手リンパドレナージ

終末期にある患者は腫脹管理のためにMLDを必要とするが、さらに付加的効果として鎮痛作用の効果もMLDから得られる。疾患が進行し、エネルギーレベルが衰退しても、MLDは疼痛管理に効果的であるため、他の医学的懸念によって簡略化または調整されることはあっても必ず適応される。閉塞腫瘍がリンパ区画全体を阻害するため、MLDは主には体幹領域における側副流を作ることに焦点を置き、副次的には体肢に重点を置く[59]。医師と密に連携することで、浅部と深部の腫瘍病変を避けながら最適な経路を通すことができる。体積の変化を質的に計測することは難しいが、治療は皮膚の張力関連疼痛、随伴する疼痛の発生源、リンパ漏、可動域制限、皮膚完全性の低下に対処することが必要である。MLD治療を受けることは稀であり、思いやりや優しさ、人間的な関わりがより一層歓迎される。このサービスの延長がCDTのもっとも喜ばれる点であり、MLD施術中のスキンシップが患者と介護者の間の結びつきを強くする[60]。

MLD：全般的な調整

- 病傷部との接触は避け、無傷の皮膚のみを対象とする。
- 開通している解剖学的な排液路を特定する（画像所見の検索）。
- 患者のエネルギーを温存するため、不必要な肢位転換は制限する。
- 快適性を追求し最大化し、優しく、注意深く、支えとなる。
- 鎮痛効果を重要視する。
- 医師の指導によるケア計画：相対および絶対禁忌を特定する。

緩和的スキンケア：リンパ漏の管理

過剰な浮腫関連の皮膚張力は脆弱なリンパ小疱を生成し、圧迫の機械的ストレスから大量の漏出を伴う亀裂がもたらされる。微小な擦過傷や萎縮性変化と脱水を伴う損傷がさらに浸食を進行させる[61]。皮膚浸潤腫瘍が、命の終わりまで進行し、治癒しない潰瘍を形成する場合がある。皮膚と皮膚が重なる部位に湿気がたまり、真菌や細菌の温床になる。多重圧迫には吸収性創傷用包帯を取り入れることができ、頻繁に交換して浸軟を予防すべきである[58]。何度も検査して早期に感染症を特定し、包帯を巻くたびに評価できるようにする。壊死組織の悪臭防止は重要である。リンパ漏および嫌気性細菌は、患者の苦悩、自意識過剰、自尊心の低下をきたす。創傷用包帯と皮膚のひだに局所製剤を塗布してこの問題を軽減し、患者が社会的活動に従事できるようにする。乳児用オムツなどの高吸収性の非癒着性素材を包帯装着にうまく取り入れる。プラスチック製の裏当てやオムツにリンパ液を吸収させて、多重包帯の素材が飽和するのを緩和し、浸軟を最小にできる。

スキンケア：全般的な調整

- リンパ小疱、水疱、リンパ漏が一般にみられる。
- 滲出物をコントロールして浸軟を予防する。
- 衛生面を重視し、初日から介護者を指導する。
- 防腐剤を使用し、真菌や細菌のコロニーを管理する。
- ローションをたっぷりと塗布し、ひび割れがないか調べる。
- 圧迫の機械的ストレスから脆弱な皮膚を保護する。

治療のための運動と緩和ケア患者

できるだけ、通常の運動や活動を促す。一般に、疼痛コントロールの方法が最適化されれば、疾患の進行した患者も治療のための運動を行うことが十分可能である。しかし、標準のリンパ浮腫深呼吸エクササイズは、特に呼吸困難がみられる場合は難しい。骨の転移性疾患は、最小限の運動でも骨折のリスクを生じる；療法士はそうしたリスクの存在を認識する必要がある。筋力低下または麻痺は、自動運動ではなく他動運動を処方する必要が生じる問題である。

運動：全般的な調整

- 患者の能力、疼痛、関節可動域、筋力を評価する。
- 医師の指示する計画に沿って健康全般を評価し、禁忌を特定する。
- 目標としての生活の質について戦略を練る。

家族のサポートと教育

家族や専門の介護士が早期に関与することは、緩和的CDTにおいてもっとも重要である。緩和的CDTの性質上、正確性、理解、思いやりを持って、それぞれの徒手治療を実施することが必要となる。MLDはその要素を単純化すると学びやすく(片手または両手、など)、来院の間に何度も実施する順序を注意深く決め、鎮痛とリンパ液再吸収の効果を最大とする。圧迫管理は患者の責任とすべきではない。痛みを及ぼす包帯や着衣を自分で外すことは不可能であり、装着しなおそうとすれば、脱臼や骨折、皮膚の断裂、阻血をきたす可能性がある。患者が応答しない場合は、快適性、感覚、毛細血管還流、皮膚の完全性を数時間ごとに定期的に確認すべきである。

複合的理学療法による全身性浮腫の管理

終末期患者に適用される治療戦略は、疾患の進行が緩やかな場合や癌治療が疾患コントロールの時期にある場合、典型的な原発性および続発性リンパ浮腫のために構成される戦略とよく似ている。ケア計画はリンパ組織（深部または表在）への腫瘍浸潤の程度と部位によってさまざまに異なる。さらに、腎不全、肝不全、心拍出量の減少、低蛋白血症（血清アルブミン値によって監視）によって相対または絶対禁忌となる可能性がある[55]。圧迫への忍容性は、糖尿病、神経疾患、中枢神経系障害および末梢血管合併症によって直接影響を受け、治療の選択肢が著しく制限される[60]。

相対および絶対禁忌は薬剤相互作用、臓器不全の重症度、CDTの各手段によりもたらされる相互作用の可能性または増悪の評価に基づいて、医師が指示する特に綿密な調整を必要とする[62]。急性うっ滞性心不全、急性深部静脈血栓症、血小板減少症、重度の神経因性または骨性疼痛、進展した末梢血管性疾患（ABPI低下）、および糖尿病の合併症などは、解決不能な問題を引き起こす[55,63]。

間欠的空気圧迫装置は、体肢のつけ根や体幹の浮腫が悪化する可能性がほとんど常にあるため、緩和ケアには特に不向きである。緩和ケアにおける浮腫の治療に関する文献の中で、CDTに代わるあるいはCDTと併用する医学的皮下ドレナージテクニックが報告されており、今後の研究が期待できる[65,65]。このテクニックは「翼状」針を皮下腔に挿入して、チューブを介してドレナージバッグへつながれる。この物理的なドレナージバッグは終末期のみ適用されるもので、感染症やリンパ漏および両者のリスクがあるため、それ以前の時期に検討すべきではない（図5.72）。

下区画浮腫に対する実用的な施術

疾患が後腹膜リンパ節に進行するにつれて、片側下区画の浮腫は一般に両下肢へと進展する。低アルブミン血症（機能的不全）や物理的閉塞（機械的不全）は個々にリンパ輸送能を上回るか、合併した複合浮腫を作り出す。一般に、リンパ液流動の間に上区画が用いられることは珍しいため、療法士の戦略にはMLDの間の腋窩・鼠径リンパ節間側副経路（吻合）が含まれる。頸部の治療（鎖骨上窩、静脈角）により全リンパ系に役立つ中枢のうっ滞除去が促される一方、横隔膜に集中させた呼吸に注目して胸管を含む深部リンパ系の排液が行われる（図5.73）。

圧迫包帯法は、複合浮腫や低タンパク性浮腫に適用するとき近位領域及ぶほど非常に効果的である。外性器が含まれることは一般的であり、圧迫レベルに関わらず起こ

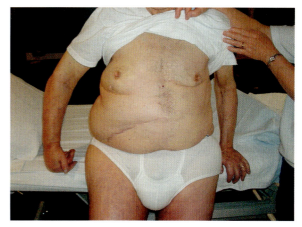

図5.72　悪性リンパ浮腫：下肢、体肢の罹患を伴う

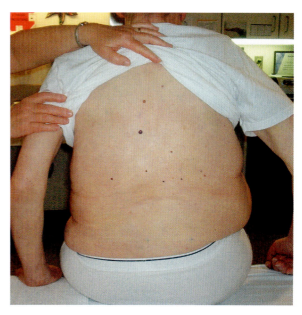

図5.73　悪性リンパ浮腫：体幹後面図

りうる。そのように近位のうっ滞に着目し、体幹のうっ滞除去を目的とした持続的なMLDを行うことは、もっとも理にかなった効率的な戦略である。1回につき1カ所の下肢分節だけに対処するよう圧迫を調整して体液の流動量をコントロールし、MLDによる吸収の促進を可能にする。そのような場合、つま先から膝関節まで包帯を装着して、忍容性が認められるときは交互に下肢全体を巻く。

廃用性

非癌関連疾患の過程は、完全なあるいは持続した運動の欠如をもたらし低タンパク性の廃用性浮腫が生じることがある。その場合、リンパ系はおおかた無傷であるため、深部のリンパ構造（頸部および負部）に注目しながら局所リンパ節のMLD治療を行うことで体肢遠位浮腫を制することができる。重力に対する肢位変換（水平または挙上）を組み合

わせると、腫脹を圧迫する必要がなくなる。十分な安心感を与えながら、外性器を補助枕などで支え持ち上げることは長時間の圧迫に取って替わる十分対応法である[58]。

調整した方法（下区画）
特殊なMLD：
- すべての「全般的調整」を組み合わせる。
- 大半の症例において、両側の鼠径-腋窩リンパ節間吻合（IAA）を確立する。
- 腹部や骨盤あるいはその両者の転移は両下区画に浮腫の素因を呈つくるため、両鼠径リンパ節間吻合（IIA）は確立しない。
- 片側の体肢が罹患している場合、ドレナージが対側下区画IIAの浮腫のきっかけになる；運動と注意。
- 区画は通常は分水嶺までリンパ液が貯留しており、圧迫によってこの状態は悪化する。
- 外性器の罹患を予測し、適宜調整する。
- 鎮痛効果のため、タッチの質に重点を置く。
- 肢位を制限して快適性を図る。
- あらゆる罹患部位において、深部MLDテクニックは禁忌とする。
- 禁忌の場合、腹部の施術を行わないで呼吸法指導。

特殊な圧迫：
- すべての「全般的調整」を組み合わせる。
- 下肢全体の包帯は、外性器、体肢に過度の負荷をかける場合がある。適応する。
- 皮膚を保護し、滲出物と皮膚と皮膚の間の接触部位からの汗を吸収するため包帯を巻く。
- 体肢近位部は遠位浮腫の貯留池として一時的に機能しうる。下肢全体、下肢半分と日替わりで交互に包帯を巻く。
- 下肢遠位（足部、足関節、足趾）の罹患は免れている場合がある。維持するための軽い圧迫で十分である。
- 神経障害が認められる場合、視診して常に気を配る。必要に応じて、中度の圧迫を行うかあるいは圧迫戦略は止める。

上区画浮腫に対する実用的な施術

下区画の浮腫と同様、上区画の調整は医師による疾患深刻の評価によって指示される。全般的に、表在リンパ領域（上または下）は、深部構造の閉塞に関する最新の視覚的および触覚的フィードバックを提供する。疾患が重症の場合、非浮腫性区画はMLDによる側副排液後の余分なリンパ液を受け付ける能力がほとんどないため常にリスクにさらされている。上区画が同側の下区画に排液されるとき、Stemmer徴候を毎日確認して、リンパ液をさらに受け入れられるかを評価する。例えば、皮膚病変、皮下腫瘍、放射線性線維症の部位または混合浮腫（静脈血栓症、低蛋白血症）による重度のリンパ閉塞が認められる場合は、治療計画は大幅に制限されることがある。これらの場合、療法士は主要な1つの治療法（MLDや圧迫のいずれか）に大きく頼らなければならない。

調整した方法（上区画）
特殊なMLD：
- すべての「全般的調整」を組み合わせる。
- 腹部や骨盤あるいはその両者の転移がない場合（腹部や骨盤の転移は両下区画に浮腫の素因をつくる）、腋窩-鼠径リンパ節間吻合を確立する。
- 深部治療を行ってよいのは頸部のみとする（腹部は禁忌）。
- 既知の転移がある場合、腹部の施術を行わないで呼吸法指導。
- 評価：頸部に局所的な罹患が認められる場合も禁忌とする。
- 腋窩リンパ節間の排液を確立する（片側に素因を有する場合）。
- MLDを調整し、体幹に主に重点を置く（病変は避け、全体的に）。
- 治療時において体肢は治療しないことがある（体幹に重点を置く）。
- 罹患した同側の区画で深部圧迫（肋間、胸骨傍、脊椎傍テクニック）は行わない。
- 快適性のため、並びに、無感覚の場合は保護のため、体肢を補助枕などで支える。

特殊な圧迫：
- すべての「全般的調整」を組み合わせる。
- 上肢全体の包帯は胸部、体幹、同側頸部に過度の負荷をかける場合がある；上肢半分、上肢全体の包帯を交互に行う（手指から肘関節まで、その次は腋窩まで）。
- 皮膚を保護し、創傷滲出物と皮膚間の接触部位（腋窩）からの発汗を吸収するため包帯を巻く。
- 手は罹患を免れていることがある：逆流を避けるための軽い圧迫で十分である。

結論

緩和ケアにおける標準的なうっ滞除去療法の施行は、浮腫の病因と、疾患部位および標準的な排液路に関するその影響の明確な印象を理解する緩和チームとの密接な連携があれば可能となる。リンパ浮腫療法士は物理的およ

び心理的な快適性を顕著に改善することによって、生活の質に影響を及ぼす不可欠なチームの一員となりうる。

脂肪浮腫の管理：診断および患者プロファイルの理解

第3章（脂肪浮腫、111ページ）に述べた通り、脂肪浮腫の精密な病態生理と病因に関してはかなりの議論が展開されている。明確な疾患過程として脂肪浮腫がしっかり理解されないまま、患者は医学コミュニティから不正確な評価、および、不完全どころか有害にもなる指針を受け、その被害者となっている。

誤った知識と誤診

脂肪浮腫の特徴はリンパ浮腫や一般的な全身肥満とはまったく異なるが、大半の患者が肥満キャンプに入れられ、体重減少のために提案される一般的な指針に従う。不幸なことに、脂肪浮腫の影響をもっとも受ける身体部位（腰部、下肢）は体重減少に対する反応が悪く、それ自体が特殊な疾患経過としてさらに特徴づけられている。典型的な肥満と同様、カロリー摂取量の減少と健康増進により、上体、顔、頸部から体重を落とすことができる。しかし、脂肪組織の沈着した腰部や下肢の特徴的な肥大した皮下組織は大半の場合柔らかくなる。脂肪浮腫は、非常に柔らかな結合組織となる傾向があるため、典型的な体重減少時の様に皮膚を回復させる。弾性や回復力を示さないこの皮膚のサポート力が弱いため、組織間隙圧は低くなり、サポート力の弱い表在静脈および毛細リンパ管からの液が貯留される。

脂肪浮腫はヨーロッパで研究された文献は多いものの、広く翻訳されていない。これらの文献の調書が少ないことと国内の研究が不十分であることが、現在の疾患の誤認識につながった。だが患者のことを考える限り、脂肪浮腫に誤ったレッテルを貼ることは、あまりに無益でこの患者群間に感情的な衝突を引き起こす無神経な行為である。

心理学的展望および個人の特性

脂肪浮腫は肥満の変異型のように思えるが、2つの患者群における個人プロファイルは明確に異なる。一般的に、肥満の原因はよく研究されており、身体活動に対するモチベーションの低さと心理的ストレスに伴う食品高摂取に関連する。これに対して、脂肪浮腫患者の大半は体重低下に対するモチベーションレベルはかなり高く、課題を遂行するための心理的および身体的エネルギーは十分備

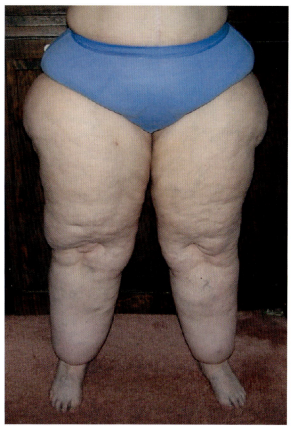

図5.74　純粋脂肪浮腫

えている。実際、彼らの意志や傾向に反して体重が増加する。大半が療法士の提案を順守し、不満をもらさず、自身の身体問題の解決法について高い希望を維持している。モチベーションが高いため、摂食や活動による体重減少に頼ろうという代償過度がみられることは少ない。不幸にも、下肢や腰部の多重減少を達成することに何度も失敗し、ネガティブな感情が高まって次第に、絶望や幻滅、うつ、自己嫌悪、無気力、続発性肥満に陥ることがある。

脂肪浮腫の特定および治療の適用

脂肪浮腫患者は簡単なインターネット検索から、腫脹または肥大した体肢に対して可能なさまざまな治療法に詳しくなっている。しかし、正確な医学的評価を行わなければ、不完全な自己診断に行き着く。解決法を探る中、患者は例えば、CDTが純粋なリンパ浮腫の場合と同程度の効果をもたらすなどといった期待をもって従来の治療を求めることが多い。医院を訪れたとき、認定リンパ浮腫療法士によって初めて脂肪浮腫と正確に判断されるであろう。そのとき、驚きとともに初めて正確な診断を受けたという安心感さえ覚えるかもしれない。

認定リンパ浮腫療法士は脂肪浮腫の病理、特徴および

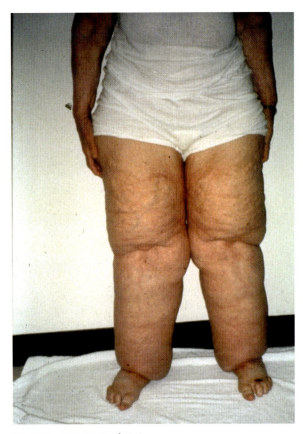

図 5.75　脂肪性リンパ浮腫

治療の選択肢について最新の概要を提供する責任があるため、患者は大きな安心感の後で期待を打ち砕かれることになる。多くの脂肪浮腫患者が、脂肪浮腫性の体肢にも利用可能な効果を探るためにCDTを用いる臨床試験に参加している。だが、治療の失敗を正しく記録することで、予測できる効果が認められない手段や方法、治療法を避けることが重要である。不幸なことに、多くの脂肪浮腫患者は浮腫の要素(静脈またはリンパ液)がないのにリンパ浮腫のプログラムを勧められ、過剰な治療を受けている。それに対し、他の患者は、合併徴候(脂肪性リンパ浮腫)が効果的に対処できるときに、総合的な診断に乏しいからといって治療から除外されている。明らかに、さまざまなものが合併した脂肪浮腫の治療選択肢については大きな混乱がある。

脂肪浮腫の種類

純粋脂肪浮腫：この症状は疾患進行の早期に現れる。続発するリンパ性または静脈性の合併症がなく脂肪浮腫単独で存在するため、以下の特質によって特徴づけされる(図 5.74)：

- 足関節から膝関節、大腿部または腸骨稜までの柔らかい脂肪。
- あざができやすい、痛覚過敏症。
- 蜂巣炎の既往歴なし。
- 足部の罹患なし、Stemmer 徴候陰性
- 圧痕なし(ふくらはぎ遠位でも)
- 皮膚変化なし

脂肪性リンパ浮腫：この症状は、介入(すなわち圧迫)によって進行を止めなければリンパ浮腫が脂肪浮腫と共存する典型的な進行を示す(図 5.75)リンパ浮腫は純粋なリンパ浮腫と同様の重症度の段階をたどって進行する。リンパ浮腫は、基礎にある未治療の脂肪浮腫の二次的な結果と考えられる。以下の特質によって特徴づけられる：

- 足関節から膝関節、大腿部または腸骨稜までの柔らかい脂肪
- あざができやすい、痛覚過敏症
- 蜂巣炎の既往歴の可能性あり(より重症)
- 足部の罹患は、未発症、または、軽度、中等度、重度足部の罹患：Stemmer 徴候陰性または陽性
- 軽度、中等度、重度のふくらはぎの罹患、圧痕性浮腫：鼠径部付近にまで重度に進行
- 皮膚変化および圧痕(リンパ浮腫の典型)

脂肪性静脈性リンパ浮腫：この症状は静脈およびリンパ系に関連する疾患の進行を示す(図 5.76)。3要素がいずれかの重症度で組み合わされる点に注意することが重要である(主に脂肪浮腫に、軽度、中等度または重度の静脈不全、および、軽度、中等度または重度のリンパ浮腫を伴う)。以下の属性を特徴とする：

- 足関節から膝関節、大腿部または腸骨稜までの柔らかい脂肪
- あざができやすい、痛覚過敏症
- 蜂巣炎の既往の可能性あり(より重症)。
- 足部の罹患は、未発症、または、軽度、中等度、重度、足部の罹患：Stemmer 徴候陰性または陽性
- ヘモジデリン色素沈着、潰瘍脂肪皮膚硬化症
- 表在静脈の突出および(または)血栓後症候群の既往歴
- 軽度、中等度、重度のふくらはぎの罹患、圧痕性浮腫：鼠径部付近にまで重度に進行
- 皮膚変化および圧痕(リンパ浮腫に典型的)

リンパ脂肪浮腫：この症状は、リンパ浮腫の要素と脂肪浮腫が共存し、並行して進行する(図 5.77)。その場合、リンパ浮腫は発症時から原発性の傾向があるため、続発性と呼ぶことは正確ではない。リンパ浮腫の腫脹の割合がはるかに大きいため、軽度な脂肪浮腫そのものはリンパ

脂肪浮腫の管理：診断および患者プロファイルの理解

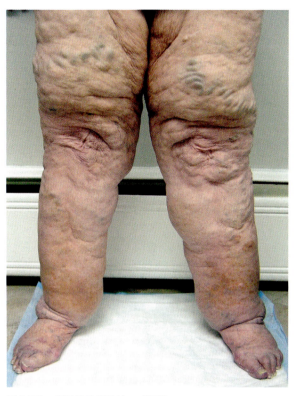

図5.76　脂肪性静脈性リンパ浮腫

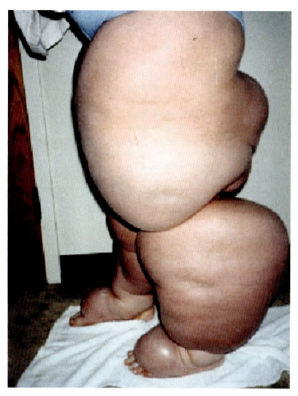

図5.77　リンパ脂肪浮腫

浮腫の減少時にのみ現れることがある。肥満の傾向がある患者における原発性リンパ浮腫が脂肪浮腫と混同される例もある。だが、多量な脂肪要素はリンパ浮腫に罹患している組織を占領し、治療は浮腫の要素に対してもっとも効果的である。以下の特質によって特徴づけられる：

- 足関節から膝関節、大腿部または腸骨陵までの柔らかい脂肪
- 蜂巣炎の既往の可能性あり（より重症）
- 足部の罹患を免れることは少ない、Stemmer徴候陽性または陰性
- 皮膚変化および圧痕（リンパ浮腫に典型的）
- 静脈要素は少ない。
- リンパ浮腫が基礎の脂肪組織を覆い隠す。皮膚はそれほど柔らかくない。

治療のための実用的ガイドライン

　純粋な脂肪浮腫はリンパ系の機械的および機能的不全が関与している。脂肪の貯留と皮膚伸展性の増加（弾性低下）が、表在毛細リンパ管およびリンパ管によるリンパ液の効果的な生成、収集、線形輸送を物理的に困難にする。充血した表在静脈と毛細血管透過性の増加による受動性充血の付加によって、間質リンパ液のバランスを維持するため多量の蛋白質および水分を回収する必要が生じ

る。基礎の遺伝傾向と併せて、脂肪、静脈、リンパ管の罹患の独特な組み合わせに基づき、治療はごく単純にも非常に総合的になる。

純粋な脂肪浮腫の治療

　脂肪組織の圧迫によって脂肪細胞は減少しないが、細胞周囲のリンパ液の貯留に好ましい影響を及ぼし、それがまさに、軽度の体積減少を説明している。発症早期から必要とされるのは弾性着衣だけだが、純粋な脂肪浮腫組織の過敏性により圧迫時のほとんどの試みは妨害される。安静時の高い弾性着衣は、着用時に生地が丸まったり、束になったり、皮膚を傷つけたりするため、最初は着用が難しく痛みを与える。これに対し弾性包帯は、大量の合成綿と発泡体パッドを用いて低伸縮性包帯層の安静時圧を軽くすればうまく試すことができる。圧迫に耐えがたいことに対する安全策として、鎮痛効果をもたらすため、最初数回の治療では弾性包帯の装着の有無に関わらずMLDを開始してよい。短い集中治療期の後、正確な着衣の計測のために最適の体積減少が得られるのであれば、圧迫包帯を中止してよい。以下の治療が提案される：

- 圧迫包帯の装着の有無に関わらず、鎮痛効果のためMLDを施行する。
- 適切な体積減少と圧迫への忍容性および着衣の適合

性のため、短期の集中治療を継続する。
- 包帯を中止し、長時間にわたる弾性着衣へ移行する（日中のみ）。
- セルフバンデージは多くの場合、非生産的である。
- 長期にわたることが予期されること、および補助的なライフスタイルについて患者を指導する。

脂肪性リンパ浮腫の治療（190ページも参照）

併存するリンパ浮腫がある場合はいつでも、純粋な原発性または続発性リンパ浮腫のために行うような治療を継続すべきである。足関節から膝関節までのリンパ浮腫領域そして、持続期間によっては、下肢全体にまで及ぶ領域において、圧迫に対する忍容性は非常に高くなる。これらの領域での体積減少は特に重要であり、それにより療法士と患者の間のより生産的な関係と長期的なケア計画を支える。リンパ浮腫の辺縁が脂肪浮腫に変化している箇所では、圧迫がやはり不快感をきたし、わずかな改善しかもたらさない。リンパ浮腫は常時注意を要するため、セルフケア教育のプロセスの中で圧迫包帯法と弾性着衣については時間と注意を必要とする。健康な生活においてさらに検討すべきこととして、体重管理と弾性着衣を常に着用して実施する運動が挙げられる。脂肪組織には欠けているサポートを受けるため、運動がより快適になり、モチベーションが上がり、さらに長期的な改善がもたらされる。だが脂肪浮腫では、脂肪貯留部位のさらなる改善はごくわずかであるかもしれず、現実的な期待値を設定することが重要である。以下の治療が提案される。

- リンパ浮腫の重症度に対応するために十分な期間をもったCDTの集中治療期を開始する。
- MLDと包帯法を施行する。リンパ浮腫を生じている領域は圧迫への忍容性が高いことが期待される。
- 圧迫包帯法および着衣に関するセルフケア教育を実施する。患者は長期的にこれを継続すべきである。
- 長期にわたり予期されることと補助的なライフスタイルについて患者を指導する。

脂肪性静脈性リンパ浮腫の治療

皮膚の高い伸展性により、多くのリンパ浮腫患者は一般的に目に見えて突出した表在静脈を呈する。未治療のままの続発性の慢性静脈不全は、挙上と筋ポンプ活性により特徴的に改善する浮腫を引き起こす。両脈管系（静脈およびリンパ管）は、伸展組織において間質圧の低下に対抗するサポートを必要とし、圧迫単独で効果を有する。静脈系が関与するとき、浮腫は大幅に改善しすみやかにベースラインに到達する。プロセスが快適なだけでなく減少に伴って身体に適合しなくなる着衣のフィッティングが不要であるため、この減少は弾性包帯によって最適に達成される。典型的な徴候がないため、リンパ系は罹患していないように思われる。脂肪浮腫の多くの場合、リンパ系が機能を損なったとき、足部は罹患を免れたままでありStemmer 徴候は陰性のままである。リンパ系の罹患を示唆する1つの徴候は、弾性包帯がそれより上部の近位の運動を促進する傾向があることである。例えば、膝丈包帯は単独では水分の局所再吸収をきたさないが、リンパ液を近位に押し上げ、リンパ液がリンパ組織によって吸収される。これに関して、圧迫単独による影響を受けていないリンパ負荷の吸収と輸送を改善するようMLDを施行すべきである。以下の治療が提案される：

- 静脈系とリンパ系の罹患を評価する。
- 静脈性浮腫の場合、弾性包帯のみを使用する。長期的な弾性着衣に移行する。ベースラインの正常な体積値に戻ることが期待できる。
- 静脈性浮腫とリンパ浮腫が合併した場合、CDTの集中治療期を開始する。リンパ浮腫管理のための自己ケア教育を始める。患者はこれを長期的に継続する。
- 長期にわたり予期されることと補助的なライフスタイルについて患者に指導する。

リンパ脂肪浮腫の治療

すでに述べた通り、この混合型の浮腫においてはリンパ浮腫の要素が等しいかまたは大きいため、標準的な治療法が必要である。脂肪浮腫の要素がさらに加わることで効果的な体積減少後にほぼ正常な状態に達することは望みたい。脂肪組織は疾患の進行が止まらない限り圧迫に反応しないということを、患者が理解すべきである。皮膚はリンパ液の張力によって滑らかで、低い弾性を示す体積減少と基礎に存在する脂肪浮腫によって柔らかくなっている。痣（あざ）は消えて感度は鈍くなり、必要に応じてより快適で侵襲的な方法が可能である。以下の治療が提案される。

- 純粋なリンパ浮腫と同様のCDTの集中治療期を行う。
- 圧迫に対する忍容性が高いことが予測される。
- 長期的管理は純粋なリンパ浮腫と同様である。
- 脂肪浮腫の要素を考慮し、通常の結果を期待しない。
- 長期にわたり予期されることと補助的なライフスタイルについて患者に指導する。

代替療法

脂肪浮腫は一般に大半の患者や医師において肥満と同じカテゴリーに分類されてしまうため、純粋な肥満患者に対して有効性が証明されたより侵襲的で根治的な治療が模索または提案されることはもっともである。ダイエットや運動が失敗するとき、最新の適切なアドバイスなしに、

脂肪吸引、脂肪切除術、胃バイパス、皮膚切除術、その他の外科治療が試みられることがありうる。脂肪浮腫が続発的にリンパ組織に罹患する傾向を考慮して、リンパ浮腫発症の可能性を主要なリスクとみなすべきである。さらに、脂肪の分布は一カ所に集中しないため（大腿外側や腰部など）、外科的切除は体肢全体に関係し、美観的改善が損なわれる。これらの理由と、かなり侵襲的な方法であることから、脂肪浮腫を外科的に治療することは推奨されない。認定リンパ浮腫療法士として、CDTのコースを実施するときにこの姿勢を患者と共有し、患者の期待と現実をすりあわせ、将来的なさらなるダメージを避ける。単独の脂肪浮腫は、脂肪浮腫とリンパ浮腫の複合よりもはるかにましであることをこれらの患者に再度認識させる。

弾性着衣

弾性着衣は純粋なおよび混合型の脂肪浮腫の長期的管理の主力である。最適な着衣の環境を検討するとき、形状の種類、圧迫クラス、被覆の程度、特定の計測技術を注意深く検討すべきである。脂肪浮腫を特有のものとするもっとも大きな違いは、皮膚の伸展性を増大させる緩い結合組織である。場合によっては、その質感から個々の脂肪小葉が触知できる。いずれも著しく柔らかい質感を有し、高弾性繊維による圧痛、損傷および逆効果的な締め付けを注意深く考慮すべきである。生地にわずかなしわが寄っただけで痣や強い痛みが生じ、着衣の着脱を行うことは習得すべき重要な事柄である。概ね、厚めの平織り生地は2方向の伸張がないため最適である。縦方向に伸張させず実際の体肢長に合わせて計測されるため、しわが寄る機会は大幅に減る。また、これらの生地の織り方は目が粗いため、ゆるい組織が損なわれた構造と支えを得る。被覆の程度に関する重要な懸念は、圧迫された組織から圧迫されていない組織への移行である。一般的に、脂肪浮腫が膝上にまで及ぶ場合は必ず、腰部に罹患していなくてもパンティストッキング型の着衣を選択する。脂肪浮腫は大腿部で小さくなるが、下肢全体のストッキングは体肢にしっかりと固定されず突然に途切れてしまう。これらの場合、上端は丸まり、切れてしわになり、大きな不快感や疼痛がもたらされる。腰まで被覆することにより、下肢近位から身体部位までの遷移がスムーズになり、こうした傾向を避けることができる。着やすさや長期的な患者の順守を高めるため、圧迫クラス（強度）も慎重に検討すべきである。多くの患者を対象とした経験的観察により、圧迫クラス2の平織り着衣が好ましい選択であることが広く示されている。これらのクラス2の着衣は適切な構造と強度、弾性を備え、不要な格闘をせずに着脱に適する。着衣がスムーズで迅速であるため、着衣に長い時間を費やす必要がなく、疼痛から開放され実に快適である。リンパ浮腫が認められる一部の患者では、クラス2の着衣の期間を経て次の段階としてクラス3の着衣が有用となる場合がある。

多くの脂肪浮腫および脂肪性リンパ浮腫の症状に独特な最後の性質は、ふくらはぎから足部までの形状変化である。いわゆる「ベルボトム型」の外形は、短距離の間に周囲径が急激に減少するため、計測とフィッティングが難しい。計測するとき、平編み型クラス2のパンティストッキングについては以下の提案を検討されたい。

- 皮膚の低弾性のため、交換されるストッキングの上からの計測を検討する。この内側の層が硬さを与え、重力で下がる組織を押し上げる。
- 初めて計測する場合は組織がもっとも柔らかいところに中程度の張力を用いる。計測点でのくい込みを避けるために、メジャーをぴったりとあて計測するのではなく、必要によってきつめに見積もり数値を調整する。
- 一般的に、記録された「実際の」周囲径と比較して、より引き締めた張力が最適である。脂肪組織はジャストフィットの着衣によって不快感なく寄せ集めることができ、良好な治療コントロールが可能となる。
- 大腿近位（Gポイント）では軽い圧迫を用いる。これにより、生地が身体部位に均一に移行する。
- 膝関節（Eポイント）を計測するとき、膝窩線は避ける。膝関節を45度屈曲して膝蓋骨の頂点から、膝窩線のすぐ上の大腿部の組織まで含めて計測する。これにより、顕著な溝を横断してすぐれたフィット感が得られる。
- 足関節（Yポイント）では、90℃背屈して踵から計測し、ふくらはぎ遠位部の組織まで含める。これにより、足関節のしわより下回って人為的に小さめの計測値が得られるのを避けることができる。
- 足関節（Bポイント）では、「ベルボトム」状態のふくらはぎのもっとも遠位の周囲径を計測する。

計測ポイントの図と計測方法の全般的な解説については、本章に後述する「弾性着衣のための計測」を参照されたい。

弾性包帯の施行

リンパ浮腫の治療を成功に導くためには、幅広い類別用弾性材料を使用した専用の包帯テクニックを用いて行われる。リンパ浮腫とその影響について十分な知識を持ち、訓練を受けた人のみがリンパ浮腫患者に弾性包帯を装着すべきである。

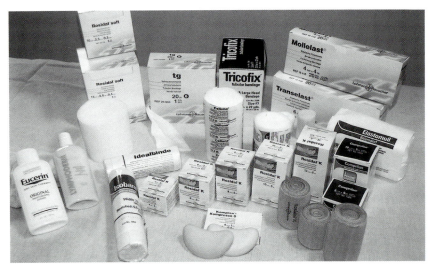

図 5.78
リンパ浮腫管理に用いられる材料

圧迫包帯法の全般的な目標を以下にしめす。
- 体肢遠位から近位端まで触知可能な圧勾配を作る。
- 機能性、有効性、快適性、長持ちする圧迫環境を作り出す。

機能性：関節と筋の動きの制限を最小限にすべきである。関節は機能的肢位にして包帯を巻く。

有効性：圧迫値は第4章「圧迫療法の効果」で概説した目的を達成できるだけの高い値にすべきだが、動脈血供給を制限したり、阻血作用、不快感、疼痛を与えてはならない。

快適性：皮膚およびその他の構造（腱、骨突起部、周囲径の小さい部位）を特殊なパッドで保護する

耐用性：包帯材料はすべりが最小限となるように行うべきである。患者はうっ滞除去エクササイズを実施しながら弾性包帯を装着するため、これは重要である。

- 固定のため外から低伸縮包帯を巻いて構造を形成する。

リンパ浮腫肢は異常な形状であることが多く、関節近辺に深いしわが認められる。これらの周囲径部が不均一な小葉状に変型した部位にパッドをあてて、弾性包帯のために生理学的な構造を作る。

必要な材料

さまざまな弾性材料を用いることは、体肢体積を安全かつ効果的に減少させるために欠かせない。リンパ浮腫とそれに関連する症状に対して、スキンケアと圧迫包帯法に一般的に用いられる材料の一覧を以下に示す。アレルギー反応を避けるため、用いられるすべての材料にはラテックスが含まれてはならない。米国の圧迫材料の主なメーカーはLohmann & Rauscher社とBSN-Jobst社である。掲載する図5.78に示された材料は専門業者から入手できる

ローション：患者は、皮膚の健康と完全性を維持するため、適切な洗浄と保湿のテクニックについて指導を受ける。リンパ浮腫に一般に用いられる適切な中性または低pHの軟膏およびローションは、LymphodermとEucerinである。

ストッキネット：この筒状の包帯は綿製で、パッド材料から包帯を保護し、ローションや汗から包帯を保護するためにじかに敷いて用いられる。小さな体肢（小児）や特別に大きいリンパ浮腫肢にも適用するよう、いずれのメーカーから異なるサイズのものが供給されている。商品名はTGまたはK（Lohmann & Rauscher社）、およびTricofix（BSN-Jobst社）である。

ストッキネットは20mまでのロールに巻かれており、基本的には治療のうっ滞除去期に十分足りる。包帯を巻く前に、患者の体肢の長さに合わせてこのロールを一部カットし、治療のたびに交換する必要がある。

ガーゼ包帯：弾性綿材料でできたガーゼ包帯は、手指や足趾に使用され、男性の外性器を巻くためにも使用される。ガーゼは接着包帯として使用でき、男性の外性器に用いられることが多い。ガーゼ包帯は発泡体片（パッド）の位置を固定するために用いられる場合がある。異なる幅と色（白とベージュ）のものが入手できる。ブランド名はMollelastまたはTranselast（Lohmann & Rauscher社）、およびElastomull（BSN-Jobst社）である。ガーゼ包帯は使い捨てで使用し、治療のたびに交換する必要がある。

パッド材料：パッドは低伸縮性包帯によりもたらされる圧力の分布を均一にし、体肢の周囲径周辺の阻血作用を回避する。これらの材料はストッキネットの外側、低伸縮性包帯の内側に用いられる。不織布製合成包帯、ソフトフォーム、弾性パッド、既製の包帯ライナーなど、パッドの目的に応じて異なる材料が使用できる。

合成パッド包帯：これらは、体肢全体（手指と足趾を除く）

に用いられ、深いひだやしわにパッドを当てるために用いられる。合成パッドは異なる幅のものが使用でき、ブランド名はCellona（Lohmann & Rauscher社）およびArtiflex（BSN-Jobst社）である。不織布製合成パッドは洗濯不可で、汚れたら取り替える（通常は1週間に1回）。

ソフトフォーム：発泡体材料はパッドを十分当てることを可能にし、包帯の滑りを防止する。ソフトフォームはロール状またはシート状で入手できる。発泡体ロール（Rosidal Soft、Lohmann & Rauscher社）は特別に軟らかいパッドで、合成パッド包帯およびソフトフォームシートよりも耐用性がある。発泡体ロールのザラついた表面が弾性包帯の滑りを防止する。発泡体ロールは不織布製合成パッド包帯および6mm厚の発泡体シートに代えて、あるいは、これらに加えて使用できる。発泡体ロールは洗濯可能で、異なる幅と厚みのものが入手できる。

　ソフトフォームのシート（概ね91cm×183cm、最大推奨密度25.6kg/㎡まで）は、医師が個々のサイズやパターンに合わせて裁断し、特別に軟らかい均一な圧力分布がもたらされる。個別に裁断された発泡体片を異常な形状の体肢や小葉状の部位に用いて、弾性包帯を固定するために均一な表面を作りだすことができる。それらはガーゼ包帯とともに適切な肢位に保持される。厚さ6mm-12mmの発泡体材料が基本的に用いられる。厚が計6mmの発泡体はかさばらないため、反発効果が最小限となり、不織布製合成パッドよりも均一に圧力を広める。12mm厚の発泡体はかさばり、耐用性があり、中度の反発効果があり、ごく均一に圧力を分散させる。発泡体シートは洗濯不可で、基本的にうっ滞除去期の期間を通して用いられる。

包帯ライナー（Bandage liners）：適当な症例では、合成パッド包帯およびソフトフォーム材料などの従来のパッドを、快適性、耐用性があり、洗濯機洗い可能な素材である既製の包帯ライナーに交換してもよい。適切に作成された包帯ライナーには特別にデザインされた溝が含まれており、方向性をもったリンパ流が強化される。パッドにチップ型のソフトフォーム片を加えることで、局所的な圧迫が作り出され、線維化組織の減少が促される。包帯ライナーは上肢用、下肢用にさまざまなサイズのものが入手できる。

高密度発泡体：この材料は、手の手掌面や踝とアキレス腱の間の部位など、特定の部位で体肢の半径を増大させるために用いられる。第4章「ラプラスの法則」で述べたように、半径が減少すると包帯表面の圧力は増大する。したがって、半径を増大させるために窪みの部位にパッドをあてて極端な圧力差を避けることが重要である。高密度発泡体は線維素溶解性を有し、組織の線維化部位を柔らかくすることを目的として、リンパうっ滞性線維症の部位に使用される。発泡ゴム片は、ロール、シート、プレカット片（卵形および腎形）として入手できる。圧迫包帯法に用いられる発泡ゴムの端は、皮膚に圧痕を残さないよう面取りしなければならない。プレカット片の端はメーカーによって面取りされている。患者の皮膚を保護するだけでなく、発泡ゴム片をローションや汗から保護するため、発泡ゴム片をストッキネットで覆う。高密度発泡ゴムはKomprex（Lohmann & Rauscher社）の商品名で販売されている。Komprex発泡ゴムは基本的にうっ滞除去期の期間を通して用いられる。

チップバッグとswell spots：チップバッグは、適当な症例においてリンパうっ滞性線維症の「硬い」部位を柔軟化するために用いられる。バッグはストッキネットにおいた小さな発泡体キューブ（最大6mm-18mmまで）を用いて作成する。ストッキネットの開口端部はテープで塞ぐ。チップバッグの内容は、ソフトフォーム製のキューブ（もっとも軽度の効果）、高密度発泡体（もっとも強い効果）、または、両方の混合（強すぎない効果）のいずれかで構成される。発泡体の線維素溶解性は、発泡体キューブによってもたらされる組織に対する「微小マッサージ」作用によって強化される。チップバッグは良好に機能するが、発泡体片そのものよりも強い効果を及ぼすことを理解することが重要である。弾性包帯装着期間後チップバッグを外すと、組織表面に深い窪みが確認されることがある。チップバッグは毎日の弾性包帯に組み込むべきではない。チップバッグは臨床家の判断によって使用されるが、抗凝血剤投与中の患者や血友病患者に用いたり、静脈瘤の上から用いたりしてはならない。また、不快感や痛みをきたす場合は用いるべきではない。

　すぐに利用できるソフトフォーム粒子を含んだswell spots（図5.19を参照）は療法士の作成したソフトフォームキューブのチップバッグに代わる便利な方法である。異なる形状で入手でき、外性器や顔面など難しい部位に輪郭に合わせてパッドをあて圧迫をかけるために用いることもできる。

低伸縮性包帯：圧迫療法は、徒手リンパドレナージ（MLD）、運動、スキンケアなどと共に複合的理学療法（CDT）の主要要素である。リンパ浮腫の大半の症例において、リンパ浮腫に罹患した皮膚組織の弾性線維が損なわれ、皮下で機能する筋及びこれらの組織内の血管およびリンパ管に対して十分な抵抗を与えることができない。外的圧迫は罹患した組織の弾性不全を補って、腫脹の縮小維持とリンパ浮腫

液の再貯留防止に必要な抵抗を与える。

　弾性包帯はCDTのうっ滞除去（集中治療）期に用いられる。この治療手順において、患肢の体積はほぼ1日ごとに変化し、この変化に外的圧迫を加えることが必要である。定期的に再フィットさせなければならない弾性着衣（スリーブ、ストッキング）よりも包帯の方がこの仕事に適している。着衣はCDTの第2期、体肢がうっ滞除去され体積変化が最小限になったときに用いられる。

　これらの弾性線維包帯を何重か巻いて、むくんだ体肢に必要な圧迫とその効果をもたらす必要がある。低伸縮性包帯は異なる幅（4cm、6cm、8cm、10cm、12cm）で入手できる。低伸縮性包帯の長さは5mまでで、10cm幅と12cm幅では10m長までのものが入手できる。これらの2倍長の包帯は、大腿部に弾性包帯を巻く場合や、患者が自分で包帯を巻くときに使いやすい。低伸縮性包帯は汚れたときと（通常は1週間に1回）、弾性が顕著に低下したときには洗濯しなければならない。「弾性包帯の洗濯の手引き」を後述する。

　リンパ浮腫の治療に低伸縮性包帯を用いる理由：リンパ浮腫管理において重大なことは、特に起立時、座位時、歩行時、または治療のための運動の実施中に、皮下で機能する筋に対する硬い抵抗力を皮膚組織に与えることである。その結果、筋活動中の組織の圧力が増大して、リンパおよび静脈の還流が促され、リンパ液の皮膚への貯留が回避される。休息時に包帯から組織に過剰な圧迫がかかると、阻血作用が及ぼされたり十分な液の還流が阻害されたりするため、それを防ぐことが重要である。

　低伸縮性と高伸縮性の2種類の弾性包帯がある。違いは、包帯が元の長さから伸張できる程度に関係している。低伸縮性包帯は綿繊維でできており、元の長さの最大60％まで伸張できるよう織りこまれているのに対し、エース包帯として知られる高伸縮性包帯にはポリウレタンが含まれ、元の長さの140％以上の伸張性がある。

　包帯をどの程度伸張させるかによって、圧迫療法の2つの主要な圧迫の質を決める、すなわち運動時圧と安静時圧である。運動時圧は包帯が皮下の機能する筋構造に対して及ぼす抵抗によって決定され、筋活動中のみ作用するため一時的である。安静時すなわち筋収縮がないときに包帯が組織にもたらされる圧力は安静時圧と呼ばれ、永続的である。これらの圧迫の質に関連するのは包帯が重なる層数、包帯を重ねて巻いた張力、そしてもっとも重要な、用いられる包帯の種類である。

　低伸縮性包帯の高い運動時圧は必要な硬い抵抗力をもたらし、リンパ浮腫の管理において望ましい弾性包帯となる。低伸縮性包帯の低い安静時圧のため、包帯が正しく巻かれていれば阻血作用が避けられる。

　高伸縮性包帯（エース）はまったく反対の効果を有し、リンパ浮腫管理には適さない。これらの包帯がもたらす低い運動時圧は十分な抵抗をもたらさず、リンパ液の貯留は避けられない。さらに、高伸縮性包帯の高い安静時圧は安静時に静脈およびリンパ管を圧縮する。

　医師は評価の間、治療のうっ滞除去期に用いる弾性包帯に必要な材料の分量を判断する。介入を成功させるため、治療を開始する前に十分な材料を入手すべきである。治療施設が十分な量の圧迫材料を備えておくか、あるいは、治療開始前に患者自身が責任をもって必要な材料を業者に注文する。リンパ浮腫治療施設に適切な在庫量を第6章「リンパ浮腫プログラムを開始するための備品」に掲載する。

> 低伸縮性および中伸縮性包帯は、装着分と洗濯分の2セットを備えることによって耐用期間を大幅に延長することができる。メーカーは毎日使用する場合、3ヵ月ごとに交換することを推奨している。

幅広低伸縮性包帯：これらの包帯は15cmおよび20cm幅のものが入手でき、主に胸部および腹部に使用される。大腿部では細い低伸縮性包帯の上から幅広の低伸縮性包帯を重ねて、安定性を高めたり、大型の発泡体片を固定したりする。ブランド名はIdealbinde（Lohmann & Rauscher社）およびIsoband（BSN-Jobst社）である。

　テープ（最大2.5cm幅）を用いて包帯材料を固定し、クリップやピンは用いない。鋭い包帯用クリップやピンが患者の皮膚を傷つけ、感染症の侵入口となる可能性がある。

弾性包帯の洗濯の手引き
洗濯機洗いか手洗いか

　弾性着衣と同様、弾性包帯を毎日または定期的に洗濯しなければ、皮膚の細胞や油が繊維に付着し、繊維の完全性が損なわれる。弾性包帯はユーザーの好みに応じて、洗濯機洗いでも手洗いでもよい。洗濯機洗いの方が包帯がきれいになるので望ましい。脱水サイクルを経たら、容易に干せて早く乾く。ローションやクリームを用いる場合は特に、毎日洗濯することが望ましい。洗濯機で着衣を洗濯するときは、洗濯中の繊維を保護するよう、洗濯ネットに包帯を巻かずに入れることが推奨される。弱水流を用いること。

　包帯は温水（40-60℃）で洗濯する。包帯が特に汚れている場合は、熱湯（95℃）で洗う。

　包帯は2セット以上備えておくのが望ましい（装着分と洗濯分）。これらを交互に用いて、弾性の回復と長期有効

性を可能にする。

手洗い方法の注意：
- まず、ボウル、バケツ、シンクまたは小さなタブに水を満たす。
- 弾性包帯を水に優しく浸して湿らせる。
- 洗濯洗剤（下記参照）を少量加える。
- 弾性包帯を数分間つけておく。
- よりきれいに洗浄するため、弾性包帯を過度に引っ張ることなく繊維同士を優しくこする。
- その後、タブを空にして水を入れ替え、弾性包帯を浸すかまたはすすいで、包帯に残った汗の塩分と油分を十分に落とす。
- 弾性包帯を優しく絞って、余分な水を出す。
- 後述の乾燥方法を参照する。

洗濯洗剤

　強力な洗浄剤、溶剤、石油系洗剤などは弾性包帯の薄い繊維を破壊する可能性がある。漂白剤、塩素、柔軟剤、その他洗濯用添加剤を含まない優しい石鹸や洗剤を用いること。一部の弾性包帯メーカーは、繊維を損なうことなく油分、身体の酸、皮膚の塩分を速やかに優しく落とすよう調整された着衣洗濯洗剤を提供している。特別に調整されたこれらの洗剤を弾性包帯に用いることも推奨され、そうすることで耐用期間が延長し丈夫に保たれる。

　包帯は弾性を損なわずに50回まで洗濯できる。適切な手入れによって低伸縮性包帯の耐用期間は伸びるが、6ヵ月ごとにまたは包帯の硬さや弾性が損なわれたときに交換する必要がある。

乾燥の手引き

　弾性包帯は自然乾燥させなければならない。過剰な熱を浴びると包帯の繊維が弱まったり傷んだりするため、乾燥機を用いる場合は熱なし風のみの乾燥（最低温乾燥）を選択する。包帯を自然乾燥するとき、残った水分を材料から過剰に絞り出さないことが重要である。干す前にタオルで弾性包帯を巻いて、タオルごと優しく絞ると、速く乾燥する。包帯をタオルの中に巻いたままにしない。

　包帯を並べて乾かすにせよ、寝かせて乾かすにせよ、直射日光は避ける。乾燥棚にタオルを置き、その上に包帯をおいて乾かすことが推奨される。水分の重みで材料が伸張するため、棚や竿に直接包帯を吊るすことは推奨されない。

　低伸縮性包帯にアイロンをかけることは不要であり推奨されない。包帯を洗濯機から取り出すとき、ねじれないよう平らに干すこと。乾燥したら、保管とその後の使用のためしっかりと巻いておくこと。

パッド付き低伸縮性包帯を装着する際に用いられるその他の材料の手入れ

　パッド付き包帯、発泡体ロールおよびガーゼ包帯は耐用期間が非常に短い。パッド付き包帯は皮膚に密着させるため、油分、身体の酸、皮膚の塩分が付着しやすい。パッド付き包帯は新しいほど柔らかく、クッション性がある。同じ原則はガーゼ包帯（手指と足趾を巻くために用いられる）にも当てはまる。ガーゼの形状が損なわれて汚れ出したら破棄し、新しいロールを開封する。

　ストッキネットまたは筒状包帯（皮膚と包帯材料の間に敷き、皮膚に直接用いる）は洗濯できる。2回洗濯するとほつれ、形がくずれる。筒状包帯はロールで購入でき、2回使用した後に新しいものに交換するとよい。

リンパ浮腫の包帯法：発泡体パッドの選択

　リンパ浮腫療法士が弾性包帯を十分検討して構成する上で役立つリストを以下に掲載する。数週間の期間中の昼夜毎日の圧迫は、重要な解剖学的な部位での快適性をもたらすものだが、最悪な場合は軟部組織の損傷と循環障害を引き起こす。患者の弾性着衣の経験は良くも悪くもプログラムの長期的な成功と在宅ケアに関する患者の順守に直接関わる。

発泡ゴムパッドを使用する目的と検討事項

　各多層包帯の目的は、
- 触知可能で、均一な圧勾配を患肢にもたらす。
- 骨突起部周辺や圧痛部位にパッドをあてて保護する。
- 刺激や損傷から皮膚と軟部組織構造を保護する。
- 外側の低伸縮性包帯が安定する構造を作る。
- 日常活動を可能にする耐久性のある圧迫をもたらす。
- 筋ポンプ（反発効果）のための機能的な環境を作る。
- 在宅ケアの反復と最適化のための指導戦略を作る。
- 瘢痕組織（リンパうっ滞性線維症）の沈着を破壊する。
- 長期的な順守状況を改善するための快適環境を作る。

在宅ケアにおける長期的順守

　持続的な治療成功は主に、医学的に正しい勾配を有する弾性着衣と多層化された低伸縮性包帯を含む、毎日の継続的な圧迫療法に大きく依存することが強調されねばならない。集中治療期における弾性着衣の着用経験は良くも悪くも患者の在宅ケアの順守に直接関わり、さらにプログラムの成功や関与する療法士のスキルのレベルにも

影響を及ぼすことを覚えておかねばならない。

順守不良に関連する主な問題として以下が挙げられる。
- 着衣の不適合または下手に巻かれた包帯による不快感
- 包帯テクニックおよびレジメンに関する適切な教育および指針の欠如
- 患者や療法士のモチベーション、発想、信念の欠如
- さらに複雑な長期的戦略を伴う複数の診断
- 家族や健康ケアコミュニティにおける支援の欠如

材料と検討事項

さまざまな弾性パッド材料を用いることは、体肢周囲径を安全かつ有効に縮小するプロセスにおいて不可欠である。圧迫外部層は常に同じものを用いる：低伸縮性、非弾性、純綿包帯（Rosidal社／Comprilan社）。複合的理学療法（CDT）において、合成綿パッド材料よりも発泡体を用いる技術の方が高度であることを確認しておかねばならない。これらの材料を日常的に取り入れると、療法士は多くの劇的な違い、効果、有効性に気付く。

以下のポイントを用いて、合成綿と比較したさまざまな発泡体の品質を評価することができる。さまざまな選択肢に慣れておくことで、最大の治療効果を得るためのパッド戦略を綿密に立てることができる。マイナスの特性でも、綿パッドを用いる場合やパッドを用いない場合よりははるかに有用である点に注意されたい。

- 使用する発泡体パッドが適合するようにつくる。カスタマイズするために時間を割く。解剖学的に正しくフィットすることで、均一な被覆と快適性の強化が確保される。
- 異なる解剖学的部位に用いる形状を選択するとき、CDTトレーニング指針に提供された見本に従うとよい。
- 使用する場合、発泡体が重なったり食い込んだりする皮膚部位におけるアレルギー反応や接触性皮膚炎、侵襲的で不快反応について知っておく。

灰色発泡体シート 連続気泡型
厚さ6㎜、0.91m×1.82m

プラスの特性
- ほとんどの患者の開始時に適している（治療初日の危機感が少ない）。
- 合成綿よりも、より均一に圧迫をかける（ねじれた圧迫痕や寄りがない）。
- 一続きの層で体肢を覆うことができる（端を面取る必要がない）。
- 低伸縮性包帯による擦過傷を効果的に防ぐ（Comprilan社とRosidal社は包帯に粗い織り目の入れている）。
- かさばらない（他のシート状発泡体と比較して）。
- 裁断しやすく、体肢にフィットさせやすく、精密性を必要としない。
- より侵襲性の発泡体の下層として機能できる。
- 経済的

マイナスの特性
- 厚みと構造性がないため、圧迫が直接的にかかる。すべての患者に快適ではないかもしれない。
- 耐用性が低い（他の発泡体と比較して）。早く摩耗する。
- 構造的な一貫性が低い（他の発泡体と比較して）。しわが寄ったりたるんだりしやすい。
- 「反発効果」が最少（筋ポンプの原動力）。リンパ液を流動したときの効果が得にくい。

灰色発泡体シート 連続気泡型
12㎜厚、0.91m×1.82m

プラスの特性
- 患者は6㎜の発泡体の後（快適性の必要性が高まり浮腫が減少すれば）、12㎜の発泡体に切り替えることが多い。
- 圧迫を（6㎜発泡体よりも）より快適にし、直接与えないようにする。
- ごく均一に圧迫を広げる（均一な圧勾配を可能にする）。
- 圧迫するも、2点間の距離が狭まることを考慮して完全な円周形にしない。
- 中度の耐用性（他の発泡体と比較して）
- 中度の構造的一貫性（他の発泡体と比較して）
- 中度のかさばり（他の発泡体と比較して）
- 中度から高度の「反発効果」（筋ポンプの原動力）
- 経済的

マイナスの効果
- 必ず縁を面取りする（圧迫痕を最小限に）。時間がかかる。
- かさばることがある（患者によっては不快となる）。
- カットしフィットさせるために熟練を要する。
- 縁を面取りしないと、圧迫痕が皮膚を傷つけることがある。

灰色発泡体シート 連続気泡型
2.5㎜厚、0.91m×1.82m

プラスの特性
- 耐用性が高い（他の発泡体と比較して）。
- 構造的一貫性が非常に高い（ひだおよび欠損部の副子固定や架橋に最適）。

- 損傷または外傷部位、腫脹のもっとも大きい部位を避けることが目的である場合、もっとも保護性あり（体肢全体を覆うには適さない）。
- 最適な使用：麻痺（背側、掌側の副子）、象皮病（深いしわの架橋、非常に高い圧力の補正）。

マイナスの特性：
- 大型片で用いる場合は非常にかさばる。体肢全体を被覆しないこと。
- 常に注意して面取りしなければならない。
- 扱いが難しい。
- 高圧迫包帯に用いられる場合、組織への侵襲性が強すぎるかもしれない場合がある。

Komprex 独立気泡型

1cm厚、50cm×1m

このオレンジ色の発泡体は皮膚に密接するために特別に混紡されている。リンパ浮腫の包帯法に用いられる唯一の独立気泡型発泡ゴムの1つである。

プラスの特性
- 最高の耐用性、構造一貫性、密度（長期の在宅ケアに理想的）。
- 最高の強度：6mmおよび12mmの灰色発泡体を用いた後でのみKomprexを用いる。強度が必要な場合は徐々にKomprexに移行する。
- 非常に高い「反発効果」（筋ポンプの原動力）
- 圧迫するも、2点間の距離が狭まることを考慮して完全な円周形にしない。
- 他の発泡体と併用することができる（灰色発泡体で薄層の多層構造にする）。
- 低アレルギー（ただし、この因子のみで選択すべきではない）。
- リンパうっ滞性線維症を柔軟化させるのにもっとも効果的。

マイナスの特性：
- 快適性が低い、侵襲性の高い圧迫（線維症の進展した患者に最適）。
- 裁断や形成がもっとも難しい。
- 時間がかかる：必ず縁を面取りする（圧迫痕を最小限にできる）。
- 縁を専門的に面取りしなければ、圧迫痕が重度となる可能性がある。
- もっとも高価な発泡体

Komprex-Binde 独立気泡型

0.5cm厚または1cm、8cm幅ロール

この白い発泡体は医用グレードの独立気泡型発泡ゴムの異なった型である。

プラスの特性
- オレンジ色のKomprexより柔らかい。
- より快適で、連続気泡型発泡体ほど壊れない。
- 他の発泡体と多層構造にできる。
- 耐用性が高い。
- 非常に構造的

マイナスの特性
- 縁を面取りしなければならない。
- 体肢にらせん状に巻きつけない。圧迫痕が強くなり排液において逆効果となる。
- 細いロールしか入手できないため、小さく精巧にできた片として用いられる。
- 灰色の連続気泡型発泡体より高価

Komprex II 独立気泡型

65cm×65cm

この白い発泡体は生地の間に縫い付けられた平行な発泡体の筒で構成される。列に並べられた筒によって造り出された不均一な表面を有する。

プラスの特性
- 高、低圧迫部位を提供して、線維化組織を柔軟化する（3D効果）。
- Schneiderパックの使用と比較して優しい作用
- 洗濯可能、再利用可能、耐用性あり。

マイナスの特性
- あらゆるタイプの患者（脂肪浮腫、脆弱皮膚、柔らかい浮腫）に推奨されるわけではない。
- 費用がかさむ。

Velfoam 連続気泡型

8mm厚、50mmから150mmまで幅のロール

両面にフリース生地の裏張りがあるため、このパッド材料は皮膚に直接用いることができる。

プラスの特性
- ストッキング、スリーブ、手袋の内側に用いるのに優れている（膝窩線や肘窩線を保護する）。
- 顔、乳房、外性器領域など非常に繊細な部位のパッドとして優れている。
- 小児リンパ浮腫の患者に最初に用いるパッドとして適している。
- Velcroホックが使える。

マイナスの特性
- シートフォームの構造と快適性が作り出せない（薄すぎる）。
- ロールで提供されているので小片に最適で、体肢全体の被覆には用いられない。
- 比較的高価
- 洗濯または頻繁な処置と交換が必要である。

Rosidal Soft白色発泡体ロール
3mmまたは4mm厚、10cmまたは12cm幅
ギブスパッドの代わりに使用される（合成綿）

プラスの特性
- 洗濯、再利用可能で経済的
- 合成綿より握力が優れている。
- 適格品質の低弾性が握力を作り出す。
- 裂かずに裁断できる。カスタマイズ使用に適している。

マイナスの特性
- 足底のパッドとして使用する場合は構造的に包帯を安全に保持できない。
- 積極的に使用すると、弾性によって、高い「安静時圧」をきたしうる。

リンパ浮腫の包帯法：実用的ガイドライン

体肢への罹患が軽度の場合も、異常な身体形状や高度な浮腫をもたらす進展症状がみられる場合のどちらにも用いられる弾性包帯の指針を示す。

圧迫包帯法の原則と目的
原則：低伸縮性包帯材料の根拠

低い安静時圧を生成：低い圧縮力を用いると、安静時の患者の快適性が増し、血液の循環障害から守ってくれる。これは、個々の弾性包帯からの弾性線維を減らすことで達成され、結果として運動時あるいは安静時に体肢の周径を短縮しないギブス状の「さや」ができる。

高い運動時圧を生成：包帯は非弾性構造であるため、伸張したり、重力の圧力、新たなリンパ液生成または流動されたリンパ液の貯留に順応したりしないせいで、再貯留に対し高い抵抗を作り出す。これは、各治療の間のうっ滞除去の結果を保持する。

圧勾配を構成する：患肢の体幹からもっとも遠位の部位は近位の部位よりも強い力で圧迫される。この発展性のある包帯法の原則は、各患者に多層の低伸縮性包帯材料を使用することで達成される。圧勾配は以下のテクニックによって実現できる。

テクニック：使用法によって予測可能な結果をもたらす（基本または応用）

包帯の幅の多様性：幅広い包帯ロールを選択すると、体肢近位部位において各層でより広い表面に圧迫が分散される。

近位よりも遠位で多く包帯を巻く：体肢の遠位部から各包帯を巻き始め、遠位ほど厚く、近位ほど薄く包帯のさやを構成する。

標準的な包帯の間隔：前の層の包帯に重ねる広さを標準的にすることで（重なりは50％まで）、包帯の間隔を狭くする遠位部ほど厚くなる。

標準的な包帯の張力：体肢に均一な張力を及ぼすため、各包帯は全周において均一に装着しなければならない。これは、包帯を手から手へ渡しながら、各々の手を全周にわたって180度にあてて、引っ張って張力を与える標準的な包帯が実現される。

各包帯の目的は必ず同じである（基本または応用）：この治療目的の達成において、MLDと包帯法の間に相補的な関係があることを認識することが重要である。包帯法単独では十分な体積縮小を保証することはできず、重大な合併症を引き起こすことがある。

流動したリンパ液の逆流還流を阻止する：多層の低伸縮弾性包帯によって生成される高い運動時圧は、重力や能動性および受動性充血などの再貯留を及ぼす力に抵抗する。運動、温熱、摩擦、低グレードの炎症またはもたれかかる肢位などが通常の原因である。

スターリングの法則の影響（微小循環）：外的圧迫を加えて間質組織の圧を増すことにより、組織液の限界ろ過が減少する（リンパ生成の減少）。同様に、静脈循環系への間質液の再吸収が改善される（組織内の水分減少）。MLDを取り入れることで、蛋白質豊富な液が毛細リンパ管に入る（リンパ生成、リンパ液の増加が増大）。

体肢体積の減少（累進的な封じ込め）：あらゆる圧迫包帯法は、浮腫性の皮下間組織間隙を「圧搾する」ことによりリンパ液を流動させる。しかし、体肢を進行性に元の大きさへと封じ込めることを特徴とする、より侵襲が少ないという固定観念のあるリンパ浮腫包帯法を試みることは、治療上より健全であり、技術的に安全である。MLD単独では、

各治療によってある程度体肢体積を減少させられるが、リンパ液は自然に戻ってしまうことを理解することが重要である。したがって、すぐに包帯を巻くことでMLD治療の結果を保持することが各包帯の目的である。その結果、侵襲的に圧搾するのではなく持続的に線形の減少をたどり、再貯留による区画の腫脹を防ぐことができる。力を過剰に及ぼすことなく、低張力の包帯の層を用いることにより、皮膚の完全性が維持され、快適性と短期的および長期的な順守性が保障される。

瘢痕組織した破壊： リンパ浮腫はリンパ液の貯留、および、結合組織の慢性的な組織炎症とその後のリンパうっ滞性線維症（異形成）を伴う疾患過程である。MLDより生産的で集中的な熟練した包帯法単独で、重症度や期間に関わらず大半の患者の症状において、顕著な瘢痕組織の柔軟化と回復がもたらされる。

- 適切な材料を各包帯に組み入れる：高密度の発泡体パッド（Komprex）をあてて圧迫が増大した箇所で機械的な線維化組織の破壊が達成されることが多い。発泡体キューブパック（Schneiderパック）およびその他の特殊なパッド材料は、線維症の標的部位に圧迫痕すなわち「窪み」を及ぼす「深部埋め込み」パッド材料に関連する同様の戦略を用いる。これらの注意深く熟考された戦略が柔軟化効果をもたらし、成果の維持とさらなる改善を可能にする。
- 包帯を装着した状態での患者の活動が必要：CDTの強力な構成要素として、患者特有の能力に合わせた運動プログラムを作成することが挙げられる。すべての運動は包帯を装着したまま実施し、カスタマイズされたパッド戦略と組み合わされて、複雑な機械的な力が線維化組織に作用して、硬くなった組織の柔軟化を促す。

筋および関節"ポンプ"の改善： 高い運動時圧の各種包帯を装着した状態で運動や簡単な日常活動を行うことにより、リンパ排液は改善する。包帯のサポートがない状態では、集合リンパ管の弁不全（静脈弁と同様の）によってリンパ液が持続的に柱状化し、結果として運動中にうっ滞、逆流およびさらなる貯留が起こる。

- 包帯法により機能不全弁をサポート：持続的な外的サポートにより、各リンパ分節の弁開存性と固有の収縮性が正常な機能を回復するため、リンパ液の移動が回復してさらにうっ滞除去が促される。
- 包帯法は筋収縮力を利用する。筋膜と鞘状となった包帯の間の浮腫をきたした区画は、充血した筋の収縮および弛緩作用によって圧縮される。包帯の高い運動時圧と組み合わされ、近位のリンパ液流動を強化する本来のポンプ作用が作り出される。

患者の順守のため快適性を作り出す： 快適性を目標とすることは強調されすぎるということはない。各療法士は、身代わりとなって包帯を装着するくらいの気持ちで、共感性をもち、集中治療に何が求められるかを理解すべきである。快適であれば患者は、満足感、信頼性、誠実性をもち、チームワークが生まれ、継続的な在宅ケアへの参加がさらに増える（リンパ浮腫の包帯法：発泡体パッドの選択を参照）。

発展的な包帯法：実践の手引き

リンパ浮腫の圧迫包帯法の基本原則は、進展した患者の症状に対する方法にも当てはまる。だが、象皮病を有する複雑な患者において治療を成功させるには、標準的な方法から大幅な変更が必要である。リンパ浮腫療法士として、我々は中等度の症例において求められるよりも多くの手段およびテクニックを用いる必要がある。

より多くの弾性包帯の使用

進行した症例における包帯の標準的な個数というのはない。必要な圧勾配、サポート、構造を作るために必要なだけ多くの層を使う。非常に大きな体肢周囲径では少しの被覆でも多くの包帯を消費し、半径が大きい箇所に高い圧迫を及ぼすには、より多く力や構造が必要である（ラプラスの法則）。多重包帯の開始から終了までの消費を最小限にするため、倍の長さ（10m）の低伸縮性包帯を検討する。

大量の発泡体パッドを使用

包帯による圧迫は進行した例においてはかなり高くなる。不快感を補うためには、厚みのあるかさばるタイプの発泡体の薄板を選択する。異なる種類および異なる密度の発泡体を用いてかさを増してもよい。線維症、ひだ、脆弱な皮膚に対処し、移動可能なパッド戦略を構築するには時間がかかる。これらの目的を達成するために用いるパッドの量に制限はない。

追加構造の構築

象皮病などの進行例は、CDTによって日々劇的な体積減少を示すことが期待される。だがこれらの減少によって、包帯のずれや緩み、ずり落ちをもたらし、組織サポートの喪失、ひだ発生と損傷、潜在的な阻血部位、リンパ液の再貯留を引き起こす。Komprexや2.5cmの灰色発泡体などより構造的な発泡体を選択すると包帯はその場で副子固定され、この傾向を補うことができる。包帯の層を厚くすると、構造性が増してこのプロセスが支持される。

高圧力の使用

中等度のリンパ浮腫の症例は中程度の圧迫に反応する。軽い包帯使用の利点は多い、すなわち、皮膚完全性の維持、快適性の強化、総包帯重量の軽さ、患者の順守性の改善、在宅ケア教育の簡便性などである。進展した症例においては、総圧迫のレベルをかなり高くまで上昇させなければ満足な減少が得られない。これは概ね、線維症の程度による。大量のリンパ液が治療の間に流動されることが予測できることがある。包帯が線維症を柔軟化するにつれて急速にモビライズされたリンパ液が流動するのを抑えるため、高い圧迫が必要となる場合がある。

浮腫をパッドとして使用

経験から考慮された検討課題のひとつは、浮腫の強い体肢の不快感をまず取り除くことである。大量のリンパ液と線維症がみられるとき、まずはそれらを体内のパッドとして役立て包帯を巻くと、患者は高い快適性と忍容性を示す。だが体積が減少すると、このクッションとしての有用性も減少する。大半の患者は浮腫の縮小が起こるにつれ徐々に忍容性を損なう。この治療段階には、全体的に圧迫を減らし、パッドを増やす。

圧勾配の毎日の調節

象皮病患者は基本的に、標準的な圧勾配から変化させる必要がある。異常なひだ、小葉状新生物、重度の線維化皮膚は標準的な圧勾配に抵抗を示す場合がある。したがって療法士は、近位部の圧迫を遠位部と同等かそれ以上にして近位部の圧迫を一時的に増大させる必要がある。この変更は、毎治療時に実施されるのでなければ一時的に逆効果なく行うことができる。基本的に、硬い部位は圧力が集中すると克服できるため、その後さらに遠位の部位に注意を移してよい。この方法で、近位のうっ滞除去がさらに病状の進展した体肢遠位部の改善へと移る。同様に、手、足、ふくらはぎ、前腕など遠位部の重度の罹患症例においては、効果が得られるよう圧勾配を注意深く検証することが必要な場合もある。正しい標準的な圧勾配を作り出しても、近位の圧迫が遠位部を悪化させることは少なくない。これらの体肢では、近位部の圧迫を急激に減少させることが遠位の改善を及ぼす唯一の方法である。

皮膚のひだや溝の保護

体肢の形状が著しく異常となり、溝やひだに包帯が食い込んでしまう事を避けなければならない。そうでなければ阻血が起こり、皮膚破壊が起こりやすくなる。まずは、ひだの部分に大量の合成綿または柔らかい発泡体スクラップを当てる。この手順によって空間を埋めるだけでなく、これらの部位を空気循環にさらして、機械的刺激および日常的洗浄に役立たせる。次に、構造化発泡体（薄い灰色発泡体またはKomprex）を用いてこれらの部位を密封し、外部からの圧迫層がひだの部位を横断するようにして、これらの異常に沿わないようにする。

到達しがたい皮膚部位の一時的省略

ふくらはぎの組織が足部の上に垂れ下がって床に接触する例では、最初数回の治療でもっとも遠位の部位を十分に被うことは不可能である。戦略として、最初はふくらはぎを全体的に柔軟化させるよう施術する。必要な皮膚の緩みをつくり、包帯で組織を徐々に復位させる。地面に直接接触する部位を必ず筒状のガーゼを用いて保護する。多くの場合、このような努力は一時的な問題である。

圧迫材料の注意した取り入れ

非収縮（非弾性）包帯材料を用いることで得られる安全性およびコントロールははかり知れない。だが進行した象皮病においては、減少率が大きいため、毎日の治療の間に包帯のさやを確実に固定することは不可能である。解決策としては、体肢に貼り付いて各減少に伴って縮小する弾性エース包帯が挙げられる。エース包帯は特定の患者においては禁忌であり、皮膚に直接使用してはならないことを強調しておかねばならない。これらの包帯は必ずパッド層（Komprex、厚型発泡体）の外側に使用し、関節を横断しないこと。

「弾性」包帯使用のその他の指針

- 弾性包帯を50％以上伸張しない。
- 各包帯層を完全にフィットさせる。
- 包帯をひだ状の皮膚部位に食い込ませて使用してはならない。
- 関節部位で包帯を横断させない。
- 多重包帯は、1、2層までにする。

弾性着衣と包帯の併用

リンパ浮腫の進行した多くの患者は、療法士の圧迫戦略に役立つ弾性着衣を着用する。パンティストッキングは膝関節より上のいずれかの地点でショーツに食い込む可能性があるので、包帯がずれないように最後の層に使用するか、追加する層が十分に組織を保持できるよう最初の層として使用する。

リンパうっ滞性線維症への積極的対処

重度に肥大した皮膚部位は基本的に軽い包帯使用に

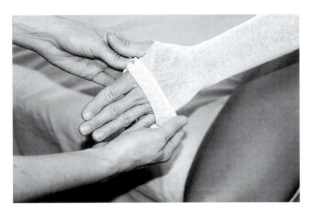

図5.79　ストッキネットの使用

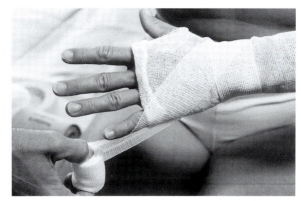

図5.80　手指へのガーゼ包帯の使用

反応しない。だが、線維症を正しく特定し、線維症と誤解されることの多い張りのある飽和した組織部位と区別することは難しい。一般的に、皮膚に現れる角質増殖症は慢性のその下層にある瘢痕組織に関係している。原則として、これらの部位はより積極的な圧迫とパッド（Komprex）使用を治療の早期に行うことが可能である。他の例では、上皮の完全性は良好だが皮下組織が劇的に肥厚し瘢痕化することがある。いかなる症例においても、治療の最初の目的はまず腫脹の液成分のうっ帯を除去することである。これは週ごとの計測で減少が停滞を示すか否かを容易に評価できる。まだ体肢のサイズが正常なベースラインからほど遠い場合は、残る腫脹の多くを肥厚化した皮膚、線維症あるいは脂肪組織に属すると推定することが安全である。

Schneiderパックの使用に関する指針

- 各皮膚のタイプに適した密度の発泡体を選択する。
- 進展した象皮病などにみられる角質増殖症は、灰色発泡体の大きめのキューブかKomprexの非常に小型のキューブを用いる。
- より進行した真皮肥厚化の外側の正常な上皮は小型の灰色発泡体キューブでのみ扱うべきである。
- Schneiderパックの日常的な使用は避ける。
- 一定の圧勾配を確立するために役立つ発泡体の平面シートを交互に用いる。
- 圧勾配はかさばるキューブパックで達成することは難しいため、近位へのリンパ流を得ることは難しい場合がある。
- 使い方の訓練をしっかりと受けた患者でなければ、Schneiderパックを装着したまま自宅に帰さない。

上肢の包帯法

CDTのうっ滞除去期（第1期）の上肢への弾性包帯装着に推奨される材料を以下に挙げる。以下に挙げた分量は弾性包帯2セット分である。

- スキンローション1ボトル
- 適切なサイズのストッキネット（筒状包帯）1箱
- ガーゼ包帯（4cmまたは6cm幅）1-2箱（1箱20本入り）
- 合成不織布パッド包帯（10cm）4-6本またはRosidal社ソフトフォーム包帯（10cm）2本
- 低伸縮性包帯（6cm）2本または低伸縮性包帯（4cm、小さい手用）2本
- 低伸縮性包帯（8cm）2本
- 低伸縮性包帯（10cm）4-6本
- 低伸縮性包帯（12cm）2本
- 包帯を固定するテープ
- 必要な場合：ソフトフォーム1枚（6mm以下：23cm厚）
- 必要な場合：Komprex1枚またはソフト発泡ゴム

使用

概ね、包帯は30％以下から40％まで均一に伸張させながら、重なりは50％以下から70％までとして巻く。患者は座位をとること。

スキンケア：皮膚を洗浄した後、適切なローションを十分塗布する。

ストッキネット：筒状包帯を体肢の近位端に12cm重なるほどの長さに裁断する。この重複を伸ばして近位縁部の弾性包帯を完全に覆い、腋窩部の汗から保護する。遠位端は母指用に穴を開ける（図5.79）。

手指の包帯：患者の手指をやや広げ、手を回内させる。長枕を患者の肘の下に置いて腕を支える。

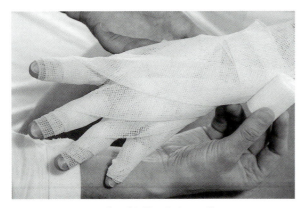

図5.81　手指へのガーゼ包帯。指先には巻かない

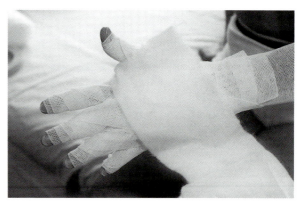

図5.82　手部へのパッド材料

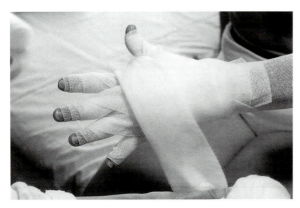

図5.83　手部へのパッド材料

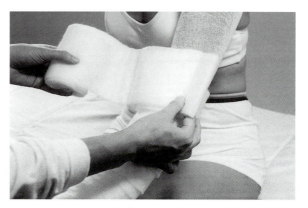

図5.84　肘窩前部へのパッド材料の追加

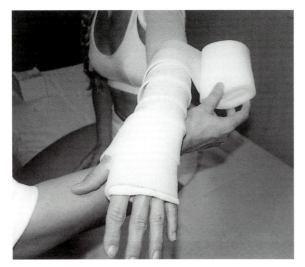

図5.85　腕へのパッド材料（ソフトフォームロール）

まず、ガーゼ包帯を手関節周囲にゆるく巻いて留め（図5.80）、手背側から小指（または親指）へ続ける。指の遠位から近位端に50％ほど重ねながら軽い圧迫で包帯を巻く。指先は覆わない。指から離れて手背側から手関節の方へ送り、手関節周辺に半分ほど巻き（完全には巻かない）、同様に残りの指も巻く（図5.81）。ガーゼ包帯の端が指の遠位および近位端で滑ったり巻き込まれたりしてはならない。すべての手指を巻くのに1.5本から2本のガーゼ包帯が必要である。2本目のガーゼ包帯の未使用部分は前腕にらせん状（円周状には巻かない）に巻きつける。

完了したら、指先の血液循環が正常であることを確認する。患者が握り拳を作ったときに包帯が指関節の上を滑ってはいけない。また、指の上の皮膚部位が見えてはいけない。

パッド材料：手部と腕のパッド使用には、不織布合成パッド（Artiflex、Rosidal社）またはソフトフォームロール（Rosidal Soft）を用いる。母指用の穴をカットする（図5.82）；パッド包帯は手関節を円周状に巻いて安定させる。その後、パッド包帯を半分にたたみ、手部を指のつけ根まで2回から4回円周状にパッドをあてる（図5.83）。パッド包帯を近位方向に送って前腕と上腕を覆う。肘窩はパッドの層を余分に作って保護する（図5.84）。基本的に上肢には2本のパッド包帯を用いる（図5.85）。

低伸縮性包帯　まず、6cm幅の包帯を手関節周囲にゆるく巻いて留め、患者に手をやや広げてもらい、中手指節間関節を含めて手を巻く（図5.86）。母指と示指の間の水

弾性包帯の施行 255

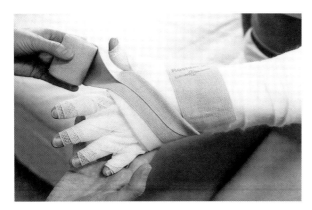

図5.86 手部への6cm幅包帯

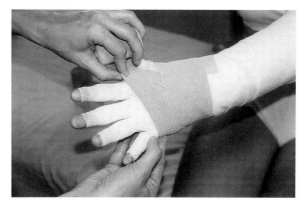

図5.87 手部の背側で6cm幅包帯を折りたたむ

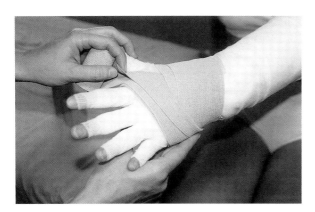

図5.88 過剰な圧迫を避けるため、交互に折りたたむ

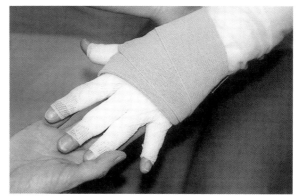

図5.89 手部で巻き終えた包帯

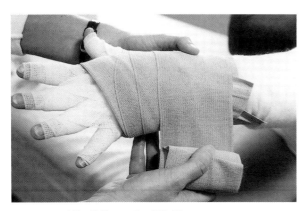

図5.90 手部と前腕への8cm幅包帯

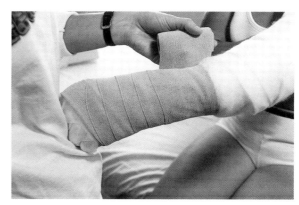

図5.91 前腕への8cm幅包帯

かきの刺激を避けるため、包帯はねじらずに、3分の1の幅にたたむ（手の大きさによる）（**図5.87**）。手を巻くたびに包帯を手関節（母指球部）に半分巻いて留める。かさばらないよう、包帯を巻くたびに包帯の近位および遠位縁の間で手の上での重複を交互にする（**図5.88**）。包帯をたたんで層を2重にすることで、腫脹が目立っていることの多い手の遠位部で圧力が増す。残った包帯は前腕に巻く（**図5.89**）。

続けて巻く次の包帯は反対方向に巻く。これにより包帯の機能性と耐用性が高まる。次の包帯（8cm）は手関節から始め、最初の包帯の反対方向にゆるく巻いて留め（**図5.90**）、前腕と肘関節部へと送る（体肢の大きさによる）。基本的に、包帯は30％以下から40％ほど伸張させて巻き、円周状に50-70％ほど重ねて巻く。前腕を巻くとき、患者は握り拳を作って療法士の腹部に押し当てる（**図5.91**）。このテクニックによって前腕の包帯は機能的となり、包帯を装着しながら前腕の筋骨格の使用時に阻血作用が及ぼされない。次の2本の包帯（10cm幅2本また

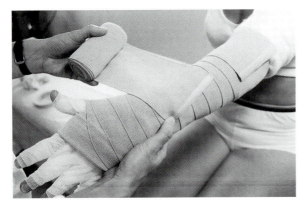

図5.92 10cm幅包帯は圧力のもっとも低い部位から始める

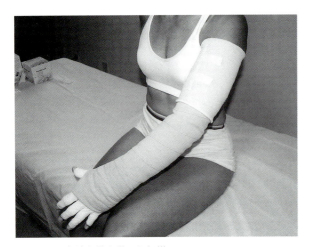

図5.93 上肢全体を巻いた包帯

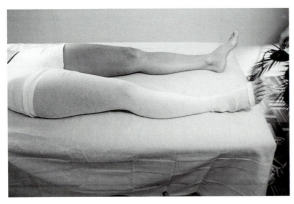

図5.94 ストッキネットの使用

は10cm幅と12cm幅を1本ずつ)を相互に反対方向に巻く。遠位から近位に滑らかな圧勾配をもたらすため、それぞれの包帯は軽度の圧迫で始める(図5.92)。療法士は弾性包帯の圧勾配を常時確認する。患者からのフィードバックは必要かつ有用である。腋窩と包帯の近位端の間にリンパ液が貯留しないよう腋窩で包帯を終えることが重要である(図5.93)。弾性包帯はテープで固定し、ストッキネットの近位の重複をたたんで外側の包帯にかぶせる。

下肢の包帯法

CDTの集中治療期(第1期)の下肢への弾性包帯装着に推奨される材料を以下に挙げる。以下に挙げた分量は弾性包帯2セット分である。

- スキンローション1ボトル
- 適切なサイズのストッキネット(筒状包帯)1箱
- ガーゼ包帯(4cm幅)1-2箱
- 高密度発泡体片(腎形)2個
- 合成不織布パッド包帯(10cm)6本またはRosidal社ソフトフォーム包帯(10cm)2-3本
- 合成不織布パッド包帯(15cm)4-6本またはRosidal社ソフトフォーム包帯(15cm)2-3本
- 低伸縮性包帯(6cm)2本
- 低伸縮性包帯(8cm)2本
- 低伸縮性包帯(10cm)6-8本
- 低伸縮性包帯(12cm)8-12本
- 包帯を固定するテープ
- 必要な場合:ソフトフォーム1枚(12mm厚以下、0.91m以下×1.82m長)
- 必要な場合:Komprex2枚またはソフト発泡ゴム2巻

使用

概ね、包帯は30%以下から40%まで均一に伸張させて、重なりを50%から70%として巻く。患者は、足と下腿部を巻くときには背臥位をとり、膝関節から外性器まで弾性包帯を巻く間は床の上に立つ。

スキンケア:皮膚を洗浄した後、適切なローションを十分塗布する。

ストッキネット:筒状包帯を体肢の近位端に12cm重なるほどの長さに裁断する。この重複を伸ばして近位縁部の弾性包帯を完全に覆う(図5.94)。

弾性包帯の施行 257

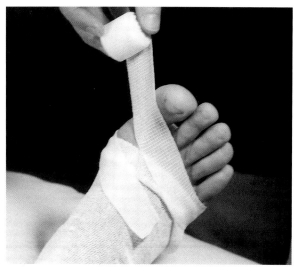

図 5.95　まず、ガーゼ包帯を足の背側にゆるく巻いて留める

足趾の包帯：まず、足背側（中足趾節間関節の辺り）周囲にゆるく巻いて留め、第1趾へと包帯を送る（図 5.95）。足背側から第1趾に入り、2、3回円周状に巻いて、第1趾から離れて再び足背側へ出る。この時、水かきで包帯が滑ったり巻き込まれたりしないようにする。足のつま先には巻かない。同様に残りの足趾（第5趾以外。むくんでいない場合が多いため）へと包帯を送る（図 5.96）。概ね、4cm幅のガーゼ包帯（通常は半分の幅に折って用いる）1本あれば十分足趾を巻くことができる。ガーゼ包帯の未使用部分は足部にらせん状に（円周状には巻かない）に巻きつける。完了したら、足先の血液循環が正常であることを確認する。

パッド材料：足部と下腿部のパッド使用には、不織布合成パッド（3本）またはソフトフォームロール（Rosidal Soft 2本）を用いる（図 5.97 および図 5.98）。腎形の Komprex

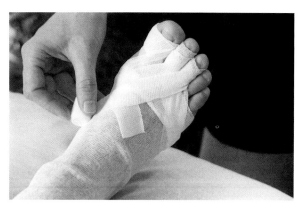

図 5.96　足趾へのガーゼ包帯

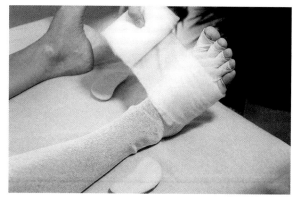

図 5.97　足部へのパッド材料

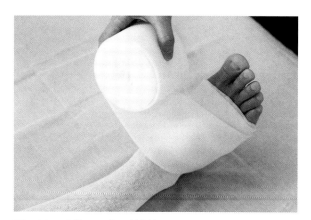

図 5.98　足部へのパッド材料（ソフトフォームロール）

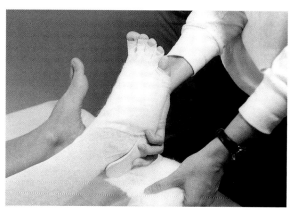

図 5.99　足関節背後の高密度発泡体（Komprex）片をパッド包帯で固定

社製発泡体片を内果と外果の間のアキレス腱にパッド包帯で固定する（図 5.99）。保護を高めるため、脛骨部位では合成パッド包帯を二重にする。

低伸縮性包帯　6cm幅または8cm幅（足の大きさによる）の包帯を用い、中足骨周囲にゆるく巻いて留める（図 5.100）。足部は下方に向かって水かきまで巻いていき、中足趾節間関節の辺りを3、4回円周状に巻く。包帯は外

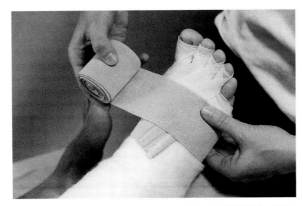

図5.100 1本目の低伸縮性包帯で中足趾節間関節の周囲をゆるく巻いて留める

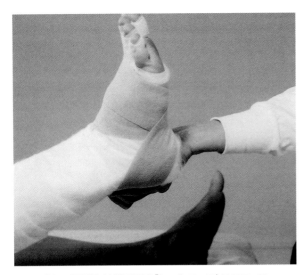

図5.101 足関節外側周囲の「ヒールロック」テクニック

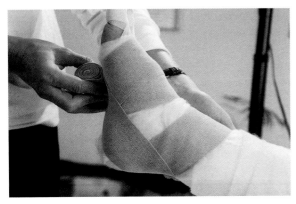

図5.102 足関節内側周囲の「ヒールロック」テクニック

側から内側に(第1趾に向かって)巻き、足部に緊張をかけないようにする。同じ包帯を踵へと送り、足関節を補強して包帯の滑りを防ぐ「ヒールロック」テクニックを用いて、踵を覆う(**図5.101**および**図5.102**)。踵に弾性包帯を巻く間、足関節は70度以下-90度ほど背屈させておく。足底からアキレス腱へと包帯を送り、踵と外果の間を覆って、足関節を回って内果と踵の間を覆い、再び足底へと下る(**図5.103**)。足に張力を及ぼさずに円周状に巻いてヒールロックテクニックを繰り返し、包帯が終わるところをテープで固定する。次の包帯(8cm幅または10cm幅)は足関節の上部で、前の包帯と反対方向にゆるく巻いて留めてから始める(相互に反対方向に弾性包帯を巻くことにより、足の外反や内反を予防する。すなわち、機能性と耐用性が備わる)。2本目の包帯を巻く目的は、円周状のテクニックで踵と足を覆うことである(**図5.104**および**図5.105**)。下腿部は10cm幅または12cm幅の包帯を用いて巻く(基本的には2-4本)。遠位から近位に滑らかな圧勾配をもたらすため、それぞれの包帯は軽度の圧迫で始める(**図5.106**)。療法士は弾性包帯の圧勾配を常時確認する。患者からのフィードバックは必要かつ有用である。弾性包帯はテープで下腿部に固定する(**図5.107**)。

残りの弾性包帯は患者を立位にして巻く。患者は包帯を巻かれている体肢の膝関節をやや屈曲させて、そちらの体肢に全体重をかける。不織布合成パッドまたはソフトフォームロールを用いたパッド材料を膝関節および大腿部に使用する。合成パッド包帯を用いるとき、保護を高めるため膝窩で二重にする。膝関節および大腿部は、12cm幅の低伸縮性包帯を用いて巻く(基本的に4-6本)。1本目の包帯は膝関節の下にゆるく巻いて留めてから、「フィギュアエイト」テクニックを用いて膝関節を覆う(**図5.108**および**図5.109**)。残る大腿部は円周状に外性器まで巻き上がり、巻き終わり(または個別の包帯)をテープで固定する(**図5.110**)。さらに15cm幅または20cm幅の中伸縮性包帯を大腿に巻いて安定性を強化する。

股関節アタッチメント:下体幹区画に腫脹が認められる場合や、包帯が下肢から滑るのを予防するため、20cm幅低伸縮性包帯1、2本(患者の身体の大きさによる)を使って股関節を巻く。(注:股関節アタッチメントは皮膚に直接使用する。患者は包帯の上から下着を着用する。)まず、大腿近位部周囲に1本目の包帯をゆるく巻いて固定し(**図5.111**)、大腿外側から対側の腸骨稜へと包帯を送って体幹を覆う(滑ってずれるのを避けるため、腸骨稜の頭側に包帯の幅の3分の1以上がくるようにする)。そこから、体幹を完全に1周巻いて臀部の背部から大腿部へと送る(**図5.112**)。体幹下部を完全に覆うまで同じテ

弾性包帯の施行 259

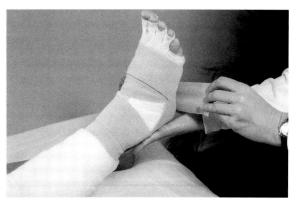

図5.103 足部に1本目の低伸縮性包帯を完全に巻いたところ

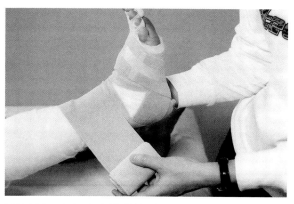

図5.104 2本目の低伸縮性包帯は足関節周囲にゆるく巻いて留めてから始める

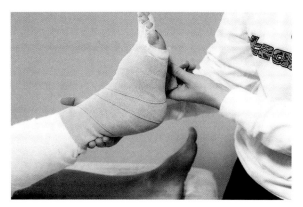

図5.105 踵と足を2本目の低伸縮性包帯で覆う

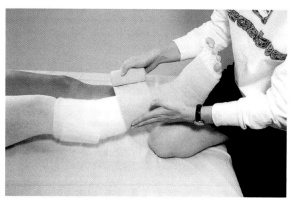

図5.106 下腿部への包帯

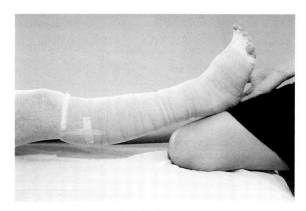

図5.107 下腿部と足部の包帯完了

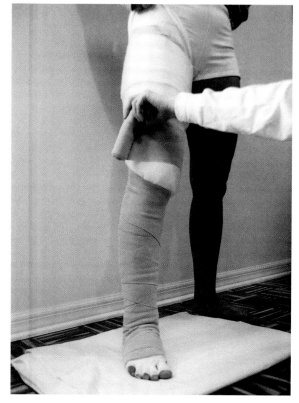

図5.108 フィンガーエイトテクニック（8の字巻き）を用いた、膝関節への低伸縮性包帯

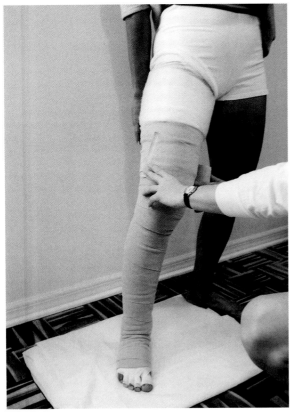

図5.109 ゆるく巻いて留めてから始める、大腿部への低伸縮性包帯

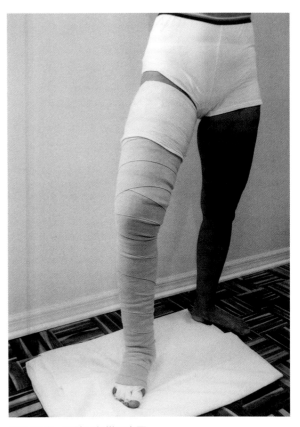

図5.110 下肢の包帯の完了

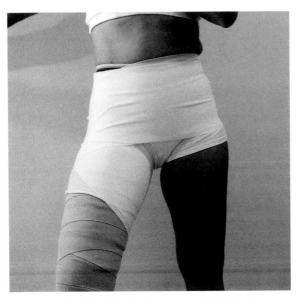

図5.111 低伸縮性包帯を用いた股関節アタッチメント

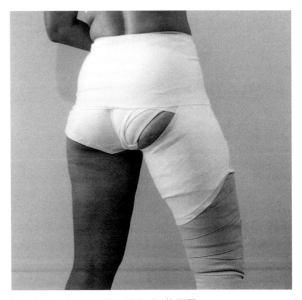

図5.112 股関節アタッチメント、後面図

クニックを続ける。大腿近位部を円周状に巻く際は阻血作用が及ばないようにする。完了したら、圧勾配が正しいことを再び確認する。股関節アタッチメントに2本の包帯を必要とする場合は、2本の両端を縫い合わせると巻きやすくなる。

発泡体パッドを用いた包帯法の手順

発泡体パッドを用いた腕への包帯法手順（詳細）

この包帯法では、合成綿（ArtiflexまたはCellona）を肘関節と手関節・手にのみ用いる。発泡体パッドは体肢の他の部位で合成綿の代わりに用いられる。発泡体パッドを用いた腕への包帯法の手順と材料の概要を**表5.4**に示す。

ストッキネットと合成綿

ストッキネットを装着後、適切なサイズの合成綿パッドを選択し、肘関節に数回重ねて外側の層へと折り込む（**図5.113**）。

肘のシワをよりよく保護するため、ArtiflexまたはCellonaを二重にして、多重に覆う。

注：腕の大半は、通常10cm幅の包帯が適したサイズである。

発泡体パッドの固定

次に、発泡体パッドの形版をあて、15cmのIsobandまたはIdelbindeを用いて包帯を固定する。これらの図では厚型の発泡体パッド（12mm灰色発泡体）2片が使用されている（**図5.114**および**図5.115**）。

注：この固定用包帯は構造的で圧縮性の層である。中度の張力を使用し、広い面で均一に発泡体全体を覆うよう試みる。発泡体を滑らかにぴったりと貼付することで、しっかりと固定されたパッド層が形成される。IsobandまたはIdelbindeを巻いたらテープで留める。

発泡体パッドが邪魔にならないよう、患者の腕を真っ直ぐに十分伸ばす。こうすることで、すぐにゆるみがちな肘関節のパッドが安定する（**図5.116**および**図5.117**）。

伸縮性指包帯の使用

あらかじめ折りたたまれた指用包帯（ElastomullまたはTranselast Classic）を、手部近位の手関節のシワに軽くかけて巻く。手の基の発泡体の上あるいはそのすぐ遠位にかける。

注：座位の患者の向かいに立つ。患者の腕を十分に伸ばして肘関節を長枕で支持する。手掌を下に向け、手指は

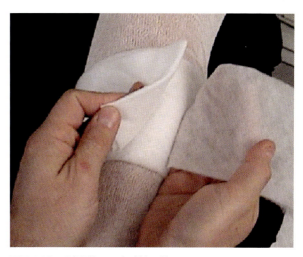

図5.113　肘関節への合成綿の使用

表5.4　発泡体パッドを用いた腕への包帯法と材料

手 順	材 料
ローション	Eucerinまたはその他の低pHローション
ストッキネット	TGまたはTricofix
綿（肘関節、手または手関節）	Artiflex、Cellona他
発泡体を固定する包帯（前腕または上腕）	soband、Idealbinde他
指用包帯	TranselastまたはElastomull
発泡体（手背側）	灰色12mm発泡体またはKomprex
発泡体を固定する包帯（手背側）	6cm幅包帯
低伸縮性包帯（手部）	6cm幅ComprilanまたはRosidal K
低伸縮性包帯（前腕または肘関節）	8cm幅ComprilanまたはRosidal K
低伸縮性包帯（手関節から腕#1および#2）	10cm幅ComprilanまたはRosidal K
低伸縮性包帯（必要に応じて）	10cm幅または12cm幅ComprilanまたはRosidal K

まっすぐ伸ばして広げる。

方向と最初の手指の選択

方向を選択して続ける。腕の尺側から橈側の方向へ送る場合は、最初に母指に巻いてから小指に巻く。各指の外縁の方へ包帯を送り、爪までらせん状に巻いてから、均一な重複と張力で指のつけ根に戻る（**図5.118**）。

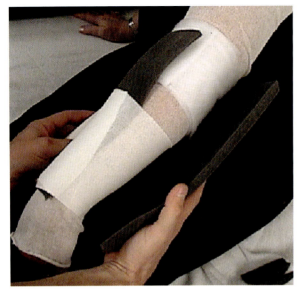

図5.114　低伸縮性包帯を用いて、発泡体パッドを固定

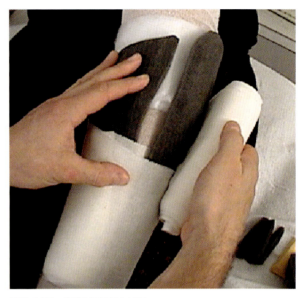

図5.115　前腕を安定させる

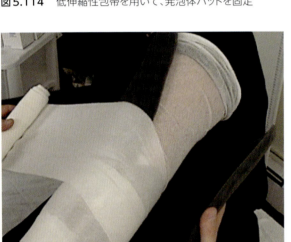

図5.116　上腕を安定させる

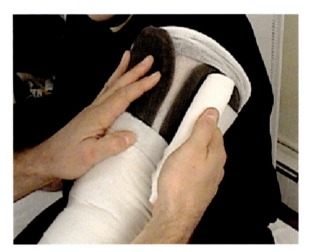

図5.117　上腕を安定させる

注：始めるのに正しい方向はない。ただし、反対方向（橈側から尺側）を選択する場合は、小指を巻いた後、環指に巻いてから始める。これにより、手順を学習し最終的な外形と包帯の被覆を覚えるための一貫した形状パターンを作る。

手指用発泡体パッドの固定

この例では、手指を巻くのに発泡体片を組み入れ、手背側の手根骨部にも置いている（図5.119）。これらの発泡体の追加によってパターンは変化せず、リンパ液を流動させ、むくんだ組織の形状を変えることによって治療効果が加わる。

手部または手関節への合成綿の使用

この層は弾性包帯ではないため、軽く全体に均一に適用すべきである。中手指節間関節の辺りでは伸展させた手指自体は覆わない。中手指節間関節を最遠位の指標として用いる（図5.120）。

注：中手指節間関節は手背側のパッド層および弾性層の開始地点である。手指までが合成綿で覆われるときには、発泡体パッドと弾性層もあまりに指寄りに覆われるため、手指の間に圧迫部位を作る。中手指節間関節が明確に分かるよう、手を大きく手指を広げる。

発泡体パッドを用いた包帯法の手順　263

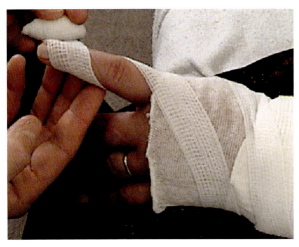

図5.118　伸縮性包帯を手指に巻く

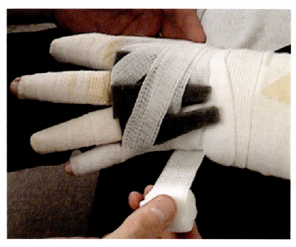

図5.119　手指と手根骨部に発泡体をあてる

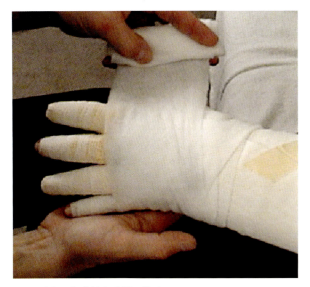

図5.120　合成綿を手部に巻く

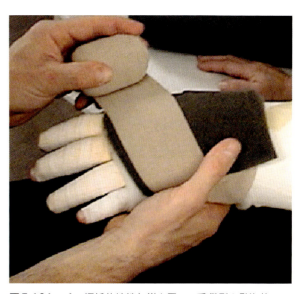

図5.121　6cm幅低伸縮性包帯を用いて手背側の発泡体パッドを固定

6cm幅低伸縮性包帯を手関節にかける

1本目の低伸縮性包帯を手関節に軽くかけ、ただちに手掌側と手背側に対して発泡体パッドを固定する。

パッドの位置を決め留める

中手指節間関節の両縁にパッドを合成綿とともに配置して安定させる。巻くパターンを続けて、このパッドを包んで形成する（図5.121）。

注：これはかさばる方法である。したがって、優しく形成して包み込みながら、発泡体から空気を出し、定位置にしっかりとパッドを固定する。

標準的なパターンで手の背側を覆う

最初圧迫しながらの1周（かけた後）は、母指の前で中手指節間関節の上を直接巻く。次に、手掌の下から手の外側へ送り、手関節近くの母指の背部へ背側を交差する（図5.122）。

中手指節間関節の上へ続ける

次に手掌の下から手の外側へ送り、中手指節間関節への再び背側を横断する（図5.123）。

三角形

最初2回巻いた後、覆われてない小さく狭い三角形の部分が中手指節間関節の上にあるのが分かる。母指の前にくるたびにこの三角形を覆い、構造と運動時圧迫を

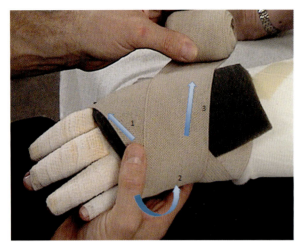

図5.122 手背を覆う　1．中手指節間関節を通る。2．手掌を交差する。3．母指の後ろで手背側を交差する

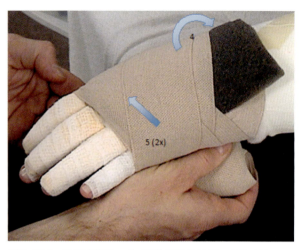

図5.123 手背を覆う　4．手掌空手の外側へ交差する。5．三角形のパターンを作って中手指節間関節を交差する

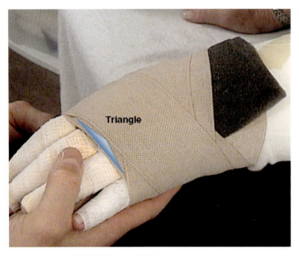

図5.124 三角形を覆う2周目

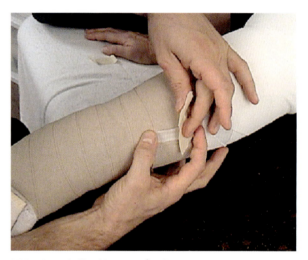

図5.125 包帯の端にテープを貼る

もっとも必要な位置に配置する（図5.124）。包帯の最後をテープで固定する（図5.125）。

この母指の前後の交互のパターンが三角形を作るので、それを覆う。そうすることで、余分な構造と圧力が中手指節間関節の上に集中する。

完成した包帯の触診

手部の包帯がほぼ完了し、硬さや多層化が十分であれば、残りの包帯を前腕に巻く。

注： 触診は、正しい結果をもたらすためのカギである。包帯を巻くだけではしっかりとした包帯にはならない。必ず、次に進む前に結果を評価して手で感覚をつかむ。ここで手部の包帯は完了である。手部に6cm幅包帯を2本以上使用する状況はほとんどない。我々は、手部の大きさに合わせて細い包帯（6cm）を選択し、包帯の圧力を集中させた。必要な場合は包帯を1本すべて用いる。

手関節に8cm低伸縮性包帯をかける

関節横紋近くから8cm包帯を始める。手の母指球面は覆わない。上方へと続ける前に手関節を2回補強する。均一な間隔で（50％重複させる）、均一の張力で肘関節の方へらせん状に巻く（図5.126）。

肘窩で十字交差

包帯が肘窩線にくい込むのを避けるため、初めて巻いたら、急な角度で交差する（図5.127）。張力を維持し、上腕を完全に巻く（図5.128）。対角で包帯を前腕の方へ下方向に向け、肘窩線を横断してXを作る（図5.129）。

残る包帯を均一な間隔で上方へ広げて肘頭を覆い、軸に垂直に巻く（図5.130）。2回目はXを繰り返さない。

発泡体パッドを用いた包帯法の手順　265

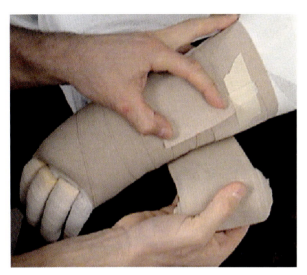

図5.126　手関節で8cm低伸縮性包帯を固定

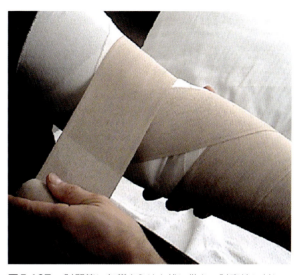

図5.127　肘関節に包帯をらせん状に巻き、肘窩線に対して適度な角度で交差する

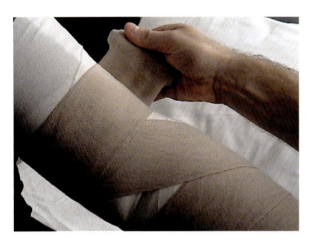

図5.128　上腕下部に巻く

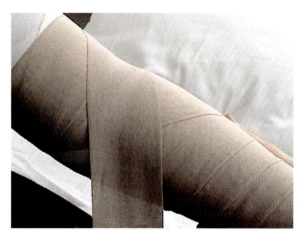

図5.129　肘窩線上でのX状の交差

手関節を10cm低伸縮性包帯で固定
　上方向にずり上がらないように、手関節で母指球上を1回以上巻いて圧迫を確立する（**図5.131**）。

注：最初にしっかりかけておかないと、包帯を巻いても圧迫されず、手関節の包帯がゆるくなる。
均一な間隔をとり（50％）、均一な張力で腋窩へと巻き上げる。腕の最上部で包帯を巻き終わり、2本目の10cm幅包帯を巻き始める。

2本目の10cm幅包帯を固定
　2本目の10cm幅包帯を1本目と同様に手関節にかける。必要であれば2回以上巻いて圧迫を確立する。2本目あるいは3本目の10cm幅包帯は魚骨形パターン（麦穂帯）で巻く。

注：手関節に十分圧迫がかけられていると感じる場合は、過剰な圧迫を避けるためやや近位から包帯を巻き始める。

魚骨形パターン（麦穂帯）
　次の10cm幅包帯が必要な場合、手関節にはかけるが体肢の軸に対する接線角度が交互になるよう巻き始める。これにより、交点が腋窩方向へ直線状を示すパターンができる。この魚骨形パターンによって、体肢がうっ滞除去され包帯が緩むときに、圧力帯ができたり包帯が蛇腹状にずり落ちたりするのを防ぐ（**図5.132**）。

注：魚骨形テクニックを用いることによって、より固着性のある頑強な構造が作り出される。このテクニックは包帯の消費が早いので、短い距離を覆う場合に用いる。

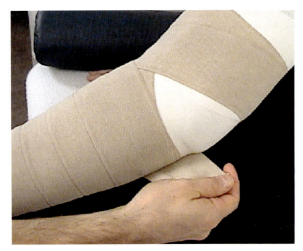

図5.130　肘関節を覆う8cm幅低伸縮性包帯の巻き終わり

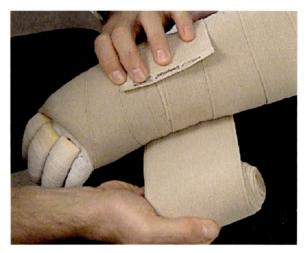

図5.131　手関節で10cm幅低伸縮性包帯を固定させ、前腕の上部までらせん状に巻く

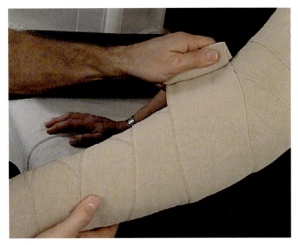

図5.132　2本目の10cm幅包帯を手関節から魚骨形パターンで上腕の最上部まで巻く

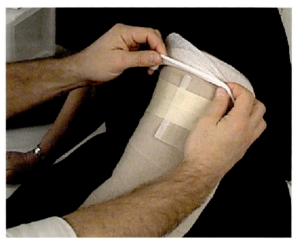

図5.133　テープを留めて、筒状のガーゼストッキネットを下げて安定させる

ストッキネットを折りたたむ

上腕の上端部で包帯を固定する。筒状のガーゼストッキネットの余りを包帯の上端部から優しく引き出して包帯の巻き終わりに折りかぶせる。この手順によって、ストッキネットの端がほつれるのを防ぎ、ストッキネットによる刺激やコード状に巻き下がるのを防ぐことができる（図5.133）。

麻痺した体肢のための圧迫包帯法

体肢の完全麻痺とリンパ浮腫は合併することがある。最新の放射線治療技術が開発される前、乳癌治療は重大な腕神経叢障害および局所のリンパ管障害の危険にさらされていた。幸い、体肢の完全麻痺の発現率は技術の向上に伴って急激に減少した。しかし、旧式の治療を受けた生存者がリンパ浮腫クリニックにはまだまだ多い。

原因に関わらず、リンパ節郭清や放射線治療あるいはその両者と無関係の体肢完全麻痺は、依存症、静脈高血圧（下垂性浮腫）、および感染症の対象となり、続発的にリンパ管の健全な機能が浸されて、静脈およびリンパ（混合型）不全を起こす。ときとして、混合型不全（水分と蛋白質の高負荷）が純粋リンパ浮腫に関連する特徴的な組織変化や免疫不全を引き起こす。

体肢完全麻痺を伴うリンパ浮腫にはCDTが適すると考えられるが、圧迫療法（弾性または非弾性の両方）の施行に関わるため、あらゆる注意を払うべきである。

注意事項と禁忌

注意すべき部位と特殊な検討事項を以下に挙げる。
- 患者が受けた圧迫による反応を確認することができない（感覚の欠如）。

- 水分を喪失し薄く萎縮した皮膚の過剰な脆弱性
- 骨と腱の輪郭がさらに突出
- 非定型の腫脹パターン。皮膚萎縮により手掌、足底面、指腹にも腫脹が起こりうる。水かきを前に押し出すと、脱手袋損傷が起こる可能性がある。
- 関節弛緩症と靱帯の委縮により、圧迫した際（特に足）の骨の変位や、肩関節や股関節のような近位関節の重力に誘発されて亜脱臼が起こることがある。
- 静脈血の還流を促しリンパ排液を促進する筋と関節のポンプ機能低下の影響
- CDTの集中期における骨および神経構造の損傷リスクの増大

絶対禁忌を挙げる。
- 厳格な運動プログラムの強制的順守
- 拘縮、亜脱臼または放射線障害のみられる部位への無理な関節可動
- 高圧な包帯または強力な弾性着衣の着用
- 圧迫包帯法および弾性着衣の自己判断による除去
- MLD中の強い施術（浮腫テクニックまたは線維組織テクニック）
- 放射線性線維症への施術
- 治療中の不適切な支え（体肢の肢位は安定させなければならない）
- 大型でかさばる圧迫材料による過剰な体重増加

原 則

圧迫の施行については多くの検討事項が重要であるため、副作用をやわらげるために、療法士はラプラスの法則や運動時圧と安静時圧の動力学など、物理的な力の影響について考えなくてはならない。

過ぎたるは及ばざるが如し　各包帯の目的は、罹患した組織、神経、基礎の骨格構造および関節にさらなる損傷を及ぼさずに体肢をうっ滞除去することである。したがって、「過ぎたるは及ばざるがごとし如し」の原則を守る。もし体肢が機能していても、療法士は圧迫の侵襲性が低すぎて失敗する方がよい。だが、弛緩性麻痺の場合はこの原則は絶対である。軽く慎重なパッド併用弾性包帯の結果を評価した後、状況に応じて使用する。軽い圧迫によって、コントロールされた圧勾配によるリンパ流と容積減少が達成される場合は、圧力や強度を増す必要はない。

高い運動時圧、低い安静時圧を用いる　経験的観察に基づくと、混合的不全（高水分高蛋白質負荷）は圧迫への反応が良好である。筋ポンプ機能がなければ、これらの深い圧痕性浮腫（早期にはリンパうっ滞性線維症は少ない）が重力と高い水分負荷の力を相殺するため、高い運動時圧の多層化包帯を構造的に身に付ける必要がある。この構造により腫脹の進行が食い止められ、再吸収によって水分が体肢の静脈に緩やかに戻り、うまく作り出された圧勾配により、体幹へのリンパ流が促進し、体肢が斬進的にうっ滞除去状態にとどめられる。

逆に、高い安静時圧は締め付けにより、突出した腱や骨に圧迫を集中させる。軟部組織の委縮の程度によって、突出した部位は周辺の浮腫減少によってさらに突出し、包帯法の調整の指針となる感覚的フィードバックが得られないため、わずかな締め付けや局所的な圧力増大によって重大な組織損傷や潰瘍形成が引き起こされる。

ラプラスの法則　萎縮した手は圧迫による損傷に非常にさらされやすいため、断面の形状（卵形）を注意深く解析する必要がある。重度に腫脹した手でも卵形を留めているため、手背側面と手掌側面の半径は大きいままで、橈側面と尺側面の半径が小さくなっている。機能的な手はやはり断面が卵形だが、手根骨間圧が過剰に上がり痛みや不快感が誘発された場合には、圧迫する方向を調整する。知覚の消失した体肢ではそのようなフィードバックの仕組みがない。

部分的な解決法としては、手の幅に合わせた大型のパッドを手背側と手掌側にあてて、側面の接触圧（手根骨間圧）を少なくして、低伸縮性包帯により「下方に押す効果」を及ぼすことである。

以下の方法は、腕の弛緩性麻痺を伴うリンパ浮腫のために開発されたものだが、原則や要素は集中的な圧迫包帯法に忍容性のないあらゆる患者にも有用であることが立証されている。この構成要素は、同じコア原則に基づきわずかに調整することによって、容易に下肢にも適用できる。

注意深い観察　回避できる損傷に対する最後の検討事項および予防策として、集中治療期の初日（または連日）の午前と午後にこのタイプの患者を診察するよう計画する。この注意深い観察により、圧迫療法の調査と評価が可能となり、できるだけ早期に予防的な調整がなされる。すぐに包帯を調整しなければ、突出した骨や腱上のhot spot（小さな紅斑）が開放創に進展することに注意すべきである。

包帯法

1. **ローションを塗布する**：体肢全体にたっぷりとローションを塗布し、不要な湿気が溜まるのを避ける。必要であれば少しの時間をおいて蒸発させる。包帯を巻いた体肢のいずれの部分においても浸軟させてはならない。

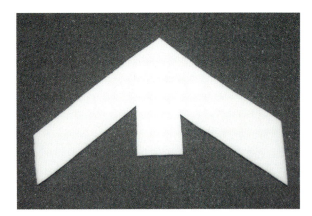

図5.134　"矢印"形の合成手指パッド

2. **手指の保護**：合成綿または発泡体（Rosidal Soft）を用いて、手指を保護する。これらの片は矢印状に形成し、しわを広げながら各指に効果的に巻く。この片は指の間と各指の手掌面のシワを保護する（**図5.134、5.135、5.136**）。

3. **手順を逆にする：まず綿を手にあてる**：基本的には、ローションを塗布した後ストッキネットを付ける。しかし、皮膚損傷に関する点を考慮しつつ、これらの手順を逆にする。まず合成綿を用いて手部を巻き、中手指節間関節から手首の遠位のシワへと軽く巻いて、母指用の穴は省略する。合成綿を最初に巻くことにより、母指用に穴を空けたストッキネットの端部から母指の水かきが保護される。体肢が機能的であっても、この穴は小さすぎるかまたは強い力で水かきに引き込まれることがある。さらに、綿で保護することにより中手指節間関節で余分なストッキネットが丸まってしまう（圧迫痕を引き起こす）のを防ぐ。

4. **綿／発泡体を手指にあてて固定する**：治療台に腕を完全に保持し、作成した指片をそれぞれあてて、標準的な指包帯の順番で固定する。この指包帯がこれらの片を軽く保持し、標準的な手指の巻き方によるずれを防ぐ（**図5.137、5.138、5.139**）。

5. **各指の圧迫**：標準の指包帯を各指にあてて（2層にたたんだガーゼ包帯）、圧迫する（**図5.140**）。指が非常にむくんでいる場合は、この包帯を中度の張力で間隔を狭めて巻き、厚い均一の被覆を形成する。指の付け根を少し調べて、綿のタブで各手指のシワを保護できているかを確認する（**図5.141**）。包帯の端が丸まっていると忍容性が損なわれ、皮膚の完全性を継続的に確保できない。手部は完全に綿で覆われており、指包帯は慎重に巻かれていれば平坦であるため、包帯をかけた手関節のいずれの面でも裁断することはできない。

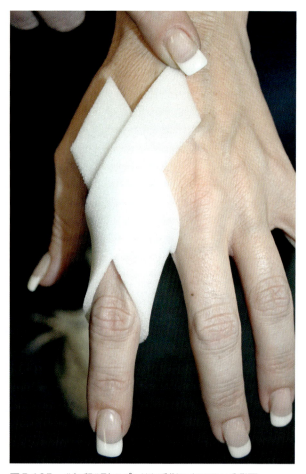

図5.135　"矢印"形のパッドを手指にあてる；手背面

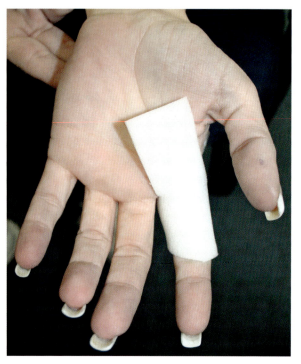

図5.136　"矢印"形のパッドを手指にあてる；手掌面に板状タブがくる

発泡体パッドを用いた包帯法の手順

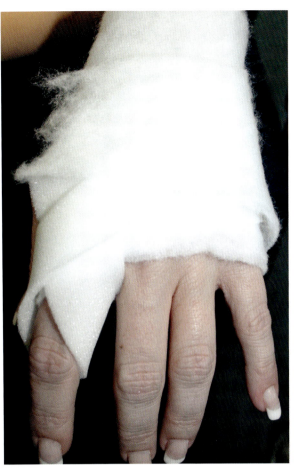

図5.137 パッド使用手順1．綿を手背側にあて、示指に"矢印"形パッドを固定

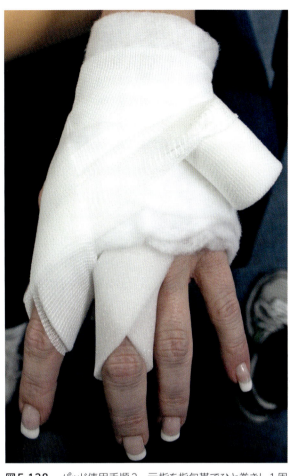

図5.138 パッド使用手順2．示指を指包帯でひと巻きし1周のみ固定

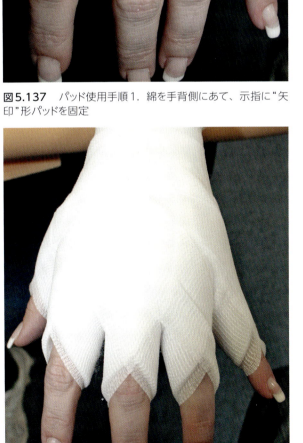

図5.139 パッド使用手順3．すべての手指で繰り返す

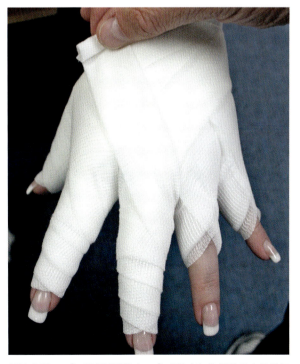

図5.140 パッド使用手順4．パッドの上に伸縮性のある指包帯を巻く

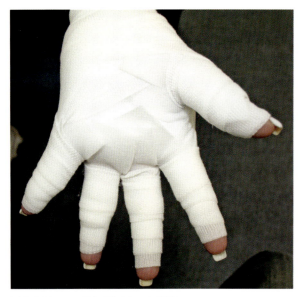

図5.141　タブが手掌のシワを保護

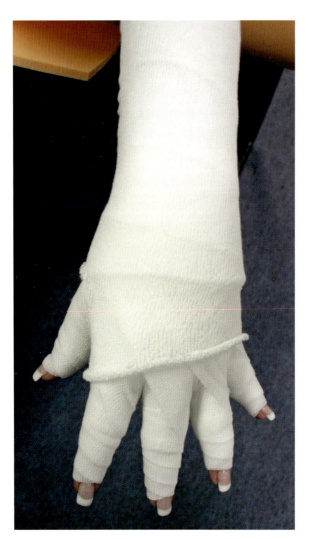

図5.142　上肢の端から端まで綿包帯を巻いた後、母指の穴を開けたストッキネットを上肢にかぶせる

6. **肘関節に綿をあてる**：ストッキネットはシンプルな目の粗い綿織布であり、湿度で粘着することがある。肘窩線や突出した肘頭に直接触れないよう、まずは合成綿をあてる。十分な保護のため、できるだけ多く必要である（または腕全体を覆う）。綿を平らに滑らかにし、低い張力で用いる。

7. **ストッキネットを着用する**：適切なサイズの筒状ガーゼストッキネットを選択し、母指用に穴を開ける。ストッキネットをあてる位置まで引っ張り、合成綿で母指の穴が直接水かきに触れていないことを確かめる（**図5.142**）。圧迫による圧迫痕が最小限となるよう、基礎の面を滑らかにする。

8. **腕の発泡体をあてる**：固定用包帯を用いて、前腕と上腕の発泡体をその位置に固定する（**図5.143**）。圧力は非常に小さいため、必要な保護を及ぼすには最初は薄型の灰色連続気泡型発泡体（6mm厚）が適している。腕を巻くときは、肘関節（過伸展に注意）や肩関節（すでに亜脱臼を起こしているかもしれない場合）を注意して支える。

9. **手部を巻く**：手部を巻く場合の標準的な巻き方を厳密に守ること（包帯法の項を参照）。ただし損傷を避けるため、いずれの手順もことさら注意を要する。
    1. 基本的な発泡体パッドの代わりに、2倍厚のパッドを手背側と手掌側の両面にあてる。これは、12mm厚の厚型連続気泡型発泡体2層または2.5cm厚の厚型連続気泡型灰色発泡体1片を要する（**図5.144**）。
    2. 綿パッドをあてた手よりもやや広いサイズに発泡体を裁断する。特定の縁が手に当たらないよう、面取りをする。
    3. 巻きながら、治療台に手を平らに優しく押しつけて、1周するたびに手を広げる。包帯を掌側と背側で下方にではなく横方向に引っ張り、手がカップのようにくぼまないようにする。この形成手順が発泡体を下向きに引き、手を横に平らに支える。

> これらの手順はラプラスの法則に従っており、手の外側に急な斜面を作りながら手の形を卵形から丸形（断面）へと形成することで、突出した骨との接触を避け、下方に押す作用を強化する。

発泡体パッドを用いた包帯法の手順　271

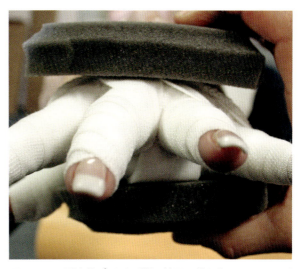

図5.144　発泡体パッドを手部に使用。綿を広くして、手の橈側面と尺側面を保護する

を90度に屈曲する。肘頭尖が基本的な圧迫点であることを考慮し、ドーナツ型の発泡体片などのパッドがさらに必要か否かを判断する。軽い張力で肘窩線を交差する。

3. さらに圧力が必要であれば、2本目の10cm幅低伸縮性包帯を同様に巻く。低張力の複数の層は安静時に高い圧迫をきたさないが、高い構造的完全性をもたらす。毎日の包帯の効果を観察して、修正が必要でないか確認する。

発泡体パッドを用いた下肢への包帯法手順（詳細）

発泡体の使用前

　ローションを下肢に塗布し、ふくらはぎに適したサイズのストッキネットを選択する。巻き終わったふくらはぎの包帯の上端部に折ってかぶせられるよう、数センチ余分に裁断する。つぎに足趾に包帯を巻く（足趾の包帯法は本項で確認できる）。最後に、足部、足関節、膝関節周辺に合成綿を使用するが、ふくらはぎについては綿の代わりに発泡体を用いることが大半であるため、覆わない。

　発泡体パッドを用いた下肢の包帯法の手順と材料については、**表5.5**を参照のこと。

> この手順の始めから足を背屈させて、機能的肢位をとる。この手順が、発泡体の固定、快適性および機能性に有用となる。腫脹への重力の影響を減らすため、患者を背臥位にして包帯を巻く。

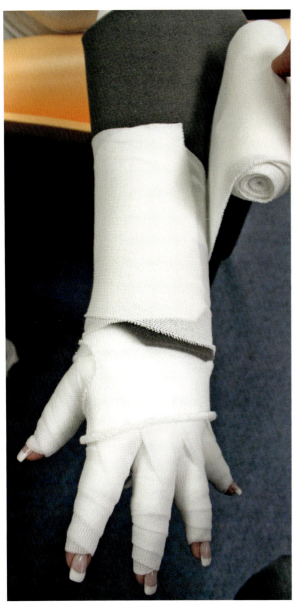

図5.143　低伸縮性包帯を用いて、上肢の端から端まで発泡体を固定

10. 腕を巻く：

1. 手関節（遠位のシワ）から8cm幅の低伸縮性包帯を巻き始め、低張力で均一な間隔を取りながら肘関節まで巻く。腕を吊り具で固定する場合は（推奨）、肘窩線の手前で止める。腕を真っ直ぐのままにする場合は（推奨されないことが多いが）、肘関節までXのパターンで巻く。この手順によって、肢位に関わらず肘窩線が保護される。

2. 10cm幅の低伸縮性包帯を手関節から上腕の上端部まで均一の間隔と低張力で巻く。腕を屈曲して吊り具で固定する場合は、肘関節を交差する前に肘関節

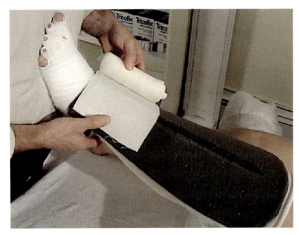

図5.145 固定用の低伸縮性包帯を用いて発泡体をふくらはぎ下部に固定

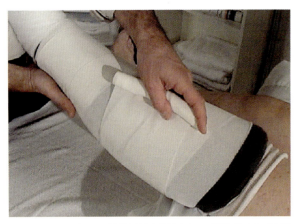

図5.146 固定用の低伸縮性包帯を用いて発泡体をふくらはぎ上部に固定

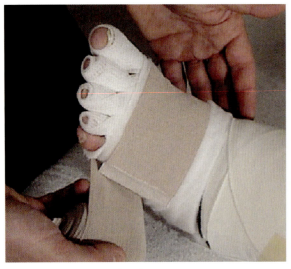

図5.147 ローマサンダルパターン。6cm幅の低伸縮性包帯を中足趾節間関節のあたりにかける

表5.5 発泡体パッドを用いた下肢包帯法の手順と材料

手 順	材 料
ローション	Eucerinまたはその他低pHローション
ストッキネット（ふくらはぎまたは大腿部）	TGまたはTricofix
足趾用包帯	TranselastまたはElastomull
綿（膝関節、足関節または足部）	Artiflex、Cellona他
発泡体を固定するための包帯（ふくらはぎまたは大腿部）	Isoband、Idealbinde他
発泡体（足背用）	灰色12mm厚Komprexプレカット片
発泡体を固定するための包帯（足背側）	6cm幅Comprilanまたは Rosidal K
低伸縮性包帯（ローマサンダル）	6cm幅Comprilanまたは Rosidal K
低伸縮性包帯（HAS）	8cm幅Comprilanまたは Rosidal K
低伸縮性包帯（足関節から膝関節に2回）	10cm幅Comprilanまたは Rosidal K
低伸縮弾性包帯（膝関節から大腿中部#1、膝関節から最上部#2、大腿遠位部から最上部#3、足関節から最上部#4、追加の低伸縮性包帯（必要な場合））	12cm幅Comprilanまたは Rosidal K

発泡体の固定

15cm幅の白色低伸縮性包帯を用いて、解剖学的に形成した発泡体片を、皮膚に当たる縁を面取りして固定する（図5.145）。まず発泡体片の前部に包帯を張りをもたせてかけた後、発泡体片の後部を固定する。包帯を滑らかに整えて、保護されていない部位に食い込まないようにし、露出した発泡体をすべて覆う。

適合性の調節

固定用包帯は発泡体を体肢にしっかりと押し当て、軽度の圧迫と構造の基盤を与えるという基礎としての役割を果たさなければならない（図5.146）。

脛骨レリーフは、突出した脛骨への圧迫を緩和するためにデザインされるため、中央に面取りした溝を設け、注意深く配置して、不快感を軽減しなければならない。

足の位置

はじめての弾性包帯：ローマサンダルパターン

発泡体パッドを用いるときは必ず、足部への包帯を巻き

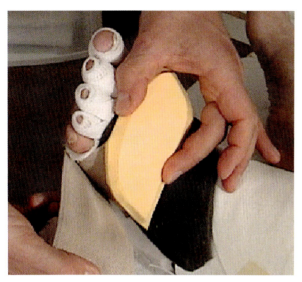

図5.148 ローマサンダルパターンの続き。足背側の発泡体パッドを次の巻きで固定する

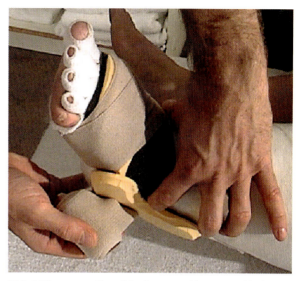

図5.149 ローマサンダルパターンの続き。足関節パッドを固定する

始める前にふくらはぎの発泡体を配置しておく。これにより、最初2本の包帯で足関節がすでに保護される。次に、6cm幅の包帯を足趾は覆わず中足趾節間関節の端にかけ、2回巻いて灰色発泡体を安定させる（図5.147）。
続けて次のパッドにかける：2枚目の発泡体パッド（この例ではKomprex）を用いる場合、最初の発泡体片と近接するよう、次の巻きで包帯に組み入れ、何重にも上から巻いて安定させる（図5.148）。パッドを面取りし、むくんだ組織をできるだけ傷つけないよう面取りした端を外側へ向ける。

踵用のパッドをローマサンダル内に置く：足趾のつけ根から踵まで直接包帯を回して内側または外側で踵を交差して、踵用パッドを固定する（図5.149）。踵の弯曲にかかる位置で床の面に沿って低く包帯を保持する。アキレス腱を交差して、すぐに2枚目の踵用パッドを固定する。再び床に低く包帯を保持して張力を保ち、骨構造に対してしっかりとパッドの形を整える。

> 最初に踵の内側または外側のどちらを選択するかは足部の構造による。包帯をどちらの方向で巻き終わるのがよいかを検討する。

中趾指節間関節の交差を繰り返す：踵から中足趾節間関節へ直接包帯を送り、発泡体パッドの縁で覆う。手の包帯と同様、三角形になったところが分かる。前足部の周りを完全に巻いて、この三角形を覆う位置で発泡体パッドを形を整えながら当てる（図5.150）。後方へずれやすいので中足趾節間関節の端部へ発泡体を調節する。

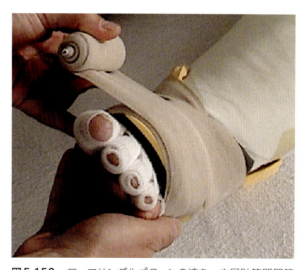

図5.150 ローマサンダルパターンの続き。中足趾節間関節で足背側を交差する

踵に繰り返し巻く：床面からわずかに離して、足趾から踵へ包帯を送る。踵に対してパッドをあてて形を整え、再び足趾へと続ける。大半の場合、巻きパターンのどこかで包帯を使い切ってしまう（図5.151）。

2本目の弾性包帯：踵 - 足関節 - 足底（HASまたはASH）パターン

足関節から始める：2本目の弾性包帯はサイクルのどこから始めようともパターンを繰り返して用いられる。ここでは、足関節から始めて足底へと進める（ASH）方法を示す。8cm幅の低伸縮性包帯を足関節のやや上のふくらはぎ遠位部にかける。2回巻いて、反復パターンのための基礎固めをする（図5.152）。

足を背屈させて、機能的開始肢位をとること。これによって脛骨前部の腱が緊張および弛緩できる余裕を作る。ふくらはぎの包帯が完了するまでこの肢位を維持する。

皮下の骨突起部の特定：周辺の柔らかい部位にパッドをあてるため、骨突起部を足趾で触知する。これらのパッドで体肢を正常な形に成形し、突出した構造に余分な圧迫がかかるのを防ぐ。

足背側にも楔状骨が隠れており、高アーチ型の足では多くの場合、突出している。張力に気をつけ、発泡体の作成と成形に注意することで、包帯の忍容性と快適性は高まる。

足底を覆う：急な角度で足底へと包帯を送り、アーチを覆う。足底と足部の外側に張力をかけて、圧痛のある脛骨前部の腱に中程度の張力をかけて包帯を巻く（図5.153）。

脛骨前部の腱の圧痛部位に素早く圧迫をかける。アーチの下にまで張力がかからないよう注意する。これにより包帯材料が固定され、足背側と腱の部位へと後方にずれるのを防ぐ。

踵を覆う：足背側から直接踵へ回す。包帯がうまくかかり踵の頂部からずれないよう、分散を集中させて踵を覆う（図5.154）。再び足関節へと直接回し、十分な圧迫と構造が得られるまで足底、踵、足関節、足底のパターンを繰り返す。

HAS包帯を完了する：包帯が完成したと思ったら、余分な包帯材料を均一な間隔（50％）で巻いて、テープを貼る。

足が小さい場合は、包帯を全部使い切らないようにしないと、過剰な圧迫が生じることがある。足が非常に大きい場合は、2本目の8cm包帯を一部のみ使用する必要があるかもしれない（図5.155）。

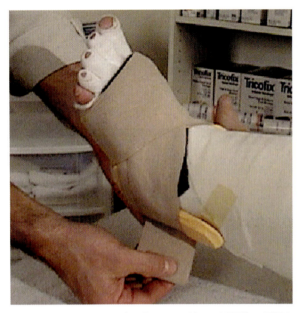

図5.151 ローマサンダルパターンの続き。足関節の周囲を巻くごとに高い位置にする

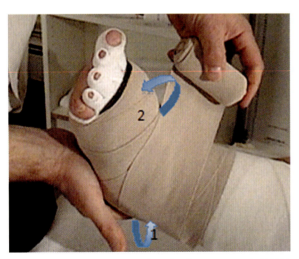

図5.152 踵-足関節-足底（HAS）パターン。8cm幅低伸縮性包帯を足関節にかける（1）。足底へ回し足背側で交差する

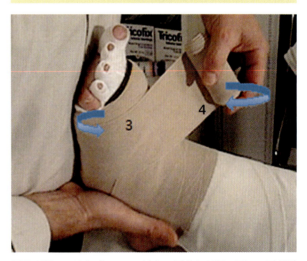

図5.153 HASパターンの続き。足底から踵へ回し、足背側で交差する（3,4）

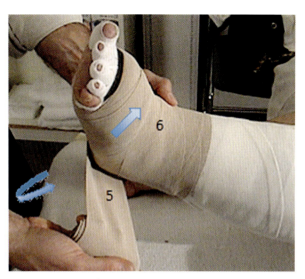

図5.154 HASパターンの続き。踵にしっかりと包帯をひっかける（5）。足関節を巻く（6）。必要に応じてパターンを続ける

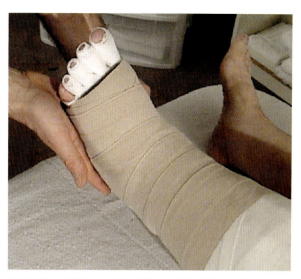

図5.155 さらに8cm幅の包帯をふくらはぎ遠位に巻く

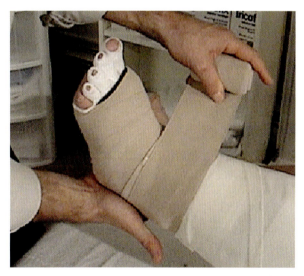

図5.156 1本目の10cm幅低伸縮性包帯をふくらはぎの遠位のシワにしっかりと巻く

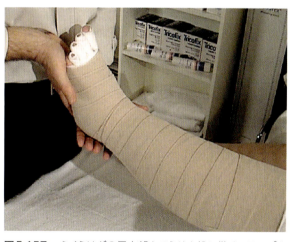

図5.157 ふくらはぎの最上部までらせん状に巻く。テープを貼る

ふくらはぎ

3本目の弾性包帯

10cm幅の低伸縮性包帯をふくらはぎ遠位部に2回巻いてしっかり安定させる（**図5.156**）。

ローマサンダルパターン（6cm）およびHASパターン（8cm）は圧迫を限局して十分な層を形成するのに適切なサイズであるため、この包帯（10cm幅）を足部には巻かない。この包帯は、ふくらはぎ遠位から巻き始めるが、脛骨前部の腱の上に過剰に巻かないようにする。足を背屈位に維持する。

最初の層を完了する：均一の間隔（50%）、中度の張力で、ふくらはぎの最上部までらせん状に巻き、テープで留める（**図5.157**）。

膝窩線を指標とし、この部位への食い込みを防ぐ。発泡体片の後部をここで終えて、皮膚との直接の接触から保護する。合成綿を敷いても、この部位を多重の層から十分に保護しない。

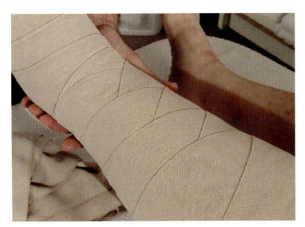

図5.158 2本目の10㎝幅低伸縮性包帯を魚骨形パターンでふくらはぎ全体を巻く

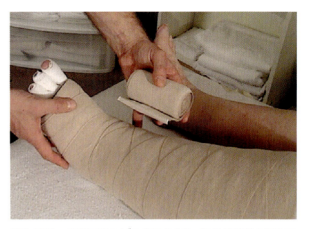

図5.159 必要であれば3本目の10㎝幅低伸縮性包帯をらせん状に巻く

4本目の低伸縮性包帯：2層目

　足とふくらはぎの間の遠位屈曲線から再び始め、2本目の10㎝幅低伸縮性包帯を2回巻き、上方へ進む前にしっかりと圧迫を補強する（**図5.158**）。均等な間隔と緊張で、ふくらはぎの脛骨面に交点をとって魚骨形パターンを作る。

魚骨形パターン：このパターンは構造を形成し、周囲を何回も巻くことによる阻血作用を軽減し、非常に構造性の高い包帯法となる。

> 魚骨形パターンは包帯の配置が全く異なり、密度が高くなりすぎる場合があるため、魚骨形パターンのみを過度に使わない。魚骨形パターンは短い領域を覆うだけでも包帯を多く消費する。この方法は巻く間隔をあけるのが難しい。

5本目の弾性包帯：3層目を開始する

　1、2層目と同様、3本目の10㎝幅包帯をふくらはぎ遠位部から巻く（**図5.159**）。圧迫をかけすぎないよう注意して、均一の間隔と張力でふくらはぎの最上部までらせん状に巻く。

> この例では、らせん状のパターンと魚骨形のパターンを併用して、体肢の軸に垂直に、また角度をつけて巻く。

最終結果：巻き終わったふくらはぎの包帯を包帯が均一に配置されるよう整えて滑らかにする（**図5.160**）。勾配と構造を触知して最終確認する。

> この包帯は下肢全体に巻くために大腿部にまでかかることがある。その場合、足関節から大腿部にまで追加した層が余分にできる。そのような場合は、この包帯の圧迫を最終的な圧迫圧の75％ほどにして、最後の圧迫レベルに余裕をもたせる。足の背屈を常時維持することと、それぞれの包帯の結果を触知することがもっとも重要である。

膝関節と大腿部

　下肢全体の包帯手順を完了するには、基本的には患者を立位にして行うことが有用である。下肢に体重をかけて膝関節は真っ直ぐ伸ばすかまたはやや屈曲し、残る包帯を巻く。足とふくらはぎを巻くときは適切な肢位を維持し（背屈）、患者から立位のときに快適であることを伝えてもらう。

大腿部へのストッキネットの着用

　患者を立位にして、筒状のストッキネットを大腿部までの全長にフィットするように適切なサイズに裁断する。膝関節の被覆、ふくらはぎ近位部の重複、最上部の包帯巻き終わり部分への折り返しができるように余分な長さをとる。

> ストッキネットがフィットして、発泡体と外部の包帯をよく把持して滑りを防ぎ、位置を安定させられなければならない。

膝関節への合成綿の使用

　15㎝幅の合成綿を膝関節を巻く。その際、膝関節の裏側で包帯を2重にたたんで、その下の被覆性を高める（**図5.161**）。

膝窩線は関節の動き、膝関節の屈曲位および腱の突出などによる一般的な刺激に弱い箇所である。このため、摩擦力や切れ込みを軽減するよう特別な注意が必要である。

発泡体パッドを固定する

前部に発泡体パッドを置いて、膝関節に15cm幅の固定用包帯を巻いて固定する（図5.162）。中度の張力を用い、発泡体の形状を整え、膝関節の裏側は特に包帯を滑らかに保持する。そのままに大腿後部の発泡体をあて、大腿部に包帯を巻いて固定する。

すべてのパッドを覆う

15cm幅の固定用包帯は広く、パッドの表面全体を十分に覆うことができる。目的は、パッドを位置にしっかりと固定しながら圧迫の基礎の層と構造を作ることである。これがなされると、次の層は引き続きパッドを固定するのではなく、適切に圧迫をすることができる。さらに重複がある箇所（膝関節）では、この固定層によって形を整え過剰なかさばりをなくす。

パッドは厚い発泡体で作るため、圧迫痕を最小限にするため面取りする。もっとも安全な結果を得るため、面取りした縁が皮膚に触れないようにする。

適切な肢位を維持する

膝関節を安定させるため、患者に下肢を真っ直ぐに伸ばした肢位を維持してもらう。すべての層が完成する前に包帯を試しに引き出さない。

歩行できない患者の場合、半屈位また完全屈曲（90度）位が推奨される。歩行できない患者の関節の動きはしっかりと巻かれた包帯をゆるめることが多いため、最初にしっかりと巻き始めることが推奨される。

1本目の弾性包帯：1層目を巻く

12cm幅の低伸縮弾性包帯をふくらはぎ近位の膝関節下にかける（図5.163）。

膝関節後部で上方に角度をつける：膝関節後部から急な角度で大腿中部へと横断する。

図解のため、後面図を示す。この膝窩線を交差する急な角度によって「切れ込み」を減らし、快適性を高める。大腿中部にかけてから大腿遠位部までこの角度でつなぐが、これを必要とするのは1回目のみである。その後のすべての層はさまざまな角度で膝窩線を横断する。

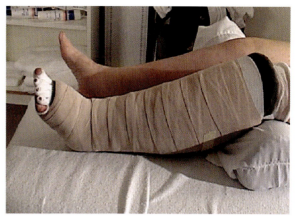

図5.160　完成したふくらはぎへの包帯

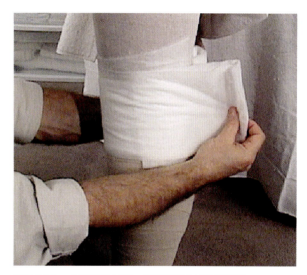

図5.161　大腿部の包帯。膝関節に合成綿を使用

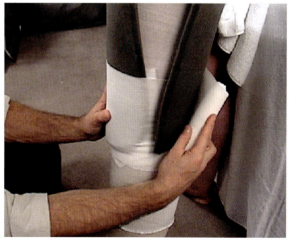

図5.162　低伸縮性固定用包帯を用いて、発泡体を大腿部に安定させる

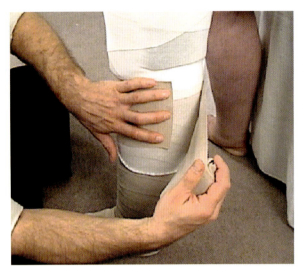

図5.163　膝関節の下に1本目の12cm幅低伸縮性包帯を巻く

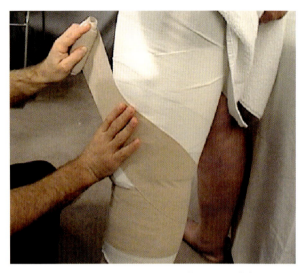

図5.164　大腿部を回る。しっかりと巻いた後、膝窩線から角度をつけて上方へ巻く

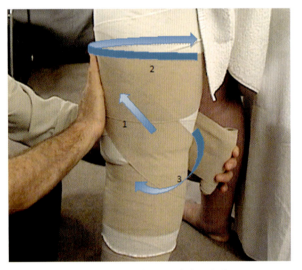

図5.165　膝関節の包帯手順　1. 上方へ角度をつける　2. 大腿部の周りを完全に1周回る　3. 下方へ角度をつけて、膝窩線の上でXを形成する

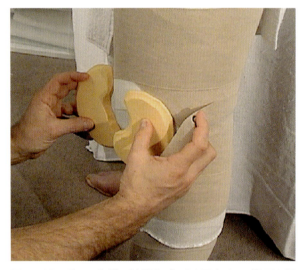

図5.166　残りの包帯で膝関節パッドを固定する（必要な場合）

大腿部を回って、膝関節後部でXを描く：中度から強めの張力をかけて、真っ直ぐ伸ばして体重をかけた下肢の大腿部中部を巻く（図5.164）。

大腿部に1周完全にきつく巻いて包帯を大腿部に固定する。すぐにふくらはぎへ対角に包帯を急な角度をつけて下方へ送り、膝窩線の上でXを形成する（図5.165）。

このXは2層の別々の層を形成し、膝窩線に対して平行となる。この層は、外方に押し付けるように膝窩線に平行して追加して巻かれた層を押し上げる。

追加の膝関節パッドを組み入れしっかりと固定する：12cm包帯の残りを用いて追加のパッドを固定し、テープを貼って包帯の端を留める（図5.166）。

膝関節パッドは任意である。ここに示すパッドは高密度であり、すべての患者に適切なわけではない。症例に応じて作られたパッドは素晴らしい治療結果をもたらすための重要なカギである。

さらに高い圧迫を分散させて体肢を正常な形状に再成形するものであるため、パッドの位置を決めるにあたり慎重に皮下の骨構造を触知する。

2本目の弾性包帯

2本目の12cm幅低伸縮性包帯を直接膝関節にかけ、か

さばった膝関節のパッドを内側に包み込むために時間をとる（図5.167）。膝関節の後部に気を付けて、慎重に均一に引っ張る。包帯を常に滑らかに、整然と巻く。残りの包帯を用いて、均一な間隔（50％）で大腿部の最上部までらせん状に巻く。テープを貼って留める（図5.168）。

3本目の弾性包帯

3本目の12cm幅包帯を膝関節のすぐ上にかけ、大腿の最上部に向けて魚骨形パターンを作る（図5.169）。魚骨形パターンは短い部位で包帯を消費してしまい、覆うことのできる部位が少なく、形成した部分の密度が高くなる。包帯の間隔を多く取り（＋75％）問題を避け、練習しないまま2層続けて魚骨形パターンを作ることはしない。
注： 下肢の周囲径が大きいと包帯が早くなくなるので、下肢が大きい場合は2倍の長さの包帯を用意する。包帯を巻くとき、3-4層で止めようとは思わない。複数の層の軽度から中度の張力が柔らかなギブス状の包帯を形成して、高い「運動時圧」と低い「安静時圧」をもたらす。

4本目の弾性包帯

下肢の下部から上部にかけて連続して圧勾配をさらに強くしたい場合には、4本目の12cm幅弾性包帯をふくらはぎ遠位部にかけ、ふくらはぎの包帯の圧迫を補強する。

> ふくらはぎの分節は最終的な圧力を受けないため追加の被覆が可能である。ふくらはぎをあまりに固く巻くと、この被覆が過剰となり不快感をもたらす。幅の大きいらせん形で大腿部の最上部まで届くよう、包帯の間隔を検討する。

> これは、包帯を重複させず非常に広い間隔を取る必要があるかもしれない。リンパ浮腫に対する包帯法の一番外側の層は広い面に圧迫を分散させることを目的としており、幅を広くすることが圧勾配効果を作り出すのに有益である。

必要であればさらに層を作る

追加の層が必要かどうかを判断するため、必要な圧迫と構造がもたらされているか包帯を触って確かめる。随時、必要に応じて、より層を多くすることが可能である。

圧勾配の確認

完成したそれぞれの包帯について治療的環境が達成されているか、包帯に十分に触れて確認することが不可欠である。体肢全体を注意深く触知して、全長にわたって、

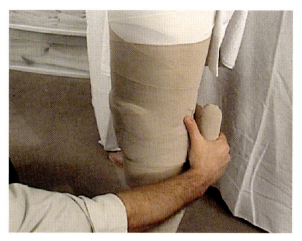

図5.167 2本目の12cm幅低伸縮性包帯を膝関節の上からかけて巻き始める

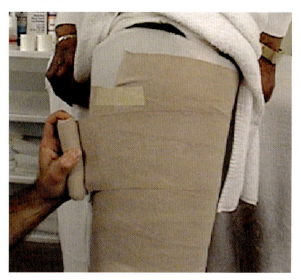

図5.168 最上部までらせん状に巻く

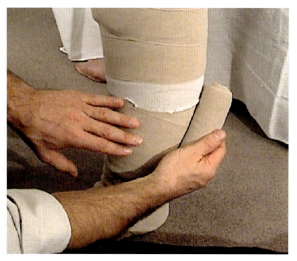

図5.169 3本目の12cm幅低伸縮性包帯を足関節から巻き始める。最上部までらせん状に巻く

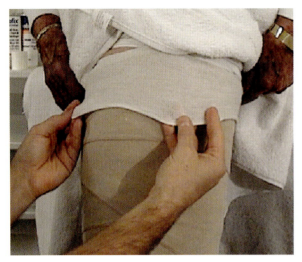

図5.170 （必要であれば）4本目の12cm幅低伸縮性包帯を追加して大腿部まで魚骨形パターンで巻く。ストッキネットの端を折ってかぶせる

構造、張力、滑らかさ、完全性を確認する。これらの微細な因子は、インストラクターによる評価とその後の実地臨床のフィードバックによってのみ習得できる。

巻き終わりに余分なストッキネットを折りかぶせる

包帯を巻き終えたら最終確認へと移り、ストッキネットの上端を上方へ引っ張って弛みを減らす。余分な長さを畳んで上端部にかぶせ、完成させる（図5.170）。

> ストッキネットの長さを余分に見積もって、皮膚が発泡体に直接あたるのを避け、包帯の内側に巻き込まれないよう固定することが重要である。

外性器リンパ浮腫の治療

リンパ浮腫治療について完全かつ慎重に論じるならば、外性器浮腫の治療に関する詳しい指針を省くべきではない。残念なことに、これらの必要な議論が個人的、私的な事柄であるだけに、認定療法士の力量によって大きな差がある。直接的な議論は好まれないものの、患者は誰かが対話を始め、必要であれば罹患した外性器に直接のCDTの治療を提供してくれるならば、後々まで感謝されるということを著者は経験している。

続発性外性器リンパ浮腫

発症率は正確には記録されていないが、外性器への罹患は下肢リンパ浮腫を伴うことが多い。これは、主観的評価を比較する研究よりも客観的計測法を用いた研究に登録するときにリンパ浮腫と特定される患者が91％以上いるという事実による[64]。当然ながら、ごく個人的なことをさらけ出してしまうことになるため、下区画の一部としての外性器リンパ浮腫は公には報告されず、また、個別に対処されない限り、大半の臨床評価に置いて討論がなされることはない。

詳述した本項を概観すれば、外性器の評価を含む（視診や質問票による）十分な評価が下区画の総合的な治療にいかに重要であるかが明らかとなる。

下区画の黒色腫、泌尿生殖器癌、婦人科癌は、鼠径部から大腿部にかけてのリンパ節または腸骨リンパ節郭清あるいはその両者において、その後多く実施される放射線治療により治療されるという事実を考えると、下肢や外性器の排液は同じように阻害される。リンパ浮腫のリスクは骨盤リンパ節郭清術を受けた後に（他の手術と比較して）大幅に増大し、すべての癌において放射線治療後にさらに増大する。多発性乳癌関連リンパ浮腫の研究において、補助放射線療法の効果に関する観察が十分に報告されている[67]。

外性器リンパ浮腫はフィラリア症に一般的にみられ、鼠径リンパ節の寄生虫性閉塞とその続発性損傷に起因する。そのため、居住地域とフィラリア寄生虫が蔓延している地域への渡航あるいはその両者の検討も患者の評価に含めるべきである。

病歴からみて、腫脹が下肢に限定されている最近発症した外性器リンパ浮腫は即座に医師に紹介して、未診断のまたは再発性の疾患によるリンパ管閉塞を除外すべきである。いずれの場合も、外性器リンパ浮腫は局所のリンパ管の排液を担当する近位リンパ管障害を示唆しているため、基礎原因の疑いを引き出し、調査する必要がある。閉塞が除外されるまでは、原発性外性器リンパ浮腫の診断は早計であろう。

原発性外性器リンパ浮腫

続発性外性器リンパ浮腫と同様、原発性外性器リンパ浮腫の発症率を評価することは難しい。1980年代にKinmonthが発表し、他の研究者から支持された統計では[67]、先天性の発症率は10％。早発性は37％、後発性は33％の範囲であった。可能性のある3種類の異常のいずれかが原因として挙げられている：すなわち、遺伝的に決定された形成不全または弁機能不全、原因不明のリンパ管閉塞、および原因不明のリンパ節の線維症である。原発性外性器リンパ浮腫はミルロイ病においては少なく（5％）、10代や20代初めの男性に多くみられる傾

向がある。女性の方が原発性リンパ浮腫を発症しやすいことを考えると、外性器リンパ浮腫の症例においては、ぶら下がった非常に高伸縮性の外部組織と陰嚢の付け根に向かって狭まった男性の解剖学的構造がリンパ排液を難しくしていると疑われる。大半の症例において、原発性外性器リンパ浮腫には片下肢または両下肢浮腫が数年先行して生じている[69]。

リンパ浮腫発症の素因

外性器リンパ浮腫の大半が基本的に癌治療に関連する既知の原因によるため、認定リンパ浮腫療法士が癌の治療歴を解析することが有用である。病理学的報告や外科医および放射線医あるいはその両者に直接相談することで、もっとも効果的で十分な徒手リンパドレナージの手順および圧迫戦略を構築するための明確なケアプランの作成が早まる。

表在リンパ管障害

基本レベルおよび上級レベルのリンパ解剖学および生理学において受けた訓練に基づき、リンパ浮腫療法士はより生産的な治療結果を達成することを目的とした思慮に富んだ論理的かつ防御的なケアプランを考案することができる。例えば、表在性の鼠径リンパ節の障害は、深部にある腸骨リンパ節や腰リンパ本幹などに有害な作用をもたらさない。さらに、治療の手順が片側性にとどまっているのであれば、対側の鼠径リンパ節は阻害されない。この概観から、深部の腹部排液路と対側の鼠径リンパ節、および同側の腋窩リンパ節へと続く表在性の吻合側副路の両方が有用な治療対象であり、より好ましい予測のできる結果をもたらすことが明らかになるであろう。

深部リンパ管障害

手術や放射線治療あるいはその両者が骨盤腔内（腸骨）リンパ節または腹部（腰部）リンパ節を含んでいれば常に、これらの構造によって排出されるすべての支流領域（表在リンパ節と集合リンパ管）は続発的に傷害を受けると考えなければならない。この症例において、さもなければ無傷の鼠径リンパ節が体肢と外性器の排液路として役に立つと誤解されることが一般的である。しかし中枢側が傷害を受けると、これらの「無傷なリンパ節」とリンパ管は深部系に効果的に排出することができない。同様に、片側性下肢リンパ浮腫が深部リンパ系の傷害に起因している場合、まだ余裕のある対側の下肢は将来的な罹患のリスクが高い。したがって、傷害部位より末梢側のリンパ節の治療は決して行わずに、片側のリスクを有する領域における逆流や変形の可能性を防ぐ。

基本的な外科的手順、罹患した臓器や切除した構造物、そのリンパ排液を理解することは、安全で効果の高いケアプランを作成するために不可欠である。役に立つ側副排液の十分な解析を実施しない治療計画によって、片側の対側下肢や外性器の腫脹を引き起こすような、有害なあるいは効果のない治療の例は多く挙げられる。これに関して、空気圧迫装置は科学的に理にかなった根拠を軽んじるもので、多数の下肢患者における外性器リンパ浮腫の発症を引き起こす予測因子となっている[1]。

合併症

外性器リンパ浮腫にもっとも多くみられる意外な合併症として、皮膚の変化が挙げられる。角質増殖症や乳頭腫の形成はステージの進展した体肢リンパ浮腫において予測されるが、外性器の皮膚は特に肥厚性変化を被りやすい。リンパ系の途絶や構造の変形の程度によって、逆流は皮膚の伸張性や特有の菲薄化（ひはくか）をもたらす。目に見える明白な透明な液で満たされた脈管（小疱）が豊富に存在し、乳糜性逆流を示唆する皮膚の白色化が認められる場合がある。これらの水疱様の小疱（リンパ分節拡張）は破裂しやすく、大量のリンパ液を漏出させる。歩行、座位および立位における機械的問題、衣類、湿度、浮腫性外性器の大きさなどによって、陰嚢の小疱は過剰に損傷を受けやすくなる。

膨大な数の皮膚常在菌により、外性器部は特に破裂した小疱に起因する感染症の再発を繰り返しやすい。脆い小疱の存在が、外性器部のリンパ漏を伴う再発性丹毒および蜂巣炎のもっとも一般的な増悪因子である。ある研究では、外性器リンパ浮腫の患者の85％が1年に1回以上感染症を発症していた[69]。このため、衛生面、セルフケアでの圧迫、抗生剤投与、さらには患者への外科的介入の適合性をも注意深く検討すべきである。乳糜性逆流を伴う皮膚瘻の場合、消化器に細菌が侵入することは生命の危険をもたらし、外科的介入が必要となる。再発性漏は悪臭と皮膚の浸軟をもたらし、気まずい思いをさせたり、性機能不全、生活の質の悪化をもたらす。多くの患者において、信頼できるガイダンスがない中での対策に対する絶望感が、極端で後悔すべき治療の介入に甘んじやすいことに対する無防備さにつながっている。

外科治療

体肢における外科的切除術（切断術を含む）の根拠は、治癒しない病変、感染症にかかりやすい組織、巨大な肥厚

を切除するか、または、すでに敗血症を発症している患者における生命の危険に対処することである。症例の大半では、体肢の醜形から体肢を守ることによって生じる多数の併存疾患、または創傷の閉鎖が困難なために、その結果行われる切断術などの極端な処置に代えてCDTが行われる。

反対に、外性器リンパ浮腫に関して、生活の質に影響を及ぼすリンパ漏に関連する再発性感染症の既往歴があるとき、外科的方法が非常に効果的であることが立証されている。外性器の外観が著しく損なわれていて、性交渉は痛みを伴うかまたは行うことが不可能な場合には、手術も考慮されるだろう。再発性感染症はステージや罹患した領域の重症度が悪化することが知られており、悪臭を放つリンパ漏を伴うと、社会活動や他者との交流が著しく侵害される。成長過程にある若年成人においては、これらの合併症が正常な成長を著しくゆがめる悲惨な精神的問題を呈することがある。

あるコホート研究では、減量手術を受けた患者の約半数が「治癒した」と報告したのに対し、その他では5-7年後に2回目の手術を受けてようやく大幅な改善を示した。切除術を受けた女性の3分の2が10年目の時点で2回目の手術が不要と報告した[69]。別の研究では、約40%がさらなる感染症を根絶したのに対し、他の多数が抗生剤の使用によって劇的な減少を達成した[70]。不幸なことに、罹患した全皮膚を切除するだけで小疱の再発が予防できるかは疑わしい。

陰嚢水腫

30%もの男性外性器リンパ浮腫患者が、腔に（精巣鞘膜または精索あるいはその両者）漿液が貯留して充満した陰嚢水腫を合併している。この顕著な肥大を引き起こす貯留を触診して、外性器リンパ浮腫と間違えてはならない。罹患した睾丸は肥大が感じられるが、陰嚢の皮膚は薄く柔らかいままである。陰嚢水腫は単独で起こることがあるため、治療の過程にはCDTは含まれないが、診断して外科的介入を必要とすることが多い。陰嚢水腫が陰嚢リンパ浮腫を合併している場合、片方の睾丸のみが罹患している場合には、明らかな非対称がみられる。しかし、純粋な陰嚢リンパ浮腫は概ね浮腫性皮膚の肥厚によって睾丸を隠すため、陰嚢水腫の評価はより難しくなる。そうした外性器リンパ浮腫自体は睾丸のリンパ浮腫ではないが、陰嚢と陰茎皮膚を巻き添えにしている。陰嚢水腫の存在が疑われるときは、医師の指導を仰ぎ、協力して片方または両方の診断に適切に対処することが推奨される。

保存療法

あらゆる外科的介入の前に、CDTの集中治療期を実施して有効性を評価すべきである。一部の患者では、CDTを用いた外性器の治療が顕著に効果的な戦略となり、侵襲的な方法を不要とすることがある。CDTは罹患した組織を十分にうっ滞除去することによって効率的な術前機能をもたらし、術後の治癒を促し、局所的なリンパの排液を改善する。

CDTの段階設定

性別の組み合わせ

最適なケアを提供する視点からみて、性別の組み合わせを考慮することは有意義である。不幸にも、女性の療法士が大半を占めており、男性の外性器リンパ浮腫患者が多いため、この理想的な計画を達成することは不可能であると思われる。組み合わせの考慮に関わらず、治療時に重要な他者が直接参加することを求めることにより、専門家としてあってはならない言動（多くはないが起こりうる）に関する対応が可能となるとともに、最適な自宅でのケア管理の補助という目的を満たすことができる。原則として、外性器リンパ浮腫の罹患の有無に関わらず、治療の際には小児患者には大人が付き添わなければならない。CLTの集学的な背景を考慮して、外性器に直接触れることを認めないという制約について書かれた、関連する各診療ガイドラインを各専門医師が順守すべきである。

手袋

配慮の行き届いた精神的および身体的境界線を引くため、CLTは外性器組織に接触する前に外科用手袋を着用しなければならない。

他のすべての皮膚部位では、治療中の皮膚同士の接触は、思いやりの気持ちや意欲を伝えて気遣いのある接触を行うための第2の強力なメッセージである。手袋を着用するもう1つの利点は、リンパ漏からの衛生的な保護と、感受性の高い組織への病原体の侵入リスクを下げることである。

ケアプランの作成

外性器リンパ浮腫は大半の患者において体肢リンパ浮腫を伴う。CDTの視点からみて、下区画全体のうっ滞除去は検討に値する唯一の効果的な方法である。とはいうものの、それだけで生きている多くの否定しがたいやっかいな症状を呈するために、外性器リンパ浮腫の治療計画ばかりに重点を置いてしまう。両者の目的におけるこのすき間を埋めるため、療法士は患者とよく話し合い、それ

が、もっとも効果的な治療過程と長期的有効性があることを理解してもらう必要がある。下区画をうっ滞除去せずに外性器を治療することは、領域全体が同じ局所リンパ節および深部経路を共有しているという事実を無視することである。外性器の縮小が達成できても、下肢の治療を並行して行わなければ、成果は短期的(不自然な)である。これらの論理的現実を検討することは概ね説得力があり、大半の患者の同意を得られる。

療法士はほぼ全般的に、外性器リンパ浮腫の治療特有の不快感を最初に味わうこととなるが、外性器の治療を避け下肢の治療のみ選択することは無責任かつあるまじきことであり、治療した体肢から排出されたリンパ液が貯留して、外性器は事実上悪化する。そのため、直接外性器に触れることを拒む療法士は、ためらわずに治療をしてくれる他の療法士にこれらの患者を紹介すべきである。

CDTを受けるリンパ浮腫患者の中には半集中治療(1周5日未満、1日あたり治療1回)の対象となる患者もいるが、外性器リンパ浮腫は毎日の集中治療を要する。うっ滞除去には利尿が含まれるため、男性患者については排尿のたびに陰茎と陰嚢の弾性着衣を脱着しなければならない。このスキルは、即座の日常的な教育と訓練の場によってのみ得られ、誤った包帯の装着によって脆弱な皮膚が徐々に侵食されることを予防しながら習熟度を高めていく。

浮腫の辺縁の記録と評価

医師の診察とCDT適用の可能性を評価した後、体積と周囲径の計測値を記録し、さらに図を用いて文章を記録する。陰唇、陰嚢、陰茎は計測が難しく厄介でもあるため、図入りの文章は疾患の進行の評価に役立つ。これらの図の有効性を改善するため、標準位置で距離、外観、背景がわかるように写真を撮る。これを検討することで、進行を確かめ明瞭な比較が可能となる。

継続的に、両側の体肢を十分に計測して、治療プロトコールで扱われるわずかなまたは大きな変化を評価する。一部の例では良性の続発性外性器リンパ浮腫は、大腿部近位、腰部および臀部を含む腫脹を呈しながら、大腿部遠位と下腿には一時的に腫脹がみられない。悪性リンパ浮腫も基本的に近位に顕著な腫脹として表現されることに注目すべきである。そのため、これらの臨床徴候は、医師の指示を仰いで、この非定型的な臨床徴候をもたらす現在の疾患過程を特定するべきである。

恥骨上部、下腹部、腰部、臀部の皮膚を触診して、さらに参考とするため記述や計測、画像を用いた評価を記録するべきである。横断面分水嶺まで全組織を含む腫脹を記録することは珍しくない。外性器のうっ滞除去は同側体幹のうっ滞除去が頼りであるため、これらの明瞭な近位辺縁は、MLD手順に必要な徹底性を決定づける。

ドレーピング(身体を覆うカバー)

治療中のストレスや不安感の軽減を促すため、大半の患者は外性器の思いやりのあるドレーピングをありがたく感じる。MLD治療手順を確立したら、MLDの前に必要なすべての手順を、外性器を露出させる前に完了する。直接触れるときのみドレープを外し、MLDと包帯施行が完了したらすぐに再度ドレーピングする。

圧迫から開始

治療時には必ずMLDの後に弾性包帯の装着が含まれているが、圧迫の手順を慎重に最優先する。最大の懸念としては頻回の排尿の必要性が挙げられ、包帯の巻き直しがうまくできなければならない。各治療は1日のうちのほんの一部であるため、ごく初期のセッションからこの作業が患者本人または介護者に降りかかる。2つ目の懸念は、外性器の治療は必ず高度にカスタマイズされた手順であり、巻くテクニックが実際的、技術的に難しいことである。さらに、療法士は外性器に最初包帯を巻くことで結果を調べることができるだけでなく、前の包帯の有用性を維持することができる。たるんだ陰嚢の皮膚は常時圧迫しなければすぐに液がまた充満してしまう。この手順を最優先することで、早期に起こりうる問題の調査、解決および対応に十分な時間を割くことができる。

患者または介護者の訓練

包帯の施行を優先することは、療法士に必要な自信をつけさせ、手順を段階的で教えやすい作業として定義づける。療法士は、最初の包帯を装着し、外し、また装着して、包帯法が圧迫にもっともすぐれた方法であると定義づけられるまで繰り返す。体系が定義づけられ、形状や大きさ、圧痛、皮膚の脆弱性、しわまたは包帯の接着などの特別な検討事項を考慮し、患者や介護者の指導へと移る。一般的に、大半の患者はセルフケアの自立性がここでの有用な目標であると感じ、療法士への依存の必要性をなくする教育戦略を支持する。この手順が定義されたら、残り時間の大半は完全なMLD手順に割り当てることができ、外性器の排液の改善の段階が設定され、急速な再充満の減少に寄与する。

徒手リンパドレナージの手順:段階別

以下のMLD手順は原発性および続発性外性器リンパ浮腫に適用できる。一般に、もっとも快適な患者の肢位は外性器腫瘍が軽度でない限りは背臥位である。この治療

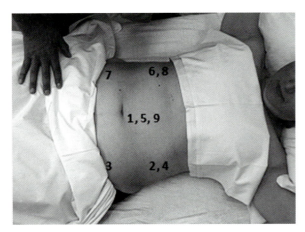

図5.171　9カ所の手の位置

前の手順を必要とする患者の腰部と臀部にアクセスするには、腹臥位を避けるためには側臥位が望ましいかもしれない。腰部や臀部が罹患していない場合は、治療全体を背臥位のみで実施すべきである。

治療の肢位：患者は背臥位をとる。療法士は患者の右側に立つ。

1. 「短い」頸部治療（鎖骨上窩：SCF）：手指を頸部の片側に平らにのせて、肩峰、鎖骨、頸部外側に囲まれた部位（SCF）を覆う。窪みがある場合は、皮膚すべてに接触するよう、僧帽筋に優しく圧力をかける。鎖骨または上胸部に圧をかけた状態で留まらないこと。両手を一体で後部および内側へと伸ばし始め、ステーショナリーサークルを用いる。

> SCFの治療は、胸管とすべての支流を引き受けて処理する静脈角（リンパ-静脈間吻合）を調整することで、外性器のリンパ排液治療手順に十分に貢献できる。肩部と頸部の領域を含んだ手順が選択的に行われる場合には、（外性器に対して）治療の価値はないが、患者との接触や信頼感は高まる可能性がある。

2. 腹部治療（2部：内臓、深部）：この手順の位置づけとしては、5カ所の異なる領域の対処が含まれ、その後、結腸へのドレナージを行う。
   a. エフルラージュ（軽擦）：
      - 過敏症を防ぐため、手指をぴったり密着させて結腸の走行に沿って柔らかいストローク
      - 刷毛（はけ）のような動きで正中線をはさんで腰から腰へ交互に手指で柔らかいストローク
      - 手指での柔らかいストロークを、恥骨結合から正中性に沿って上方に、胸郭の下から外側へ、その後、開始点へ戻る。
   b. 結腸（内臓）の治療：
      - 左下区画：下区画の左腸骨窩の上部に片方の手（患者の足に近い方の手）をのせ、もう片方の手を上に重ねる。優しい回外運動でステーショナリーサークルを行い、数回行ってから位置を変える。
      - 右下区画：膀胱の部位は避け、同じ手のあて方で、腹部の右下区画にステーショナリーサークルを行う。必要な場合は、同区画のより外側に同じテクニックを繰り返して、腹部の施術範囲を広げる。
      - 右上区画：手を替えて、患者の頭に近い方の手を優しく腹部にあてて、もう片方の手を上に重ねる。体幹の最下位肋骨（右結腸曲）領域の下に両手をあてる。優しい回外運動でステーショナリーサークルを行い、数回行ってから位置を変える。
      - 横行結腸：同じ手のあて方で、肋骨の間で正中線の方へ手の位置を移動させる。剣状突起の下に注意して手を置き、回外運動で優しくステーショナリーサークルを行う。
      - 左上区画：同じ手のあて方で、左胸郭（左結腸曲）の下に手を置き直し、回外運動で優しくステーショナリーサークルを行う。
      - 左下区画に戻る：スタート地点に戻って、6回目の手順を完了させる。
   c. 胸管、乳糜槽（深部）の治療：治療肢位：下肢は挙上するかまたは45度に屈曲し（クッションを入れて）、頭部はわずかに挙上する（枕）。
      - 呼吸法を指導して認識させる：腹式呼吸は効果的な治療のカギである。最初の治療の機会に、患者の深呼吸テクニックの強度と充満度を確かめる。
      - 呼吸に合わせて手の位置を協調させる：
        − 患者が息を吐き出すときに、手を治療部位の上に置く。呼気に従って下方へらせん状に優しく押す。
        − 吸気の間は抵抗をつくり（重い手）、強く深い腹式呼吸でその手を押し上げるよう患者に指示する。
        − 吸気が完了したら、手をすぐに腹部の次の面に置き、呼気に従って下方へらせん状に優しく押す。
        − 上記の3手順の呼吸手順を5地点（9カ所の手の位置を用いる）で繰り返す。吸気への抵抗と呼気のときの手のあて直しは、自然な呼吸のリズムを壊さないよう協調させて行う。

5地点：5地点の手の位置を図示する。ただし、順序はb．内臓腹部治療に概説した順序とは異なる。

図示した5地点は、下記の順序で9カ所の手の位置にあてて進める（図5.171）。

1. 中央
2. 左上区画
3. 左下区画
4. 左上区画
5. 中央
6. 右上区画
7. 右下区画
8. 右上区画
9. 中央

手の位置の順序は中央から始めて、最後にも中央へと移動して終える。すなわち、乳糜槽へ直接圧迫をかける位置に手を置くことを特に強調したい。同様に、左右上区画はそれぞれ、胸管と乳糜槽の外側の位置に2回ずつ手をあてる。この領域の遠位の2地点である左右下区画に手をあてるのは1回のみであり、胸管よりもさらに遠いとみなされるため、この治療中の重要度は低い。

3. **右腋窩リンパ節の治療：**

治療肢位：療法士は患者の横に立つ。

a. 患者の上腕近位に手をあてて肘で患者の腕を支え、もう片方の手でステーショナリーサークルを行う。患者の腕を90度外転させて、療法士は患者の脚の方へ向く。
b. 1セット目は、腕（上腕）の内側を遠位から近位へと内方（体幹の方へ）にステーショナリーサークルを行う。施術中の手を前進させない。
c. 2番目の手の位置（2セット目）は腋窩に集中する。腕を内転して胸筋と広背筋を十分柔らかくし、腋窩に皮膚全体が接触できるようにする。手を前進させず同じ内方方向に動かしながらステーショナリーサークルを行う。

4. **右鼠径-腋窩リンパ節間吻合（IAA）の確立：** 療法士は患者の左側に立つ（向こう側に手を伸ばす）

左側に立って「交通渋滞」アプローチを用いて右IAA吻合を確立する。「交通渋滞」アプローチとは、車を交通渋滞から1台、2台、3台と移動させるように、隣接の区画（同側上区画）を徐々にうっ滞除去する方法である。これにより、うっ滞した組織がうっ滞していない組織へと効率的に排出される。

「1次通過」は横断面分水嶺の上から始め、腋窩リンパ節に交互にステーショナリーサークルを動的に（前進して）行う。「2次通過」は罹患した下区画（横断面分水嶺の下）に片手の幅だけ入ったところから始め、腋窩リンパ節の方へ治療する。「3次通過」は両手の幅だけ（右股関節の）分水嶺より下から始め腋窩リンパ節へと続ける。腰部から腋窩へそれぞれつながった吻合を繰り返し用いる。

5. **右同側下腹部と恥骨上部をうっ滞除去：** 療法士は患者の左側に立つ（向こう側に手を伸ばす）

IAAを確立した後、下腹部と恥骨上部をIAAの方へロータリーテクニックで治療する。矢状正中面分水嶺を境界とし（超えない）、リンパ液を右IAAへと向ける。その後横断面分水嶺を超えて腋窩リンパ節の方へステーショナリーサークルを行う。

6. **左腋窩リンパ節の治療：** 療法士は患者の左側に立つ
右腋窩リンパ節の治療手順（手順3）に概説した手順に従う。

7. **左鼠径-腋窩リンパ節間吻合（IAA）を確立する：** 療法士は患者の右側に立つ（向こう側に手を伸ばす）

手順4の右IAA治療で概説した手順に従う。

8. **左同側下腹部および恥骨上部のうっ滞除去：** 療法士は患者の右側に立つ（向こう側に手を伸ばす）手順5に概説した手順に従う。

9. **外性器の治療：** これは男性患者のための説明である。だが、手順eまでは女性患者にすべての手順が実施できる。療法士は患者の両側に立って左右対称に治療し、手順を繰り返す。手袋を着用して手順に従って行う。

a. 患者の片側に立って、患者の外性器を露出させる。両脚を広げて手技を実施できる空間をつくる。患者の脚に近い方の手を用いて陰嚢を横に引き、表面全体（左右いずれか側）に頭側の方向へステーショナリーサークルを行う。ストロークの施術期では恥骨上部へとリンパ液を向かわせるようにイメージする。数回ストロークを行った後、IAAの方へ向けて恥骨上部にロータリーテクニックを行う。数分間または時間の許すまで繰り返す。

> 恥骨上部のストロークは鼠径リンパ節の近くまたは上を通ることがある。しかし、これらのリンパ節は（無傷であっても）うっ滞しているものとみなすべきであり、有効な側副排液路ではない。

b. 陰嚢（会陰部）の後面に、臀部分水嶺（chaps/gluteal）を交差する排液をイメージしてステーショナリーサークルを実施する。

c. 患者の横に立つ位置を変え（左右を変える）、立った位置と反対側に重点を置いて手順aとbを繰り返す。
d. 立っている側の患者の膝関節を屈曲し、会陰部・陰嚢後部に近づくように大腿後部の近位へ交互のステーショナリーサークルを行い、臀部分水嶺を越えてリンパ液を流す。数回繰り返す。
e. 立つ位置を変えて、dの手順を繰り返す。

> これらの手順（dとe）は患者を背臥位のままにしてすべての治療を行うことができる。背臥位のみの肢位は、腰部、臀部、体肢が腫脹を免れている場合のみ適している。体肢や体幹下部あるいはその両者が罹患しているときは、患者を片側に向けて、「調整した腰部・臀部治療」が行えるようにする。この追加手順は、効果的な外性器の排液のために十分な体幹の調整を行うのに役立つ。

> 女性の外性器リンパ浮腫の治療：すべての治療は上記と同様に実施できる。陰唇が左右に自然に分かれているため、排液の方向が明確に変わる。陰唇全体を含めるよう手の位置を調整して、（手全体ではなく）1、2、3本の手指全体でステーショナリーサークルを行うようにする。

f. 陰茎の治療：陰茎が罹患を免れているあるいは陰嚢に引きこまれている場合、この手順は不可能であり、不要である。片手をしっかりとした支えにして陰茎をのせ、ステーショナリーサークルを行い、恥骨上部へと向かう軽い円状の動きに重点を置きながら、陰茎全体に行う。大きさと罹患したレベルによって、まずは陰茎の近位面に重点を置き、それから遠位面へ重点を移す。
g. 包皮の治療：包皮は、リンパ浮腫がもっとも目立ち、もっとも重症になりうる。包皮を有する患者では、手指で集中的なステーショナリーサークルを実施して罹患部位の質感、柔軟性、線維化を調べる。この手順は、個別の圧迫に関する検討を基礎づける有用な情報を提供する。
h. 治療の効果を維持するため、外性器（男性患者）に弾性包帯を巻く。下肢に罹患していない場合は、治療を終えてよい。そうでなければ、弾性包帯を巻く前または巻いた後に手順iを実施する。
i. 下肢の治療：片下肢または両下肢が罹患している場合、標準的な続発性片下肢または両下肢の治療を実施する。外性器と矢状正中面分水嶺を避けることを特に気を付けながらそれぞれの下肢を腰部の方向に治療する。原発性リンパ浮腫の患者においては、鼠径リンパ節は治療するが、側副路を目標とはしない。

男性外性器リンパ浮腫のための圧迫包帯法

　外性器リンパ浮腫は、陰嚢と陰茎の両方にも片方のみにも発症する。以下に説明する実践的な包帯手順では、陰茎と陰嚢は単一の圧迫対象として扱う。陰嚢と陰茎が同時に罹患しているときは、包帯の手順が難しくなるのを避けるため、先に陰茎を処置する。この順序の2つ目の利点は、陰嚢の包帯の接着が改善されることである。陰茎が罹患を免れており、陰嚢腫脹（一般的）に包みこまれておらず、陰茎へのリンパ液の流動がない限り、包帯は適応ではない。
　男性患者の外性器に包帯を巻く上でもっとも難しい課題の1つは、皮膚が侵食されやすく、疼痛が起こったり、開放創があったり、感染症のリスクが増加したりすることである。このため、包帯の手順と特に使用される材料には特別な検討が必要である。発泡体パッドは体肢リンパ浮腫には不可欠であることが証明されており、その利点のうちの2つは、リンパ液を移動させる能力（その後空間を占領する）と包帯を強化する構造を加えて圧迫された組織を安全に包むことである。あらゆる種類の発泡体を、アレルギーのリスクなく皮膚に直接使用できるわけではないため、この問題に対処するためには特殊な種類のもの（Velfoam）が用いられる。Velfoamは直接皮膚に接触できるよう、フリースを裏貼りした連続気泡型の発泡体である。かさばらないよう薄くなっており、洗濯および再利用が可能で、重要なことに、Velcroのホックタブが使える。
　以下の手順では、陰嚢に巻いた後、陰茎に巻く概略について述べ、それぞれが独立して巻き終わっていることを示す。順序（陰嚢が先）は、明確に図示することだけを目的に示している。

必要な材料：Velfoam、はさみ、Velcroホックタブ、ガーゼ、Lenkelast包帯またはエース包帯

分けて陰嚢を巻く

　以下の手順は陰茎の罹患の有無に関わらず実施できる。前述のとおり、必要なときには、陰嚢の包帯は必ず、陰茎の包帯の後に行う。陰嚢の包帯にVelfoamストラップを用いる理由は、しっかりと接着するためだが、より重要な点として、研磨性のあるガーゼや目の粗い包帯から皮膚を保護するためである。

根拠：陰嚢の付け根は後部では会陰部に、前部では恥骨

外性器リンパ浮腫の治療　287

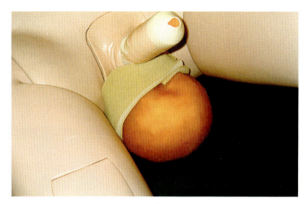

図5.172　Velfoamストリップを陰嚢の根元に固定する

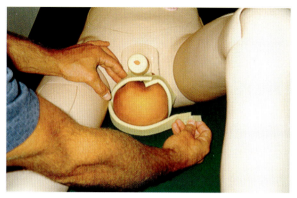

図5.173　2本目のVelfoamストリップを左から右に固定する

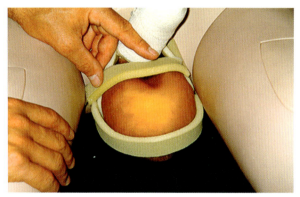

図5.174　細いVelfoamストリップを根元で陰茎の下に固定する

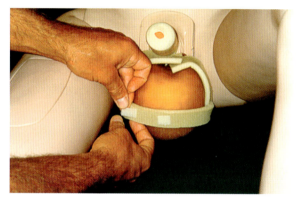

図5.175　ストリップに沿って接着裏貼り付きのVelcroホックを貼付する

に続いており、皮膚が末広がりになっている。この広がった形状を巻くとき、圧迫材料がコード状に巻き込まれ、動きや湿度で摩耗、損傷および疼痛が起こる。さらに、必要な器用さや柔軟性がない患者、療法士や介護者の補助が得られない患者の場合、これらの部位をやみくもに巻くと、包帯が不十分で安全ではないものとなりうる。以下の発泡体の使用は、全体的な固定を補助するハーネス（引き具）として作用しつつ、生地の巻き込みを防ぐ安全で快適なバリアを形成する。

肢位：両下肢をわずかに広げて立ち、高くしたマッサージ台や台座、ベッドに寄りかかる。

1. Velfoamストリップ（5cm幅）を陰嚢の後ろで会陰部に向けてできるだけ高い場所にあてて、長さを見積もる。端を重ねてVelcroで閉じ、固定できるようにする（**図5.172**）。
2. 2本目のVelfoamストリップを手にして、陰嚢の形状に沿って左から右へVelcroでつなげる（**図5.173**）。
3. さらに保護したい場合は、細いストリップ（2.5cm幅）を陰茎の下に左から右に追加する。このアンダーストリップが、陰茎の下側の保護に役立つ（**図5.174**）。
4. 接着裏貼り付きのVelcroホックタブをストリップの端から端までに沿って5cmごとにまたは必要なだけ貼付する。これらのタブの外側にホックを向けることで、ガーゼが引っかかって効果的に固定される（**図5.175**）。
5. 巻く組織の大きさに合わせていずれかの幅のガーゼ（4、6、8、10cm）を使用する。摩擦を最も受けやすい部位、主に陰茎根と会陰部を保護した後、後方に強い張力をかけて成形し、強い外的圧迫を作る。必要な場合は、安静時圧を追加するために弾性包帯を巻いて完了する（**図5.176、5.177、5.178**）。

分けて陰茎を巻く

1. むくんでいる陰茎の長さと周囲径に合わせて裁断してVelfoam片を作る。発泡体の縁による圧迫痕を最小限に留めるため、時間をかけて縁を面取りする。長さ全体が収まるよう、陰茎根の下側に合わせて優しく弧を描いて裁断する。重複しないよう縁取りし、長方形の小さなVelcroタブで閉じて留める。包皮がむくんでいる場合には、2本目の発泡体キャップを端部にかぶせて、圧迫を強くする（**図5.179および図**

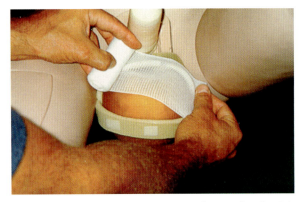

図5.176 生地にホックを組み込むことができるガーゼを陰嚢に使用

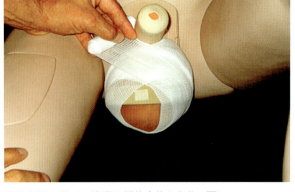

図5.177 続けて陰嚢の部位全体を十分に覆う

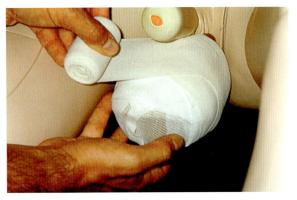

図5.178 中伸縮性包帯を使用して(必要な場合)圧力を増加

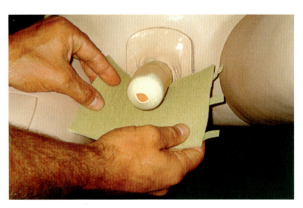

図5.179 Velfoamを陰茎にあてて使用

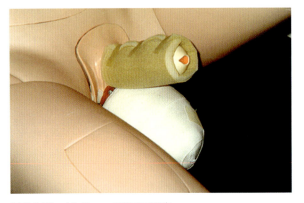

図5.180 Velfoamを閉じて固定

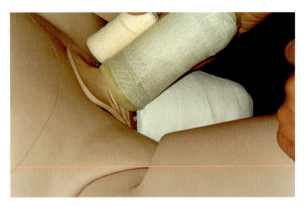

図5.181 ガーゼを使用し圧勾配を高める

5.180)。

2. 手指や足趾を包む6cm幅の標準的なガーゼを選択し、包囲体全体に均一かつ滑らかに使用する。陰茎根部の皮膚に触れないよう、発泡体の縁内にすべての材料が収まるようにする。これがVelfoamを用いる主な根拠である。遠位面にガーゼ材料をさらに当て、そうしなければ、得られない圧勾配をつくる。体肢リンパ浮腫の場合と同様、すべての包帯を取り除いた後、結果を調べ、勾配の有効性を評価し、次に巻く際に材料の配置をさらに調節する(図5.181およ

び5.182)。

包皮 包皮がむくんでいるとき、陰茎幹および亀頭から大きく拡張して尿道門が閉じ、排尿や衛生的な面での問題が加わる。この部位をうっ滞除去することは上述の基本的な包帯手順以上の特別な方法を用いなくても十分に可能である。その他、包皮はうっ滞除去が非常に難しいことが知られており、もっとも遠位の部位は皮膚の線維化がもっとも起こりやすい。そのような例では、特殊な発泡体片を皮膚に積極的に「押しあてて」よい。これは、独立気

泡型発泡体（Komprex）の小片を基本的な包帯手順の間に使用するとよい。

別の方法としては発泡体プラグを作成して、包皮に挿入するすき間を開けて包帯を巻くのに対抗する硬い芯をつくることである。これは骨という芯を有する体肢とは異なり、硬い芯の抵抗がなければ、弛緩した包皮は特に、また陰茎幹でさえも、圧力に対して効果的には反応しない。これを施行するため、外科用手袋の指の部分だけを切り取って連続気泡型発泡体を挿入し、外側に潤滑剤を塗ってから包皮に挿入する。この手順の後、陰茎を完全に巻くか、または包皮のために作った部分を別に巻く。

陰茎と陰嚢の包帯の統合

個別に包帯を巻く利点は、必要に応じて一部のみを取り外してまた巻くことができることである。これにより、排尿の柔軟性が増し、排尿が頻回であっても自然な陰嚢体積縮小に適応できる。残念なことは、コントロールするのがもっとも難しい変動性によって、包帯の保持を困難にする結果に至りやすいことである。この技術的な課題に対処するため、陰茎と陰嚢の包帯を一つの手順に組み入れることが有用である。

1. 陰茎を上記の手順で巻く。
2. 陰茎根をつかむように陰嚢のハーネスを使用する（**図5.183**）。
3. アンダーストラップの使用を検討する（**図5.174**に図示）。
4. 陰嚢を巻くときに陰茎根を交差させてストラップを巻いて完成させる（**図5.184**）。

陰嚢の縮小は劇的で数時間以内に起こるため、この全複合体はすぐにサイズ縮小する必要がある。これは驚くべき経過ではあるが、療法士と介護者は一貫して最も安全に包帯を巻くため、注意深く包帯手順を学習することが推奨される。腫脹が即時に寛解することに感激するまでもなく、快適で忍容性の高い、コントロールされた縮小が達成できる。残念なことに、大半の場合完全な回復は望めないので、圧迫戦略は長期的に実施しなければならない。そのため、外性器に関連するいかなる圧迫戦略も、習熟や安全を主な目標とする。練習して自信をつけることにより、腫脹の体積が縮小すれば、パッドおよび圧迫は減少させることができ、非常に単純化された低強度の維持プログラムの目的を達成することにつながる。もっとも好ましい例では、陰嚢にポーチ付の圧迫衣を付けることで1日で成果が得られ、その後は夜間または必要に応じて周囲に包帯を巻けばよい。

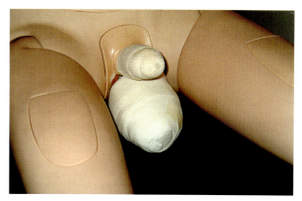

図5.182 完成した包帯：陰茎と陰嚢は個別に巻く

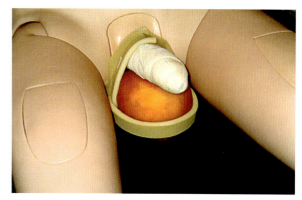

図5.183 統合した包帯：包帯を巻いた陰茎の上に陰嚢からハーネスを使用

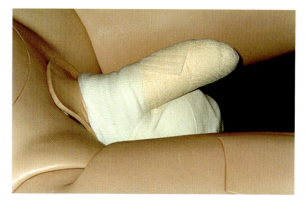

図5.184 陰茎の上に回して、陰嚢に包帯を巻く

代わりの材料：さらに圧迫をかけるため、半弾性または高弾性包帯をガーゼ層の上から巻く。これらの安静時圧の高い包帯は腫脹の縮小に伴って短縮するため、接着性に役立つかもしれないが、使用時には最大の注意とコントロールを要する。軽い張力を用いて材料を平らに当て、巻き込みや局所的な圧迫の増大を予防する。これらの材料としては、Lenkelastやエース包帯が挙げられる。

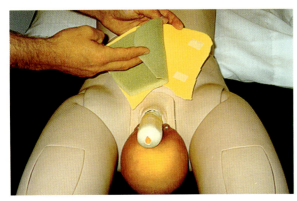

図5.185　恥骨上部のパッド(男性患者の場合)

外性器リンパ浮腫のための弾性着衣
全般的な検討事項

外性器リンパ浮腫の管理に弾性着衣を用いることには賛否両論がある。おそらく、弾性着衣の選択にもっとも重要な要件は、圧迫する浮腫性部位を総合的に理解することである。弾性着衣を選択する際にもっとも多くみられる誤りの1つは、近隣部位の腫脹リスクが高くなるという傾向を軽視して罹患部位にのみに適応する被覆を行うことである。実際、高リスク部位の被覆を除外することは、腫脹の発症の促進因子として作用することが多い。同様の観察は、腫脹が同側の上肢にのみ罹患している場合に手部の圧迫の必要性を誤り、無視することと同じである。

すでに述べたように、大半の外性器リンパ浮腫は骨盤または腰リンパ節が手術や放射線治療により破壊されたときに発症する。リンパ節生検は基本的に左右の骨盤リンパ節を対象とするため、両下区画は輸送能の低下にさらされる。

男性または女性の外性器リンパ浮腫は、骨盤部を弾性着衣で被覆することで効果が得られる。例として、腰部、腹部、外性器は、快適性のためにいわゆる"ボディ部分"もしくは"パンティ部分"が下肢に延長されて縫製されていなければならない(バイクショーツ)。対象部位が外性器だけであっても、下区画全体は罹患していなくても、リスクにさらされている。そのため、両下肢全体に圧迫をかけることが療法士の責務である。

適切な構成として以下が挙げられる：
- パンティストッキング(圧迫クラスは左下肢、右下肢、パンティ部分でさまざまに異なることがある)
- 2枚の十分な丈のストッキングとともに着用するバイクショーツ
- 2枚の膝丈ストッキングとともに着用するカプリパンツ

不適切な構成としては以下が挙げられる：
- バイクショーツのみ
- 片脚は十分な丈で、片脚は短い丈のパンティストッキング
- 膝丈ストッキングを併用しないカプリパンツ
- 2枚の膝丈ストッキングとともに着用するバイクショーツ
- 下肢への延長部のないパンティ部分

男性の検討事項

弾性着衣だけでは、外性器リンパ浮腫の対処には不適切、不十分である。組織を高挙して体積増加を遅延させても、空気が停滞して湿気がこもるために真菌感染症をもたらす。上方向への支えだけを提供すると、陰茎および陰嚢の組織はその形状に成形されて、永続的に肥大し始める。周囲径の圧迫包帯法は皮膚を優しく支え、リンパ液の吸収と輸送を改善し、新しいリンパ液の生成を減少させ、皮膚を乾燥させ、自然な形状を維持する。このため最初は、外性器の包帯の上から弾性着衣を着用して、接着性を改善し重力の影響をなくす。

男性患者における弾性着衣の着用の次の有効な戦略は、液が貯留することの多い恥骨部位に大型のパッドを設置することである。着衣のパンティー部分は、このかさばったパッドを収めなくてはならないが、腫脹した組織に対して内方に優しく引っ張ることによって応答する。このパッドはかさばることが難点だが、難しい身体部位に非常に効果的な治療法であり、うっ滞除去し安定した後は外してよい(図5.185)。

陰嚢ポーチ：大半の着衣メーカーは、特殊な陰嚢ポーチの要求に応えている。過剰なつり上げ力なしに、生地を余分につけて包帯と大型パッドのためのスペースを確保している。一般的に、圧迫クラス1の生地は十分な構造とサポートを提供する。日焼け防止用着衣に用いられているほつれの少ないタイプの生地には、均一な強度の軽い布袋がショーツに取り付けられ、上部を巻けるようになっている。縮小すると、安価で小さいサイズに縫製し直す。このポーチには陰茎用の穴がないため、陰茎がむくんでいない患者には最適の方法である。

まとめとして、長期的管理の戦略として、陰嚢ポーチは患者の過剰に目立つ腫脹から解放することで、日中有用となる。また、持ち上げることができ、かさばる被覆に必要な空間を作ることにもなる。しかし、パンティストッキングの標準的な伸張性のある股部分のマチでも十分である。形状の変形、通気性不良、真菌感染の傾向を補うため、また、コントロールされた縮小を達成するために、外部に陰嚢ポーチを使用するか否かに関わらず、毎日数時間

包帯を巻くべきである。

女性の検討事項

女性において快適かつ安全に圧迫を及ぼすには、陰唇に適応できる弾性着衣が唯一の解決策である。いずれの場合も、基本的に通気性を向上させ圧迫を減少させるよう作成された標準的な高伸縮性の股部分のマチを、高い圧を及ぼす圧迫性の構造的生地の代わりに用いるべきである。完全な素材でできたこの特殊な形状のパッド片を加えることで、片方または両方の陰唇にだけでなく恥骨部にも圧をかけることができる。すでに述べた通り、大型の発泡体ほど、パッドが身体に引き寄せられるので、内方への圧迫が達成できる。男性患者と同様、接触性皮膚炎、摩擦または褥瘡を避けるため、材料に対する忍容性を検討することが重要である。

女性患者は上方および内方の圧迫を常時必要とするので、一定の圧迫によって十分な休息がとれず、忍容性や順守性の低下をもたらす。就寝時には圧迫をかけないか、あるいは、1日数時間は休息を取って皮膚呼吸させ、外性器圧迫の侵襲的な感覚から解放させることを推奨する（図5.186、5.187、5.188）。

いずれの場合も、体液のうっ滞によりわずかながらも進行性の組織肥大がもたらされるが（リンパうっ滞性線維症）、圧迫と機械的刺激に好ましい反応を示す。皮膚のたわみ、薄さ、柔らかさを取り戻すには、長期戦略の一環として、平らな発泡体パッドに代えて表面が不織布の特殊なパッド（チップバッグ）を用いるとよい。これらのパッドは恥骨上部を含むすべての罹患部位を覆うものでなければならない。

圧迫を増大するためのその他の検討事項としては、毎日の機能と就業時の肢位を解析することが挙げられる。これに関して、またがる肢位（バイクの座面や変形椅子）は圧迫を増大させる利点がある。女性の小児外性器リンパ浮腫患者の場合、身近な手頃のツールとして、またがる必要のあるおもちゃ（バイク、ロッキングホースなど）を検討する。

セルフMLD

セルフMLDが長期的な治療成果に有用であることが立証される重要な状況がある。だが、不適切なまたは侵襲的なテクニックによって非効果的となる場合がある。外性器リンパ浮腫においては、自分で注意深く実施するMLDが必須であり、療法士による外性器の治療から患者を解放し、治療内容を体幹のうっ滞除去および圧迫に割り当てることができる。リンパ浮腫療法士はこれらの課題を常に検査し、質を確認しなければならないが、患者はMLDを自分で実施することにより、非常に個人的な問題

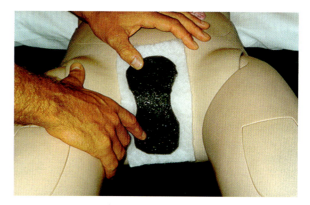

図5.186　陰唇のパッド（発泡体と合成綿）

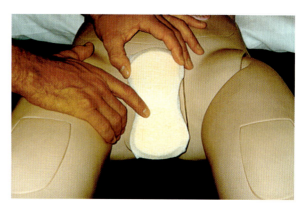

図5.187　陰唇のパッド（ストッキネットに包んだ発泡体）

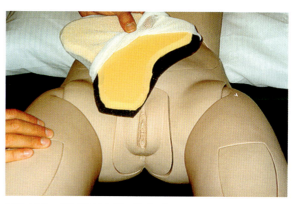

図5.188　陰唇恥骨上部の複合パッド

について主導権をもって自ら継続的かつ頻繁に扱うことになる。

いずれの場合も、全身のリンパ排液を効果的に改善するために定期的に深呼吸を実施する。深呼吸によって自然な縮小が確認されるので、有効性を過小評価すべきではない。

体幹リンパ浮腫

胸部のリンパ浮腫

　乳房または胸壁のリンパ浮腫は見過ごされ、診断されないままであることが多い[71]。患者の症状の解釈は、多くの場合、腋窩リンパ節の外科処置後に肋間上腕神経への損傷によって起こる感覚喪失のために、正確ではない[71]。「充満感」や過剰な組織の感覚は手術に関連する構造の変化に起因することがある。この症状は部位のうっ滞よりも前に現れることが多いため、患者は実際にいつ浮腫が現れたのか気付きにくい。さらに、患者によっては、ボディイメージの問題によりこの部位の検査をためらうこともある。多くの患者が乳房の浮腫を特定しそこなう理由は理解できる一方、合併症の発症リスクは体肢の浮腫と同程度であるため、体幹リンパ浮腫の存在を医師が十分に診断することは必須である[72]。これは、片側の癌治療を受けた患者、または体肢浮腫を有する患者すべてを対象に完全な胸部の検査を実施する必要がある。

乳房リンパ浮腫の徴候と症状

　乳房リンパ浮腫の症状は体肢浮腫と多くの点で異なる。乳房のリンパ浮腫はすみやかに起こり、早期においては圧痕がないのが一般的である。特に、皮下の乳房組織によって隠れた浮腫が発見されにくい乳房の大きい女性においては、放射線照射に関連する炎症と区別しなければならない。体肢浮腫と同様、体幹浮腫は一般に"重量感"、発赤または紅斑、不快感または疼痛を特徴とする。患者は再発性または炎症性乳癌に関する恐怖のためふさぎ込むことがある。

　乳房浮腫を有する患者は、痛みのレベルが高く、圧迫に対する感受性がさらに高いと報告されている。これは胸部の浮腫に対する感覚神経反応によるものかもしれないが、この特徴は概ね体幹リンパ浮腫に特有であると考えられる。蜂巣炎、乳腺炎、モンドール病（胸壁の浅静脈血栓性静脈炎）、肋軟骨炎などの鑑別診断を検討すべきである。がんの再発、炎症性乳癌、骨肉腫を除外するために皮膚生検を受ける患者もいるが、このいずれもが慢性乳房浮腫の場合に起こりうる[73]。乳房手術後の血腫形成は稀だが、これが起こるときは乳房には不快感と浮腫を引き起こす。

　乳房リンパ浮腫を評価するとき、浮腫の位置の詳しい説明を乳房の区画と照らし合わせるか、切開部の最上部または最下部と位置を照らし合わせてみるべきである。浮腫に合わせてブラジャーのサイズを変更する患者がおり、この場合は浮腫を定量化が容易となる。他の状況では、創傷評価の形版を用いて局所的線維化部位の大きさを定量化することができる。切開瘢痕の位置を明確にし、運動性と固着性について記述すべきである。計測結果を再現することは難しいため、写真を撮ると非常に役立つ。オーダーメイドの弾性着衣の計測フォームに形版があるが、再評価のためにこれを繰り返すのは時間がかかる。

乳房外側部浮腫

　最近のプロスペクティブ解析において、124例の患者の乳房浮腫の徴候と症状が1年間追跡調査された。3カ月目に初回来院を設定することで、術後初期の浮腫は除外された[73]。乳房浮腫は臨床検査によって31％の患者（124例中38例）で特定された。その後、調査員は乳房浮腫を区画に局所化し、新たにリンパ浮腫と診断された38例中78％が乳房外側部浮腫であり、外下区画と内下区画の罹患がもっとも多い（それぞれ74％および50％）ことを発見した。同研究では、乳房浮腫が認められる女性と認められない女性における症状の発現率についても記述した。症状は、乳房の重量感（65％ vs 22％、$p < 0.0001$）、発赤（62％ vs 29％、$p = 0.0006$、腫脹（59％ vs 22％、$p < 0.0001$）であった。これらの症状が認められたにも関わらず、著者らは、重度の浮腫を有する患者ほど苦悩のレベルが高かったが乳房外側部浮腫患者における苦悩のレベルは比較的低かったことを発見した。

　だが、乳房浮腫はリンパ浮腫に関連する健康問題や合併症増加が知られているとすれば、乳房治療の必要性は生活の質を超えた問題である。感染症（蜂巣炎）のリスクを最小限に抑え、リンパ浮腫の進行を食い止めることが、乳房リンパ浮腫を特定し治療する2つの大きな理由である。大柄の患者は、乳房切除術切開部の外側面に沿って余分な皮膚、いわゆる「ドッグイヤー」を有する場合がある[72]。これらの皮膚の垂れ下がった部分が同側の体肢に刺激を及ぼす可能性があり、皮膚のひだが局所の真菌感染症の温床となることがある。さらに、この領域に浮腫液が貯留すると、摩擦が加わることによって浮腫が悪化する。ひだの炎症が持続すると、通常浮腫は乳房の垂れ下がった領域に集中する[74]。ブラジャーの下側のバンドが慢性的にリンパ液うっ滞を閉じ込め線維化を促進することで乳房浮腫に関与することもある。図5.189は、不適合なブラジャーによる重大な乳房外側に圧痕性浮腫を示す。

体肢浮腫を伴う胸部のうっ滞

　これは、上肢リンパ浮腫を生じた場合は前後いずれかの体幹区画に起こることが多いため、もっとも直感的に認められるタイプの体幹リンパ浮腫であろう。腋窩リンパ節

の切除によって対応する体幹区画の排液が阻害されたため、体肢とそれに関連した基部の両者にリンパ浮腫を引き起こす。体肢浮腫の診断は近隣の体幹浮腫を特定するよりも容易である。これは、体幹リンパ浮腫の認識が薄く、また、適切な診断を受けるために患者が脱衣する必要があることへの認識が薄いためであろう。

患肢に近い体幹のうっ滞またはリンパ浮腫は直感的に分かるため、多くの療法士はこの浮腫を十分な視診および定量化することをしない。前述のとおり、患者の報告に頼りすぎていることと、忙しい施設において体幹部位への十分な視診に余分な時間がかかるということで、このような過小判断がなされている。患者は、乳房切除術後のボディイメージの問題もあって脱衣に気が進まないかもしれず、医師は患者が脱衣を嫌がることを察して脱衣を求めることをためらってしまう場合が多い。だが、これにより個人の評価と治療は著しく妨げられる。浮腫は自然な組織のひだを充満させ、ひだの間の領域を増大させることもあるので、医師は組織のひだを注意深く観察しなければならない。外側組織のひだの変化によって特定される体幹リンパ浮腫を図5.190に示す。両側に罹患した患者では不可能だが、両側を比較することがもっとも望ましい。両側性に体幹うっ滞がある場合、下着によって残された痕がうっ滞の特定に役立つ。大半のリンパ浮腫の形態の特徴として、両側に罹患していてもうっ滞の程度は非対称となるはずである。

このさまざまな体幹浮腫の治療に関して、近接する罹患していない区画の十分なうっ滞除去は必至である。目標リンパ節を特定し、吻合を確立するだけでは不十分である。むしろ、できれば深部テクニックを含む集中的な体幹うっ滞除去は、浮腫が慢性化する前に軽減することが決定的に重要である。切開部上部または下部にリンパ液が閉じ込められることから、瘢痕管理も必要である。外科的排液瘢痕は浮腫性領域で肥大化することが多い。リンパ浮腫管理と並行して瘢痕管理を実施することで、排液瘢痕を改善し、リンパ排液を促すことができる（瘢痕とリンパ流の項を参照）。

外科的検討事項

腋窩郭清術とともに実施される非定型的根治的乳房切除術には基本的に、小胸筋の外側、腋窩静脈の下に位置するレベルⅠおよびⅡ腋窩リンパ節切除が含まれる[72]。レベルⅢ腋窩リンパ節（これらは小胸筋の内側に位置する）は、併存疾患発症や癌再発リスクの低下によって相殺できない好ましくないリンパ浮腫のリスク増加がみられるため、基本的には切除されない。乳房のリンパ排液は、主にこれらの外側の腋窩リンパ節から起こるが、他の経路もいくつ

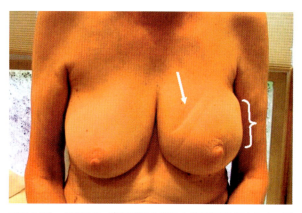

図5.189 腋窩リンパ節郭清を伴う左腫瘍摘出術から4ヵ月後、ブラジャーの適合不良（矢印）によって認められた外側部の乳房浮腫

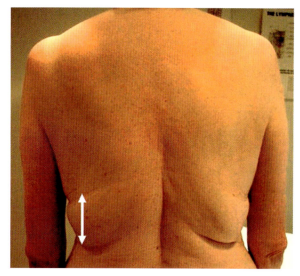

図5.190 外側の組織ひだの間の領域増加（矢印）によって示される体幹浮腫

か存在する。MLD治療の間にこれらの代替の排液路を十分に活用して、腋窩リンパ節郭清後の元の経路からの乳房組織の排液が最大限にならぬように補助する。

第2肋骨から第7肋骨の間の腋窩の内壁に位置する胸筋リンパ節は乳房の主要な排液路であると考えられており、腫瘍位置が乳房浮腫のリスクと関連することから立証されている[75]。その結果、胸筋リンパ節はMLD治療のあらゆる体幹の上区画の手順に含めなければならない。胸骨傍および内胸リンパ節は、腋窩リンパ節間吻合近くの乳房の内側面への排液を促す。上腹壁リンパ節および肋間リンパ節も、深部の排液路の使用を促す。最後の重要な経路である先端のリンパ節は、腋窩リンパ節群のレベルⅢに分類され、これらのリンパ節は術後保持されることも多いが、放射線治療の対象となることがある。

近年、多くの外科医がセンチネルリンパ節生検を用い

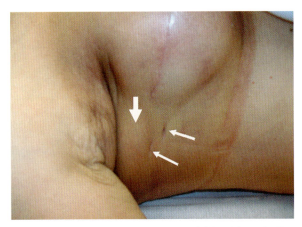

図5.191 放射線による乳房浮腫。放射線照射野の縁部に境界が極めて明瞭な皮膚変化と組織損傷（大きい矢印）領域内に乳房浮腫が認められる。前の外科的排液からの瘢痕（小さい矢印）も深く、外側の乳房浮腫の証拠を裏付けている

て、乳癌切除時のリンパ節切除を最小限に留めるよう努めている[75]。リンパ浮腫の発症率は、センチネルリンパ節生検を用いると全体として約3分の1減少し、センチネルリンパ節生検後の乳房リンパ浮腫の発症は起こりにくくなる可能性がある[76,77]。しかし、他の研究ではセンチネルリンパ節生検と乳房浮腫の発現率低下の関係は示されておらず、胸壁または乳房浮腫の診断に標準化された基準がないことが影響していると思われる[74,75]。Rönkaらによるあるプロスペクティブ解析では、リンパ節陽性で腋窩リンパ節郭清（AC）を受けた女性160例中48％、リンパ節陰性で腋窩リンパ節郭清を受けた女性の35％、センチネルリンパ節生検（SNB）のみを受けた女性の23％で乳房浮腫が認められた（SNB群対AC群で、$p = 0.001$-0.0001）[78]。Goffmanらは、放射線照射を受けた240例のレトロスペクティブ解析を実施し、乳房浮腫の発現率が9.6％であったと報告した[79]。この研究では、腫瘍の位置（胸部の上外側区画）と肥満指数（BMI）の増加を含む、SNBを受けた患者における乳房浮腫の予測因子も特定した。乳房の上外側区画に腫瘍を有する患者は乳房浮腫の発症率が高いが（他の腫瘍部位と比較すると$p = 0.0042$）、腫瘍の区画は体肢のリンパ浮腫の重要な予測因子ではなかった。

リンパ浮腫の1つの難しい異型としては、自家組織による横軸型腹直筋皮弁（TRAM-flap）乳房再建術を受けた患者の管理が挙げられる。これらの患者は各体幹の上区画に3カ所も切開部がある他、各体幹の下区画に大きな横方向の切開部がある[80]。有茎TRAM-flapを受けた患者は乳房下部領域の血流が阻害される可能性があることから、ブラジャーを着用しないよう促されることが多く、患者は外科医と話し合うことが推奨されねばならない。これらの患者は、皮弁壊死や皮弁喪失の領域が浮腫を不明瞭にしたり、リンパ液うっ滞に寄与したりすることがあるため、乳房浮腫の診断が難しい。再建術を実施した外科医と相談して、リンパ浮腫を有する患者の乳房の構造をよりよく理解し、あるいは、もしも自信がなければ、あるいは不確かであるならば、乳房再建の過程を詳しく知ることが望ましい。皮弁の移植や乳房再建の結果、腹部のリンパ管が傷害されることがある。TRAM術中の微小リンパ管移植に関する研究が現在実施されており、この方法によってTRAM術を受ける患者における体幹リンパ浮腫の減少を促すことができる[81]。広背筋皮弁再建術を受ける患者もリンパ浮腫のリスクを有する。Changらは、ある施設における482件の一連の乳房再建術をレビューし、乳房再建術の種類に基づくリンパ浮腫の発症率に差がないことを示した[82]。

胸部の放射線治療とリンパ浮腫

放射線治療は乳房リンパ浮腫の発症に大きく寄与する。放射線による炎症その他の組織への作用も、照射野内のリンパ管およびリンパ節にダメージを与える（図5.191を参照）。Clarkeらは研究において放射線関連（後発性）乳房浮腫の発現率が74例中41％であり、早発性胸部浮腫よりも回復性が低いことを示した[77]。多くの患者が乳房リンパ浮腫発症のリスクにも影響する腫瘍部位に大量の放射線照射を受けていたため、腫瘍の位置には深い意味がある[79]。放射線因子に関連するその他のリンパ浮腫予測因子としては、寡分割照射（多くの線量を1日1回よりも少ない回数で照射する）とリンパ節郭清後の全腋窩リンパ節照射が挙げられる。すでに述べた外科技術と同様、リンパ浮腫療法士は各患者にもっとも効果的なMLD手順を提供できるよう、照射された正確な領域を理解しなければならない。

放射線がリンパ組織に及ぼす効果については研究が進んでいるが、放射線照射された術後乳房組織は、罹患していない対側の乳房に比べてリンパ排液のレベルが高いことも示されている[83]。これは直感に反しているようだが、放射線照射後の炎症が、持続的なリンパ液流に寄与しているものと考えられる。Perbeckらは治療後2-5年で、術後照射された組織のリンパ流が4倍も増加したことを示した（術後非照射の乳房では2.5倍の増加）[83]。これらの知見は、手術と放射線照射の両方の後に皮下のリンパ循環に変化があることを示唆している。この著者らは、照射された線維細胞がコラーゲン生成の増大と蓄積したコラーゲンの吸収不良をもたらしていると推測している。手術と放射線照射によるリンパ系への負荷の増大が、機械的不全によるリンパ液輸送の減少を伴い、照射野内のリンパ浮腫の発症に臨床的に関連しているようである。

胸部の放射線照射後浮腫を治療する療法士にとって、

放射線の他の作用も臨床的に重要である。リンパ系への作用に加えて、骨芽細胞の破壊に起因する骨の脱ミネラル化が起こる。照射野内部の徒手リンパドレナージでの深部テクニックの使用は、治療後最低3ヵ月は控えることが賢明である[84]。さらに、各MLD治療の前に皮膚を注意深く視診して、マッサージや弾性着衣の使用の前に日焼けや皮膚損傷を評価するすることが必須である。

胸部リンパ浮腫を起こすその他の因子

臨床的に、手術がリンパ輸送能を永久的に低下させるが、閉塞性の下着は輸送を一時的に阻害することが分かっている。もっともよくないものは、適合性の悪いブラジャーである。リンパ液が閉じ込められた上、炎症性変化とリンパ循環の変化が起こり、慢性的な胸壁または乳房のリンパ浮腫が発症しうる。リンパ液はブラジャーの下端部の上に閉じ込められるので、結果として起こる線維化により組織の構造が変化し、さらにリンパ液を閉じ込める。すべての医師が乳房浮腫は進行性であることに同意しているわけではなく、体肢のリンパ浮腫と同様、治療は回復に効果的である。

だが、下着だけが必ずしも新規の胸部リンパ浮腫の発症原因ではない。リンパ液は切開部とブラジャーの縁の間に閉じ込められることもあれば、2カ所の切開部の間に閉じ込められることもある。この点における理想的な治療介入としては、代わりの下着を見つける（おそらくは弾性のもの）ことに加えて、瘢痕管理が挙げられる。リンパ浮腫の再貯留が最小化または予防できるよう、この部位のリンパ液貯留を長く減少させ、間質内の蛋白質の量を十分低下させることが不可欠である。重要なこととして、軟部組織線維症の部位と脂肪壊死（再建術後に起こる過程）を間違えてはならない。乳房再建術後に自然に発生するこれらの壊死性領域は触ると硬く、凹凸がある[85]。MLDは脂肪壊死の部位には非効果的であるため、これらの部位を治療しないようにする。

乳房リンパ浮腫の治療

体幹リンパ浮腫の治療においてもっとも重要な様式は、徒手リンパドレナージ（MLD）である[74,79]。MLDの手順には、体幹の深部経路の十分な前治療と、近接する前後胸部手順、さらに、周囲深部テクニック（肋間、胸骨傍、脊椎傍テクニック）を含めなければならない。腋窩以外の排液路と関連する吻合に留意しつつ、罹患した乳房組織の治療自体を含めなければならない。急性乳房浮腫の場合、MLD単独で浮腫を解決できることがある。乳房リンパ浮腫に関する複数の情報源から、早期発症の乳房浮腫は、自然に減退する傾向であること、すなわちわずか

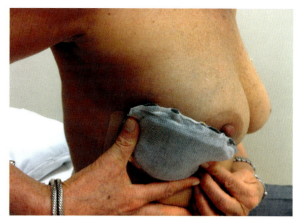

図5.192　弾性テープを使用し、外側に乳房パッドを挿入（皮膚側に発泡体チップを入れ、6mmの灰色フォームを外側に向ける）した外側の乳房浮腫の治療

な介入（MLD単独）により3-18ヵ月で回復することが示唆されている[77-79]。しかしDegnimらが乳房浮腫患者38例を追跡したプロスペクティブ解析では、治療（MLDと圧迫の併用またはMLD単独）を順守した33例中症状が改善したのは23例だけで、その他は変化がなかった（4例）か症状が悪化した（3例）[73]。治療にも関わらず乳房浮腫が悪化した3例は、MLDを受け、弾性ブラジャー（2例）を着用し、弾性包帯を装着（1例）していた。一部でみられた改善不良または非順守は、体肢浮腫と比較して乳房浮腫が軽度であるため苦悩の度合いが小さいことも一部の理由として考えられる。

MLDは乳房リンパ浮腫を有する一部の患者には十分効果的だが、より困難な臨床徴候やリンパ浮腫に関して強く苦悩する患者には、圧迫や弾性テープ、低出力レーザー治療などの方法がさらに必要となる。さらに、後胸部リンパ浮腫を有する多くの患者が、包帯や弾性着衣による胸部の圧迫を必要とする。IsobandやIdealbineを用いた周囲径に沿った包帯の使用は、弾性着衣を用いてこの部位を長期的に圧迫することに患者が耐えられるか否かを判断するために優れた方法となりうる（本章前述の「弾性包帯の使用」、「必要な材料」を参照）。軽度に圧迫可能な「矯正」キャミソールは間質圧を十分増大させて、体幹の浮腫を軽減する。これらは、多くの地域の百貨店で購入できる。独立気泡型の発泡体パッドを取り入れるかまたは発泡体を組み合わせて、問題のある部位に集中的に圧迫をかけることができる（図5.192）。さらに広範な体幹浮腫の場合、弾性ベストが必要かもしれない（305ページの「上胸部と乳房のための弾性着衣」の「弾性ベスト」の項を参照）。これらは体肢浮腫を併発している患者において、弾性ベストと継ぎ目なくつなげるために弾性スリーブと重ねて作られている。

キネシオテープはリンパ浮腫の治療に有望であることが示されている[85]。加瀬建造によって開発されたこの特殊なテープは、皮膚自体の弾性を真似て設計されている。テープの裏面の波状の接着のりのパターンが神経感覚刺激として作用し、疼痛と浮腫の減少を促す。リンパ浮腫の治療における弾性テープの使用に関する研究は比較的少ない。乳房浮腫の治療のための弾性テーピング戦略としては扇型貼付が挙げられる。これは、リンパ排液が阻害されていない体幹領域へリンパ液の流動を促進することにより閉じ込められたリンパ液を除去するよう働く。この方法は、無傷の同側鼠径リンパ節へリンパ液を流動させるよう体幹外側に沿って用いるのがもっとも望ましい。

低出力レーザー療法（LLLT）は、組織線維症と外科的瘢痕を柔軟化することができることから、この領域への治療効果がある。例えば、Diricanらは乳癌関連リンパ浮腫患者の76.4％が従来のCDTプログラムに組み入れられたLLLTの後、瘢痕の可動性が改善したことを発見した[87]。さらに、患者は2ラウンドのLLLTの後、肩関節の可動域が改善し、浮腫と疼痛が減少した。乳房切除術後のリンパ浮腫を有する女性50例をLLLTまたはプラセボに無作為に割り付けた別の研究では、LLLTを週3回12週間受けた患者において体肢体積が減少し、肩関節の可動性と手の筋力が改善した[88]。この著者らは、LLLTがリンパ管の直径と収縮性を増大させ、創傷治癒を改善し、基礎組織への瘢痕の癒着を減少し、皮膚感染症のリスクを低減するよう働くとの仮説を立てている。Demirらは術後ラットの口腔粘膜にLLLTを用いる無作為化対照試験を実施し、LLLT群が創傷治癒を加速させ上皮形成を改善することを発見した[89]。

腹部のリンパ浮腫

一般的に、浮腫は小さい身体部位ほど特定しやすいため、広範性の腹部浮腫は容易に見逃されやすい。胸部のリンパ液についても同様、腹部のリンパ浮腫は体肢浮腫の有無に関わらず存在しうる。リンパ浮腫は基本的に遠位から始まるため、腹部のうっ滞は体肢リンパ浮腫の発症と治療の間に近位に流動させた結果としての続発的現象であることが大半である。悪性腫瘍による閉塞性リンパ浮腫は近位のうっ滞、橙皮状皮膚変化、および関連痛に関係する。緩和療法によって患者の快適性は改善できるが、他の医学的過程が進行しているため、綿密な医師の監督下でのみ実施されるべきである。肥満に関連する腹部のリンパ浮腫は敷石状の皮膚外観、局所性蜂巣炎や変色、局部痛などの続発性の皮膚病変を呈しうる。体幹リンパ浮腫の鑑別診断の1つは、直接的な胸管の損傷に起因することがもっとも多い腹部浮腫による乳糜性逆流である。

腹部リンパ浮腫の原因

手術および放射線照射が腹部のリンパ浮腫の発症に寄与することは胸部にも当てはまる。鼠径リンパ節や骨盤リンパ節の外科的切除が腹部および下肢の続発性リンパ浮腫を引き起こす。泌尿器癌の治療など、この部位の放射線照射もリンパ浮腫の発症に寄与する[90]。女性外陰部癌の治療におけるセンチネルリンパ節生検の使用により、下肢とおそらくは腹部のリンパ浮腫の発症率は減少する[91]。縦軸型腹直筋（VRAM）皮弁移植などの技術は下肢と外性器のリンパ排液の改善だけでなく、蜂巣炎発症率の減少にも有望であることが認められている[81]。

これらの主要な原因に加え、腹部リンパ浮腫は進行性の下肢リンパ浮腫から、あるいは、下肢の圧迫やMLD治療からの続発的現象として起こりうる。下肢リンパ浮腫患者は遠位領域からリンパ液を腹部のリンパ系を介して排出しなければならないため、腹部リンパ浮腫のリスクを有する。そのため、重大な体肢および外性器のうっ滞が腹部うっ滞の予備軍となりうる。腹部リンパ浮腫の治療の根拠は患者の快適性にまでに影響する。慢性下肢リンパ浮腫は腹部リンパ浮腫に対処しない限り改善しない。さらに、蜂巣炎の重大なリスク増加と機能的可動性の制限をもたらす続発性外性器リンパ浮腫のリスクが心配される。空気圧縮装置の反復使用などの下肢リンパ浮腫の治療を腹部の前治療をせずに行うと、近接する体幹のうっ滞を引き起こす。あるレトロスペクティブ解析では、空気圧縮装置を用いた53例中23例が体幹うっ滞を発症した（$p < 0.001$）[92]。

高度な極限性のリンパ浮腫（MLL）は、下肢近位部または腹部の肥満に関連したリンパ浮腫を指し、蜂巣炎の高発症率にも関連している[93]。MLLの特徴として橙皮状の組織外観が挙げられ、5名の慢性MLL患者の一連の症例で続発性血管肉腫の懸念が慢性浮腫、炎症、線維症に関連する可能性があることが示された[93]。肥満に関連したMLLは治療が難しく、リンパ浮腫の減少と体重減少を併用することによって、リンパ浮腫の続発性合併症と基礎の病因のリスク減少を促す治療が提供される。

腹部リンパ浮腫の治療

腹部リンパ浮腫の治療はMLDから始める。禁忌がなければ、臓器および深部テクニック（171ページのMLDの腹部の「浅部および深部施術」を参照）を実施すべきである。患者の腹部が大きいかまたは浮腫を生じている場合は、体幹の手順を拡張して腹部自体での内側から外側へのテクニックを含めることが必要となりうる。腰方形筋テクニックや脊椎傍腰部テクニックを含む後部下区画での深部テ

クニックを活用すべきである。治療の間と治療後、腹式呼吸を数回繰り返して、深部のリンパ排液を強化する。

腹部への圧迫の適用は難しい。IsobandまたはIdealbine包帯を用いた両側の「股関節ギプス包帯」テクニックを用いた圧迫包帯法から始めるとよい。これにより外性器が開くため患者は包帯を外さなくとも用を足すことができる。Spanxや弾性バイクショーツなどの矯正着衣は長期的に圧迫することができ、また、包帯の上から圧迫をかけることができる。大柄の患者の場合、腰部のサポートに使用されるような腹帯を用いて圧迫を調整できる。弾性着衣を注文するときは、臍の位置までまたはそれ以上まで体幹を圧迫できる平編み着衣が最適である。オープンクロッチ型着衣による長期圧迫は、リンパ液が外性器に貯留することがあるため推奨されない。連続および独立気泡型発泡体を組み合わせた発泡体パッドは、問題のある部位へ圧迫増大を可能にする。これらのアイテムは定期的に洗濯する必要があるため、購入可能なSwellSpotsやその他洗濯可能なキルト生地でできた着衣が推奨される。

創傷がみられるときの包帯法

リンパ浮腫治療の専門家は、施術中に創傷を認めることが多い。これはリンパ浮腫が創傷を引き起こす疾患過程だからではなく、リンパ浮腫が、創傷をきたす他の器官系、主に循環器系の疾患(静脈、動脈または糖尿病性潰瘍)および皮膚への損傷(皮膚のひだの浸軟や浮腫性組織の機械的障害)に関連することが多いためである。本書の前項では、静脈性の病変とリンパ障害との密接な関係、および、創傷の治療について述べた。

本項では、開放創が認められる場合の圧迫の施行について取り上げ、認定リンパ浮腫療法士が開放創にもっとも多く遭遇する下肢に焦点を当てる。リンパ浮腫に関する文献では、"創傷を治療し包帯を巻いた後、低伸縮性リンパ浮腫包帯を巻く"といったいくつかの説明が書かれている他、創傷への圧迫についてほとんど触れられていない[94,95]。他方で、創傷ケアに関する文献は浮腫への圧迫について過大して述べられており、主に、単層圧迫と多層圧迫間の議論や、弾性圧迫包帯と非弾性圧迫包帯の違いについて主に重点が置かれている[96]。近年、創傷ケアに関する文献は、たくさんの様々な創傷ケア方法において真に有用なスキルセットとして熟達した低伸縮性包帯法を受け入れ始めている[97]。多くの場合、浮腫の管理が創傷の治療の主な因子である。創傷の治癒、および、リンパ系とあらゆる浮腫との本質的な関係性を理解することで、我々はリンパ浮腫の包帯が創傷関連浮腫に用いる最適なツールであることを認識し始めている。創傷が認められる場合に低伸縮性包帯を使用するとき、療法士が考慮すべき因子と実施する調整について述べる。

使用上の注意および禁忌

医師はまず、圧迫を不適切に行えば有害な結果を招きうる潜在的な禁忌や注意を評価しなければならない。禁忌としては、深部静脈血栓症(DVT)および動脈閉塞性疾患が挙げられる。

動脈の状態を評価し、圧迫の施行に十分であるかを確認する。この評価は臨床的に実施され(動脈拍動の触診や毛細血管再充満時間のチェック、間欠性跛行の有無など)[97]、ABIやTcPO$_2$など非侵襲性の診断検査を適宜実施する。これらの検査について詳しくは102-111ページ、第3章の「創傷および皮膚病変」の項で述べられている。ABI値が0.5を下回ると、重度の動脈閉塞性疾患が示唆されるため圧迫は禁忌である。動脈からの流入量の軽度の減少が認められる浮腫に医師がどのように対処できるかについては後述する。DVTは圧迫の施行前に除外すべきである。DVTを除外する主な検査は二重ドプラ超音波検査である。DVT検査陽性の場合、紹介医による圧迫の許可文書が得られ、患者の抗凝固療法が治療レベルとなるまで、圧迫は禁忌である。

懸念すべきその他の注意としては、糖尿病患者、(糖尿病に関連しない)末梢神経疾患、他の神経学的病因に起因すると思われる感覚障害の患者における感覚鈍麻が挙げられる。また、浮腫・創傷患者に認められる共通の禁忌・注意は心不全である。

> 圧迫を用いた創傷の治療は、異なる2段階によって最適に実施される。最初の段階は直接的な創傷ケアである。2つ目の段階は熟達した低伸縮性包帯の使用である。

創傷の治療

上記のとおり、創傷の適切な管理についての詳細は第3章で取り上げる。重大な浮腫と創傷を合併する患者の多くはリンパ浮腫専門家に紹介され、創傷のケアプランは紹介医によってすでに決定されている。したがって、治療セッションの最初の段階において、紹介医の決定したプランとしての創傷ケアは完全に完了している。そうでない

場合、治療する療法士は創傷底の治療と包帯の適用について第3章の創傷の項を参考にするとよい。

過剰な排液の管理

リンパ浮腫療法士が過剰排液創傷を有する患者を治療するときにもっとも重要となることの多い検討事項は、多量な滲出液の管理である。さまざまな創傷ケア製品には、多量の滲出液を吸収するよう特殊に設計されたものが多数ある。販売会社が主要な創傷用包帯の詳細を紹介してくれるとはいえ、認定リンパ浮腫療法士が浸出液管理のために十分な吸収性の二次包帯を選択することになる。

創傷滲出液を十分に管理すべき理由は2つある。1つ目は、創傷底または周辺の無傷な組織への滲出液の貯留を防止することである。滲出液が貯留すると、創傷治癒が遅れ、コントロールされていない組織の浸軟によってさらなる皮膚の崩壊が起こりうる。2つ目の理由は、創傷に巻いた包帯の外側、すなわち弾性包帯材料に浸出液が集まるのを防ぐことである。リンパ浮腫の圧迫材料は再利用されるが、汚れた包帯を患者に再度巻いてはならない。

療法士はときとして、創傷からの排液や周辺の浮腫性組織からの漏出(リンパ漏れ)が、大半の吸収性創傷ケア製品でも十分に吸収されない症例に遭遇することがある。こうした場合、療法士は基本的な創傷用製品以外から、液を吸収できる一般的な製品を見つけ出さなければならない。女性用ナプキンやオムツなどが挙げられる。過剰な排液を吸収することが目的であるため、基本の創傷用包帯に加えて、弾性包帯使用の前に、過剰な滲出液を吸収するために安全かつ戦略的に用いることができる。

来院の頻度

滲出液管理を治療計画に組み入れる場合のその他の検討事項は、治療来院の頻度である。リンパ浮腫管理のCDTモデルでは、基本的な治療頻度は1週間に5回である。多くの基本的な外来創傷治療施設では、通常の頻度は1週間に1回である。通常の頻度が1週間に1回であるクリニックに医師が勤めている場合、浸出液が収まるまでは患者の来院頻度を一時的に多くする必要があるかもしれない。すなわち、治療開始時は毎日治療し、リンパ漏や創傷排液が治まったら徐々に頻度を減らす。来院頻度を多くすることで、弾性包帯材料が滲出液で汚れるのを防ぐだけでなく、無傷の組織や創傷底への滲出液の有害作用を制限することにより治療期間の短縮化が促される。

圧迫の施行

創傷に適切に包帯を巻き、浸出液管理に対処したら、2段階目は、完成した創傷包帯の上から直接リンパ浮腫包帯を装着する。多くの場合は、足趾から膝関節までの浮腫に対処した、発泡体を用いる標準的な低伸縮性包帯の使用に関する指針を述べた、本章先述の「リンパ浮腫の包帯法」の項を参考にすれば適切であろう(多くの創傷患者の浮腫の合併の特性により、大半が低伸縮性包帯を膝関節にのみ使用することで、複合浮腫に効果的に対処できる)。あらゆるリンパ浮腫への包帯と同様、認定リンパ浮腫療法士は標準の包帯法を用いて効果的な圧勾配を作るときに十分に注意を払う。ラプラスの法則に従って、異なる密度の発泡体を用い、適切な間隔をとって一貫した均一な張力で包帯の層を作り、効果的かつ安全な圧迫を行う。

標準的なリンパ浮腫包帯の調整

しかし、リンパ浮腫にさらに病状が加わることが多いために多くの創傷患者に起こりうる問題は、体肢の形状により、基本的なリンパ浮腫包帯を用いたときに効果的で安全な圧勾配を作り出せないことである。多く見られる体肢の形状の種類を以下に概説する。逆シャンパンボトル形、円柱形、逆円錐形が挙げられる。

逆シャンパンボトル形

重度の静脈病状を有する多くの患者が逆シャンパンボトル形の下肢を呈する。すなわち、非常に細く強く束縛された脂肪皮膚硬化線維症が足関節と下肢遠位部にみられ、下肢近位部は圧痕性の周囲径の拡張を伴う典型的なリンパうっ滞性線維症を呈する。これは緩やかではははい極端な円錐形ともいえる。あらゆるリンパ浮腫に対する包帯法の目的は、より緩やかな円錐形に圧勾配を及ぼすことである。療法士は安全な圧迫のため、体肢遠位の周囲径を大きくし、人工的に緩やかな円錐形を作り出すことでこの問題に対処できる。体肢遠位の周囲径を大きくすることは、厚みのある灰色発泡体によって体肢を補強するか、綿パッドの層を追加するか、あるいはこれらを組み合わせることによって実現できる。

逆シャンパンボトル形に対して検討される2つ目の戦略は、体肢の包帯の層の配置を修正することである。包帯下の体肢の半径が同じであれば、包帯の層の数が圧迫のレベルに正比例し(体肢の特定の部位の包帯の層が厚いほど圧迫が強く、層が薄いほど圧迫が小さい)、円錐形(半径が徐々に大きくなる)の上から均等に包帯の層を作れば効果的な圧勾配が及ぼされ、緩やかな円錐形を基

本のリンパ浮腫包帯に利用すれば、安全かつ効果的な圧勾配が作り出される。逆シャンパンボトル形の場合、狭くなっている下肢遠位部の包帯の間隔を広くして（皮膚への包帯の層を薄くする）、広くなっている下肢近位部の包帯の間隔を狭くとるとよい。そうすることで、安全で効果的な緩やかな圧勾配が作り出される。リンパ浮腫包帯は足関節から膝関節まで2本以上の包帯を用いるため、このような包帯の層の修正を1本の包帯だけで行って基本のリンパ浮腫包帯をより緩やかに調整するか、あるいは、2、3本目の低伸縮性包帯で勾配に対する効果を高めるとよい。調整した間隔で使用される包帯の本数は各症例における療法士の臨床的判断に委ねられ、体肢の形状が正常な緩やかな円錐形に近づいてくるにつれ、来院のたびに変更できる。

円柱形

　円錐形ではない（円柱形ともいえる）場合も、基本のリンパ浮腫に対する包帯法を調整し、効果的な圧勾配を付ける必要がある。円柱形の体肢は創傷を有する患者において珍しい状態ではない。この場合、半径は基本的に足関節から膝関節まで変わらないため、均一な層の発泡体の上から均一に間隔を空けた包帯を巻く標準の方法を取ると、圧勾配が作り出されない。ここでも、浮腫を縮小するために必要な圧勾配を作り出せる2種類の包帯の調整法がある。

　1つ目は、体肢の近位部にパッド層を構成して体肢遠位部より体肢近位部を広くして円錐状に近づけることにより、体肢の形状を人為的に変化させることである。2つ目は近位より遠位の層を厚くして遠位の圧迫が大きくなるよう、包帯の層の配置を変更することである。逆シャンパンボトル形の場合と同様、間隔を狭くすると、患者の個別の状態や適応された調整のレベルによって、包帯1本のみで、あるいは2本以上の包帯を用いて実施できる。低伸縮性包帯を適切に行うことで、体肢の形状は治療の経過に伴って変化するため、体肢は徐々に円錐形に近づき、医師は標準的なリンパ浮腫に対する包帯法に沿うよう包帯法を変更していく必要がある。

逆円錐形

　下肢遠位と足関節の半径が広く、ふくらはぎ近位の半径が小さくなり、ふくらはぎの形状が逆円錐形になっている創傷および浮腫患者に医師が遭遇することがある。明らかに、標準的なリンパ浮腫に対する包帯法をこのような下肢に行っても効果的な圧勾配は得られない。上記で示した通り、目的はパッド層を余分に用いて体肢の形状を変形させるか、包帯の層の配置を調整することで緩やかな円錐形に近づけ、遠位の圧迫を大きく、近位の圧迫を小さくすることである。逆円錐形の場合、発泡体と綿のパッド層を用いて近位の半径を構築する方法と、近位の包帯層を薄くしつつ遠位の包帯層を厚くする方法の両方を用いることが理に適っている。したがって、医師は綿のパッドと12mm（適宜さらに厚いもの）の灰色発泡体を体肢近位で余分に巻く。こうすることで円柱形に近づけなければならない。その後、前述の円柱形の体肢に対処する戦略を用いて、遠位の重複が多く、近位の重複が少なくなるように弾性包帯を巻く。包帯の層を追加したら、医師の判断で継続してさらに包帯の層を遠位に巻くか、または、体肢全体に均一な間隔を空ける標準的な方法に戻す。

　防御感覚が妨げられる糖尿病や神経障害などの併存疾患がある場合は、安全かつ効果的な弾性包帯を考案するときにそのことを考慮しなければならない。圧迫には動脈血流の阻害のリスクや組織壊死を伴う虚血の可能性が常に付きまとう。そのため、次の注意を守る。1つ目は、発泡体を用いて十分にパッドをあてて虚血の発症（基本的に舟状骨、脛骨突起、踝、第1および第5中足骨頭の外側縁などの骨突起部で起こりうる）を防御することと、2つ目は足趾を十分見えるようにして神経学的チェックを可能にすることである。神経障害の患者において、包帯による圧迫のレベルが標準のリンパ浮腫に対する包帯法でみられるよりも小さいことが多い。したがって、包帯の総量が少ないほど全体的な圧迫レベルは小さくなる。患者に動脈圧迫を用いる提案を以下に概説する。

動脈不全

　動脈還流の低下した患者において、動脈還流の不足を定量化する診断研究を取り入れるべきである。文献では現在、ABIが0.5以上の患者の浮腫を軽い低伸縮性圧迫で対処することが示唆されている。とはいえ、包帯の層を薄くすることによって低レベルの圧迫を行うことが理に適っている。また、動脈還流が低レベルの患者は骨突起部の浮腫にかかりやすい。

　したがってこの例では低伸縮性包帯を使用するときの目的は十分な圧勾配で浮腫を縮小しながら虚血を防止することである。虚血を防止するには、余分な連続気泡型灰色発泡体パッドを骨突起部に合わせて凸型に裁断し包帯と組み合わせる必要がある。体肢への全体的なクッションまたは枕として包帯の内側に発泡体を当てることを検討するのも有用である。この場合、低伸縮性包帯をその上から巻くことで圧迫力が体肢全体に均一に及ぶと同時に、骨突起などの点で圧迫を柔らかくすることができる。その後、標準のリンパ浮腫に対する包帯法を変更し、主に体肢のあらゆる地点で層が薄くなるよう用いる包帯を減

らすことによって、軽い圧迫力を実現する。これは2本の包帯で実施できる。1本はローマンサンダルパターンとHASパターンを組み合わせて足部と足関節に巻き、もう1本は踝からふくらはぎ近位までに巻く。また、1本の低伸縮性包帯のみを用いることも可能である。まずはローマンサンダルパターンを1周巻いて、HASのサイクルを1回、その後ふくらはぎまでらせん状に巻いて完了する。

まとめ

リンパ浮腫や複数の病因による浮腫を有する創傷患者の治療は、リンパ浮腫のスペシャリストにとっては困難ではあるが非常にやりがいもある。リンパ浮腫専門家の専門知識とスキルは浮腫を有する中での創傷治癒に他と例を見ない程適している。認定リンパ浮腫療法士は、それがなければ数ヵ月あるいは数年間も治癒しない、創傷の治癒に必要な最後のパズルピースであることが多い。

弾性着衣のための採寸法

治療の第1期において達成される治療の成果を維持し改善するため、患者個人のニーズに合わせた弾性着衣を選択することが欠かせない。正しいスタイル（既製またはオーダーメイド）、圧迫レベル、丈、必要な場合は固定用器具、患者の年齢、身体能力（および制限）、ライフスタイル、リンパ浮腫の種類、その他条件を考慮しなければならない。

大半のメーカーがさまざまなサイズの弾性着衣を提供している。体肢が標準の着衣に比べて大きすぎたり小さすぎたりする場合や、50mmHg以上の圧迫レベルの弾性着衣が必要な場合は、オーダーメイドの着衣を注文する。弾性着衣の丈はメーカーの用いる文字システムで示される。これらの文字は着衣の両端の計測ポイントを表しており、例えば、手首（計測ポイントC）から腋窩（計測ポイントG）を覆うアームスリーブはC-Gスリーブと呼ばれる。足部（ポイントA）から股関節（ポイントG）まで下肢を覆うつま先の開いたストッキングはA-Gストッキングと呼ばれる。

リンパ浮腫とその関連事項を十分に理解し、訓練を受けた人のみが計測を行う。適合しない非効果的な弾性着衣は不十分な結果をもたらすばかりか、患者に危険が及ぶこともある。

効率を高めるため、計測時に補助者についてもらい、計測フォームにデータを記入してもらうと有用である。

計測はCDTの集中治療期（第1期）の終わりに、体肢が最も縮小した状態のときに実施する。理想としては、計測は早朝、治療終了時、または弾性包帯を外した直後に実施する。

計測に必要な材料としては、メーカーから提供されている計測ボードが挙げられる。これらのボードは計測のプロセスを単純化し、精度を高める。他の必要材料は、メジャー（センチメートル単位で計測する）、非毒性皮膚マーカーペン、ペン、計測フォーム（注文フォーム）である。

ストッキングとパンティストッキングのための計測

周囲径と長さの計測が必要である。非毒性の水性ペンで患者の皮膚の各周囲径計測ポイントに印をつける（これらの印記入によって長さの計測も行う）。長さの計測は各周囲径計測ポイントから足底の方まで、下肢の内側で行われる（図5.193）。

> リンパ浮腫肢の形状の変化が大きい場合、まず罹患していない方の体肢で周囲径と長さ計測のポイントの位置を取る。このテクニックは、患肢での計測ポイントの位置の特定に役立つ。

オーダーメイド膝丈ストッキング（A-D）に必要な計測

周囲径計測ポイント（非毒性水性ペンですべての計測ポイントの位置を示す）：

- ポイントcA：中足骨頭の周囲、第5中足骨底の底部の水平周囲。この計測はゆるめに測り、患者が立位で足に荷重して周囲径が増大したときにも確認する。この計測値がきつすぎると、第1および第5中足骨頭の部位の着衣圧が非常に不快になる。
- ポイントcY：足関節前面と踵との周囲に45度、足関節を最大に背屈した状態で計測。レベルIII以上の圧迫の場合、着用時の快適性を高めるため、基本的に計測値より1cm以上大きくすることが推奨される。
- ポイントcB：踝の上の最小周囲径。これは着用したときの着衣の最大圧迫点である。このポイントの位置を確定するため、数回計測した後、印をつける。これはきつく計測しない。
- ポイントcB1：アキレス腱とふくらはぎの間の下肢周辺（足関節を底屈するとこの計測ポイントを見つけやすい）
- ポイントcC：ふくらはぎの最大周囲径

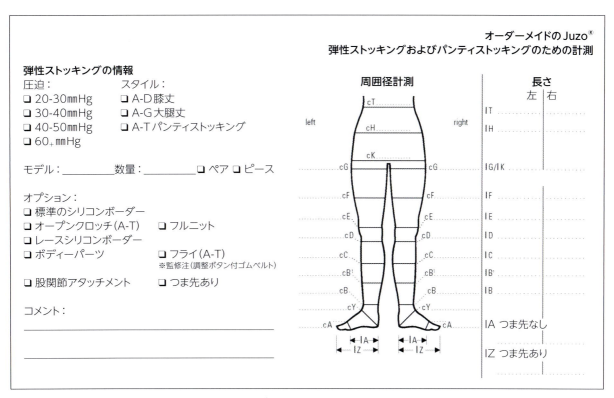

図5.193 弾性ストッキングおよびパンティストッキングのための計測フォーム（Juzo USA, Incより許可を得て掲載）

- ポイントcD：腓骨頭の部位の膝関節の最小周囲径。患者が座ったときに着衣が食い込んだり、膝関節の裏で丸まったりしないよう、膝関節を屈曲してテープ計測を行うことが推奨される。しかし、ふくらはぎ全体が収まるよう、着衣は十分に長くなければならない。円柱形のふくらはぎを有する患者では、着衣の位置を保つためシリコンバンドを追加する必要があるかもしれない。

長さの計測：つま先開きのストッキングの場合、ポイントcAから踵まで（I-A）の長さを計測する。つま先閉じストッキングが必要な場合は、もっとも長いつま先から踵までの長さを計測する（I-Z）。足底（床か計測ボードに足をつける）から周囲径計測ポイントcBからcDまでの長さを、足関節を90度背屈した状態で計測する。

標準サイズの膝丈ストッキング（A-D）に必要な計測

- 周囲径の計測ポイント：ポイントcBとcC
- 長さの計測：床から周囲径計測ポイントcD（ストッキングの丈を決定する）

オーダーメイドの大腿丈ストッキング（A-G）に必要な計測

A-Dストッキング用の計測ポイント（すべての計測ポイントの位置を非毒性水性ペンで示す）に加え、周囲径計測ポイントを計測

- ポイントcE：膝窩と膝蓋骨周囲、下肢をやや屈曲させる。
- ポイントcF：大腿中部の周囲。相対はこのポイントでの周囲径が大きく非常に柔らかい組織であるため、組織を効果的に含む必要に対処するため、硬くして計測する。
- ポイントcG：患者を立位にし、大腿の近位端の周囲を水平に計測。

長さの計測：床と各周囲径計測ポイントの間の下肢内側を測る。

標準サイズの大腿丈ストッキング（A-G）に必要な計測

周囲径計測ポイント：ポイントcB、cC、cG

長さの計測：床から周囲径計測ポイントcG、下肢内側を測る。

オーダーメイドのパンティストッキング (A-T) に必要な計測

A-Gストッキング用の計測ポイント（すべての計測ポイントの位置を非毒性水性ペンで示す）に加え、周囲径計測ポイントを計測：

すべての計測は患者を立位にして行う。

- ポイントcK：計測ポイントcGと同じ高さを大腿部と臀部の両方を含めて測る。
- ポイントcH：腰部の最大周囲径。腹部の垂れ下がった患者では、広い包帯（20cm）を巻くか、軽量のスパンデックス製ショーツを着用させて組織を保持し、正確な計測を補助することが望ましい。
- ポイントcT：腸骨稜のすぐ上の腰回り。着用時に着衣がずり落ちないよう、腹部の最大部のすぐ上で計測し、十分な引っかかりがあるようにする。臍点の下で終わるよう計測された着衣の位置が安定することは稀である。実際には、腹部の大きい患者ではこの計測ポイントは実際の腰回りではない。

症状によって、弾性パンティストッキングの腹部パーツは、圧迫部位が全体か、一部か、またその中間のいずれかを選んで購入できる。調整可能な高弾性腹部パーツが入手できる（妊娠、術後症状）。男性患者の場合、前開きが注文できる。

床から周囲径ポイントcGまでの長さを下肢内側で測る。床からポイントcHおよびcTまでの長さを外側で計測する。

標準サイズのパンティストッキング (A-T) のための計測

- 周囲径計測ポイント：ポイントcB、cC、cG、cH
- 長さの計測：床から周囲径計測ポイントcG

症状によって、弾性パンティストッキングの腹部パーツは、圧迫部位が全体か、一部か、またその中間のいずれかを選んで購入できる。調整可能な高弾性腹部パーツが入手できる（妊娠、術後症状）。男性患者の場合、前開きが注文できる。

アームスリーブのための計測

周囲径計測と長さ計測の両方が必要である。患者の皮膚に非毒性の水性ペンで各周囲径計測ポイントに印をつける。長さの計測は手関節（ポイントc）から各周囲径計測ポイントまで腕の前部を測る（図5.194）。

オーダーメイドのアームスリーブのために必要な計測 (C-G)

周囲径計測ポイント（非毒性水性ペンですべての計測ポイントの位置を示す）：

- ポイントc：手関節の最小周囲径。手部から前腕へと移行して。
- ポイントc1：この計測は弾性ミトンと一緒にアームスリーブを着用する場合に必要である前腕周囲を計測する。周囲径計測ポイントcの6cm近位（異なる場合あり。本章後述の「手部と手指の弾性着衣のための計測」）を参照のこと。
- ポイントd：ポイントcと肘関節の間の前腕の周囲。
- ポイントe：肘関節は着用中常に屈曲しているので、着衣を着用しやすいよう、腕を30-40度わずかに屈曲させて肘窩で肘関節の周囲を計測する。例えば、1日中コンピュータの前に座っている患者は長時間肘関節を鋭角に屈曲させており、肘関節の屈曲角度を大きく調整する必要があるため、患者の職業を考慮する。
- ポイントf：上腕の中部の周囲。
- ポイントg：上腕近位端の腋窩の周囲。この計測ポイントは患者の上でを横につけて紙をの腋窩に挟めばすぐに判断できる。この紙を前にたたんで腕に印をつける。

肩カバーとストラップが必要な場合：

- ポイントh：腋窩と肩の周辺を垂直に
- ポイントh-i：この計測は肩ストラップの長さを得るために必要である。胸部から反対側の腋窩へ計測ポイントhから周状に計測。

長さの計測は腕の前部に沿って（腕は回外させる）周囲径計測ポイントcから各周囲径計測ポイントまで計測する。

肩カバーとストラップのついたアームスリーブの場合、さらに長さの計測が必要である：

- g-h：この長さは周囲径計測ポイントgとhの間を肩の外側で測る。

標準サイズのアームスリーブ (C-G) のための計測

- 周囲径計測ポイント：ポイントc、e、g
- 長さの計測：腕の前部に沿って（腕は回外）周囲径計測ポイントcから周囲径計測ポイントgまで。

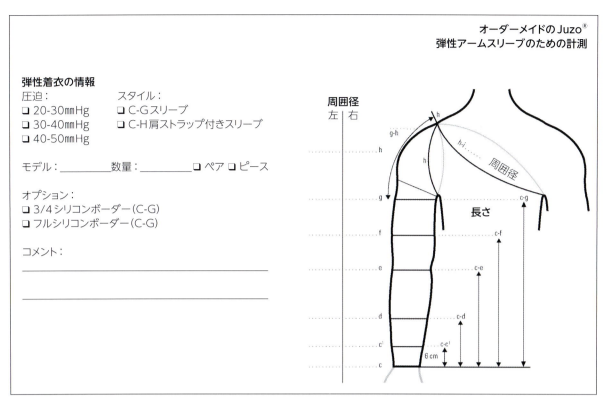

図5.194 弾性アームスリーブのための計測フォーム（Juzo USA, Incより許可を得て掲載）

手部と手指の弾性着衣のための評価

手部と手指の弾性着衣の計測例を**図5.195**に示す。

指通し部分つき弾性ミトンまたは指先までの弾性手袋のための計測

周囲径計測ポイント（すべての計測ポイントの位置を非毒性水性ペンで示す）

多くの患者は、活動増加や激しい運動、飛行機のフライトの場合にスリーブだけで腫脹を制御できるが、手にさらに圧迫をかけることが賢明である。手部の腫脹の経験がある場合、適切な圧迫をかけるために手袋を着用することが望ましい。弾性手袋は、機能性に合わせて指先が空いたものが注文される。グローブとミトンはアームスリーブとは別に注文され患者は機能的活動のために手部の圧迫を外すことができる。浮腫のよりよいコントロールを要する場合を除き、ミトンやグローブの付いたスリーブが注文されることは珍しい。

ポイントcAおよびcBについては手指をわずかに広げること：

- ポイントcA：中手骨（第2および第5中手骨底）の周囲
- ポイントcB：中手骨の周囲、母指と示指の間の水かき

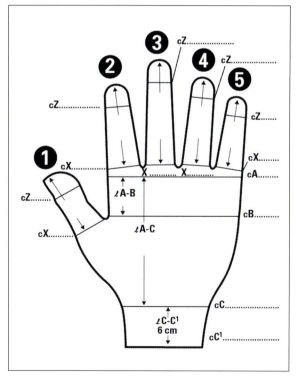

図5.195 手部と手指の弾性着衣のための計測
（Juzo USA, Incより許可を得て掲載）

（ポイントcAに水平）。手部の内在筋が萎縮した高齢患者の場合は、ポイントaより小さく計測される。この場合、ポイントbの計測値がポイントaよりも小さくならないよう調整する。さもないと、着用中に液が手部の遠位に封じ込められる。

- ポイントcC：手関節の最小周囲径、手部から前腕まで移行する。
- ポイントcC1：前腕の周囲、周囲径計測ポイントcCの6cm近位（長さの計測C-C1も参照）
- ポイントCz：各指と母指の遠位端の周囲、好みの手指の端とみなされている位置で（指なしミトンは関節・手指の屈曲線で終わらないこと）。
- ポイントCx：各指と母指の近位端の周囲。ポイントCxは手指のつけ根の掌側の屈曲線を用いて容易に特定できる。この計測は手指の周囲径は小さく、緊張させて計測すると圧迫が大きくなってしまうので、緊張させずに注意して計測すること。

　手部の長さの計測はすべてポイントCaに照らして行う。指と母指の長さは水かきから爪床のすぐ近位まで計測する。手指の長さは関節の屈曲線で終わらないようにする。不快感や皮膚刺激をもたらす可能性があるためである。長さの計測は手の掌側面から直接、あるいは、手をなぞった紙からから行える。患者の手は回内位に置くこと。メーカーによってはどちらの方法も可能で、療法士がいずれかの方法を選択し、精度を高めるため計測時に一貫して行うことが推奨される。

　ラプラスの法則により、ミトンとグローブは手部の腫脹のコントロールに完全に効果的ではない。このコントロールを改善するための提案がいくつかあり、長さの計測の決定において検討すべきである。例えばa-b計測値が長すぎる場合、手背側の生地が余分となり、この長さが正確である場合に比べて圧迫が低くなる。患者は指の長さを爪床までの手指の完全長よりも短くするよう求めることが多い。しかし、患者が着用時に手指を屈曲するときに手の背側を覆う生地の張りを及ぼし、浮腫コントロールが良好になる。手袋のなかの手指の長さが短いと、この張力効果が損なわれる。

　A-B：周囲径計測ポイントcAとcBの間の距離。手掌を開いて計測する。

　C-C1：周囲径計測ポイントcCとcC1の間の距離。この計測によって手関節伸展の長さが決まる。長さを6cmより短くしたい場合は、周囲径計測ポイントcC1を適切なポイントで計測する。

　Cz-Cx：周囲径計測ポイントcZからcXまでの各指の長さを計測する。

指先の閉じたミトンの場合、周囲径計測ポイントCxから指先までの間の手指の長さを測る。

親指なしの弾性ミトンのための計測（手指の腫脹がない）

　周囲径計測ポイント（非毒性水性ペンですべての計測ポイントの位置を示す）：

- ポイントcA：中手骨（第2および第5中手骨底）の周囲。この計測は手指をわずかに広げて行うこと。
- ポイントcC：手関節の最小周囲径。手から前腕へと移行して。

標準サイズの弾性ミトンでは長さの計測は必要ない。

頸部と顎の弾性ストラップおよびフェイスマスク

　顔用の弾性着衣は頸部と顎のストラップ、および、部分またはフルフェイスのマスクとして入手できる。フルフェイスのマスクは、眼、鼻、口の開口があるものとないもののいずれも注文できる。

　腫脹の重症度と慢性度によって、顔用の弾性着衣はニット素材または合成生地のものが注文できる。

　ニット素材でできたオーダーメイドのフェイスマスクは基本的にしっかりとした耐用性の高い圧迫を提供するが、納期が長いことが多く製造費用が高い。他の素材のフェイスマスク（火傷のケアや顔面手術後に用いられることが多い）はもっとも費用効率のよい「カット＆ソー」テクニックを用いて製造される。これらの着衣は標準サイズで購入できるが、耐用性に乏しいことが多い。頸部と顎の弾性着衣のための計測フォームの例を図5.196に示す。

　着衣で患者の気道をふさがないようにし、選択する被覆を十分検討することが重要である。着衣を注文するとき、気管切開チューブが使えるようにすることが可能である；着衣を注文する前にこの要件についてメーカーに相談することが推奨される。弾性マスクにおける両眼の被覆も緊急時の安全面の理由から望ましくない。眼瞼の上から圧迫が必要な場合、患者が目の上からの圧迫を調整し必要なときにすぐに見ることができるよう、簡単に取り外せる個別の圧迫タイプが推奨される。

　顔面の腫脹は下顎部や頸部に限定されているため、多くの患者は顎用ストラップ型の着衣を用いるだけで腫脹をコントロールできる。顔面の腫脹が発生したら、すぐにこのタイプの圧迫をやめるよう患者に注意深く指導する。この場合、患者は腫脹を適切にコントロールするためにフルフェイスのマスクが必要となる。オーダーメイドのマスクがCDTを開始するときに必要となることがあり、この

オーダーメイドのJuzo®
弾性ベストのための計測

弾性着衣の情報

圧迫：
❑ 20-30mmHg
❑ 30-40mmHg

スタイル：
数量：_________ ❑ ペア ❑ ピース

モデル：_________

オプション：

❑ スリップオン　❑ velcro付き　❑ スリーブあり
❑ 前中央部開口　❑ ファスナー付き　❑ スリーブなし

❑ 立ち襟_________頸部周囲径
_________立ち襟の長さ

コメント：

____

____

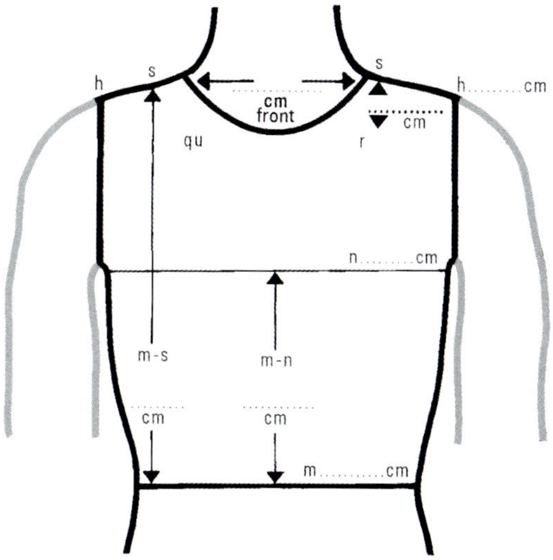

図5.196　弾性ベストのための計測フォーム（Juzo USA, Incより許可を得て掲載）

マスクは、腫脹が縮小するのに合わせて圧迫を維持するため、発泡体を挿入して調整される。腫脹の縮小が停滞したら、患者は長期使用に向けてよりよくフィットするマスクを得るために計測する。形成外科手術後の浮腫コントロールのための製造された着衣は、浮腫が重度でなければ、高い費用効果で提供される。

上胸部および乳房の弾性着衣

弾性ブラジャー：これらの着衣は基本的に乳腺の腫脹が問題である場合に用いられる(**図5.197**)。

利点：背部のVelcroクロージャは調整可能で、ファッショナブル、さまざまな標準サイズで提供されている。胸部1カ所の周囲径計測（乳房の下）のみ必要。値段が手頃。

欠点：背部のクロージャに手が届きにくい。体幹の浮腫を十分にサポートしていない。腋窩部の広い袖ぐり部分にリンパ液が貯留しやすい。

弾性ベスト：これらのオーダーメイド着衣は複数の圧迫レベル（20-30および30-40㎜ Hg）で入手でき、体幹上部に腫脹が起こりやすい患者に適している。弾性ベストはスリップオン式でも、前後いずれかに任意に開閉部（Velcro、ファスナー）をつけたものも注文できる。ベストは弾性アームスリーブ付きのものも注文できる（**図5.198**）。

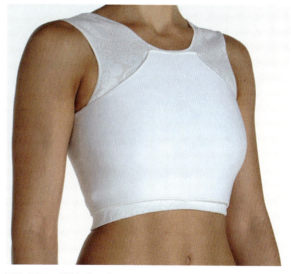

図5.197　弾性ブラジャー
（Juzo USA, Incより許可を得て掲載）

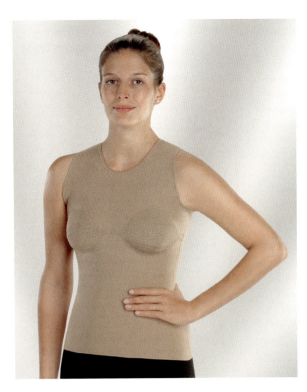

図5.198 弾性ベスト
(Juzo USA, Incより許可を得て掲載)

圧迫包帯法の代替法：正しい在宅ケアシステムを選択するための指針

低伸縮性包帯による多層包帯法は、制限がほとんどないため、リンパ浮腫にもっとも適用可能で容易にカスタマイズされた圧迫を施行できる方法として残っている。包帯法は高度な技術を要するため、認定リンパ浮腫療法士に委ねることが最適である。残念なことに、治療中に達成されたうっ滞除去を維持するため、また多くの場合は熱心に継続してさらに改善するため、在宅ケアにおいて圧迫包帯法を長期的に継続する必要がある。

圧迫包帯法の代替手段が現れるまでは、各患者や介護者が継続的に教育を受けスキルを身に着けていた。この実践的な教育プロセスは通常、集中治療期の中頃に開始されてきている。一連の治療の中で、患者は通常この時点に顕著な改善をみせ、継続的な在宅ケアが価値のある投資であるという信頼や確信を得る。重要なこととして、療法士は多層包帯使用に対する体肢の反応を調べ、体肢の特有の要件に有利となるよう患者それぞれに個別の調整を行って伝える。

弾性ベストのための計測

周囲径計測ポイント（非毒性水性ペンですべての計測ポイントの位置を示す）：

- ポイントh：腋窩と肩の周囲を垂直に。この計測中、腕は挙上しないこと。
- ポイントm：腰回り（第12肋骨のすぐ下）
- ポイントn：胸部の周囲、腋窩の下

長さの計測：

- s-s：この計測は頸部の開口を決める。肩の高さの望みの頸部の開口ポイントの間を頸部前部で計測する（ポイントsは肩の高さを表す）。
- qu-r：この計測は頸部開口の下部を決定し、望みの開口ポイントの間を計測する。
- r-s：肩の高さ（ポイントs）と頸部開口の下部（ポイントr）の間の開口の高さを決定する。
- m-s：腰回り（ポイントm）と肩の高さ（ポイントs）の間の長さ
- m-n：腰（ポイントm）と胸部（ポイントn）の周囲径計測ポイントの間の距離

代替装具を用いる理由

代替装具を開発する原動力は、すべての患者が新たな要望に適応する際にライフスタイルの望ましくない調整を強いられるゆえに、貴重である。実際、リンパ浮腫を有する患者の大半は継続的なセルフバンデージに関して、単純なフラストレーションからうつや激怒までさまざまな強い感情について報告している。ただ、端的といえば、在宅ケアプログラムへの非順守のもっとも大きな単純な理由はセルフバンデージの内容にある。

重要な検討事項

患者も療法士も、包帯手順を簡略化することによって、この大きな生活の質の問題に対処することを目的とした代替装具を歓迎している。手順を簡略化する圧迫システムは時間や労力、フラストレーションの軽減を意味するため、患者との話し合いは容易である。だが、慢性リンパ浮腫の広く行き渡った現実は、完全な解決法を必要とすることである。いかなる代替法でも治療を求められるような評価を得るために、療法士と患者は以下の検討を行う必要がある：

- 基本的に高い運動時圧、低い安静時圧を提供できるか否か。
- 圧勾配は適切か否か。
- ラプラスの法則に従っているか否か。
- 圧迫痕が最小限で、皮膚の完全性が維持されるか否か。
- 体肢のうっ滞除去を維持または改善するか否か。
- 線維化を維持または改善するか否か。

その他の実用的要件を示す：
- 着脱の簡便性
- 圧迫手順の簡便性、正確に毎日反復可能であること
- 自己損傷の防御
- 手頃な価格
- 耐用性

製品カテゴリー

装具の種類と利点、取捨選択について以下の製品カテゴリー一覧に概説する。装具を患者に取り入れる前に治療的および実用的要件を十分検討することが最も重要である。

パッド付きスリーブ

多くの場合、これらの製品はサイズが"伸張する"ように作られている。そのため、安静時圧が低く、運動時圧がない。一部のパッド付きスリーブは基本的な低伸縮性包帯材料で上から巻くための基本層として作用することが意図されている。これらのスリーブは、腕にパッドを当てるプロセスが容易になるが、標準的な外部の包帯層をすべて必要とし、うまく適用するには時間もかかる。パッド付きスリーブだけでは十分に包帯法の代わりに機能することは想定されていないことは重要なことである。

最適の患者プロファイル：極めて軽度のステージ2（常に浮腫臨床的に明らかである）、体積は大きくなく、線維化はみられない。

弾性アウタースリーブ

軽量の弾性スリーブはパッド付きスリーブの上から着用できる。これらは安静時圧を増大させるが、運動時圧をもたらさない。代替法として魅力的だが、ごく早期のリンパ浮腫の場合を除いて、良好には実施できない。外部の圧迫層がパッドの上に着用されるため、圧勾配を得ることが難しく、手に関してはラプラスの法則に該当しない。

最適の患者プロファイル：極めて軽度のステージ2（常に臨床的に明らかである）、体積は大きくなく、線維化はみられない。

発泡体チップを併用するパッド付きスリーブ

これらの製品は、線維症を柔軟化するため小さい発泡体チップを包帯複合体に組み込んだオリジナルの、"Schneiderパック"のアイデアに基づいている。発泡体チップは腫脹のある組織に埋め込まれるものであるため、多くの患者のタイプには適用されない。アウター弾性スリーブは一番外側に、低伸縮性圧迫包帯の層の上から着用できる。運動時圧の効果を得るため包帯を巻くことが望ましいが、一部の診断や組織の種類においては圧迫痕が問題となる。

最適の患者プロファイル：線維症を有するリンパ浮腫
- 蜂巣炎の既往歴なし。
- 毛細血管の脆弱化または脂肪浮腫の要素なし。
- 創傷なし。
- 単純性静脈性浮腫なし。

非弾性スリーブ

発泡体パッドを下位の層として用いない場合、弾性着衣の上から着るときこれらの製品は最適に機能し、円錐形ではない体肢に圧勾配を及ぼす。この補助層は圧迫を均一に分配して、圧迫痕を最小化し、単独で運動時圧を及ぼす（安静時圧なし）ため、原則として24時間の着用が安全であると考えられている。実際は、これらの代替装具は就寝時には位置を固定するための構造がないため、日中の着用が最適である。さらに、下位層の弾性着衣を脱ぎ、非弾性スリーブだけを夜間に着用すると、圧迫痕が発生する。

最適の患者プロファイル：
- 単純性静脈性浮腫（日中にサポートを余分に加える）
- ふくらはぎのサポートを追加する必要がある単純性リンパ浮腫（日中にかさばることなく、包帯による高い運動時圧に相当する）
- 足部または手部の罹患がないリンパ浮腫

非弾性アウタージャケットと併用するパッド付きスリーブ

パッド専用層と低伸縮性ジャケットを提供するようなこれらの解決法は、弾性包帯にもっとも適切によく疑似している。材料は、Veicroで固定されたDリングとロングストラップを用いて体肢に対してさらに張力を及ぼす。これらの高い運動時圧と低い安静時圧の環境が多層の包帯法によって実現される環境を1層で実現し、労力や時間を大

幅に削減する。適合性や製品の種類によって、リンパ液が生成されて低圧迫部位に押し出されると、圧迫痕が発生する。これらのシステムのばらつきは大きいため、発泡体パッドライナーやストラップは注意して検討する必要がある。これらの製品は手には十分対応していないため、手部が罹患している場合には、手部にさらに包帯を巻かれねばならない。

最適の患者プロファイル：
- 手部や足部が罹患していない上肢または下肢のリンパ浮腫（手部と足部は包帯法の調整が必要であるかもしれない）
- 重症度が軽度または中等度である（ステージ3の患者はより綿密な長期的戦略が必要である）。
- 高強度の包帯圧迫なしで、施設での体肢のうっ滞除去が実現した場合

代替装具の効果の最大化

　圧迫代替装具の述べられたような長所と短所に関わらず、生活の質の改善をサポートすることは間違いなく必要である。これらの代替装具を真の救い手と考え、生活と折り合いをつけ、リンパ浮腫と生活するという要求を受け入れる患者もいる。理論的にはすべての患者が在宅ケアの時期に入った時点で代替圧迫システムを受け入れるべきだが、実際には改善がみられこれらの代替装具が標準的な圧迫包帯法の性能に見合うまでに乗り越えるべき重大な障害がある。

　療法士は長期管理のために最適な方法を慎重に模索すべきである。これには、医院で達成される治療の結果をさらに改善する可能性が含まれている。リンパ浮腫は治療をおざなりにすれば（うっ滞除去が不十分な場合）いっそう慢性化する。十分なうっ滞除去が達成されれたとき、体肢の真の安定化と、多くの関連する効果を維持しなければならない。最初は継続的なセルフバンデージに抵抗する患者もいるが、その効果を見れば反感はなくなることが注目されねばならない。そのため、一度は継続的なセルフバンデージに挑戦させ、適宜、代替装具へと移行させることが最適である。完全に能力があっても提案に従いたくない患者もいる。このタイプの患者はセルフケアを求めることが難しいため、さらにインタビューを行って治療にどの程度協力する意欲があるかを評価する。意欲がないわけではないが、包帯法が精神的にあまりに重荷であるか、または、実用上の理由で従うことができないということを正しく理解している患者もいる。個人に最も適した代替装具を療法士が検討し始める前に、受け入れられる「ゴール」がどこなのかをよりよく理解するため話し合うことが重要である。

重要な考察：
- 治療の臨床期の早期に、患者が代替装具を利用できるか否かをまず判断する。ステージの進行した患者の場合、安定化と改善を達成するために詳細な目的に沿った必要な圧迫は代替装具では提供されない。しかし、在宅ケアサポートがなく、患者がセルフバンデージを行えない場合は明らかに代替装具が必要である。そのような場合、可能な圧迫戦略を練るために代替装具を調整して用いる必要が生じる。
- 集中治療期にできるだけ十分に体肢をうっ滞除去する。うっ滞除去された体肢は管理しやすく、体積が縮小されるため、求められる圧迫方法の条件、使用する材料が少なくなるため、かさばらなくなる。
- うっ滞除去する体肢固有の特徴を調べる。すべての体肢は異なるため、療法士は体肢をよく調べて、戦略全体にこの知識を用い、弾性着衣や代替装具の計測と選択を行う。

検討事項：
- どの程度の圧迫が最適か。軽い圧迫に反応する体肢もあれば、強い圧迫に反応する体肢もある。
- 線維化はみられるか。リンパうっ滞性線維症が認められる場合、局所的に強い圧迫が必要となる。
- どのようなうっ滞除去のパターンか。均一にうっ滞除去する体肢もあれば、分画でうっ滞除去する体肢もある。
- 余分な皮膚やしわ、脆弱性や脂肪組織が混在しているか。
- 最適に作用する圧勾配。近位の圧迫により手部や足部、前腕やふくらはぎなど、遠位の問題が起こることがある。その場合、その後の圧迫の選択、材料、適合、圧迫レベルを決める。
- 手部や足部に罹患しているか。症状は、軽度、中等度、重度のいずれか。

　この解析後、製品カテゴリーおよび製品の特性に基づき、体肢のニーズに対処する代替法を選択する。

患者の教育と長期的な圧迫療法

　治療の転換期において、セルフバンデージについての患者教育は必要な選択した代替装具の自らの使用することに転換される。次回の治療日に利点と決定が評価できるよう、患者に包帯を装着しているかのように製品を着用させる。療法士は初日に代替装具だけを使用し、体肢の

固有の要件について細かく確認する。このシミュレーション（試用）によって、包帯と比較した代替装具の長所と短所について豊富なフィードバックが得られる。ここから、装置のカテゴリーに応じて細かい調整が可能となる。

製品カテゴリー別に提案される調整

*非弾性*アウタージャケットを*併用*するパッド付きスリーブ

この製品カテゴリーはもっとも複雑であって、多層伸縮性包帯の複合体の特性にもっともよく似ている近いものである。保証書の無効について関心がない場合を除いて、製品を変更しないよう注意する。圧迫の弱い部位は、既存のパッドの内側にVelcroで付着し、パッドを追加することで強化される。足関節、足背側、膝関節または肘関節などの部位はこの手順による効果が大きい。体肢が独立気泡型オレンジ色発泡体など特定のタイプの発泡体や特定の形状及びパターンによる大きな効果を得られる場合、これらを引き継ぐことができる。必要な圧に達するように、各Velcroストラップに用いる張力のレベルを観察し、この張力を患者が自宅で再現しやすいよう、テープ、Velcroタブまたはその他の方法で印を付ける。体肢に脆弱した部位、圧痛がある、または損傷を受けやすく保護が必要な場合は、装具を着用する前に、合成綿や代替の保護用包帯を当てる。

発泡体チップと併用するパッド付きスリーブ

この製品を選択する場合、皮膚に及ぼす発泡体チップの作用について注意深く検討する。軽い弾性アウタースリーブだけを試しに用いる場合、このシステムは運動時圧が適用されないため弾性包帯の原則には適っていないことを覚えておく。大半の場合、弾性包帯の層を追加することで包み込み、発泡体チップの効果を増大させる。強い圧迫痕を受ける部位に、保護のため、合成綿、薄い発泡体、または低伸縮性用包帯を、保護のため下層に使用することを検討する。手部または足部への成果を改善するため、ラプラスの法則を維持して圧迫を増大させる下層装具の上または下に足背側パッドを加えるよう検討する。

非弾性スリーブ

これらのごく単純な装具は、相互にかみ合わせるまたは順にかぶせる材料のストリップを用いて閉じる。前述のとおり、弾性着衣の補助層を用いて圧迫を均一にして圧迫痕を減らすと最適に機能する。発泡体がないため、薄い層を追加して効果を改善できる。だが、この装置は張力がなく留め具がないと落ちてしまうため、この発泡体が厚すぎたりかさばったりしてはならない。

最後の検討事項としては、メーカーが耐用性を保証している場合は非常に高価な場合があるため、検討下の対象装具およびさまざまな装具の耐用性を受け入れる患者の能力が挙げられる。

病的肥満患者の管理における治療の検討事項

課題

米国では2000年から2005年の間に、病的肥満が肥満指数（BMI）40の人で50％増加し、BMIが50を超える人で75％増加したと報告された[99]。これらの患者は末梢性浮腫を引き起こす多くの併存疾患（心臓、肺、静脈機能不全など）および糖尿病を有しており、原発性または続発性リンパ浮腫または脂肪浮腫のために、多忙なリンパ浮腫クリニックで多数見かけられる[100]。これらの患者は活動的ではなく、睡眠時無呼吸症候群を有することが多い。重度の下腹部の垂れは座位時に外性器に圧迫し、静脈およびリンパ還流に圧迫を加える[112]。これらの因子すべてが下肢の持続性静脈性高血圧と進行性の静脈不全に寄与し、続発性の静脈性リンパ浮腫をもたらす。治療の成果は、睡眠時無呼吸などの未治療症状を認識し、リンパ浮腫の治療を開始する前にこれらの問題に対処することによって大幅に改善できる。

装置

リンパ浮腫治療施設で遭遇する病的肥満患者のためのプログラムを計画中に患者と治療にあたる療法士の安全性を検討することが基本である。ほとんどの治療用装置の耐重量は150kg強までの患者用に見積もられている。リンパ浮腫クリニックは、トレッドミルやロビーの家具、治療室の機器、トイレ、シャワー設備など、より重量患者（少なくとも295kg）を治療するための特殊な装置と設備を備える必要がある。この患者集団は、平らに寝そべると快適に呼吸ができない患者が多いため、ベッドの頭部を45度以上、上昇させることのできる広い治療台が必要である。治療中、患者と療法士の両方の損傷を避けるために、患者の安全な移動、療法士が治療しやすいよう、治療台の面が安全に昇降できることも必要である。150kg超の患者は自分の正確な体重を知らないことが多いため、体重計も必要である。標準的な病院の体重計は150kg以上測れ

ない。さらに、肥満患者は多くの場合、体重計に足をそろえて立つことができない。

治療上の課題

文献では、この患者集団は「塊状をなす限局性リンパ浮腫」[101]を発症しているもの、あるいは橙皮状の皮膚徴候、線維症を伴う重症浮腫を有する軟部組織の局所的な小葉と記載している。これらの小葉は下腿または上腕の内側、腹部または恥骨上部に認められることが多く、下垂脂肪の重いひだによって領域のリンパ系が圧迫されて閉塞されるか、慢性の皮膚のひだの感染症によって発生するものと考えられる。小葉は下肢の形状を非常にいびつにし、圧迫包帯法によって適切な圧勾配を作り出すことが難しいため、治療上の課題となっている。小葉によっては25-30 kgほどにもなり、上方へつり上げたり十分な圧迫包帯法を適用しようとしたりすることは難しい。外科的切除による減量が必要な場合がある。だが、再発を避けるため術後の圧迫戦略はなおも続けることが必要である。

深い皮膚のひだがみられることが一般的であり、多数の課題をもたらす。これらは深いひだの部分における適切な衛生面の欠如と暗く湿性の条件が相まって、嫌気性細菌感染、真菌感染症の単独あるいはその両者の潜伏部位となりうる。各治療において、細心の注意を払った皮膚の洗浄と乾燥を行うことが不可欠である。真菌および細菌感染症の除去や予防には、ナイスタチンパウダーやメトロニダゾールのスプレー剤などの局所抗真菌剤が有用となる場合が多い。深い皮膚のひだの内部は刺激がないために非常に繊細である。皮膚表面をより健康にするための刺激が重要である。皮膚のひだを柔らかいパッドをあてて開いて皮膚を刺激し、周辺組織をうっ滞除去するに従って、ひだが縮小し始める。皮膚のひだ内部の圧迫は、発泡体のストリップで作ったソフトロールまたは厚い創傷用放置パッドを丸めたものを挿入することで実現できる。そのため、2.5cm厚の発泡体はこの目的に適した構造である。この過程の間、発泡体は面取りして端部を柔らかくし、すり傷を防ぐため柔らかい材料で覆う。ストッキネットは、編まれた表面自体が粗い質感によって刺激となることがあるため、体肢を他の材料で覆ってから使用する。

皮膚のひだは多くの場合、その上を覆う弾性包帯層によって圧迫による悪影響を受けないように、発泡体シートで架橋される必要がある。多くの場合は近位にある柔らかな体肢の組織の上に包帯を巻くとき、基本の構造を作り出すために厚みのある硬い発泡体を必要とすることが多い。これは、包帯が体肢を滑らずにしっかりと体肢をつかむための策である。スプレー接着剤を用いて発泡体層を重ねる方法は、異常な形状に適用する片を作るのに役立つ。うっ滞が重度な組織では、腫脹が非常に早く縮小するため包帯が滑り落ちる。この傾向に対処するには、中伸縮性または高伸縮性包帯の中間層を包帯全体にあてて握力を強化し、前の治療から次の治療までの間の滑りを減少させる。体肢の形状は急速に変化するため、療法士はどんな症例でも1日のうちに包帯複合体を見直す準備をしなければならない。市販のスパンデックス製のバイクショーツや古い伸び切った着衣を弾性包帯の上から着るときには下肢包帯の保持を補助することができる。外来で行う場合、両側の鼠径部まで包帯を巻くときに患者の歩行や動きが難しくなる場合が多い。この場合、毎日の治療中には両下肢の膝関節まで包帯を巻き、1日おきに下肢だけを鼠径部まで一度に巻き進めるようにすれば可能である。その代わりに、夕方には鼠径部まで包帯を巻き、一方、翌日には可動性のため大腿部の包帯を外すというやり方もあることを患者に指導する。

治療を終了するとき、いびつな下肢の形状、うっ滞除去した組織の強力な閉じ込めと圧迫の必要性、皮膚のひだの保持などの要因によって、基本的にオーダーメイドの平編み着衣が長期圧迫用に必要である。病的な肥満患者は手の届く範囲に限界があるため着衣も難しい。オーダーメイドの着衣であれば、部分的な着用が可能である（膝丈A-Dまたは大腿丈AG着衣に膝丈GT「バイクショーツ」や足首丈「カプリパンツ」を併用）。腰までの着衣は腹部の最大部上の臍点の端まで延長して計測が必要となる。この手順を検討しない場合のすべりを防ぐために十分な保持力を持つことができない。ワンピース構成（パンティストッキング、AT）ではなく、別々の着衣片（AD,AG）を各体肢それぞれに着用すると、かなり着やすくなる。

目立たない包帯代替装具が夜間の圧迫に最適となることが多い。これらは弾性着衣よりも効果的な圧迫をもたらしながら着用しやすい日中の圧迫方法としても良好に機能する。

毎日の治療中に運動を取り入れることが特に重要である。この患者集団はいつ座っていることが多い。そのため、圧迫包帯を巻いている間に筋ポンプを活性化することにより、圧迫の効果が非常に強化される。体重減少は、集中治療後の浮腫の持続的な長期改善に寄与する重要な要素である（図5.199、5.200、5.201、5.202, 5.203）。患者は下肢の腫脹状態に重点をおき、それらの症状の原因である肥満から目を背ける傾向がある。運動は健康なライフスタイルの一貫であり、肥満集団が経験する多くの併発疾患に対処する重要な効果を提供することが示されている。運動単独では重大な体重減少はもたらさないが、体重減少の維持に重要であることが証明されている。

病的肥満患者の管理における治療の検討事項　311

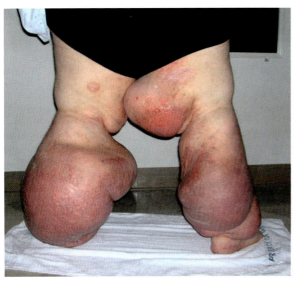

図5.199　これらの写真（図5.199-5.203）は、CDTによる良好な成果が得られ、効果的な体重減少が認められたことを示している。評価時、この患者の体重は32kg減少していた。体重が減少し始める前の体重は約205kgであった

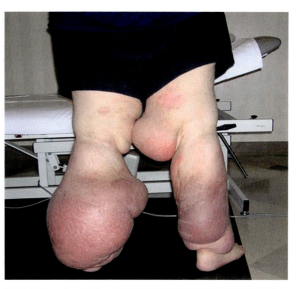

図5.200　6ヵ月後、患者が交通手段の利用を予定できるようになったとき治療を開始した。体重はさらに32kg減少した。治療開始する前でも右下肢が改善していることに注意

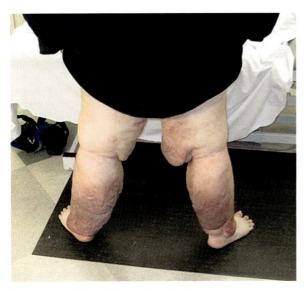

図5.201　7回のCDT治療後の患者

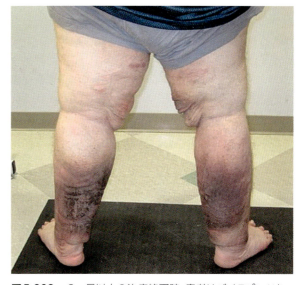

図5.202　3ヵ月以上の治療終了時、患者はバイクパンツを併用したオーダーメイドの平編み大腿丈の着衣を着用

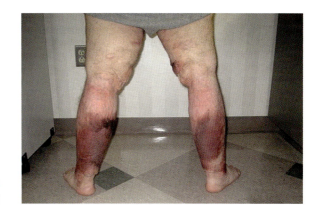

図5.203
6ヵ月目の経過観察時、これまでの総体重減少量は113.5kg

患者の教育

リンパ浮腫管理を成功させるには、よく訓練されたリンパ浮腫療法士、および、リンパ浮腫のケアと管理における特別な要求を処理できる適切に設定された治療環境が必要である。

認定リンパ浮腫療法士

リンパ浮腫療法士は、複合的理学療法（CDT）の特殊な訓練を受けた、理学療法士とその補助士、作業療法士とその補助士、医師、看護師、カイロプラクターまたはマッサージ療法士である。米国のいくつかの学校では適切なリンパ浮腫管理の教育と療法士認定を行っており、これらの学校は北米リンパ学協会（LANA）によって概説された訓練標準と米国リンパ浮腫ネットワーク（NLN）の見解表明に概説されたリンパ浮腫治療の最低要件を満たしている。残念ながら、現在リンパ浮腫療法士必須の訓練標準はなく、リンパ浮腫療法士と名乗りながら、正式な訓練プログラムを1つも受講しておらず卒業していない健康ケア専門家が存在する。新たに設立された北米リンパ浮腫学会（NALEA）はリンパ浮腫教育に関連する北米の主要な訓練プログラムの提携者であり、複合的理学療法（CDT）を実施する療法士のために、リンパ浮腫教育の国内標準を策定することを促進している。NALEAの加盟校は医学的に理にかなったエビデンスベースの知識に基づく洗練された徒手スキルを有する専門のリンパ浮腫療法士の卒業に必要な最低限の教育的枠組みに関して合意している。

適切な訓練を受けたリンパ浮腫療法士を探す患者を支援するため、いくつかの組織がウェブサイト上に「療法士検索」を設けている。これらは、推奨される訓練基準を満たす認定療法士にアクセスしやすくなる。米国リンパ浮腫ネットワークのリソースは、http://www.lymphnet.org/resourceGuide/treatmentCenters.htm（アクセス日2012年6月25日）でアクセスできる。北米リンパ学協会のリンクは、http://www.clt-lana.org/therapists/default.asp（アクセス日2012年6月25日）である。

複合的理学療法のすべての構成要素を身に付けるには、高い能力とスキルが要求される。患者は、施設のリンパ浮腫療法士がリンパ浮腫管理について特別に教育と訓練を受けているのか、LANAで概説される訓練標準およびNLNの見解表明で概説されるリンパ浮腫療法士の最低要件を満たしているか確認する。

リンパ浮腫管理を成功させるには多くの場合、集中治療期に毎日治療することが必要である。したがって、休暇のサポートや専門的知識の交換および支援のため、治療施設に2名のリンパ浮腫療法士が在籍することが望ましい。

患者に適切な情報と教育を提供することにより、リンパ浮腫管理の長期的な成功が促される。患者とリンパ浮腫療法士は、治療の集中期の初期から、リンパ浮腫管理のあらゆる面に関わる会話を始めなければならない。自身の症状に関して患者が十分な知識を持つことは順守のカギである。患者は自己管理がCDTの必要な要素である理由を完全に理解する（理解しやすくする、という言葉を使うべきであろう。患者情報フォームの例を第6章「リンパ浮腫に関する情報」に掲載する）ため、リンパ浮腫の原因を知っておくことが必要である。リンパ浮腫のセルフケアが軽視された場合の結果について患者に知らせておかねばならない。特定の活動（航空旅行、極端な温度など）に関するリスクについての知識は、症状の再発を避けるために役立つ。

集中期の終わりには、患者はセルフバンデージとセルフMLDのテクニックを安全かつ有効に実施するために必要なスキルを有し、カスタマイズされたうっ滞除去エクササイズプログラムを実践しなければならない。患者は治療の第2期に移行するまでに、予防策の十分な理解（「上肢リンパ浮腫のためにすべきこととしてはならないこと」および「下肢リンパ浮腫のためにすべきこととしてはならないこと」を参照）並びにリンパ浮腫における高リスクおよび中リスク活動について十分理解しておく必要がある。

セルフバンデージ

集中治療期（第1期）において、療法士の施行する弾性包帯が治療のない週末にまでずれ込むことがある。これは通常、上腕または大腿部に限られる。患者は弾性包帯が束になってしまうことによるリンパ液の再貯留や阻血作用を防ぐため、これらの部位の包帯を巻き直せなければならない。したがって、できるだけ早い時期にできるだけ多く包帯法のプロセスに患者を参加させることが必要である。治療の最初の週が終わるときに、患者は大きな問題なく体肢の近位部にパッドと弾性包帯を使用できなければならない。

治療の第1期に達成された成果を維持、改善し、線維化組織の部位を減少し軟化させるため、大半の患者は夜間に包帯を装着しなければならない。夜間に体肢体積の増大が認められない患者や、線維化組織がない患者でも時折、体肢体積の変動を経験しうる（ライフスタイルや月経周期、体重増加、気候などによる）。したがってすべての患者が、経験を積み適切な訓練を受けたリンパ浮腫療法

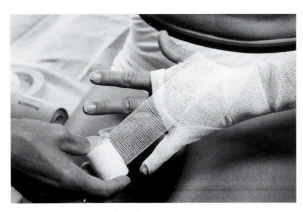

図5.204　手指へのガーゼ包帯

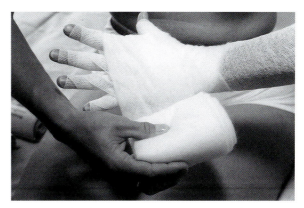

図5.205　中手指節間関節を含む手部への合成パッド包帯

士のケアを受けながら適切なセルフバンデージテクニックを学習することが長期的な成功には不可欠である。

患者の順守をサポートするため、セルフバンデージのテクニックをできるだけ簡便にすることが必要である。患者はリンパ浮腫療法士と同じテクニックを用いることができることが期待できない。医師の監督を受けずに高密度発泡体を使用することは好ましくない。セルフバンデージ期の包帯は主に夜間、患者が座っているかまたは横になっているときに着用される。圧迫療法の有効な効果を達成するにはより少ない包帯の圧迫が必要とされる。したがって、1日22-23時間弾性包帯を装着する集中治療期よりも材料の量はさらに少ない。

上　肢

上肢に夜間に弾性包帯を装着するために推奨される材料を以下に挙げる（セルフバンデージ期）。数量は弾性包帯2セット分で、これは衛生的な理由から推奨される（1セットは着用し、1セットは洗濯する）。

- スキンローション1ボトル
- 適切なサイズのストッキネット（筒状包帯）1箱
- ガーゼ包帯（4㎝または6㎝幅）1-2箱（1箱20本入り）
- 合成不織布パッド包帯（10㎝）2-4本またはRosidal社ソフトフォーム包帯（10㎝）2本
- 低伸縮性包帯（4㎝または6㎝）2本
- 低伸縮性包帯（10㎝または12㎝）2-4本
- 包帯を固定するテープ

使用　包帯は概ね、均一に30％以下-40％の張力をかけ、幅の50％以下-70％重複させて使用する。患者は台に座りながら包帯を巻く。

すべての材料は使用する順に並べておく。弾性包帯（12㎝長）あたり2、3本のテープストリップを準備する。パッド包帯にはテープは貼らない。

スキンケア：皮膚の発赤を起こさないよう、適切なスキンケア製品を十分塗布する。

ストッキネット：筒状包帯は体肢の近位端に12㎝以下ほど重複する長さに裁断する。この重複は、腋窩の摩擦を予防するために拡張して近位端の巻き終わった弾性包帯を覆うために用いられる。遠位端に母指用の穴を空ける。

手指の包帯：手指をやや広げ、手掌を下に向ける。肘関節の下に長枕を敷き、腕の重みを支える。

まずは手関節にガーゼ包帯をゆるく固定して巻き、手背部から小指（または母指）にかける。手指は爪床から50％重ねて軽い圧迫で巻く（**図5.204**）。指先には巻かない。手指から手背部へとガーゼ包帯を送り、手関節へと進める。手関節の周囲に半分巻いて（完全には巻かない）、同じように残りの手指に包帯を巻いていく。ガーゼ包帯の端が手指の遠位端や近位端で滑ったり巻き込んだりしないようにする。基本的に1本のガーゼ包帯を使ってすべての手指に包帯を巻く。2本目のガーゼ包帯の未使用部分は前腕にらせん状（円周上に巻かない）に巻く。手指の包帯は手指上で巻き始めたり指で巻き終えたりしないこと。完成したら、指先の血液循環が適切かをチェックする。

パッド材料：不織布合成パッドまたはソフトフォームロール（Rosidal Soft）を用いて、手部と腕にパッドを当てる。母指用の穴を空ける。パッド包帯で円周状に手関節の周りを固定する。その後、2-4回包帯を巻いて中手指節間関節の下側にパッドを当てる（**図5.205**）。パッドは前腕と上腕を覆うように巻く。手部と前腕を覆うときには、パッド2巻が使用される（**図5.206**）。テープでパッド材料を固定しない。

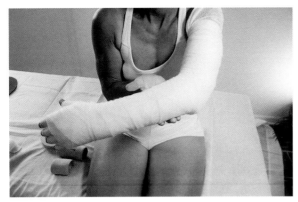

図5.206　上肢への合成パッド包帯の使用

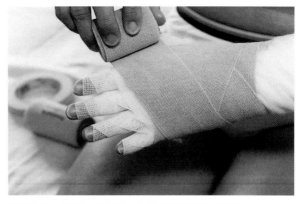

図5.207　手部と手関節への低伸縮性包帯の使用

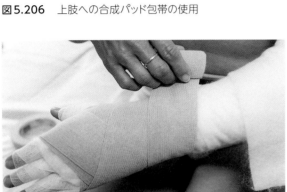

図5.208　残った低伸縮性包帯を前腕の圧迫に使用する

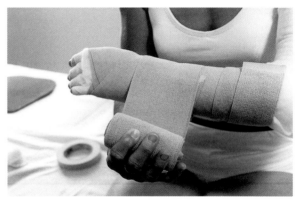

図5.209　2本目の低伸縮性包帯を手関節から開始する

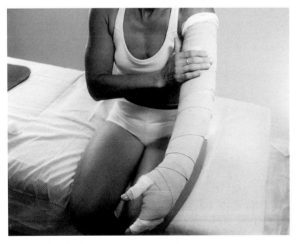

図5.210　上肢への圧迫包帯の完了

低伸縮性包帯：まず手関節に6cm（または4cm）幅の包帯をゆるく巻き、手指をやや広げて中手指節間関節を含めた手部の包帯を巻く（図5.207）。手部の周りを巻くごとに手関節に半分巻いていく。いずれの包帯材料の残りも前腕上に巻く（図5.208）。包帯の端を2枚のテープで固定する。次の包帯（10cmまたは12cm）を1本目の包帯と反対方向に巻く。これにより、包帯がより機能的になり耐用性が増す。包帯は手首にゆるく固定して巻き始め、前腕、肘関節、上腕を順に幅の50％までを重ねながら円周上に巻いていく（図5.209）。必要であれば3本目の包帯を用いる。腋窩と包帯の巻き終わりの間にリンパ液が貯留するのを防ぐため、腋窩で包帯を巻き終わることが重要である（図5.210）。

　包帯の端はテープ2、3枚で固定し、オーバーラップにストッキネットを包帯の上に折りかぶせる。

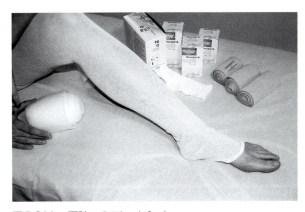

図5.211　下肢へのストッキネット

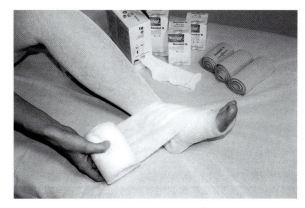

図5.212　足部、足関節、下肢への合成パッド包帯の使用

下 肢

CDT自己管理期（第2期）に下肢に弾性包帯を装着するために推奨される材料を以下に挙げる。数量は弾性包帯2セット分で、これは衛生的な理由から推奨される（1セットは着用し、1セットは洗濯する）。

- スキンローション1ボトル
- 適切なサイズのストッキネット（筒状包帯）1箱
- 足趾包帯が必要な場合は、ガーゼ包帯1-2箱（4cm幅）
- 高密度発泡体片2枚（腎形）
- 合成不織布パッド包帯（10cm）3-5本またはRosidal社ソフトフォーム包帯（10cm）2本
- 合成不織布パッド包帯（15cm）2-4本またはRosidal社ソフトフォーム包帯（15cm）2本
- 低伸縮性包帯（10cm）4-6本または2倍長（10m）10cm幅ロール2本
- 低伸縮性包帯（12cm）4-6本または2倍長（10m）12cm幅ロール2本
- 包帯を固定するテープ
- 必要な場合：療法士から提供される追加の発泡体片

使用　包帯は概ね、均一に30％以下-40％の張力をかけ、幅を50％以下-70％重複させて使用する。すべての材料は使用する順に並べておく。弾性包帯（12cmまで）あたり2、3本のストリップを準備する。パッド包帯にはテープは貼らない。

足部と下腿に包帯を巻く場合、患者は座り、患肢の足をもう1脚の椅子の上かもう片方の膝の上にのせる。膝関節から鼠径部までの包帯は立位で巻く。

スキンケア：皮膚の発赤を起こさないよう、適切なスキンケア製品を十分に塗布する。

ストッキネット：筒状包帯は体肢の近位端に12cmまでほど重複させた長さに裁断する。この重複は、伸張して近位端の巻き終わった弾性包帯を覆うために用いられる（図5.211）。

足趾の包帯（必要な場合）：まず、1本目のガーゼ包帯を足部の周りにゆるく固定させ、第1趾へ包帯を送る。足背側から第1趾に送って2、3回巻いた後、また足背側へと進める。水かきの部位で包帯が滑ったり丸まったりしないようにする。足趾の先には巻かない。残る足趾（基本的に腫脹が及ばない第5趾以外）に同様に包帯を巻く。4cm幅包帯（通常は半部の幅にたたむ）が1本あれば足趾を覆うのに十分である。ガーゼ包帯の未使用部分は足部の周りにらせん状に巻く（円周上に巻かない）。完了したら、足趾の先の血液循環を確かめる。

パッド材料：不織布合成パッド2、3ロールまたはソフトフォーム（Rosidal Soft）1、2ロールを足部と下腿に巻く（図5.212）。腎型のKomprexフォームをパッド包帯で距骨の内・外側とアキレス腱の間に固定する。合成パッド包帯を薄い部位に2重にかぶせ、さらに保護する。

低伸縮性包帯：まず足の周りに10cm幅の包帯をゆるく固定して巻き、足を水かきの方へ3、4回巻く（図5.213）。同じ包帯を踵へ交差させて巻く。踵に弾性包帯を巻きながら、足関節は70-90度屈曲させる（図5.214および図5.215）。包帯をテープで留める。次の包帯（10cm）を前の包帯と反対方向に、まず足関節の上部にゆるく固定して巻き始める（弾性包帯を互いに反対方向に巻くことにより、機能的ではない肢位で足部に包帯を巻くことを防ぎ、すなわち、それは機能的な包帯法となり、長持ちする）。目的は、下腿から膝関節まで円周状に巻いて覆うことであ

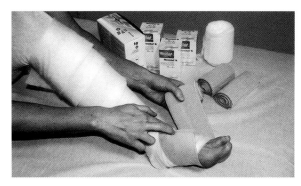

図5.213　まず足の周りに1本目の低伸縮性包帯をゆるく固定して巻く

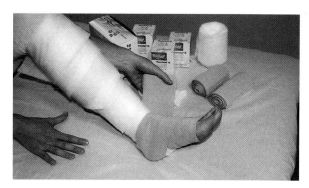

図5.214　足関節を70-90度屈曲させて、踵の周りに包帯を巻く

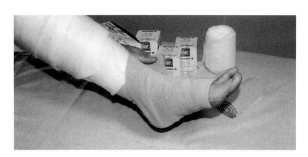

図5.215　足関節周囲の低伸縮性包帯は交差させて巻く

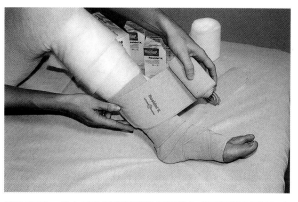

図5.216　2本目の低伸縮弾性包帯をまず足関節の周りにゆるく固定して始める

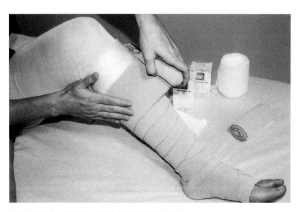

図5.217　下肢に低伸縮性包帯を巻く

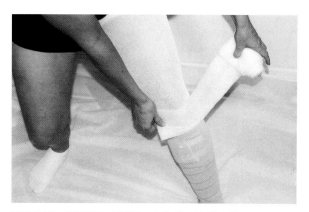

図5.218　膝関節と大腿部に合成パッド包帯を巻く

る（図5.216および5.217）。下肢にテープで包帯を固定する。2倍長の包帯を用いる場合、足部と下肢は同じロールを使って巻く。

　包帯を巻く方の足に体重をかけ膝関節をやや屈曲させて立ち、残りの弾性包帯を巻く。不織布合成パッドまたはソフトフォームロールを用いたパッド材料を膝関節と大腿部に巻く（図5.218）。合成パッド包帯を巻くときは、膝関節の裏側の層を2重にしてさらに保護する。膝関節と大腿部には12cm幅の低伸縮性包帯2、3ロール（または2倍長ロール1本）を巻く。1本目の包帯をまず膝関節の下側にゆるく固定して巻き、円周状のテクニックを用いて膝関節と大腿部の一部に巻く（図5.219）。まだ巻いていない大腿部を2本目の包帯ロールで巻く。テープで包帯を留め、ストッキネットを包帯に折り重ねる（図5.220）。

うっ滞除去エクササイズ

以下のエクササイズは、治療のうっ滞除去期と自己管理期に大きな難点なく患者が実施できるエクササイズの指針を示すものである。エクササイズのプロトコールは患者の制約に合わせて変更できる。一般的に、エクササイズのプログラムは難しすぎたり長すぎたりしてはならず、運動によって筋肉系に不快感や疼痛、苦痛を与えてはならない。患肢は日中できるだけ何回も挙上する。

理想的には、エクササイズはMLDセッション後10-15分実施し、患者はエクササイズの後、体肢を挙上して10分以下-15分間休息をとる。

ストレッチングエクササイズ（ヨガ）、水泳、水中エアロビクス、ウォーキングをうっ滞除去エクササイズプログラムに加えると効果的である。衝撃性の高い活動（踏み台昇降運動など）はリンパ浮腫を悪化させる可能性があるので避ける。上肢および下肢リンパ浮腫の患者の高リスクおよび中リスクな活動の一覧を本章の「上肢リンパ浮腫のためにすべきこととしてはならないこと」および「下肢リンパ浮腫のためにすべきこととしてはならないこと」に記す。

上 肢

- エクササイズは弾性包帯や弾性スリーブを着用して実施すること（エクササイズを水中で実施する場合以外）。
- きついまたは制約のある衣服（きつい下着やブラジャー、重い人工乳房）はエクササイズ実施中装着しないこと。
- エクササイズは1日2回10分以下-15分実施すること。プログラムの時間は快適な期間をかけてゆっくりと増やしていく。
- 運動はゆっくり、制御された方法で実施し、個々のエクササイズの間に筋肉系を弛緩する。弛緩期には、少なくともエクササイズを実施した時間と同じ時間をとる。

エクササイズは背中をもたれさせずにスツールや椅子に腰かけて実施すること。だが多くのエクササイズは床に寝そべって実施できる。実施中は、適切な呼吸テクニックを行うこと。

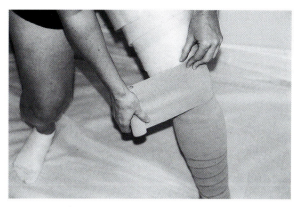

図5.219　膝関節と大腿部への低伸縮性包帯の使用

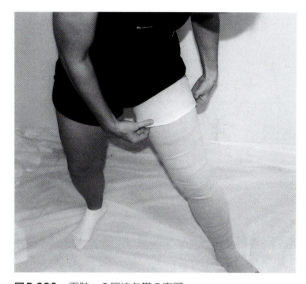

図5.220　下肢への圧迫包帯の完了

腹式呼吸（3回）

1. 腹部の上に両手を置く。
2. 鼻から腹部に深く息を吸う（手に抗して呼吸する感じ）。
3. 口から息を吐く。

日中できるだけ多く腹式呼吸を行う。

頸部エクササイズ（各2-3回）

1. 頭をゆっくりと回してできるだけ右を見る。元の位置に戻して、左側へも行う。
2. 頭を右に傾けて耳を肩につけるように試みる（肩をすくめないように）。開始位に戻して、左側へも行う。

肩のエクササイズ
肩回し（各3-5回）
1. 肩を左右交互に回旋する
2. 両肩を使い、前後に肩回しする

肩すくめ（各3-5回）
両肩をすくめ息を吸う。肩を弛緩させながら息を吐く

腕のエクササイズ（各3-5回）
手指：
1. 両手掌と指を合わせる
2. 小指を相互に離すように動かし、元に戻す
3. 環指を相互に離すように動かし、元に戻す

各指で続ける。

手指の位置替え
1. 手掌を身体の前で上に向ける
2. 母指と小指を同時に動かして指腹同士を合わせたら、元のとおりに開く
3. 母指と環指を同時に動かして指腹同士を合わせたら、元のとおりに開く

各指で続ける。

手部：両手を繰り返し、弛緩した手を下肢の上に休める。
1. 握り拳を作り、3秒間保持する
2. 握り拳を開き、3秒間弛緩する
3. 握り拳を作り、手関節を時計回りと反時計回りに回旋する
4. 握り拳を作り、対側の肩に触れる

腕と手部
オレンジの拾い上げ：
1. 腕を伸ばして前に傾く
2. 握り拳を作って手を下肢へと戻す

梯子昇り：両腕で繰り返し30秒以下-40秒間続ける。
1. 腕を頭上に挙げる
2. 想像した梯子の横木をつかみ、できるだけ高く「昇る」（座ったままで）

水泳：平泳ぎのポーズで、腕をできるだけ前に伸ばしてから横に動かし、膝関節から前へと戻す。

対側膝関節への手の移動
両腕で繰り返す：
1. 対側の膝関節に片手の手掌を置き、手で押し下げた後、膝関節で押し上げる
2. 5秒間保持する

ほうきの柄を使ったエクササイズ（各3-5回）
ほうきの柄の上り下り：
1. ほうきの柄を膝関節に挟んで縦に持つ
2. 片方の手を柄の下の方に持ち、手を交互にして柄を上り下りする

重量挙げ：
1. 両手の手掌を上に向けてほうきの柄を水平に持つ
2. 柄を頭の方へ持ち上げた後、元の位置に戻す

ほうきの柄のねじり：
1. 肩幅に広げた両手の手掌を下に向けてほうきの柄を水平に持つ
2. 下方の手を前方に、もう片方の手を後方に回して柄をねじろうとする
3. 3-5秒間保持して、反対方向にねじる

カヌー：
1. 肩幅に広げた両手の手掌を下に向けてほうきの柄を水平に持つ
2. 大きいきれいなストロークで片側に漕ぎ出す

振り子：
1. 前でほうきの柄を垂直にし片端を持つ
2. 振り子のように横から横へ柄をゆっくりと動かす
3. 手を替えて繰り返す

ソフトボールを使ったエクササイズ（各3-5回）
上腕二頭筋カール：
1. 片方の手の手掌を上に向けてボールを持つ
2. ボールを肩へと巻き込むように上げ、その後開始位置に戻す
3. 手を替える（弛緩した手を大腿にのせる）

スポンジ圧搾：
1. 両手でボールを包み、できるだけ強く握る
2. 圧搾したまま10秒間保持する

パン生地転がし：
片方の大腿部にボールをのせ、手全体（手指と手掌）を使って膝関節までボールを転がす。元に戻し、手を替える。

ソフトボールサークル：
1. 片方の手の腕を伸展させてボールを持つ
2. 手の間でボールを渡しながら身体の周りを2, 3回の大きな円を描いてボールを移動させる
3. 方向を変える
4. 片方の大腿部をもち上げて大腿部の下にボールをく

ぐらせてもう片方の手に渡す。手部と脚を交互に繰り返す

下肢

- エクササイズは弾性包帯や弾性着衣を着用して実施すること（エクササイズを水中で実施する場合以外）
- きついまたは制約のある衣服（きつい下着やブラジャー、重い人工乳房）はエクササイズ実施中装着しないこと
- エクササイズは1日2回10分以下-15分実施すること。プログラムの時間は快適な期間をかけてゆっくりと増やしていく。
- 運動はゆっくり、制御された方法で実施し、個々のエクササイズの間に筋肉系を弛緩する。弛緩期は、エクササイズを実施した時間と同じ以上の時間をとる。

エクササイズは好ましくはクッション性のあるマットや、ある程度の硬さを維持する表面上で、床に仰向けになって行うこと。実施中、適切な呼吸法を用いること。背部の過緊張を予防するため、膝関節の下に小さな枕を置くとよい。

腹式呼吸（3回）

1. 腹部の上に両手を置く
2. 鼻から腹部に深く息を吸う（手に対して呼吸する感じ）
3. 口から息を吐く

日中できるだけ多く腹式呼吸を行う。

足部と脚部のエクササイズ（各3-5回）

足趾の握りしめ：（片方ずつまたは両足同時に行う）
1. 足趾を丸め、3秒まで強く握る
2. 足趾を3秒まで弛緩する

足趾広げ：（片方ずつまたは両足同時に行う）
1. 足趾をできるだけ広げ3秒まで維持する
2. 足趾を3秒まで弛緩する

足関節カール：（片方ずつまたは両足同時に行う）
1. 足関節でできるだけ足部を屈曲させ、足趾は身体からなるべく遠くに向ける（膝関節の裏は床につけたまま）。
2. 3秒まで維持する
3. 足趾を脛骨へ向け、足関節でできるだけ足部を屈曲する
4. 3秒まで維持する

足関節の回旋：（片方ずつまたは両足同時に行う）
足関節で足部を時計回りと反時計回りに回旋する

自転車こぎ：（1分間）
仰向けのまま、自転車をこぐように下肢を動かす（ルームサイクルを使用する場合は筋肉痛や過緊張を防ぐため低設定にしておく）

踵滑り：
1. 足の踵をできるだけ臀部の方へ近づける
2. 開始肢位に戻し、下肢を替える

手と膝のタッチ：
1. 片膝を持ち上げ、対側の手掌で膝を押す。3秒まで保持する
2. 3秒まで弛緩して、左右を替える

尻上げ：
1. 膝関節を屈曲し、床に足を平らに置く
2. 臀部を床から上げ、3秒まで保持する
3. 臀部を床に戻し、3秒まで弛緩する

腰のためのエクササイズ（各3-5回）

膝の抱き込み：（頭を床につけておく）
1. 膝関節を屈曲し、両腕で膝を抱き込む
2. 腕で膝関節を持ち上げてできるだけ胸に近づける
3. 3秒まで保持する
4. 床に足を戻す
5. 下肢を替える

背中のストレッチ1：（床に頭と肩を付けたまま、両手の手掌で床を押し下げながら身体を安定させる）
1. 両膝関節を屈曲し、できるだけ胸部に近づける
2. 3秒まで保持する
3. 足を床に戻し、3秒まで弛緩する

背中のストレッチ2：（床に頭と肩を付けたまま、両手の手掌で床を押し下げながら身体を安定させる）
1. 両膝関節を屈曲し、足は床につけておく
2. 膝関節を右側に動かしできるだけ床まで近づけ、3秒まで保持する
3. 膝関節を正中位に戻し、3秒まで弛緩する
4. 左右を替える

ソフトボールを使ったエクササイズ（各3-5回）

圧搾：
1. 両膝関節の間にボールをはさみ、3秒まで圧搾して、3秒間弛緩する
2. 大腿部の下にボールを置き、床へ3秒まで圧搾して、3秒まで弛緩する
3. 左右を替える

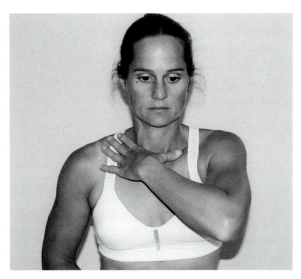

図5.221　両側の鎖骨上部のステーショナリーサークル

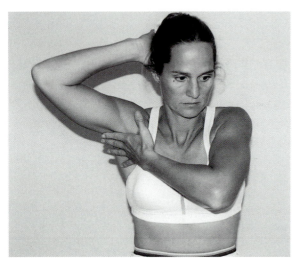

図5.222　健側の腋窩のステーショナリーサークル

サークル：
1. 片側の膝関節を屈曲し、両手でボールを大腿部の後ろへ運んで前に戻る
2. 下肢を替える

ウォーキング：

ウォーキングは下肢のリンパ浮腫に優れたエクササイズである。階段エクササイザーやトレッドミルを用いる場合、筋肉痛や過緊張を防ぐため低設定にしておく。

正常な歩行で歩くこと。罹患足を引きずったりしないこと。よろめかないようにする。

セルフMLD

簡単で実施しやすいMLDテクニックは自己管理プログラムに不可欠な部分である。この段階では、患者はリンパ浮腫療法士とともに集中治療期を終えており、MLDで用いられる圧力およびテクニックに詳しくなっている。

> 理想として、セルフMLDプロトコールは少なくとも1日1回10分以下-15分、エクササイズプログラムの直前に実施し、その後圧迫療法を行うべきである。

片側性上肢および下肢リンパ浮腫の基本テクニックを以下に示す。これらのテクニックは個々の患者の特定の要件および身体的制約によって変更できる。患者がストロークに用いる正しい圧力を理解することが重要であり、セルフMLD時にはマッサージの揉捏法に転向してはならない。

上 肢

この自己治療に用いられるステーショナリーサークルはリンパ浮腫療法士によって実施されるものと同じ原則に基づく。これらは施術期には軽い圧迫で実施され、サークルの休息期には手を完全に弛緩させる。圧力の程度は、新生児の頭にストロークをかけるときのような圧力と表現される。サークルは皮膚を十分に伸張できるほど大きくなければならないが、手を皮膚の上で滑らせてはならない。腕のセルフMLDは座位でもっとも適切に実施できる。各ストロークは同じ位置で5-7回繰り返し、特に事情がない限り、健側の手を使ってストロークを実施する。

注：図5.221、5.222、5.223のセルフMLDテクニックは、左腕のリンパ浮腫に用いる順序を示す。

前治療

1. 両側の鎖骨の上に手指を平らにおいてサークルを描く。頸部に向けて圧力をかける。左の鎖骨上の皮膚を施術するときは右手を使うようにすると簡単に行える。逆をまた同様にする（図5.221）。
2. 対側の腋窩の中央にサークルを描く。患側の腕の手を平らにして、腋窩へ下方（深部）に向けて圧迫をかける（図5.222）。
3. 患側の腋窩から対側の腋窩へ優しいエフルラージュを実施する（図5.223）。
4. いくつかの箇所で患側の腋窩から対側の腋窩へサークルを描く。圧迫は健側の腋窩へ向ける（図5.224）。
5. 同側の鼠径リンパ節の部位で（患側の腕を使って）手を平らにしてサークルを描く。手を鼠径靭帯のすぐ下にあて、圧力を腹部に向ける（図5.225）。
6. 患側の腋窩から同側の鼠径リンパ節へ複数の位置で

患者の教育

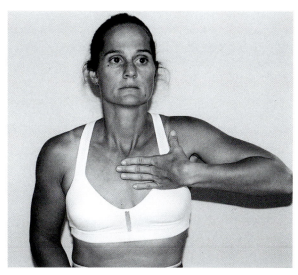

図5.223　患側の腋窩から健側の腋窩への優しいエフルラージュ

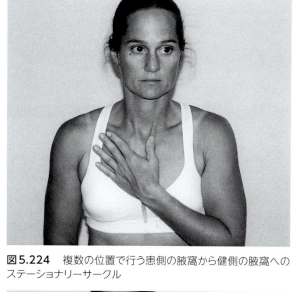

図5.224　複数の位置で行う患側の腋窩から健側の腋窩へのステーショナリーサークル

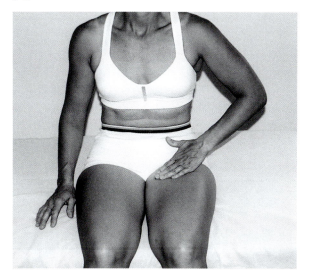

図5.225　患側と同側の鼠径リンパ節の部位でのステーショナリーサークル

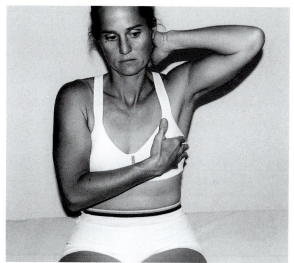

図5.226　患側の腋窩から同側の鼠径リンパ節へ複数の位置で行う平らな手を用いたステーショナリーサークル

平らな手を用いてサークルを描く。圧力は同側の鼠径リンパ節に向ける（**図5.226**）。

腕
7. 腕全体を覆って肩の上部で終わる優しいエフルラージュストロークを実施する
8. 患側上肢の三角筋と肩を覆うサークルを描く。複数の位置で圧力を頸部に向ける（**図5.227**および**図5.228**）
9. 上腕の内側から外側へ平らな指でサークルを描く。このテクニックを用いて、上腕全体を上から肘関節まで施術する。上腕外側へ圧力を向ける（**図5.229**）。
10. 肘関節から肩へサークルを用いて上腕外側を再度施術する。圧力を肩へ向ける。
11. 肘関節、前腕、手の前でサークルを描く。すべての面を覆うよう前腕を回す。必ず圧力を上腕へ向ける（**図5.230、5.231、5.232、5.233**）。
12. 上腕を再度施術する（手の位置を変えて好きなだけ反復してよい。）
13. 手順1、2、5を繰り返す（手の位置を変えて好きなだけ反復してよい。）

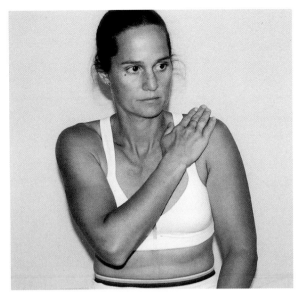

図5.227　肩の上部でのステーショナリーサークル

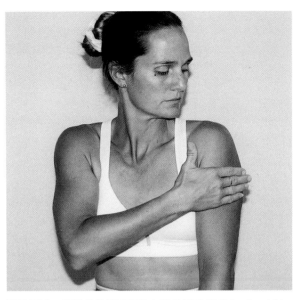

図5.228　複数の位置で行う上腕外側でのステーショナリーサークル

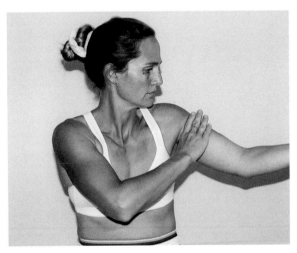

図5.229　複数の位置で行う上腕内側から外側へのステーショナリーサークル

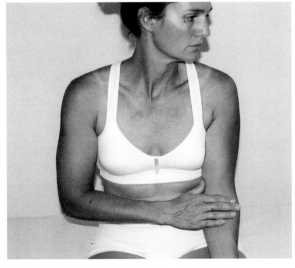

図5.230　肘関節前部のステーショナリーサークル

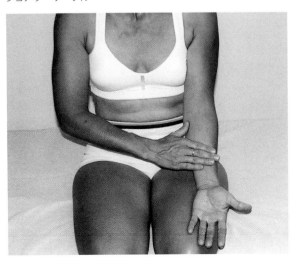

図5.231　前腕前部でのステーショナリーサークル

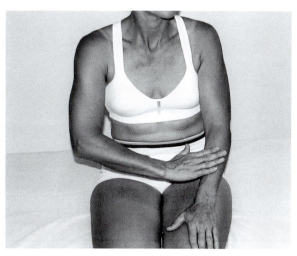

図5.232　前腕後部でのステーショナリーサークル

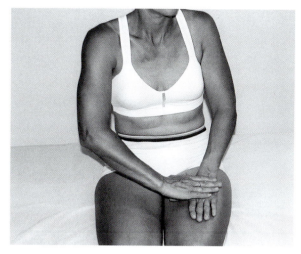

図5.233　手の背側でのステーショナリーサークル

下 肢

　この自己治療に用いられるステーショナリーサークルはリンパ浮腫療法士によって実施されるものと同じ原則に基づく。これらは施術期には軽い圧迫で実施され、サークルの休息期には手を完全に弛緩させる。圧迫の程度は、新生児の頭にストロークをかけるときのような圧迫と表現される。サークルは皮膚を十分に伸張できるほど大きくなければならないが、手を皮膚の上で滑らせてはならない。下肢のセルフMLDは背臥位で実施すべきである。各ストロークは同じ位置で5-7回繰り返し、特に事情がない限り、罹患していない方の手を使ってストロークを実施する。

　注：図5.234、5.235、5.236、5.237のセルフMLDテクニックは、左下肢のリンパ浮腫に用いる順序を示す。

前治療

1. 片側の鎖骨の上に指を平らにおいてサークルを描く。対側の手を使って各側を個別に行う。反対側を施術するときに手を替える。両側とも頸部に向けて圧力をかける。（図5.234）。
2. 同側の腋窩の中央にサークルを描く。手を平らにして、腋窩へ下方（深部）に向けて圧力をかける（図5.235）。
3. 患側の腰から同側の腋窩へ手を平らにしてサークルを描く（複数の位置で行う）。同側の腋窩に圧力を向ける（図5.236）。
4. 対側の鼠径リンパ節の部位で、手を平らにしてサークルを描く。手は鼠径靭帯のすぐ下に当て、圧力を腹部に向ける（図5.237）。
5. 患側の鼠径部から対側の鼠径リンパ節へサークルを描く（複数の位置で行う）。圧力は健側の鼠径リンパ節へ向ける（図5.238）。
6. 腹式呼吸：腹部に両手を平らに当て、手に対して息を吸う。息を吐きながら腹部の動きに手を従わせ、息を吐き終わったら、両手を下方および上方へ押す（胸部へ）。5回繰り返す（図5.239および図5.240）。

注：禁忌の可能性を療法士に相談する。

下 肢

7. 下肢全体を覆う優しいエフルラージュストロークを実施する。足関節（または膝関節）から始め、腰の外側で終わる（図5.241）。
8. 複数の位置で大腿と臀部の外側を覆うサークルを描く。圧力を体幹へ向ける（図5.242）。
9. 大腿内側から外側へ平らにした両手でサークルを描く。このテクニックを用いて上から下へ膝関節まで大腿全体を施術する。圧迫は大腿外側へ向ける（図5.243）。
10. 膝関節の後ろで両手の指を平らにしてサークルを描く。圧力は大腿部へ向ける（図5.244）。
11. 複数の位置で膝関節と足関節の間の下腿部内側に片手または両手でサークルを描く（図5.245および5.246）。
12. 下腿部の両側に手を平らにしてサークルを描く。圧力は大腿部へ向ける。膝関節と足関節の間の複数の位置で行う（図5.247）。
13. 足背部に片手の指を平らにしてサークルを描く。圧力は足関節へ向ける。
14. 下肢を再度施術する（手の位置を変えて好きなだけ反復してよい。）

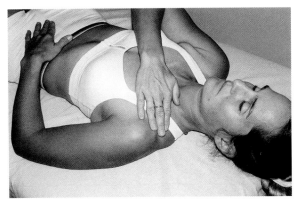

図5.234　各側の鎖骨上部でのステーショナリーサークル

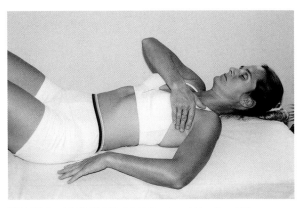

図5.235　同側の腋窩でのステーショナリーサークル

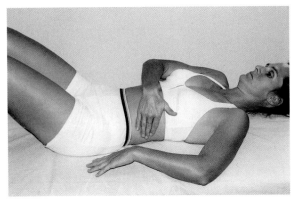

図5.236　患側の腰部から同側の腋窩リンパ節へと複数の位置で行うステーショナリーサークル

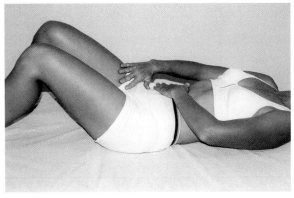

図5.237　健側の鼠径リンパ節でのステーショナリーサークル

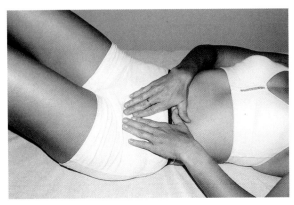

図5.238　患側の鼠径部から対側の鼠径リンパ節へと複数の位置で行うステーショナリーサークル

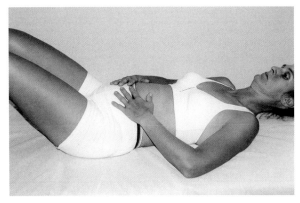

図5.239　腹式呼吸：吸気

患者の教育 | 325

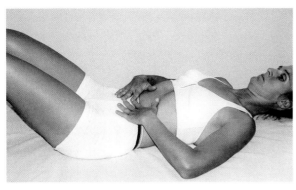

図5.240　腹式呼吸：呼気

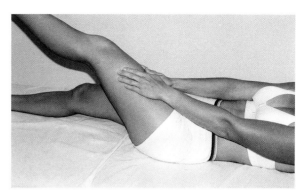

図5.241　下肢でのエフルラージュ

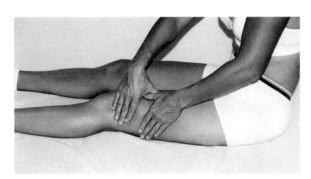

図5.242　大腿外側を覆い臀部の複数の位置で行うステーショナリーサークル

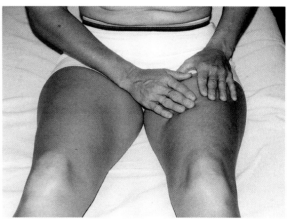

図5.243　大腿内側から外側へのステーショナリーサークル

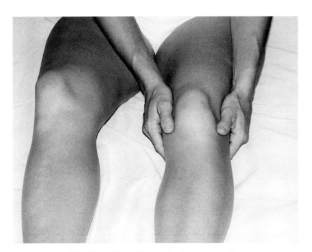

図5.244　膝関節の後ろ側のステーショナリーサークル

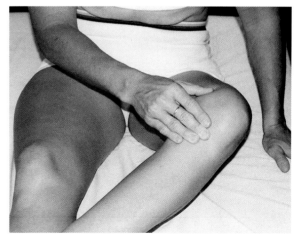

図5.245　膝関節内側下のステーショナリーサークル

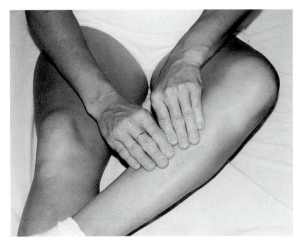

図 5.246　下腿部内側の複数の位置でのステーショナリーサークル

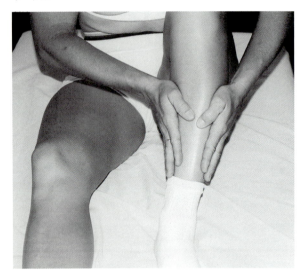

図 5.247　下腿部両側でのステーショナリーサークル

15. 手順2、4、6を繰り返す（手の位置を変えて好きなだけ反復してよい。）

注　意

　リンパ節郭清や放射線治療あるいはその両者を受けた人はリンパ浮腫の発症リスクを有する。リンパ系がリンパ液その他の物質を組織から除去する能力（リンパ負荷）はこれらの治療によりある程度低下する。リンパ浮腫は手術や放射線治療の直後に発症することも、術後数ヵ月あるいは数年後に発症することも、あるいは、発症しないこともある。

　特定の活動や状況がリンパ系の輸送能をさらに低下させたり、リンパ負荷量を増大させたりすることによって、リンパ浮腫の発症を引き起こすかあるいは既存のリンパ浮腫の症状を悪化させる。これらの因子のリスクを認識している人は、リンパ浮腫に苦しむ人やそのリスクを有する人に共通する腫脹および感染症の発症を防ぐために何ができるのかを知っている。必要な注意を知ることは、既存のリンパ浮腫における症状の悪化を予防する上で役立つ。

　以下に記す「すべきこととしてはならないこと」は累積的効果を及ぼし得る。これらの事象や状況が1つでもあれば、全般的な健康（その他の症状）や体調、最初の手術の程度（瘢痕化、切除したリンパ節の数）肥満などの他の因子によって、誘発要素となる。

　リンパ浮腫患者および発症リスクを有する人は以下の予防策に従うべきである。多くの場合、ライフスタイルの調整が必要だが、通常の活動レベルは維持すべきである。つまり、リンパ浮腫の発症を恐れて患肢を使わないでいてはならない。

　これらの注意に関してエビデンスに基づく文献はほとんどなく、以下の上肢・下肢リンパ浮腫のためにすべきこととしてはならないことの大半はリンパ浮腫の病態生理の知識とリンパ浮腫管理分野の専門家の数十年の臨床経験に基づいている。

上肢リンパ浮腫のために
すべきこととしてはならないこと

- 皮膚の損傷を避ける：
  1. ガーデニング：手袋を着用する
  2. ペット：動物と遊ぶときは引っかかれないよう注意する、手袋を着用する
  3. 蚊咬傷：虫除け剤を用い、蚊の多い地域は避ける
  4. 爪の手入れ：爪を短く切っておく。はさみで爪を切らず、甘皮は切らない。人工爪はつけない。
  5. シェービング：腋窩の毛を処理するときは電気カミソリを用いる。安全カミソリは用いない。
  6. 注射：腫脹した（またはリスクを有する）腕に注射しない。代わりに、臀部や大腿部、腹部領域に注射を打つ。
  7. 静脈穿刺：患側の（リスクを有する）腕から血液を採取しない。もう片方に罹患していなければそちらの腕に、両腕に罹患している場合は下肢に静脈穿刺を行う（禁忌が存在する場合あり）。医師は静脈アクセス装置（VAD、ポート）を適宜用いてもよい。
  8. 微小外傷の適切なケア：アルコール綿、局所用抗生剤、絆創膏を常に携行する
  9. タバコを吸う場合は、患側の手でタバコの火を消さない。
  10. ピアスを開けない、上肢や上体区画にタトゥーを入れない。

- 患側の(リスクを有する)腕で血圧を計測しない：
医師はもう片方の腕を用いこと。両腕が罹患している場合は、大きいサイズの血液計測用カフを大腿部やふくらはぎに用いる（下肢の血圧は高く計測される場合がある）。罹患した腕で血圧計測を行わざるを得ない場合は、カフを収縮期血圧より10mmHgだけ高く（これは脈拍の止まる地点）膨張させ、また、手動血圧計のみ用いる（自動血圧計は基本的に非常に高い血圧まで膨張するため、長い時間圧縮される）。
- 熱を避ける：
  1. 熱いシャワーや風呂は避ける。38.9℃以上の温水に腕をつけない。十分に乾かすが、タオルで皮膚をこすらない。
  2. 腕に温熱パックやアイスパックは避ける。
  3. サウナ、熱いバスタブ、渦流浴は避ける。稼働中の発熱装置の近くに座らない。
  4. 腕と上胸部へのマッサージ（揉捏、ストロークなど）は避ける。注：徒手リンパドレナージはいわゆるマッサージの形態ではない。
  5. 皮膚を刺激する化粧品は避ける。
  6. 日焼けは避ける。太陽に当たるときは日焼け止めを用い、長袖シャツや乾いたタオルで患側の腕を覆う。
- 衣類／弾性スリーブ／貴金属：
  1. きつすぎる衣類（きついブラジャー、スリーブ）は避ける。
  2. 肩紐が広くパッドの付いた快適なブラジャーを着用する。
  3. きつい貴金属（指輪、ブレスレット）は装着しない。弾性リストバンドは避ける。
  4. 人工乳房：自身に適した外部人工乳房の種類を医師や療法士と相談する（重いシリコンまたは軽い発泡体）。
  5. 日中に弾性スリーブを着用する。療法士は最低でも6ヵ月ごとにスリーブの状態をチェックする。弾性スリーブを着用するときにゴム手袋を用いる。必要な場合は、夜間に包帯を使用する。
- 運動：
  1. 適切な運動および活動を療法士と常に相談する。
  2. 過度のひずみを生み出す動きは避ける。患側の腕に不快感を覚える場合は、運動を控えて腕を挙上する。
  3. 重量挙げは避ける。
  4. 運動の強度および時間を徐々に増やす。
  5. 運動中および運動後、体肢の大きさや形状の変化を確認する。
  6. 運動中は頻繁に休憩を取り、腕を回復させる。
- 有効な活動：水泳、リンパ浮腫のエクササイズプログラム、セルフMLD、ヨガ、水中エアロビクス、ウォーキング。
- 中リスクの活動：ジョギング／ランニング、サイクリング（エアロバーを用いる、握力を最小にする）、階段エクササイザー（グリップは使わない。ときどき腕を挙上する）、トレッドミル（握力を最小にする）、乗馬（手綱をゆるく持つ）、激しいハイキング、登山。
- 高リスクの活動：ガーデニング（手袋を着用する）、テニス／ラケットを使うスポーツ、ゴルフ、雪かき、家具の移動、荷物の移動、重い雑貨の移動、こすり洗い、罹患した腕でのウェイトリフティング（4-6キロを超えない）、激しい乗馬（手綱を握る）。

> 中-高リスクの活動を行いたい場合は、療法士や医師とさらなる予防策（活動中は余分に圧迫するなど）を検討する。

- 旅行：
  1. 蚊の多い地域への旅行は避ける。
  2. 車、電車、飛行機で旅行するときは、弾性スリーブの上から余分に包帯や着衣を着用する（本章の「リンパ浮腫と航空旅行」および「リンパ浮腫を有する場合の旅行」も参照のこと）。途中の休憩を頻繁にとり、何度も椅子から立ち上がる。
- スキンケア：
  1. 皮膚を十分清潔にしておく。
  2. 皮膚にひび割れ、真菌感染、発疹がないか確かめる
  3. シャワーや入浴後は特に、毎日皮膚を保湿する。適切な軟膏やローション（アルコールおよび香料を含まないものが望ましい）を使用する。
  4. シャワーや入浴後、皮膚を十分に乾かす（特に皮膚のひだや水かき）。柔らかいタオルを用い、こすらない。
  5. 放射線治療を受ける場合、放射線による皮膚の発赤に医師の推奨する軟膏を塗布する。塩素処理水プールや日光直射を避ける。
- 栄養：
  1. 肥満は腫脹に負の効果を及ぼすため、理想体重を維持する。
  2. リンパ浮腫のために特殊な食事法はない。バランスよく食事を摂る。今日、大半の栄養士は減塩、低脂肪、高繊維食を推奨している。
  3. 蛋白質の摂取を控えすぎることは推奨されず、重篤な健康問題を引き起こす可能性がある。タンパク質摂取を減らしても、リンパ浮腫の蛋白質要素は

- 次の場合は医師の診察を受ける：
  1. 感染症の徴候がみられる場合（発熱、悪寒、皮膚の発赤および熱感）
  2. 痒み、発疹、真菌感染、その他皮膚の異常な変化が認められる場合
  3. 手指、手部、腕、胸部の腫脹が増大した場合
  4. 疼痛がみられる場合

下肢リンパ浮腫のためにすべきこととしてはならないこと

- 皮膚の損傷を避ける：
  1. 裸足で歩かない。
  2. ペット：動物と遊ぶときは引っかかれないよう注意する、手袋を着用する。
  3. 蚊咬傷：駆虫剤を用い、蚊の多い地域は避ける
  4. 爪の手入れ：爪を短く切っておく。ただし、爪を切るときは注意し、甘皮は切らない。
  5. シェービング：下肢または下区画の毛を処理するときは電気カミソリを用いる。安全カミソリは用いない。
  6. 注射：腫脹した（またはリスクを有する）下肢、患側の臀部や腹部に注射しない。
  7. 静脈穿刺：罹患した（リスクを有する）下肢から血液を採取しない。
  8. 微小外傷の適切なケア：アルコール綿、局所用抗生剤、絆創膏を常に携行する。
  9. 足関節の損傷を避けるため、丈夫な靴を履く。
  10. ピアスを開けない、下肢または下身体区画にタトゥーを入れない。
- 熱を避ける：
  1. 熱いシャワーや風呂は避ける。38.9℃以上の温水に下肢をつけない。十分に乾かすが、タオルで皮膚をこすらない。
  2. 患側の下肢に温熱パックやアイスパックは避ける。
  3. サウナ、熱いバスタブ、渦流浴は避ける。稼働中の発熱装置近くに座らない。
  4. 患側の下肢と腰部へのマッサージ（揉捏、ストロークなど）は避ける。注：徒手リンパドレナージはいわゆるマッサージの形態ではないとみなされる。
  5. 皮膚を刺激する化粧品は避ける。
  6. 日焼けは避ける。太陽に当たるときは日焼け止めを用い、適切な衣類や乾いたタオルで患側の下肢を覆う。
- 衣類／弾性ストッキング／貴金属：
  1. きつすぎる衣類（下着、パンツ、ソックス、着圧ストッキング）は避ける。
  2. きつい貴金属（トゥーリング、ブレスレット）は装着しない。足首に弾性バンドを着用しない。
  3. 日中、弾性ストッキング／パンティストッキングを着用する。弾性着衣を着用するときはゴム手袋を用いる。療法士は最低でも6ヵ月ごとにスリーブの状態をチェックする。必要な場合は、夜間に包包帯を使用する。
- 運動：
  1. 適切な運動および活動を療法士と常に相談する
  2. 過度の歪みをもたらす動きは避ける。患側の下肢に不快感を覚える場合は、運動を控えて下肢を挙上する。
  3. できるだけ頻繁に下肢を挙上し、長期の立位、座位、脚組みは避ける。
  4. 運動の強度および時間を徐々に増やす。
  5. 運動中および運動後、体肢の大きさや形状の変化を確認する。
  6. 運動中は頻繁に休憩を取り、下肢を回復させる。
- 有効な活動：水泳、リンパ浮腫のエクササイズプログラム、セルフMLD、ヨガ、水中エアロビクス、ウォーキング、トレッドミル（10-15分、ゆっくりと歩く速さで）、軽いサイクリング（15-20分、広く快適なサドルを用いる）、ふくらはぎのポンプ、深呼吸エクササイズ。
- 中リスクの活動：軽いジョギング／ランニング、サイクリング（30分以上）、階段エクササイザー（5分以上）、トレッドミル（15分以上）、軽い乗馬、ゴルフ。
- 高リスクの活動：ランニング、テニス／ラケットを使うスポーツ、ホッケー、サッカー、レスリング、キックボクシング、踏み台昇降運動、患側の下肢でのウェイトリフティング、激しい乗馬、長時間の座位または立位。

> 中-高リスクの活動を行いたい場合は、療法士や医師とさらなる予防策（活動中は余分に圧迫するなど）を検討する。

- スキンケア：
  1. 皮膚を十分清潔にしておく（常に清潔な下着やソックスを使用する）。
  2. 皮膚にひび割れ、真菌感染、発疹がないか確かめる。
  3. シャワーや入浴後は特に、毎日皮膚を保湿する。適切な軟膏やローション（アルコールおよび香料を含まないものが望ましい）を使用する。
  4. シャワーや入浴後、皮膚を十分に乾かす（特に皮膚のひだや水かき）。柔らかいタオルを用い、こすら

5. 放射線治療を受ける場合、放射線による皮膚の発赤に医師の推奨する軟膏を塗布する。塩素処理水プールや日光への直接曝露を避ける。
- 栄養：
  1. 肥満は腫脹に負の効果を及ぼすため、理想体重を維持する
  2. リンパ浮腫のために特殊な食事法はない。バランスよく食事を摂る。今日、大半の栄養士は減塩、低脂肪、高繊維食を推奨している。
  3. 蛋白質の摂取を控えすぎることは推奨されず、重篤な健康問題を引き起こす可能性がある。タンパク質摂取を減らしても、リンパ浮腫の蛋白質要素は減少しない。
- 次の場合は医師の診察を受ける：
  1. 感染症の徴候がみられる場合（発熱、悪寒、皮膚の発赤および熱感）
  2. 痒み、発疹、真菌感染、その他皮膚の異常な変化が認められる場合
  3. 足趾、足部、脚部、下身体区画の腫脹が増大した場合
  4. 疼痛がみられる場合
- 旅行：
  1. 蚊の多い地域への旅行は避ける
  2. 車、電車、飛行機で旅行するときは、弾性スリーブの上から余分に包帯や着衣を着用する（本章の「リンパ浮腫と航空旅行」および「リンパ浮腫を有する際の旅行」も参照のこと）。途中の休憩を頻繁にとり、何度も椅子から立ち上がる。

リンパ浮腫を有する場合の旅行

リンパ浮腫を有するまたはリンパ浮腫発症リスクを有する人にとって、航空旅行は特に難しい。飛行中の機室圧力は地上の外気圧よりも低いため、結合組織内の圧力の変化を及ぼす。そうした圧力の変化と組織内のリンパ液の貯留が相まって、正常な組織にさえも腫脹を引き起こす。これらの旅行関連問題は、リンパ系に障害のある人に重篤な結果を及ぼすことさえある。

腫脹の発症を避け、既存のリンパ浮腫の悪化を防ぐため、航空旅行中は弾性着衣を着用することが推奨される。圧迫によって組織内圧力が増大するため、組織内のリンパ液貯留の予防に大いに役立つ。

リンパ浮腫を発症しながらの旅行は、問題があり入念な計画が必要だが、リンパ浮腫に罹患した人々から旅行の楽しみを奪ってはならない。楽しい旅行を計画するために、以下の推奨事項が役立つ。

- 計画時：
  1. 疑問点があれば、医師やリンパ浮腫療法士のアドバイスを求める。医師からの注意が、包帯、弾性着衣、薬剤に関する安全面での疑問を解消するのに役立つ。
  2. リンパ浮腫発症リスクを有する場合（56ページのステージ0）、正しくフィットした弾性着衣や低伸縮性包帯を飛行中に装着することが有用か否かを計画を先んじて医師やリンパ浮腫療法士と相談する。
  3. 弾性着衣の品質をチェックする。2着以上の着衣がある場合、1着を余分に持っていく。高地の場所へ旅行する場合は、飛行中と同じ注意に従う。
  4. 自分の荷物を管理できること。別の人と一緒にあるいはグループで旅行する場合、誰かに荷物を持ってもらうよう頼む。一人で旅行する場合は、車付きのスーツケースを用い、患側の腕でベルトコンベアから荷物を降ろさない。
  5. 処方された薬剤を携行する。必要であれば、旅行中になくならないよう出発前に処方薬を補充する。行先が暑い地域や蚊の多い地域である場合は、予防薬を携行する（日焼け止め、虫除け、抗生剤）。フィラリア症の流行する熱帯地域（特に雨季）に渡航する場合、携行すべき特別な薬剤について医師に相談する。ホテルの部屋のバスルームおよびシャワーが感染源となる可能性があるため、抗真菌パウダーを携行する。
  6. スキンローションを携行する。加圧された機内の空気は非常に乾燥している。
  7. 可能な場合、下肢を休ませるため余分に席をとる。定期的に立ち上がるため、隣に座る人を煩わせないよう通路側の座席をとる。
  8. 以前から着用している、ゆるく快適な衣類や快適な靴を着用する。下肢にリンパ浮腫を有する場合、飛行中に靴を脱がない。
  9. 時間の余裕を持って、チェックインし搭乗口に着く。
- 飛行中：
  1. 弾性着衣を着用する。低い機室圧力の影響を考慮し、着衣の上からさらに低伸縮性包帯を装着するとよい。これについては、出発前に療法士と相談する。
  2. 機内の空気は非常に乾燥しているため、十分な水分またはフルーツジュースを飲み、食事は軽く摂る。
  3. 頭上より高い位置に荷物を運ぶことを人に頼む。
  4. できるだけ立ち上がり機内を歩き回る。
  5. 下肢を伸ばしてエクササイズできるよう、前の座席の下に荷物を置かない。

6. 腕にリンパ浮腫がある場合はできるだけ何度も腕を挙上し、筋ポンプエクササイズのため、圧搾するボールを携行する。
7. つま先開きのストッキングを使用する場合は、包帯を足趾や足部のその他の露出されるかもしれない部位に巻くとよい。
8. アームスリーブに加えて、手袋（または指／手部包帯）を着用する必要があるかもしれない。指なしのミトンがある場合は、手指に包帯を巻くとよいかもしれない。
9. 低い機内圧の影響を考慮し、着衣の上からさらに低伸縮性包帯を装着するとよい。これについては、出発前に療法士と相談する。
10. 覚えやすい筋ポンプエクササイズ（足部を回す、踵とつま先を交互に上げる、など）を行う。飛行中にお勧めのエクササイズの種類を療法士に尋ねる。
11. リラックスしてフライトを楽しむ。

- 到着時：
   1. 最終目的地に到着する前には、着衣と追加の包帯材料を外してはいけない。
   2. 目的地に着いたら、シャワーを浴びて仮眠をとることを最優先に行う。シャワー後は皮膚の潤いを維持する。着衣を来て少しでも運動すると有用である。
   3. ビーチで長時間過ごす場合は、できるだけ頻繁に体肢に日焼け止めを塗り、覆う。下肢リンパ浮腫の場合は水中でゴムサンダルを履く。

リンパ浮腫と航空旅行

機内の環境および航空旅行に関連するその他の要素がリンパ浮腫患者だけでなくリンパ浮腫発症リスクを有する人にとってリスク因子であり、既存のリンパ浮腫を悪化させたり、リスクのある患者のリンパ浮腫発症を引き起こしたりする（潜在的なリンパ浮腫）。疑わしい要素としては、気圧（および密度）、機内圧力、機内環境（空気の状態、座席）が挙げられる。

気圧と高度の効果：気圧は、空気の重量が地球、身体、海および飛行機より下の空気を押し下げることにより生じる。気圧値は圧力を計測する地点より上の空気の量に依存している。そのため、高度が上昇すると気圧が下がる。特定の高度における実際の気圧は、気候条件によっても異なる。気圧が高度によってどのように下がるのかを基本的に理解するには、以下の概算を用いることができる。目安として、高度が300m上がると、気圧が2.5cm水銀柱下がる。海面での大気圧は101.325kPaであるから、高度2400m地点の大気圧は約75kPaである。

機内圧力：民間機は、人間の生命に適さない高度を飛ぶことができるが、乗客、乗員は機内の環境と加圧システムのおかげで健康に過ごすことができる。機内は高度飛行中加圧されているが、地上の気圧よりは低い。民間機の最大認可高度においても機内が2400mより高くない高度の状態を維持することが規制されている。大半の飛行において、機内圧力は海面より1500-2400m上空と同じである。すなわち、例えば高度5500mを飛行するとき、機内の気圧は1500-2400mの山頂と同じである。上記の情報によると、高度1500-2400mの気圧は海面よりも低いことは明らかである。最新の飛行機は高い機室圧力と高い湿度を維持することができる。

空気の密度に対する高度の影響：簡単にいうと、密度とは占める体積あたりの量である。空気の密度は気圧に直接比例する。高度が上がると気圧が下がるので、空気の密度も下がる。空気は気体なので、圧縮または膨張が可能である。空気を圧縮すると（結果として気圧が上がる）、体積当たりの空気の量が多くなるため、空気の密度が上昇する。特定の体積の空気の気圧が下がるとき、空気は膨張してより広い空間を占める。従って、空気の密度は下がる。酸素は大気中の気体の21％までを占める（海面高度で）が、高度に伴って空気の密度は下がるため、1回1回の呼吸で吸われる酸素の量は減る。従って、飛行中は血液中に吸収され身体中に循環される酸素が少なくなる。

機内圧力とリンパ浮腫への影響：旅行者がリンパ浮腫と関連せず十分健康である限り、低い空気密度により血中に吸収される酸素が減少しても重篤な問題は起こらない。だが気圧（空気の重量により身体にかかる力）の低下は、リンパ浮腫の発症を引き起こし、また、既存のリンパ浮腫の症状を悪化させる。この問題は、8時間以上の飛行にもっとも顕著にみられるがそれに限定されない。多くの患者は飛行中に体肢がむくみ始めたと報告している。1993年の調査では、490例中27例が飛行中のリンパ浮腫発症を報告した（体肢15例、腕12例）。既存のリンパ浮腫の悪化は67例に報告された（体肢44例、腕23例）[102]。

リンパ浮腫（特に下肢）の発症または悪化にもっとも妥当な説明は、不活動である。大半の航空機は混み合っており、特にエコノミー・クラスの乗客は、手足を伸ばしたり座席を簡単に立てたりできず不快感を覚えることが多い。リンパ系に障害のない人でも長時間飛行中に足や足関節の腫脹を発症する。不活動とリンパ排液阻害が組み合わされるとさらに結果が重篤になることは明らかである。下肢が下垂された状態での不活動は、その後の静脈血貯留と組み合されて、下肢への組織液の増加を引き起こす。これは、潜在期のリンパ浮腫患者の腫脹の発症を引き起

こす、あるいは、既に存在するリンパ浮腫を悪化させるのに十分である。

不活動に加え、その他の因子もリンパ浮腫を有する旅行者に重大な役割を果たす。低下した機内圧力（海面での気圧101.325kPaに対し、75.156kPa）はリンパ浮腫に罹患する組織に特定の効果を及ぼす（筋膜上組織）。これらの効果によりより多くの液が毛細血管を去り、リンパ系によって一部が除去されなければならなくなる。間質液の増加はリンパ排液の阻害された患者にリンパ浮腫発症を引き起こすのに、あるいは、上肢・下肢リンパ浮腫患者の腫脹を増大させるのに十分である。機内の低い気圧は組織内の線維性被膜に丸みを帯びさせ、集合リンパ管および毛細リンパ管の入口弁など、近接する構造に圧迫や歪みを引き起こすことも考えられる。これにより腫脹が増大し、リンパ液の吸収が減少する。多くの症例では、皮膚の弾性線維はリンパ浮腫においては、腫脹によって常に伸張されて傷害を受け、低い機室圧力環境におけるリンパ浮腫の悪化させるさらなる因子となる。

圧迫療法は旅行中にリンパ浮腫にもたらされる負の効果に対抗するもっとも効果的な方法である。低伸縮性包帯または弾性着衣（あるいはその両方）によって適用される圧迫が組織の圧力を増大させる。上昇した組織圧が組織内のリンパ液の貯留を効果的に減少させ、リンパおよび静脈の還流を促す。

加圧された機内の空気の質と湿度：飛行機内の環境システムは、ろ過を行い、室温を調整し、同時に湿度を適切に維持するように義務づけられている。最近の飛行機は、機内の空気の半分がエンジン空気取入口から取り入れた新鮮な空気で構成され、残りの半分が再循環されて、機内からろ過される。ろ過システム（一部の飛行機は効率性の高い微粒子空気フィルタ：HEPAフィルタが装備されている）によって容易に機内の汚染物質を低レベルに維持できる。空気は2、3分ごとに完全に交換され、基本的な自宅またはオフィスビルの環境システムよりもはるかに効率的である。

だが、通常加圧された機内の湿度は20％未満である。これは非常に乾燥しており、脱水を引き起こし、リンパ浮腫をさらに複雑化する因子となる。脱水による負の効果は飛行中に余分に水分を摂取することで対抗できる。アルコールはさらに脱水を引き起こし、体液の置換に用いるべきではない。

外科治療

リンパ浮腫の外科治療

リンパ浮腫の外科治療は国際的なリンパ浮腫コミュニティにおいて現在大きな注目の的である。外科的テクニックが進歩しても、外科治療において大半の医師は主として、複合的理学療法を含むより保存的な療法レジメンに失敗した患者のために残しておくべきだと考えている。現代の医学文献の最新の体系的レビュー（2004-2011年）で外科的なリンパ浮腫治療とその関連する結果について報告されている（**表5.6**）[103]。

最初の外科的リンパ浮腫治療は1918年に取り入れられたCharles手術という体積減量手術として記載されている。この手術のより近代的な方法としては、皮膚ブリッジの保存と、移植した皮膚を用いた治癒改善の促進が挙げられる（Sistrunk、Homans、Miller手術）。これらの手術には、出血や血腫、皮膚壊死、感染症、深部静脈血栓

表5.6　リンパ浮腫の外科的治療に関する体系的レビュー（Cormierらより）[103]

手術	研究本数	患者例数	追跡調査期間（月）	体積減少率（％）	リンパ浮腫の評価	質スコア、範囲
切除、縮小術	6	125	18-72	22*	周囲径、赤外線オプトメトリック容積計測	2
脂肪吸引	4	105	6-26	18-118	水置換法、周囲径	6-12
リンパ流路再建術	8	2089	9-87	2-59	水置換法、周囲径	4-8
組織移植	4	61	12-120	+13-81	水置換法、周囲径	4-11

* 切除または体積縮小の減少率は1件のみで報告

症、肺塞栓症、不良瘢痕またはケロイド形成、術後のリンパ浮腫悪化、または再発を含む重篤な合併症が関連する。1935年、リンパ系の損傷した解剖学的部位からリンパ排液の正常な部位への結合を作るために有茎皮弁が導入された。これらの早期の手術の結果はさまざまで、多くは感染症と長期入院に関連した。埋没真皮皮弁を形成することにより体肢の真皮と深部リンパ系の間を接続するThompson術が1962年に導入された。だが、皮膚皮弁が生着せず、深部とのリンパ管の吻合が形成されたエビデンスがないため、この手術は成功しなかった。

過去数十年の外科手術の発展により、リンパ浮腫治療に侵襲性の低い外科的方法が導入された。これらの手術は、脂肪吸引を含む切除術か縮小術と、リンパバイパス術、組織移植術に分類できる。切除術には、リンパ浮腫性の部位の皮膚と軟部組織の徹底的な除去術（切除術）が含まれる。その後部位は、治癒のため皮膚移植片で覆われる。この手術に関連する合併症としては、出血（血腫）、移植皮膚の壊死、感染症、慢性創傷または治癒遅延、血塊、瘢痕または外見不良、残るリンパ管の阻害、リンパ浮腫の再発が挙げられる。体系的レビューでは、体肢（上肢または下肢）または外性器（陰茎または陰嚢）の切除術（縮小術）を受けた125例中22例の研究を特定した[103]。総体積減少率は18％から118％で、加重平均減少率は91％であった。全身性リンパ浮腫治療に関するレビュー記事においてMehraraら[104]は、切除術は基本的にリンパうっ滞性象皮病の患者のためのものであると報告した。

脂肪吸引術は、体肢全体の大きさを減少させるために皮下脂肪を切除する新しい技術として導入された。徹底した切除よりも合併症発症率が少ないと考えられており、合併症としては出血、感染症、皮膚欠損、しびれ感、腫脹の再発が挙げられる。2004年から2011年の間に発表された4本の研究で、脂肪吸引を受けた患者105例をレビューした。脂肪吸引は外科的縮小よりも合併症発症率は低いが、弾性着衣の必要性は減少せず、リンパ浮腫の再発が記録された[103]。

リンパ浮腫治療のため、リンパ流路（大半の場合）と近隣の静脈との間に微小な吻合を形成してリンパ閉塞を「迂回する」ことを目的としたさまざまなリンパバイパス技術が提案されている。微小血管のリンパ-静脈間吻合の利点は、組織切開と破壊が最小限であることである。ただし、手術は高い早期失敗率に関連している（接続の狭小化と瘢痕など）。これらの手術は顕微鏡下で実施される微小手術の集中的な訓練を受けたスキルの高い外科医によってのみ実施されるべきである。

組織移植術には、リンパ節移植と組織移植が挙げられ、遠いリンパ節またはリンパ組織が阻害されたリンパ部位に移植される。組織移植術に関連する合併症としては、皮膚皮弁不全、リンパ節または組織供与部位の合併症が挙げられる。特にリンパ節移植術では、供与部位の残るリンパ節が損傷を受け、リンパ節または組織の集合部位にリンパ浮腫が発症する。上肢および下肢リンパ浮腫のため組織移植術を受けた患者61例を評価した4件の試験では、48％の体肢加重体積減少が報告されたが、持続的な体積減少に関する長期的な追跡調査データは報告されなかった[103]。

外科的リンパ浮腫治療後の重大な体積減少の有望な報告がある中、大半の研究は術後も弾性着衣の着用を継続していたことが認められている。外科的治療は特別に訓練を受けた医師が必要であり、保険会社は現在、リンパ浮腫減量手術を「検討中」としている。これらの治療には概ね、2万から4万ドルの費用がかかり、術後のケア、継続的な複合的理学療法、着衣および入院費用はこれには含まれない。これらの手術の限られた補償範囲により、外科的治療は最富裕層の患者にのみ与えられた選択肢となっている。

認定リンパ浮腫療法士のための乳房および腋窩再建術の基礎

はじめに

乳癌は年間約20万人のアメリカ人女性が罹患する[105]。乳房温存術はごく初期の多くの癌に妥当な治療選択肢として認められている[106]。新しいプロトコールには、以前には治療の適用ではないとされていた症例を適用ありと変える方法として外科的ケアの前にネオアジュバント化学療法が組み込まれている[107]。その結果、総乳房切除術で治療する新たな乳癌の件数は今年わずか8万件である[105]。

乳房再建術は、乳房切除術後の患者の「完全性」という感覚を回復する、安全かつ効果的な方法である[108]。患者の高い満足度が報告されているにも関わらず、即時（15-20％）または遅延乳房再建術のいずれかを選択するのは候補者のわずか20％である[109]。乳房再建術の低い割合の原因は多元的であり、不適切な患者教育、ケアへのアクセスの不足、収入や人種を含む社会経済的要因、医師バイアス、施設の設定（大学か個人医院か）に起因する。最近では、1998年の女性の健康と癌に関する権利法（Women's Health care act）で定められた通り、連邦法による補填範囲であるにも関わらず、マネージドケアがこの癌生存者問題に影響を及ぼしている[110]。米形成外科学会による調査では、乳癌と診断されたアメリカ人女性の

うち、診断時に再建術の選択肢を正しく知らされた人はわずか30％であることが示唆されている[111]。こうしたデータはニューヨーク州における新たな法制化を促し、腫瘍外科医が乳房再建術の選択肢について患者に説明することが義務付けられている[112,113]。

乳房再建術の大半は再建プロセスのある段階で人工補装具が導入され、ほぼ60.5％が永久的な生理食塩水またはシリコンを充填した乳房インプラントを用いる。残りの39.5％は一次再建術法として自然乳房再建術が用いられる。しかし、皮膚と脂肪組織のみで構成された複雑な穿通枝皮弁と比較して、自然乳房再建術の87.3％は機能を犠牲にする筋皮弁による再建術である。自然な穿通枝弁は顕微手術の訓練と専門性をさらに習得した形成外科医によってのみ実施されるため、これはやむを得ない[114]。

乳房再建術の外科手順

乳房再建術は乳房切除術の時点で開始することができ、「即時」乳房再建術と呼ばれる。乳房切除術の治癒が完了した後に行われる再建は「遅延」乳房再建術と呼ばれる。大半の方法には、必要な皮膚、膨らみ、乳頭、乳輪の構成要素を置換する特定の手順に対処する再建の様式に複数の段階がある。

生理食塩水またはシリコン充填インプラントによる乳房再建術は、60％を超える一次乳房再建術のもっとも一般的な方法である[114]。従来の方法では、大胸筋の下に調節可能な組織拡張器が挿入される。患者は、望みの体積または乳房サイズに達するまで、週1回または化学療法レジメン内で調整された頻度で、補装具内にポートを介して生理食塩水を注入する「組織拡張器」を受ける。段階的な方式では、患者は手術室に戻り、組織拡張器を除去して生理食塩水またはシリコンを充填した永久補装具に置換される。乳頭再建は数ヵ月、基本的には局所組織皮弁を用いて局所麻酔のみで実施される。乳輪のタトゥーでプロセスは完了し、術中に実施できる。総皮膚温存乳房切除術は腫瘍学的に合理的であることが示されており、再建部位の下極を支えるよう無細胞性真皮基質が同時に開発されているため、インプラントを用いた乳房再建術の"ワン-ステップ"法が人気を集めている[115]。

シリコン乳房インプラントはFDAによって綿密な調査が行われ、線維筋痛症などの自己免疫性疾患に何かしら関連することが明らかにされている[116]。これらの臨床調査の文脈において、修正手術が必要な患者の割合は、放射線照射を受けていない患者では10年後に40％、局所照射を以前に受けた患者では70％にも及ぶ[117]。これらの患者において失敗したインプラントの予定外の修正手術には、被膜拘縮、感染症、インプラントの露出、インプラントの収縮／破裂、疼痛が挙げられるがこれらに限定されない[118,119]。

歴史的に、自家組織による乳房再建術はインプラント再建術の失敗に対処するために導入された。まず1970年代に広背筋(LD)筋皮回転皮弁が導入され、乳房インプラントの表面にかさを増して感染症やはみ出しを予防するとともに、被膜拘縮を遅延させる方法として用いられた[120]。1980年代後半、米国東海岸の学術センターで、再建プロセスのいずれかの段階における移植補装具の使用を避ける方法として回転横軸型腹直筋（TRAM）皮弁が人気を集めた[121,122]。TRAM-flap乳房再建術は適格な患者において、下腹部の余分な皮膚と脂肪を利用して、組織拡張や永久的補装具を必要とせず乳房を再建する。TRAM-flap乳房再建のテクニックは、再建のために血管茎を提供する方法として腹直筋を犠牲にするため、腹部の筋力低下という負担を強いられる。西海岸で同時に顕微手術が導入され、腹直筋のほんの一部を再建皮弁に含めることによって筋力を温存する方法として"遊離"TRAM-flap乳房再建術が導入された[123,124]。顕微手術による遊離TRAM-flapおよび後の深下腹壁動脈穿通枝（DIEP）皮弁が受け入れられ、我々が現在、筋肉温存穿通枝皮弁乳房再建術のゴールドスタンダードと特徴づけているものの基礎が確立された（表5.7）[127]。乳頭および乳輪を温存する即時顕微鏡下自然乳房再建術は現在、乳房再建術の規範を定義づけており、確立された施設における失敗報告例は1％未満と低い[127]。こうした再建術は良好な美観的転帰をもたらし、機能的損傷が少なく、これらは予定外の再手術が少ない。さらに、局所照射による治療を受けた患者にとっての再建術として選択法されている。

図5.248は、両側の乳頭と乳輪を温存した予防的乳房切除と即時両側DIEP皮弁自然乳房再建術を示している。左側のパネルは両側予防的乳房切除と即時自家組織乳房再建術を受けた64歳のBRCA-2陽性患者の手術前の外観を示す。手術前の相談では、より小さくより若く見える再建を希望していた。周術期ケアでは、認定リンパ浮腫療法士が両側の上肢の計測とリスク減少の実践のレビューを含む2時間のリンパ浮腫教育を手術前に実施し、入院中、積極的なリンパ浮腫教育を継続しつつ毎日MLDを実施した。患者は手術中、両側を灰色発泡体ベースの低伸縮性包帯で保護された。患者はセルフバンデージに慣れてから（航空旅行のため）退院した。再建術は2段階で完了し、術後6ヵ月の外観を次のパネルに示す。

表5.7　顕微手術による再建皮弁と関連する移植提供部位

筋肉温存再建皮弁	移植提供部位
DIEP 深下腹壁動脈穿通枝	腹部
SIEA 浅下腹壁動脈	腹部
SGAP 上臀動脈穿通枝	上臀部
IGAP 下臀動脈穿通枝	下臀部
TUG 横行上部薄筋	大腿内側
ALT 前外側大腿	大腿外側
PAP 深動脈穿通枝	大腿後部
TDAP 胸背動脈穿通枝	体幹後部
ICP 肋間動脈穿通枝	体幹外側

図5.249は、GAP皮弁を用いた左側即時乳房再建術と、照射野の右側遅延乳房再建術を併用した例を示す。左のパネルは、過去にステージ3の乳癌を非定型的根治的乳房切除、腋窩リンパ節郭清、アジュバント化学療法、局所放射線照射で治療した42歳の女性の術前の外観を示す。同患者は予防的左側乳房切除と即時GAP皮弁に加えて、遅延右側乳房再建術を受けることを選択した。乳頭再建を局所皮弁で完了した後、乳輪のタトゥーを施した。乳輪のタトゥー実施時の術後の外観を右パネルに示す。縦軸乳房固定デザインを用いて予防的乳房切除を完了しながら、楕円形の皮膚切片を右に置換する必要があることに注意する。

腋窩再建術

センチネルリンパ節生検（SLNP）は現在、乳癌のステージ評価に受け入れられた基準である[128]。リンパ節郭清による合併症発症率に歯止めをかけたいという希望から、この方法の採用に拍車がかかっている。SLNPに続発するリンパ浮腫は3-8％であるが、完全な腋窩リンパ節郭清（ALND）は生涯のリンパ浮腫リスクが25％に達する[129-132]。ALNDに放射線局所照射を加えると、生涯リスクはほぼ50％に及ぶ[133-135]。慢性の上肢および胸壁疼痛症候群は、ALNDと局所照射による治療を受けた後期患者の47％でみられる[136,137]。

一般にこれらの症状は重複し、多くの患者は上肢リンパ浮腫の副作用として、放射線誘発性の上腕神経叢障害に続発する疼痛に悩まされる。

最近、リンパ浮腫と疼痛症状の外科的治療に関心が

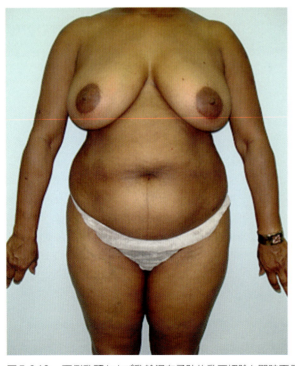
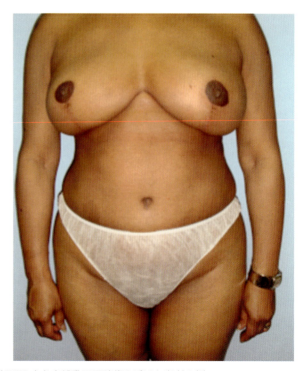

図5.248　両側乳頭および乳輪温存予防的乳房切除と即時両側DIEP皮弁自然乳房再建術を受けた患者の例

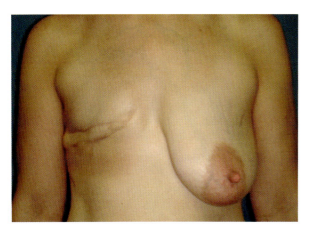
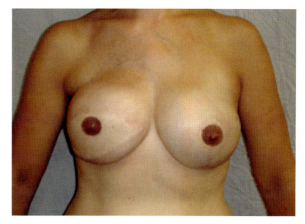

図5.249 GAP皮弁を用いた左側即時胸部再建術と併用した、GAP皮弁を用いた照射野の右側遅延胸部再建術

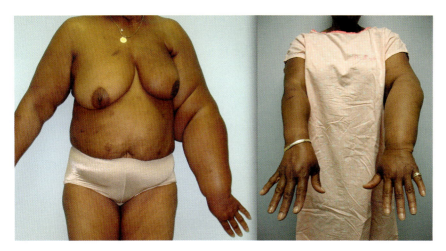

図5.250
続発性リンパ浮腫における
VLNTxを用いた左側腋窩再建術

集められている。減量手術やリンパ流路バイパス手術の不人気の基盤に基づいて、血管柄付きリンパ節移植術（VLNTx）は、扱いにくい上肢のリンパ浮腫と疼痛の悪影響に苦しむ患者への支持療法として誕生した[138-141]。VLNTxは腋窩再建術の方法としてもっとも適切に理解される。まず、腋窩の外科的瘢痕が鋭く切除されて、腺切除部が再度できる。再建プロセスにおいてこの部分に附随するものとして、腕神経叢神経形成術を行う。血管柄付きリンパ節とリンパ節周辺皮下組織を含む自家組織皮弁はその後、腋窩再建部位に移植され、移植部位に血液供給を再確立するために顕微手術のテクニックが使用される。VLNTxを用いた腋窩再建術は、腋窩と胸壁外側の形成、上肢の関節可動域と機能の改善をもたらす（図5.250）。

図5.250は続発性リンパ浮腫におけるVLNTxを用いた左側腋窩再建術を示す。左のパネルは、乳房温存術（腫瘍摘出術、SLNP、ALND、アジュバント化学療法、局所照射）によりステージ2の左乳癌の治療を受けて13年生存している67歳女性患者の術前の外観を示す。同患者は日常生活の制限される上肢リンパ浮腫と上腕骨頭の骨放射線壊死が認められ、腋窩再建術を受ける前年に15回の蜂巣炎を発症する背景を有した。同患者は、年齢や併存疾患、整形外科的再建術の希望を考慮して、乳房再建術は行わず、VLNTx（38g、浅回旋動脈に基づく右外性器皮弁デザイン）を用いた左側の腋窩再建術を受けることを選択した。術後6ヵ月目の外観を示した右パネルでは、左腕の体積が54％減少し、機能が改善している。同患者は術後6ヵ月内の蜂巣炎の発症が1回であったことを報告し、結果に非常に満足した。彼女は今後も、推奨される日常的なMLDとクラスIIの日中弾性着衣、夜間の代替治療を継続する。

リンパ浮腫コミュニティの大きな懸念は、術後のVLNTx移植提供部位のリンパ浮腫の可能性に注目している。そのため、患者選択基準の強化、術中のリンパ節マッピング技術の開発および長期的な負の結果を抑える最適な採取部位を明らかにすることが、プロスペクティブ臨床試験において努力目標となっている[142]。初期の鼠径リンパ節採取部位は、レベル5の頸部皮弁に置き換わっている。新たな皮弁デザインにより、移植提供部位の蜂巣炎、漿液腫

および索状化の報告例数が低下し、合併症発症率が低下した。さらに、これらの患者集団における術後の複合的理学療法（CDT）の役割を明らかにすることが注目されている。上肢のリンパ浮腫において自家組織乳房再建術に正の効果があるならば、自家組織腋窩再建術がこれらの難しい臨床症状に正の効果をもたらすことになんの不思議もない。リンパ浮腫療法士としての認証を得ていないことの多いマイクロ手術医が、この再建術の分野に興味を持ち、現在のリンパ浮腫治療専門家から適切な訓練と教育を受けることが大きな課題である[144-146]。

リンパ浮腫患者のための特別な配慮

1 積極的なリンパ浮腫ケア

初期に乳癌の診断を受けた患者は、外科的な癌治療の方法、化学療法、放射線療法、リンパ浮腫の関連リスクに関して得られた情報の多くを理解するだけの準備ができていない。多くの施設は介護者、患者教育者および看護ナビゲーターをそのケアの提供チームに組み入れ、患者の教育を支援している[147,148]。残念ながら、患者は腫瘍の解決に取り組む必要性で頭がいっぱいなので、どれほど厳格にリンパ浮腫教育に取り組もうとしても不十分である。これが多くの場合、不十分な再建計画と積極的なリンパ浮腫ケアの最小化をもたらす。

リンパ浮腫に苦しむ多くの患者が手術や放射線による続発性リンパ浮腫のリスクについて言われたことがないと言う。これは、情報量が多すぎて、記憶が選択的であることによる。しかし、認定リンパ浮腫療法士による術前教育を主張する施設はほとんどない。すべての術前の患者が、リスク低下能力、概観力、手術前後の圧迫包帯法を確実にするために、あらゆる外科的処置を受ける前後にリンパ浮腫療法士によるリンパ浮腫の教育を受けていれば、と想像してほしい。再建プロセスの完了前に化学療法および放射線治療を完了しなければならず、診断後何ヵ月も続けて手術を受ける高リスクのリンパ節陽性患者にとって、リンパ浮腫ケアのこうした側面は特に必要である。

2 インプラント失敗

照射野に特にみられる被膜拘縮は、リンパ浮腫療法士が臨床現場で遭遇するもっとも難しい状態の1つである。癒着して動かない照射外科部位にリンパ液の輸送を促進する前治療または補助的な治療の方法はほとんどない。改善されたリンパケアを補助する手段として同時自家組織再建術を実施するか否かに関わらず、再建乳房インプラントの除去と関連する癒着の外科的剝離は、一見侵襲的な方法だが重度に罹患した人には有効である。

3 広背筋皮弁再建術の有害効果の可能性

LD皮弁再建術は局所照射を受けた患者には一般的な再建術の選択肢である。残念なことに、形成外科医は徒手リンパドレナージ（MLD）のVodder法の訓練を受けておらず、後部LD皮弁提供部位の切開と関連して前部乳房切除切開部を制限することを十分に評価できていない。放射線照射を受けるリンパ節陽性患者における生涯のリンパ浮腫リスクは50％であるなら、乳房再建術を必要とする患者において、LD皮弁の使用はやめるべきであり、体幹後部の浅および深リンパ排液路を温存する、腹部または臀部の穿通枝皮弁のいずれかに代える方が望ましい。

4 下流乳房再建部位と上流腋窩リンパ節移植部位を組み合わせる調整したMLD手順

自家組織乳房および腋窩再建術は、改善されたリンパ排液を補助することが示されている[143]。継続中の調査によると、これらの部位の周辺のリンパ液を経路変更するのではなく、これらの部位にVodder法によるMLDを取り入れることが有用であることが示唆されている[150]。さらに、これらの新しい方法の長期的な結果を客観的に評価するための方法を研究で扱い、乳房および腋窩再建術の正しい手順を特定する必要がある。

結論

乳房再建術は手術手順にさまざまな歴史があり、いずれも前の方法の弱点に対処するようデザインされている。インプラントベースの再建術は、顕微手術による乳房再建術の訓練を受けた一部の専修医師には簡単な外科手順であることから、人気がある。今後、手術によってだけではなく、照射による負の効果がさらに加わることにより、損傷した再建部位のリンパ排液を改善する方法の研究がさらに進むことと思われる。この興味深い分野においては、外科医がCDTの教育を受け、現在の臨床研究に参加することが求められる。医師とリンパ浮腫療法士がオープンにコミュニケーションを取り、ともに協力して、患者のためのよりよいケアを促進していくことに、成功はかかっている。

参考文献

1. Boris M, Weindorf S, Lasinski BB. The risk of genital edema after external pump compression for lower limb lymphedema. Lymphology 1998;31(1):15–20.
2. Feely MA, Olsen KD, Gamble GL, Davis MD, Pittelkow MR. Cutaneous lymphatics and chronic lymphedema of the head and neck. Clin Anat 2012;25(1):72–85
3. Földi E, Földi M. Lymphostatic diseases. In: Földi M, Földi E, Kubik P. et al. eds. Földi's Textbook of lymphology: for physicians and lymphedema therapists. 2nd ed. Munich, Germany: Urban & Fischer; 2006:224–245
4. Shenoy RK. Clinical and pathological aspects of filarial lymphedema and its management. Korean J Parasitol 2008;46(3):119–125
5. Mottura AA. Face lift postoperative recovery. Aesthetic Plast Surg 2002;26(3):172–180
6. Kim EY, Eisele DW, Goldberg AN, Maselli J, Kezirian EJ. Neck dissections in the United States from 2000 to 2006: volume, indications, and regionalization. Head Neck 2011;33(6):768–773
7. Ziglinas P, Arnold A, Arnold M, Zbären P. Primary tumors of the submandibular glands: a retrospective study based on 41 cases. Oral Oncol 2010;46(4):287–291
8. Klintworth N, Zenk J, Koch M, Iro H. Postoperative complications after extracapsular dissection of benign parotid lesions with particular reference to facial nerve function. Laryngoscope 2010;120(3):484–490
9. Unlü Y, Becit N, Ceviz M, Koçak H. Management of carotid body tumors and familial paragangliomas: review of 30 years' experience. Ann Vasc Surg 2009;23(5):616–620
10. Kao J, Conzen SD, Jaskowiak NT, et al. Concomitant radiation therapy and paclitaxel for unresectable locally advanced breast cancer: results from two consecutive phase I/II trials. Int J Radiat Oncol Biol Phys 2005;61(4):1045–1053
11. Tribius S, Kronemann S, Kilic Y, et al. Radiochemotherapy including cisplatin alone versus cisplatin + 5-fluorouracil for locally advanced unresectable stage IV squamous cell carcinoma of the head and neck. Strahlenther Onkol 2009;185(10):675–681
12. Wolff HA, Overbeck T, Roedel RM, et al. Toxicity of daily low dose cisplatin in radiochemotherapy for locally advanced head and neck cancer. J Cancer Res Clin Oncol 2009;135(7):961–967
13. Guhl G, Diaz-Ley B, Sanchez-Perez J, Jimenez U, Garcia-Diez A. Pemetrexed-induced edema of the eyelid. Lung Cancer 2010;69(2):249–250
14. Büntzel J, Glatzel M, Mücke R, Micke O, Bruns F. Influence of amifostine on late radiation-toxicity in head and neck cancer—a follow-up study. Anticancer Res 2007;27(4A):1953–1956
15. Glastonbury CM, Parker EE, Hoang JK. The postradiation neck: evaluating response to treatment and recognizing complications. AJR Am J Roentgenol 2010;195(2):W164-171
16. Baumann DP, Yu P, Hanasono MM, Skoracki RJ. Free flap reconstruction of osteoradionecrosis of the mandible: a 10-year review and defect classification. Head Neck 2011;33(6):800–807
17. Ahlberg A, Nikolaidis P, Engström T, et al. Morbidity of supraomohyoidal and modified radical neck dissection combined with radiotherapy for head and neck cancer: a prospective longitudinal study. Head Neck 2012;34(1):66–72
18. Erdag TK, Guneri EA, Avincsal O, et al. Is elective neck dissection necessary for the surgical management of T2N0 glottic carcinoma? Auris Nasus Larynx 2012, Jan 2. [Epub ahead of print]
19. Klop WMC, Veenstra HJ, Vermeeren L, Nieweg OE, Balm AJM, Lohuis PJFM. Assessment of lymphatic drainage patterns and implications for the extent of neck dissection in head and neck melanoma patients. J Surg Oncol 2011;103(8):756–760
20. Szolnoky G, Mohos G, Dobozy A, Kemény L. Manual lymph drainage reduces trapdoor effect in subcutaneous island pedicle flaps. Int J Dermatol 2006;45(12):1468–1470
21. Piso DU, Eckardt A, Liebermann A, Gutenbrunner C, Schäfer P, Gehrke A. Early rehabilitation of head-neck edema after curative surgery for orofacial tumors. Am J Phys Med Rehabil 2001;80(4):261–269
22. Piso DU, Eckardt A, Liebermann A, Gehrke A. Reproducibility of sonographic soft-tissue measurement of the head and neck. Am J Phys Med Rehabil 2002;81(1):8–12
23. Katsura K, Hayashi T. Non-neoplastic process after neck dissection demonstrated on enhanced CT in patients with head and neck cancer. Dentomaxillofac Radiol 2005;34(5):297–303
24. Smith BG, Lewin JS. Lymphedema management in head and neck cancer. Curr Opin Otolaryngol Head Neck Surg 2010;18(3):153–158
25. Deng J, Ridner SH, Dietrich MS, et al. Prevalence of secondary lymphedema in patients with head and neck cancer. J Pain Symptom Manage 2012;43(2):244–252
26. Strossenreuther RHK. Practical instructions for therapists—manual lymph drainage according to Dr. E. Vodder. In: Földi M, Földi E, Kubik P. et al. eds. Földi's Textbook of lymphology: for physicians and lymphedema therapists. 2nd ed. Munich, Germany: Urban & Fischer; 2006:526–546
27. Riutta JC, Cheville AL, Trerotola SO. SVC syndrome with a patent SVC: treatment of internal jugular venous occlusion after surgical and radiation therapy of esophageal cancer. J Vasc Interv Radiol 2005;16(5):727–731
28. Lewin JS, Hutcheson KH, Smith BG, Barringer DA, Alvarez CP. Early experience with head and neck lymphedema after treatment for head and neck cancer. Poster presented at: Multidisciplinary Head and Neck Cancer Symposium; February 25-27, 2010; Chandler, AZ
29. Patterson JM, Hildreth A, Wilson JA. Measuring edema in irradiated head and neck cancer patients. Ann Otol Rhinol Laryngol 2007;116(8):559–564
30. Kubicek GJ, Wang F, Reddy E, Shnayder Y, Cabrera CE, Girod DA. Importance of treatment institution in head and neck cancer radiotherapy. Otolaryngol Head Neck Surg 2009;141(2):172–176
31. Howlader N, Noone AM, Krapcho M, et al. SEER Cancer Statistics Review, 1975–2009 (Vintage 2009 Populations) based on November 2011 SEER data submission, posted to the SEER website, April 2012. http://seer.cancer.gov/csr/1975_2009_pops09/. Accessed April 1, 2012
32. Strossenreuther RHK, Klose G. Guidelines for the application of MLD/CDT for primary and secondary lymphedema and other selected pathologies. In: Földi M, Földi E, Kubik P. et al. eds. Földi's Textbook of lymphology: for physicians and lymphedema therapists. 2nd ed. Munich, Germany: Urban & Fischer; 2006:676–683
33. Maus EA, Tan IC, Rasmussen JC, et al. Near-infrared fluorescence imaging of lymphatics in head and neck lymphedema. Head Neck 2012;34(3):448–453
34. Mukherji SK, Armao D, Joshi VM. Cervical nodal metastases in squamous cell carcinoma of the head and neck: what to expect. Head Neck 2001;23(11):995–1005
35. Dietz A, Rudat V, Nollert J, Helbig M, Vanselow B, Weidauer H. Chronic laryngeal edema as a late reaction to radiochemotherapy. [Article in German] HNO 1998;46(8):731–738
36. Popovtzer A, Cao Y, Feng FY, Eisbruch A. Anatomical changes in the pharyngeal constrictors after chemo-irradiation of head and neck cancer and their dose-effect relationships: MRI-based study. Radiother Oncol 2009;93(3):510–515
37. Lacerda Gde C, Pedrosa RC, Lacerda RC, Santos MC, Brasil AT, Siqueira-Filho AG. Complications related to carotid sinus massage in 502 ambulatory patients. Arq Bras Cardiol 2009;92(2):78–87
38. Rimmer J, Giddings CE, Vaz F, Brooks J, Hopper C. Management of vascular complications of head and neck cancer. J Laryngol Otol 2012;126(2):111–115
39. Strossenreuther R, Asmussen PD. Compression Therapy. In: Földi M, Földi E, Strossenreuther RHK, eds. Földi's Textbook of lymphology: for physicians and lymphedema therapists. 2nd ed. Munich, Germany: Urban & Fischer; 2006:564–627
40. Ko DS, Lerner R, Klose G, Cosimi AB. Effective treatment of lymphedema of the extremities. Arch Surg 1998;133(4):452–458
41. Rovig J. The story of JoviPak. http://www.stepup-speakout.org/jovi_lymphedema_garments.htm. Accessed March 20, 2012
42. Földi M, Földi E, Kubik P. Anatomy of the lymphatic system. In: Földi M, Földi E, Kubik P. et al. eds. Textbook of lymphology: for physicians and lymphedema therapists. Munich, Germany: Urban & Fischer; 2003:20

43. Földi M, Földi E, Kubik S. Textbook of Lymphology, 3rd ed. Elsevier 2012:323
44. Browse N, Burnand K, Mortimer P. Principles of surgical treatment. In: Browse N, Burnand K, Mortimer P, eds. Diseases of the lymphatics. London, England: Arnold; 2003:chap 10.
45. Strossenreuther R. Evaluation. In: Földi M, Földi E, Kubik P, et al. eds. Textbook of lymphology: for physicians and lymphedema therapists. Munich, Germany: Urban & Fischer; 2003:598
46. Strossenreuther R. Physiotherapy and other physical therapy techniques. In: Földi M, Földi E, Kubik P, et al. eds. Textbook of lymphology: for physicians and lymphedema therapists. Munich, Germany: Urban & Fischer; 2003:520–521
47. Dox I, Melloni J, Eisner G. The Harper Collins illustrated medical dictionary. New York, NY: Harper Collins; 1993
48. Kaiserling E. Anatomy of the lymphatic system. In: Földi M, Földi E, Kubik P. et al. eds. Földi's Textbook of lymphology: for physicians and lymphedema therapists. 2nd ed. Munich, Germany: Urban & Fischer; 2006:365
49. Weissleder H, Schuchhardt C, Eds. Lymphedema diagnosis and therapy. 4th ed. Essen, Germany: Viavital Verlag; 2008
50. Browse N, Burnand K. Differential diagnosis of chronic swelling. In: Browse N, Burnand K, Mortimer P, eds. Diseases of the lymphatics. London, England: Arnold; 2003:163.
51. Weissleder H, Schuchhardt C. Lymphedema in tumor management. In: Weissleder H, Schuchhardt C, eds. Lymphedema diagnosis and therapy. 4th ed. Essen, Germany: Viavital Verlag; 2008:217
52. Földi M, Földi E. Anatomy of the lymphatic system. In: Földi M, Földi E, Kubik P. et al. eds. Földi's Textbook of lymphology: for physicians and lymphedema therapists. 2nd ed. Munich, Germany: Urban & Fischer; 2006:262
53. Weissleder H, Schuchhardt C. Lymphedema in tumor management. In: Weissleder H, Schuchhardt C, eds. Lymphedema diagnosis and therapy. 4th ed. Essen, Germany: Viavital Verlag; 2008:18
54. Földi M, Földi E. Anatomy of the lymphatic system. In: Földi M, Földi E, Kubik P. et al. eds. Földi's Textbook of lymphology: for physicians and lymphedema therapists. 2nd ed. Munich, Germany: Urban & Fischer; 2006:240-242.
55. Towers A, Hodgson P, Shay C, Keeley V. Care of the palliative patient with cancer-related lymphedema. Lymphœdema 2010;5(1):72–80
56. McBeth M. Palliative care: providing comfort through lymphedema therapy. Paper presented at the 8th NLN International Conference; September 2008; San Diego, CA
57. Weissleder H, Schuchhardt C. Lymphedema diagnosis and therapy. 3rd ed. Cologne: Viavital Verlag GmbH; 2001:243
58. Lymphedema Framework. Best practices for the management of lymphoedema: International Consensus Document. London: MEP Ltd; 2006
59. Weissleder H, Schuchhardt C. Lymphedema diagnosis and therapy. 3rd ed. Cologne: Viavital Verlag GmbH; 2001:242
60. Cheville A. Lymphedema and palliative care. LymphLink 2002;14:1–4
61. Renshaw M. Lymphorrhoea: 'leaky legs' are not just the nurse's problem. Br J Community Nurs 2007;12(4):S18–S21
62. Keeley V. Drugs that may exacerbate and those used to treat lymphedema. Lymphœdema 2008;3(1):57–65
63. Crooks P, Locke J, Walker J, Keeley V. Palliative bandaging in breast cancer-related arm lymphoedema. J Lymphoedema 2007;2(1):50–54
64. Clein LJ. Edema. In: Al WE, ed. Palliative Medicine. Philadelphia: Saunders Elsevier; 2005: 291–306
65. Clein LJ, Pugachev E. Reduction of edema of lower extremities by subcutaneous, controlled drainage: eight cases. Am J Hosp Palliat Care 2004;21(3):228–232
66. Cormier JN, Askew RL, Mungovan KS, Xing Y, Ross MI, Armer JM. Lymphedema beyond breast cancer: a systematic review and meta analysis of cancer related secondary lymphedema. Cancer 2010;116(22):5138–5149
67. Stamatakos M, Stefanaki C, Kontzoglou K. Lymphedema and breast cancer: a review of the literature. Breast Cancer 2011;18(3):174–180
68. Kinmonth JB. The lymphatics. 2nd ed. Baltimore: Arnold; 1982
69. Browse N, Burnand K, Mortimer P, Eds. Diseases of the lymphatics. London: Arnold; 2003
70. Zvonik M, Földi E, Felmerer G. The effects of reduction operation with genital lymphedema on the frequency of erysipelas and the quality of life. Lymphology 2011;44(3):121–130
71. Rönkä R, von Smitten K, Tasmuth T, Leidenius M. One-year morbidity after sentinel node biopsy and breast surgery. Breast 2005;14(1):28–36
72. Vitug AF, Newman LA. Complications in breast surgery. Surg Clin North Am 2007;87(2):431–451, x
73. Majeski J, Austin RM, Fitzgerald RH. Cutaneous angiosarcoma in an irradiated breast after breast conservation therapy for cancer: association with chronic breast lymphedema. J Surg Oncol 2000;74(3):208–212, discussion 212–213
74. Degnim AC, Miller J, Hoskin TL, et al. A prospective study of breast lymphedema: frequency, symptoms, and quality of life. Breast Cancer Res Treat 2012
75. Norman SA, Localio AR, Kallan MJ, et al. Risk factors for lymphedema after breast cancer treatment. Cancer Epidemiol Biomarkers Prev 2010;19(11):2734–2746
76. McLaughlin SA, Wright MJ, Morris KT, et al. Prevalence of lymphedema in women with breast cancer 5 years after sentinel lymph node biopsy or axillary dissection: patient perceptions and precautionary behaviors. J Clin Oncol 2008;26(32):5220–5226
77. Clarke D, Martinez A, Cox RS, Goffinet DR. Breast edema following staging axillary node dissection in patients with breast carcinoma treated by radical radiotherapy. Cancer 1982;49(11):2295–2299
78. Rönkä RH, Pamilo MS, von Smitten KA, Leidenius MH. Breast lymphedema after breast conserving treatment. Acta Oncol 2004;43(6):551–557
79. Goffman TE, Laronga C, Wilson L, Elkins D. Lymphedema of the arm and breast in irradiated breast cancer patients: risks in an era of dramatically changing axillary surgery. Breast J 2004;10(5):405–411
80. Jones G. The pedicled TRAM flap in breast reconstruction. Clin Plast Surg 2007;34(1):83–104, abstract vii.
81. Parrett BM, Sepic J, Pribaz JJ. The contralateral rectus abdominis musculocutaneous flap for treatment of lower extremity lymphedema. Ann Plast Surg 2009;62(1):75–79
82. Chang DW, Kim S. Breast reconstruction and lymphedema. Plast Reconstr Surg 2010;125(1):19–23
83. Perbeck L, Celebioglu F, Svensson L, Danielsson R. Lymph circulation in the breast after radiotherapy and breast conservation. Lymphology 2006;39(1):33–40
84. Brooks C. Radiation therapy: guidelines for physiotherapists. Physiotherapy 1998;84:387–395
85. Kropf N, Macadam SA, McCarthy C, et al. Influence of the recipient vessel on fat necrosis after breast reconstruction with a free transverse rectus abdominis myocutaneous flap. Scand J Plast Reconstr Surg Hand Surg 2010;44(2):96–101
86. Tsai HJ, Hung HC, Yang JL, Huang CS, Tsauo JY. Could Kinesio tape replace the bandage in decongestive lymphatic therapy for breast-cancer-related lymphedema? A pilot study. Support Care Cancer 2009;17(11):1353–1360
87. Dirican A, Andacoglu O, Johnson R, McGuire K, Mager L, Soran A. The short-term effects of low-level laser therapy in the management of breast-cancer-related lymphedema. Support Care Cancer 2011;19(5):685–690
88. Ahmed Omar MT, Abd-El-Gayed Ebid A, El Morsy AM. Treatment of post-mastectomy lymphedema with laser therapy: double blind placebo control randomized study. J Surg Res 2011;165(1):82–90
89. Demir T, Kara C, Ozbek E, Kalkan Y. Evaluation of neodymium-doped yttrium aluminium garnet laser, scalpel incision wounds, and low-level laser therapy for wound healing in rabbit oral mucosa: a pilot study. Photomed Laser Surg 2010;28(1):31–37
90. Williams SK, Rabbani F. Complications of lymphadenectomy in urologic surgery. Urol Clin North Am 2011;38(4):507–518, vii vii.
91. Van der Zee AG, Oonk MH, De Hullu JA, et al. Sentinel node dissection is safe in the treatment of early-stage vulvar cancer. J Clin Oncol 2008;26(6):884–889

92. Boris M, Weindorf S, Lasinski BB. The risk of genital edema after external pump compression for lower limb lymphedema. Lymphology 1998;31(1):15–20
93. Shon W, Ida CM, Boland-Froemming JM, Rose PS, Folpe A. Cutaneous angiosarcoma arising in massive localized lymphedema of the morbidly obese: a report of five cases and review of the literature. J Cutan Pathol 2011;38(7):560–564
94. Földi M, Földi E, Kubik P, Eds. Textbook of lymphology: for physicians and lymphedema therapists. Munich, Germany: Urban & Fischer; 2003:631
95. Weissleder H, Schuchhardt C. Lymphedema diagnosis and therapy. 3rd ed. Cologne: Viavital Verlag; 2001:277
96. Partsch H, Flour M, Smith PC; International Compression Club. Indications for compression therapy in venous and lymphatic disease consensus based on experimental data and scientific evidence. Under the auspices of the IUP. Int Angiol 2008;27(3):193–219
97. European Wound Management Association (EWMA). Focus Document: Lymphedema bandaging in practice. London: MEP Ltd; 2005
98. Kloth L, McCulloch J. Wound healing alternatives in management. 3rd ed. Philadelphia: FA Davis; 2002:180–181
99. Todd M. Managing chronic oedema in the morbidly obese patient. Br J Nurs 2009;18(18):1120–1124
100. Fife CE, Benavides S, Otto G. Morbid Obesity and Lymphedema Management. LymphLink 2007;19(3):1–3
101. Rosenberg AE. Pseudosarcomas of soft tissue. Arch Pathol Lab Med 2008;132(4):579–586
102. Casley-Smith JR, Casley-Smith JR. Lymphedema initiated by aircraft flights. Aviat Space Environ Med 1996;67(1):52–56
103. Cormier JN, Rourke L, Crosby M, Chang D, Armer J. The surgical treatment of lymphedema: a systematic review of the contemporary literature (2004-2010). Ann Surg Oncol 2012;19(2):642–651
104. Mehrara BJ, Zampell JC, Suami H, Chang DW. Surgical management of lymphedema: past, present, and future. Lymphat Res Biol 2011;9(3):159–167
105. Jemal A, Siegel R, Xu J, Ward E. Cancer statistics, 2010. CA Cancer J Clin 2010;60(5):277–300
106. Jacobson JA, Danforth DN, Cowan KH, et al. Ten-year results of a comparison of conservation with mastectomy in the treatment of stage I and II breast cancer. N Engl J Med 1995;332(14):907–911
107. Lee MC, Rogers K, Griffith K, et al. Determinants of breast conservation rates: reasons for mastectomy at a comprehensive cancer center. Breast J 2009;15(1):34–40
108. Bezuhly M, Temple C, Sigurdson LJ, Davis RB, Flowerdew G, Cook EF Jr. Immediate postmastectomy reconstruction is associated with improved breast cancer-specific survival: evidence and new challenges from the Surveillance, Epidemiology, and End Results database. Cancer 2009;115(20):4648–4654
109. Yueh JH, Slavin SA, Adesiyun T, et al. Patient satisfaction in postmastectomy breast reconstruction: a comparative evaluation of DIEP, TRAM, latissimus flap, and implant techniques. Plast Reconstr Surg 2010;125(6):1585–1595
110. Reuben BC, Manwaring J, Neumayer LA. Recent trends and predictors in immediate breast reconstruction after mastectomy in the United States. Am J Surg 2009;198(2):237–243
111. American Society of Plastic Surgeons. Are breast cancer patients being kept in the dark? http://www.plasticsurgery.org/News-and-Resources/Press-Release-Archives/2009-Press-Release-Archives/Are-Breast-Cancer-Patients-Being-Kept-In-The-Dark.html. Accessed May 5, 2012.
112. Lentol J. Information and access to breast reconstructive surgery law10094-B/S.6993-B; Chapter 354; Health. In: New York State Assembly Committee on Codes: Annual Report 2010. http://assembly.state.ny.us/comm/Codes/2010Annual/index.pdf. Accessed May 5, 2012
113. Hartocollis A. Before breast is removed, a discussion on options. The New York Times, 2010:A23 http://www.nytimes.com/2010/08/19/nyregion/10surgery.html. Accessed May 5, 2012
114. Albornoz CR, Bach PB, Pusic AL, et al. The influence of sociodemographic factors and hospital characteristics on the method of breast reconstruction, including microsurgery: a U.S. population-based study. Plast Reconstr Surg 2012;129(5):1071–1079
115. Niemeyer M, Paepke S, Schmid R, Plattner B, Müller D, Kiechle M. Extended indications for nipple-sparing mastectomy. Breast J 2011;17(3):296–299
116. US Department of Health & Human Services. Silicone gel-filled breast implants. http://www.fda.gov/MedicalDevices/ProductsandMedicalProcedures/ImplantsandProsthetics/BreastImplants/ucm063871.htm. Accessed May 5, 2012
117. US Department of Health & Human Services. Update on the safety of silicone gel-filled breast implants (2011) – Executive Summary. http://www.fda.gov/MedicalDevices/ProductsandMedicalProcedures/ImplantsandProsthetics/BreastImplants/ucm259866.htm. Accessed May 5, 2012
118. US Department of Health & Human services. Breast implant complications booklet. http://www.fda.gov/MedicalDevices/ProductsandMedicalProcedures/ImplantsandProsthetics/BreastImplants/ucm259296.htm. Accessed May 5, 2012
119. US Department of Health & Human Services. Risks of breast implants. http://www.fda.gov/MedicalDevices/ProductsandMedicalProcedures/ImplantsandProsthetics/BreastImplants/ucm064106.htm. Accessed May 5, 2012
120. Schneider WJ, Hill HL Jr, Brown RG. Latissimus dorsi myocutaneous flap for breast reconstruction. Br J Plast Surg 1977;30(4):277–281
121. Dinner MI, Hartrampf CR Jr. Re: Drever: lower abdominal transverse rectus abdominis myocutaneous flap for breast reconstruction. Ann Plast Surg 1983;11(5):453–454
122. Bunkis J, Walton RL, Mathes SJ, Krizek TJ, Vasconez LO. Experience with the transverse lower rectus abdominis operation for breast reconstruction. Plast Reconstr Surg 1983;72(6):819–829
123. Schusterman MA, Kroll SS, Weldon ME. Immediate breast reconstruction: why the free TRAM over the conventional TRAM flap? Plast Reconstr Surg 1992;90(2):255–261, discussion 262
124. Alpert BS, Buncke HJ Jr, Mathes SJ. Surgical treatment of the totally avulsed scalp. Clin Plast Surg 1982;9(2):145–159
125. Allen RJ, Treece P. Deep inferior epigastric perforator flap for breast reconstruction. Ann Plast Surg 1994;32(1):32–38
126. Blondeel PN, Boeckx WD. Refinements in free flap breast reconstruction: the free bilateral deep inferior epigastric perforator flap anastomosed to the internal mammary artery. Br J Plast Surg 1994;47(7):495–501
127. Massey MF, Spiegel AJ, Levine JL, et al; Group for the Advancement of Breast Reconstruction. Perforator flaps: recent experience, current trends, and future directions based on 3974 microsurgical breast reconstructions. Plast Reconstr Surg 2009;124(3):737–751
128. D'Angelo-Donovan DD, Dickson-Witmer D, Petrelli NJ. Sentinel lymph node biopsy in breast cancer: A history and current clinical recommendations. Surg Oncol 2012
129. Golshan M, Martin WJ, Dowlatshahi K. Sentinel lymph node biopsy lowers the rate of lymphedema when compared with standard axillary lymph node dissection. Am Surg 2003;69(3):209–211, discussion 212
130. Boneti C, Korourian S, Bland K, et al. Axillary reverse mapping: mapping and preserving arm lymphatics may be important in preventing lymphedema during sentinel lymph node biopsy. J Am Coll Surg 2008;206(5):1038–1042, discussion 1042–1044
131. McLaughlin SA, Wright MJ, Morris KT, et al. Prevalence of lymphedema in women with breast cancer 5 years after sentinel lymph node biopsy or axillary dissection: patient perceptions and precautionary behaviors. J Clin Oncol 2008;26(32):5220–5226
132. Goldberg JI, Riedel ER, Morrow M, Van Zee KJ. Morbidity of sentinel node biopsy: relationship between number of excised lymph nodes and patient perceptions of lymphedema. Ann Surg Oncol 2011;18(10):2866–2872
133. Deo SV, Ray S, Rath GK, et al. Prevalence and risk factors for development of lymphedema following breast cancer treatment. Indian J Cancer 2004;41(1):8–12
134. Shah C, Vicini FA. Breast cancer-related arm lymphedema: incidence rates, diagnostic techniques, optimal management and risk reduction strategies. Int J Radiat Oncol Biol Phys 2011;81(4):907–914

135. Tsai RJ, Dennis LK, Lynch CF, Snetselaar LG, Zamba GK, Scott-Conner C. The risk of developing arm lymphedema among breast cancer survivors: a meta-analysis of treatment factors. Ann Surg Oncol 2009;16(7):1959–1972
136. Andersen KG, Kehlet H. Persistent pain after breast cancer treatment: a critical review of risk factors and strategies for prevention. J Pain 2011;12(7):725–746
137. Gärtner R, Jensen MB, Nielsen J, Ewertz M, Kroman N, Kehlet H. Prevalence of and factors associated with persistent pain following breast cancer surgery. JAMA 2009;302(18):1985–1992
138. Becker C, Assouad J, Riquet M, Hidden G. Postmastectomy lymphedema: long-term results following microsurgical lymph node transplantation. Ann Surg 2006;243(3):313–315
139. Becker C, Pham DN, Assouad J, Badia A, Foucault C, Riquet M. Postmastectomy neuropathic pain: results of microsurgical lymph nodes transplantation. Breast 2008;17(5):472–476
140. Lin CH, Ali R, Chen SC, et al. Vascularized groin lymph node transfer using the wrist as a recipient site for management of postmastectomy upper extremity lymphedema. Plast Reconstr Surg 2009;123(4):1265–1275
141. Saaristo AM, Niemi TS, Viitanen TP, Tervala TV, Hartiala P, Suominen EA. Microvascular breast reconstruction and lymph node transfer for postmastectomy lymphedema patients. Ann Surg 2012;255(3):468–473
142. National Institute of Lymphology. Ongoing clinical research at our centers of excellence in the care of lymphedema: ICG lymph node mapping in the setting of VLNTx. http://www.nilymph.com/ongoing-clinical-research-our-centers-excellence-care-lymphedema. Accessed May 5, 2012
143. Chang DW, Kim S. Breast reconstruction and lymphedema. Plast Reconstr Surg 2010;125(1):19–23
144. Kasseroller RG. The Vodder School: the Vodder method. Cancer 1998; 83(12, Suppl American):2840–2842
145. Cheville AL, McGarvey CL, Petrek JA, Russo SA, Taylor ME, Thiadens SR. Lymphedema management. Semin Radiat Oncol 2003;13(3):290–301
146. Cohen SR, Payne DK, Tunkel RS. Lymphedema: strategies for management. Cancer 2001; 92(4, Suppl):980–987
147. Thiadens SR. Current status of education and treatment resources for lymphedema. Cancer 1998; 83(12, Suppl American):2864–2868
148. Alderman AK, Hawley ST, Waljee J, Mujahid M, Morrow M, Katz SJ. Understanding the impact of breast reconstruction on the surgical decision-making process for breast cancer. Cancer 2008;112(3):489–494
149. National Institute of Lymphology. Proactive "protect the limb" protocol. http://www.nilymph.com/proactive. Accessed May 6, 2012
150. US National Institutes of Health. Outcomes after perforator flap reconstruction for breast reconstruction and/or lymphedema treatment. Clinical Trials.gov website. http://clinicaltrials.gov/ct2/show/NCT01273909. Accessed June 28, 2012

推奨文献

Białoszewski D, Woźniak W, Zarek S. Clinical efficacy of kinesiology taping in reducing edema of the lower limbs in patients treated with the Ilizarov method—preliminary report. Ortop Traumatol Rehabil 2009;11(1):46–54

Bringezu G, Schreiner O. Die Therapieform manuelle Lymphdrainage: ein aktuelles Lehrbuch einer erfolgreichen Behandlungsmethode. Lübeck, Germany: Haase; 1987

Brorson H, Ohlin K, Olsson G, et al. Quality of life following liposuction and conservative treatment of arm lymphedema. Lymphology. 2006;39:8–25

Cherry KJ, Gloviczki P, Stanson AW. Persistent sciatic vein: diagnosis and treatment of a rare condition. J Vasc Surg 1996;23(3):490–497

Cohen MM Jr. Klippel-Trenaunay syndrome. Am J Med Genet 2000;93(3):171–175

Coopee R. Use of "Elastic Taping" in the treatment of head and neck lymphedema. LymphLink 2008;20(4)

Damstra RJ, Voesten HG, Klinkert P, Brorson H. Circumferential suction-assisted lipectomy for lymphoedema after surgery for breast cancer. Br J Surg. 2009;96:859–64

Driscoll D, Gloviczki P, Hussmann D, et al. Paper presented at: K-T Support Group Meeting; July 18–19, 2008; Rochester, MN

Földi M. Treatment of lymphedema. [editorial] Lymphology 1994;27(1):1–5

Funayama E, Sasaki S, Oyama A, Furukawa H, Hayashi T, Yamamoto Y. How do the type and location of a vascular malformation influence growth in Klippel-Trénaunay syndrome? Plast Reconstr Surg 2011;127(1):340–346

Getz DH. The primary, secondary, and tertiary nursing interventions of lymphedema. Cancer Nurs 1985;8(3):177–184

Gleim IN, Gleim GW. Pilot handbook: a comprehensive text/reference for all pilots. 8th ed. Gainesville, FL: Gleim; 2008

Gloviczki P, Driscoll DJ. Klippel-Trenaunay syndrome: current management. Phlebology 2007;22(6):291–298

Grotting JC, Urist MM, Maddox WA, Vasconez LO. Conventional TRAM flap versus free microsurgical TRAM flap for immediate breast reconstruction. Plast Reconstr Surg 1989;83(5):828–841, discussion 842–844

Hocutt JE Jr. Cryotherapy. Am Fam Physician 1981;23(3):141–144

Hutzschenreuter P, Ehlers R. Effect of manual lymph drainage on the autonomic nervous system. [Article in German] Z Lymphol 1986;10(2):58–60

Jacob AG, Driscoll DJ, Shaughnessy WJ, Stanson AW, Clay RP, Gloviczki P. Klippel-Trénaunay syndrome: spectrum and management. Mayo Clin Proc 1998;73(1):28–36

Janniger CK. Klippel-Trénaunay-Weber syndrome. 2012. http://emedicine.medscape.com/article/1084257-overview. Accessed June 28, 2012

Kaya S, Akbayrak T, Guney H. Effect of kinesio taping with compression garment on lower extremity volume in primary lymphedema: a case report. [in Turkish] Fizyoterapi Rehabilitasyon 2008;19(3):213

Klippel-Trénaunay Support Group. Description of Klippel-Trénaunay syndrome. http://www.k-t.org/ description.html. Accessed August 9, 2008

Lawrance P. Innovations in the management of chronic oedema. Br J Community Nurs 2009;(suppl):S14–S21

Lee A, Driscoll D, Gloviczki P, Clay R, Shaughnessy W, Stans A. Evaluation and management of pain in patients with Klippel-Trenaunay syndrome: a review. Pediatrics 2005;115(3):744–749

Lipinska A, Sliwinski Z, Kiebzak W, Senderek T, Kirenko J. The influence of kinesio taping application on lymphoedema of an upper limb in women after mastectomy. [in Polish] Fizjoterapia Polska 2007;7(3):258–269

Liu NF, Lu Q, Yan ZX. Lymphatic malformation is a common component of Klippel-Trenaunay syndrome. J Vasc Surg 2010;52(6):1557–1563

Liu Q, Zhou X, Wei Q. Treatment of upper limb lymphedema after radical mastectomy with liposuction technique and pressure therapy. Zhongguo Xiu Fu Chong Jian Wai Ke Za Zhi. 2005;19:344–5

Lymphology Association of North America (LANA). Certified lymphedema therapist candidate information brochure. http://www.clt-lana.org. Accessed June 28, 2012

Mattassi R, Vaghi M. Management of the marginal vein: current issues. Phlebology 2007;22(6):283–286

Moodie D, Driscoll D, Salvatore D. Peripheral vascular disease in children—Klippel-Trénaunay syndrome. In: Young JR, Olin JW, Bartholomew JR. eds. Peripheral Vascular Diseases. 2nd ed. St. Louis, MO: Mosby; 1996:541–552

Mulliken JB, Young AE. Vascular Birthmarks: Hemangiomas and Malformations. Philadelphia: Saunders; 1988

Muscari-Lin E. Truncal Lymphedema. LymphLink 2004:16(1):1–2, 21

Nagda NL, Koontz MD. Review of studies on flight attendant health and comfort in airliner cabins. Aviat Space Environ Med 2003;74(2):101–109

National Cancer Institute (US), Office of Cancer Communications. The breast cancer digest: a guide to medical care, emotional support, educational programs, and resources. 2nd ed. Bethesda, MD: US Dept. of Health, Education, and Welfare, Public Health Service, National Institute of Health, National Cancer Institute; 1984:78

NLN. 2010 Position Statement of the National Lymphedema Network. Training of Lymphedema Therapists. http://www.lymphnet.org/pdfDocs/nlntraining.pdf. Accessed June 28, 2012

North American Lymphedema Education Association. http://lymphedemaeducationassociation.org/about.html. Accessed June 28, 2012

Oduber CE, Khemlani K, Sillevis Smitt JH, Hennekam RC, van der Horst CM. Baseline Quality of Life in patients with Klippel-Trenaunay syndrome. J Plast Reconstr Aesthet Surg 2010;63(4):603–609

Pendleton L. Staying alive. http://www.qopa.org/careerpilot/ta-staying_alive.html. Accessed September 5, 2012.

Qi F, Gu J, Shi Y, Yang Y. Treatment of upper limb lymphedema with combination of liposuction, myocutaneous flap transfer, and lymph-fascia grafting: a preliminary study. Microsurgery. 2009;29:29–34

Rayman RB. Cabin air quality: an overview. Aviat Space Environ Med 2002;73(3):211–215

Rönkä RH, Pamilo MS, von Smitten KA, Leidenius MH. Breast lymphedema after breast conserving treatment. Acta Oncol 2004;43(6):551–557

Rosenfeld RG, Tesch LG, Rodriguez-Rigau LJ, et al. Recommendations for diagnosis, treatment and management of individuals with Turner syndrome. Endocrinologist 1994;4 (5):351–358

Ruggiero FP, Mitzner R, Samant S, et al. Neck dissection classification. Emedicine. http://emedicine.medscape.com/article/849834-overview. Accessed June 28 2012

Schook CC, Mulliken JB, Fishman SJ, Alomari AI, Grant FD, Greene AK. Differential diagnosis of lower extremity enlargement in pediatric patients referred with a diagnosis of lymphedema. Plast Reconstr Surg 2011;127(4):1571–1581

Senderek T, Breitenbach S, Halas I. Kinesio taping: new opportunities in physiotherapeutic treatment of pregnant women. [in Polish] Fizjoterapia Polska 2005;5(2):266–271

Servelle M. Klippel and Trénaunay's syndrome. 768 operated cases. Ann Surg 1985;201(3):365–373

Shim JY, Lee HR, Lee DC. The use of elastic adhesive tape to promote lymphatic flow in the rabbit hind leg. Yonsei Med J 2003;44(6):1045–1052

Silverstein MD, Heit JA, Mohr DN, Petterson TM, O'Fallon WM, Melton LJ III. Trends in the incidence of deep vein thrombosis and pulmonary embolism: a 25-year population-based study. Arch Intern Med 1998;158(6):585–593

Tsai HJ, Hung HC, Yang JL, Huang CS, Tsauo JY. Could Kinesio tape replace the bandage in decongestive lymphatic therapy for breast-cancer-related lymphedema? A pilot study. Support Care Cancer 2009;17(11):1353–1360

US Department of Transportation, Federal Aviation Administration. Pilot's handbook of aeronautical knowledge. FAA-H-8083–25A. Oklahoma City, OK: United States Department of Transportation, Federal Aviation Administration, Airman Testing Standards Branch; 2008. http://www.faa.gov. Accessed June 28, 2012

Williams A. Breast and trunk oedema after treatment for breast cancer. Lymphoedema 2006;1(1):32–39

6 運営

リンパ浮腫クリニックの開設 344
リンパ浮腫プログラムを開始するための備品 345
医療費償還制度および請求 346
書類の見本およびテンプレート 348

リンパ浮腫管理の分野で働く医療専門家は、原発性または続発性リンパ浮腫、静脈不全、その他、複合的理学療法により効果を得られる症状に苦しむ患者を診察する。シンプルな症例もあれば、皮膚変化や外性器への罹患、あるいは既存の症状をさらに悪化させる原因などの複雑化因子を含む症例もある。認定リンパ浮腫療法士の治療を受けるまでに数十年もリンパ浮腫に悩まされてきた患者もおり、多くは患肢があまりにも大きくなったために腫脹のコントロールの方法を理解することが難しくなっている。しかし、症例がシンプルであろうと複雑であろうと、患者を毎日診察し、患肢がうっ滞除去されるまで治療を施せば、リンパ浮腫管理において最良の結果が得られる。週2、3回の治療は良好な効果どころか問題を引き起こす。弾性包帯は毎日交換しなければ滑り落ちて、阻血作用をもたらすかまたは患者が包帯を外してしまうことにより患肢へのリンパ液の再貯留を引き起こす。療法士はその後また、この液を除去するために治療時間を割かねばならず、治療の進行は大幅に遅れる。

患肢の大きさを正常またはほぼ正常な体積まで減少させることは、患者にも療法士にも大きなやりがいのあることである。この臨床的に難しくも価値のある経験は、患者が耐え抜かなければならない困難に対する見返りである。医療専門家の抱える障害は、リンパ浮腫クリニックを開設する前に解決しなければならない。

本章では、治療センターを独立で設置するかあるいは既存の医院や診療科の一部として設置するかに関わらず、リンパ浮腫クリニックの開設において重要なポイントに焦点を当てる。

リンパ浮腫クリニックの開設

経営のうまくいっているリンパ浮腫クリニックの開設に影響を及ぼす因子は、人材の選択、必要なスペースと設備の決定、クリニックを発展させるための市場調査の問題が挙げられる。

スタッフ

複合的理学療法のすべての構成要素を習得し、患者に適切な介入を提供するには、高度な能力とスキルを要する。訓練の質は患者が受けるケアのレベルに大きく影響する。

高水準のケアを提供するには、療法士はリンパ浮腫管理について専門の教育と訓練を受けることが必要である。療法士は135時間の授業時間から成るCDTの訓練プログラムを履修することが強く推奨される。この訓練は、3分の1が講義、3分の2が実習で構成されている。

リンパ浮腫管理の成功のためには、集中治療期に毎日の治療が必要である。従って、2人のリンパ浮腫療法士を配備し、欠勤のフォローと専門的な意見交換およびサポートを提供し合うことが望ましい。独立の治療センターでは、電話や受付を担当する職員や、保険および請求の問題を処理する職員も必要である。

必要なスペース

健康ケア施設(ヘルスセンター、総合施設、クリニック)の最低限のスペースおよびデザイン要件に関する規制は州によってさまざまに異なる。規制は専門家団体から入手できる。

療法士1人につき2部屋の治療室、トイレ2室、シャワー、エクササイズルーム、受付エリア(待合室を含む)、保管室を備えることが望ましい。

治療室：1部屋当たり7以下-9平方メートルで、以下の装置を備えること：治療台(高さ調節可能で、患者の体重を支えることができるもの)、椅子、ハンガー、回転椅子、包帯やパッド材料、患者の教育材料を保管する棚

最適な患者の治療スケジュールは療法士1人当たり2部屋の治療室を備えることで達せられる。患者と患者の間に十分な時間が取れれば、療法士1人当たり1部屋でも十分に機能する。

トイレ／シャワー：トイレ1室当たり5平方メートルまでで、車椅子での使用が可能であること。患者の衛生面を適切にするため、治療センター内にシャワーが設置されていることが望ましい。患者は日中の治療中に弾性包帯を装着する必要があり、自宅でシャワーを浴びる前に包帯を外すことが多い。患者が自宅で包帯を外さないことは治療の成功には必須である(体肢に疼痛やしびれ感がある場合を除く)。自宅でシャワーを浴びる患者は保護用シールドや大型ごみ袋で包帯を巻いた体肢を保護しなければならない。治療施設でシャワーが使用できない場合は、患者は包帯を巻いたまま自宅でシャワーを浴び、クリニックで包帯を外し、クリニックの洗面台のタオルで体肢を洗わなければならない。

エクササイズルーム：28-46平方メートルまでで、エクササイズマットを設置する。グループエクササイズや支援グループの会合のため、305平方メートルの広さの部屋が適している。

受付エリア：37平方メートルまでで患者の待合室、記録

保管、文書管理スペース、その他材料を収容する。

　治療施設が1日2回治療を提供する場合、受付エリアに加えて37平方メートルまでの患者のラウンジエリアを設置し、冷蔵庫や電子レンジ、コーヒー／茶メーカー、オーディオ設備、快適な休憩エリアを備えることが望ましい。

倉庫室：5平方メートル以下で、包帯材料やその他の用品を置く。

設備品

　経営のうまくいっているリンパ浮腫クリニックに必要な基本設備品を以下に挙げる：

- 受付エリアと治療室用の家具
- 調節可能な治療台
- 圧迫材料（本章に後述する「リンパ浮腫プログラムを開始するための備品」を参照）
- オーディオ設備および患者教育のためのその他の材料
- コンピュータとソフトウェア（体肢測定プログラム）
- デジタルカメラ
- メジャーテープと記録用紙
- 手動血圧計
- エクササイズ用機器（ソフトボール、棒、セラバンドなど）
- 基本のオフィス設備

市場の問題

　リンパ浮腫治療センターが独立であるか既存のクリニックまたは診療科の一部であるかに関わらず、成功を確実にするために紹介ソースを確立すべきである。リンパ浮腫コミュニティおよび医師にクリニックの存在を知ってもらうために以下の提案を検討すべきである。

コミュニティ内の医師に対するダイレクトメールまたは訪問：情報ソースには、クリニックのサービスを概説するパンフレットを含めること。パンフレットをデザインするときは、医師は多忙であるため正確で手短でポイントを抑えた適切な情報を好むということを覚えておく。リンパ浮腫患者の徒手リンパドレナージと複合的理学療法による治療前・治療後の写真をパンフレットのカバーページに掲載することが、ポイントを示す上で有用となる。

ウェブサイト上に掲載される認定療法士：CDTの訓練センターは基本的に、ウェブサイト上に卒業性の一覧を掲載しており、患者が認定療法士を検索できるようになっている。

リンパ浮腫に関連する出版物に掲載される認定療法士：米国リンパ浮腫ネットワークは季刊誌を発行している。この出版物にはリンパ浮腫患者と療法士のために有用な情報が掲載されている。料金を支払えば、この出版物のリソースガイドに療法士およびクリニックが掲載される。

パンフレット：提供されるサービスを概説するパンフレットを、健康フェアや乳癌／リンパ浮腫関連イベント、腫瘍専門医や脈管および形成外科医のオフィスに配布する。

サービス機関内でのプレゼンテーション：地元のクリニックや健康ケア機関でプレゼンテーションを行うことができる。各プレゼンテーションを補助する教育資料（ポスター、スライド）を携行すると有用である。

広告：地方紙やその他メディアは宣伝活動のよい伝達手段がある。

保険会社：当該サービスにあたる保険会社の医療提供者関係部門に連絡を取り、施設の提供するサービスについて知らせる。

リンパ浮腫プログラムを開始するための備品

　リンパ浮腫プログラムを開始する前に十分な備品を用意しておく。治療センターは十分な量の圧迫材料を保管しておくか、あるいは、最初の治療の前に患者自身が販売業者から直接材料を注文する必要があるよう患者に伝えておく。うっ滞除去期に各患者に必要十分な量の圧迫材料を評価時に判断する。

　リンパ浮腫管理に用いられる材料の詳しい説明と、上肢・下肢リンパ浮腫の包帯法に用いられる推奨材料の一覧は、第5章「必要な材料」に示す。

　準備するべき十分な量のリンパ浮腫包帯を在庫として維持するための初期費用はおよそ2千500ドル-3千ドルである（これで10人以下-15人の患者に使用できる）。

- 低伸縮性包帯
  - 4cm幅 10本
  - 6cm幅 20本
  - 8cm幅 20本
  - 10cm幅 40本
  - 10cm幅×10m（2倍長）5本
  - 12cm幅 40本

- 12cm幅×10m（2倍長）5本
- 幅広低伸縮性包帯（白色包帯）
  - 15cm幅5本
  - 20cm幅5本
- パッド包帯
  - 10cm幅30本
  - 15cm幅40本
- ソフトフォーム
  - （最適なものは、6mm厚と12mm厚で、シート1枚の推奨密度が立方フィート当たり725gのもの）
- 高密度発泡体
  - Komprex腎型小サイズ（サイズ0）10片
  - パッドロール（8cm×2m×1cm）2本
  - シート（100cm×50cm×1cm）4枚
- 発泡体パッドロール（Rosidal Soft）―灰色発泡体の代わりに使用できる
  - 10cm幅30本
  - 15cm幅15本
- ガーゼ包帯（手指と足趾包帯）
  - Mollelast：4cm×4m10箱（200本）またはElastomull（2.5cm×3.7m）8袋
  - 6cm×4m10箱（200本）またはElastomull（5cm×3.7m）17袋
  - Transelast（皮膚色）：6cm×4m10箱（200本）
- ストッキネット（筒状ガーゼ）
  - Lohmannサイズ5またはTricofixD5（細めの上肢または小児の下肢用）2箱
  - Lohmannサイズ6またはTricofixE6（標準的な上肢および下肢用）2箱
  - Lohmannサイズ7またはTricofixE6（太めの上肢および正常な下肢用）4箱
  - Lohmannサイズ9またはTricofixF7/G9（非常に太い上肢および大きめの下肢用）5箱
  - LohmannサイズK1（非常に太い上肢、小さい体幹用）2箱
  - LohmannサイズK2（非常に太い上肢および体幹用）2箱
- ローション
  - 236mℓボトル10-15本または946mℓボトル5本（Lymphoderm、Eucerinなど）
- その他
  - 包帯巻き器5体
  - 教育資料（ポスターなど）

リンパ浮腫管理用の包帯セットを提供する販売業者もある。これらのキットは上肢および下肢リンパ浮腫の包帯法に使用でき、基本的に低伸縮性包帯、ストッキネット、パッド、ガーゼ包帯を2セットずつ揃えている。発泡体は含まれていないことが多く、個別に注文しなければならない。個別にアイテムを注文するかわりにセットを注文すれば、注文プロセスが簡便になるが、基本的にパッケージプロセスの料金が加算請求される。

医療費償還制度および請求

個人的な独立採算制の場合、理にかなった料金体系を確立しなければならず、すべての費用（包帯、パッド材料など）と利益が料金に含まれる。治療のすべての部分を詳細化した料金表を治療センターに掲示しなければならない。

医療費償還制度は常に変化しており、非常に複雑な問題である。リンパ浮腫管理サービスは理学療法士、理学療法士のアシスタント、作業療法士、作業療法士のアシスタント、マッサージ療法士および看護師によって提供される。保険医療費償還は、医療提供者や臨床設定によって大きく異なる。医療提供者は保険会社と相談して、個々の専門家団体の医療費償還方針について調べる必要がある。また、最新の情報や規制について関連する専門家協会に相談するとよい。

過去数年間、1998年の女性の健康と癌に関する権利法（Women's Health and Cancer Right Act：WHCRA）はリンパ浮腫管理の医療費償還に有利な効果を及ぼした。この連邦法は1998年10月21日から施行され、乳房切除術を適用範囲とし、乳房切除後の再建術や人工補装具も範囲に含めることを団体医療保険制度（およびこの適用範囲を提供する支払者）に義務付けている。乳房切除による身体的合併症の治療と管理も、本法においては適用される。

この法の規定には、提供されるべき治療の種類は含まれていない。この決定は、個々の保険会社の判断に委ねられている。

WHCRAの施行前の保険適用に関する問題がある患者は、各保険会社に相談し、以下の質問をしなければならない：

1. 1998年の女性の健康と癌に関する権利法は、リンパ浮腫管理において自分が適用範囲内であるか？
2. 自分の保険の方針では、リンパ浮腫の治療のための徒手リンパドレナージと複合的理学療法（医師診療行為用語［CPT］コード97140）は対象となるか。
3. 医療費償還されるには理学療法士が徒手リンパドレナージと複合的理学療法を実施する必要があるか、あ

るいは、作業療法士、登録看護師、マッサージ療法士が治療を実施できるか。

患者は州の保険科に相談して、団体医療保険制度または個々の健康保険の一部である場合、WHCRAがその対象範囲に適用されるか否かを調べる。

支払者は概ね、弾性包帯や弾性着衣を対象としていない。最近の改善では、圧勾配のある弾性着衣の適用が検討されている。2003年10月1日に施行されたメディケア・メディケイド・サービスセンター（CMS）は、静脈うっ滞性潰瘍の治療における弾性包帯の適用が認められた。弾性着衣を30-50mmHgの圧迫で提供し、患者が医師またはその他の健康ケア専門家によって治療を受けた開放性静脈うっ滞性潰瘍を有する場合、適用範囲となる。

CMSの記事では、特定の要件が合えば、治療的または保護的機能を提供する弾性着衣の適用範囲となる。長期的なリンパ浮腫管理の成功は勾配のある弾性着衣によって決まり、また、リンパ浮腫コミュニティがリンパ浮腫ケアの適応範囲を拡張するよう要請すべきである。

リンパ浮腫クリニックは、リンパ浮腫管理材料の提供に特化した販買業者から弾性材料を購入する。個々の臨床設定によって、患者は業者から直接注文した材料について医療費の償還を受ける場合がある。

CPTコード

訂正コードはもっとも重要なものの1つであり、多くの場合はもっとも苛立たしいものの1つであり、リンパ浮腫管理のための実践を成功に導くためのものである。訂正コードは科学的で、コードの定義および複合した承認法において頻繁に変更されることでさらに複雑になる。

5桁のコードが医療提供者によって実施される医療サービスまたは治療法に適用される。医師診療行為用語は米国医師会のCPT論説委員によって設置され、報告のための業界のコード標準になった。

以下のCPTコードはリンパ浮腫管理の請求に一般に用いられる。医療提供者はさまざまな支払者によってこれらのコードの解釈が異なることを認識すべきである。

- 時限コード
  いずれかの時限コードについてメディケアに請求するとき、医療提供者は一連のサービス要件に関して適切なCMS指針に準拠しなければならない。
  - 評価コード
  - 97001：理学療法評価
  - 97003：作業療法評価
- 治療コード
  - 97140：徒手治療テクニック（モビライゼーション／マニピュレーション、徒手リンパドレナージ、徒手牽引）、1カ所以上。請求は15分ごとの増分に基づく。
  - 状態によっては、治療のMLD部分は30分から1時間に及ぶ。
  - 97530：治療活動。医療提供者と患者との直接（1対1）の懇談（機能性を改善するための動的活動の使用）。15分ごとの増分に基づく。
  - 患肢への包帯の有無に関わらず使用できる。
  - 97110：治療手順、1カ所以上。15分ごとの増分に基づく。筋力と持久力、関節可動域、柔軟性を改善するための治療的エクササイズ。
  - 患肢への包帯の有無に関わらず使用できる（セラバンド、ボールなど）。
  - 97535：セルフケア／自己管理トレーニング。セルフケア管理、在宅プログラムにおける自己MLDのための患者教育、セルフバンデージング。すべきこととすべきでないこと、および適切な活動の指針。請求は15分ごとの増分に基づく。
  - 97750：身体機能テスト、測定。周囲径および体積測定と報告書の記載（測定フォーム、体積プログラム）。請求は15分ごとの増分に基づく。
  - 97504：装具のフィッティングと訓練。上肢または下肢および体幹のための弾性着衣測定。
  - 97039：掲載されていない治療手順。スキンケア、呼吸エクササイズ、深部腹部テクニック、療法士による低pHローションの塗布、抗生剤軟膏またはその他、包帯装着前に患肢に使用する皮膚治療。
- ICD-9コード

ICD-9コードは医師または他の医療提供者によって実施される医療手順を説明する。ICD-9コードは米厚生省医療財政局（現CMS）によって設定され、メディケアの保険代行者による医療提供者への医療費償還額の割り当てを補助する。だが、多数のマネージドケアおよびその他保険会社の医療費償還はCMSの設置した値に基づいている。

- 457.0 乳房切除後リンパ浮腫
- 457.1 その他のリンパ浮腫
- 757.0 慢性遺伝性リンパ浮腫
- 729.81 体肢の腫脹（上肢および下肢）
- 629.8 女性生殖器の腫脹
- 608.86 男性生殖器の腫脹
- 607.83 陰茎の腫脹

書類の見本および テンプレート

　リンパ浮腫クリニックの設立に役立つ書類の見本書類の見本を以下に掲載する。

患者の情報

日付：＿＿＿＿＿＿＿＿＿＿＿＿＿＿＿＿＿＿＿＿＿＿＿＿＿＿＿＿＿＿＿＿＿＿＿

患者氏名：＿＿＿＿＿＿＿＿＿＿＿＿＿＿＿＿＿＿＿＿＿＿＿＿＿＿＿＿＿＿＿＿

患者住所：＿＿＿＿＿＿＿＿＿＿＿＿＿＿＿＿＿＿＿＿＿＿＿＿＿＿＿＿＿＿＿＿

市：＿＿＿＿＿＿＿＿＿＿＿＿＿＿＿＿＿ 州：＿＿＿＿＿＿＿＿＿＿＿＿ 郵便番号：＿＿＿＿＿＿

生年月日：＿＿＿＿＿＿＿＿＿＿＿＿＿＿＿＿＿＿＿＿＿＿＿＿＿＿＿＿＿＿

電話番号：（　　　　　）＿＿＿＿＿＿＿＿＿＿＿＿＿＿＿＿＿（自宅）

　　　　　（　　　　　）＿＿＿＿＿＿＿＿＿＿＿＿＿＿＿＿＿ 内線 ＿＿＿＿＿＿＿＿（会社）

結婚歴：　　　　　　　　（既婚）　（未婚）　（その他）

社会保障番号：＿＿＿＿＿＿＿＿＿＿＿＿＿＿＿＿＿＿＿＿＿＿＿＿＿＿＿＿

患者の雇用者：＿＿＿＿＿＿＿＿＿＿＿＿＿＿＿＿＿＿＿＿＿＿＿＿＿＿＿＿

雇用者住所：＿＿＿＿＿＿＿＿＿＿＿＿＿＿＿＿＿＿＿＿＿＿＿＿＿＿＿＿＿

市：＿＿＿＿＿＿＿＿＿＿＿＿＿＿＿＿＿ 州：＿＿＿＿＿＿＿＿＿＿＿＿ 郵便番号：＿＿＿＿＿＿

電話番号：（　　　　　）＿＿＿＿＿＿＿＿＿＿＿＿＿＿＿＿＿

配偶者／親／その他重要関係者の氏名：＿＿＿＿＿＿＿＿＿＿＿＿＿＿＿＿＿

住所(患者と異なる場合のみ)：＿＿＿＿＿＿＿＿＿＿＿＿＿＿＿＿＿＿＿＿＿＿

市：＿＿＿＿＿＿＿＿＿＿＿＿＿ 州：＿＿＿＿＿ 郵便番号：＿＿＿＿＿ 電話番号：＿＿＿＿＿＿＿＿＿

複製可能な保険証をご提示ください

保険会社：＿＿＿＿＿＿＿＿＿＿＿＿＿＿＿＿＿＿＿＿＿＿＿＿＿＿＿＿＿＿

保険契約者名：＿＿＿＿＿＿＿＿＿＿＿＿＿＿＿＿＿ 保険契約者の生年月日：＿＿＿＿＿＿＿＿＿

プライマリケア医師：＿＿＿＿＿＿＿＿＿＿＿＿＿＿＿＿＿＿＿＿＿＿＿＿＿

医師の住所：＿＿＿＿＿＿＿＿＿＿＿＿＿＿＿＿＿＿＿＿＿＿＿＿＿＿＿＿＿

電話番号：（　　　　　）＿＿＿＿＿＿＿＿＿＿＿＿＿＿担当医師番号（UPIN）＿＿＿＿＿＿＿＿

どのようにして当院についてお知りになりましたか？：＿＿＿＿＿＿＿＿＿＿＿＿＿＿＿＿

当院のパンフレットは郵送されましたか？＿＿＿＿＿＿はい　＿＿＿＿＿＿いいえ

プライバシー方針の告知の写しを受け取りました＿＿＿＿＿＿はい　＿＿＿＿＿＿いいえ

図6.1　患者情報フォーム

リンパ浮腫の評価

氏名：＿＿＿＿＿＿＿＿＿＿＿＿＿＿＿＿＿＿＿＿＿＿＿＿＿＿＿　日付：＿＿＿＿＿＿＿＿＿＿＿＿

1. リンパ浮腫を患ってどれくらいですか？＿＿＿＿＿＿＿＿＿＿＿＿＿＿＿＿＿＿＿＿＿＿＿
2. リンパ浮腫の部位に感染症を発症したことはありますか？＿＿＿＿＿＿＿＿＿＿＿＿＿＿
3. リンパ液が漏出したことはありますか？＿＿＿＿＿＿＿＿＿＿＿＿＿＿＿＿＿＿＿＿＿＿
4. 予防的抗生剤を使用していますか？＿＿＿＿＿＿＿＿＿＿＿＿＿＿＿＿＿＿＿＿＿＿＿＿
5. リンパ浮腫のために利尿剤を使用していますか？＿＿＿＿＿＿＿＿＿＿＿＿＿＿＿＿＿
6. リンパ浮腫のためにベンゾピロン類を使用していますか？＿＿＿＿＿＿＿＿＿＿＿＿＿
7. リンパ浮腫のためにその他薬剤を使用していますか？＿＿＿＿＿＿＿＿＿＿＿＿＿＿＿
8. リンパ浮腫を発症している家族はいますか？＿＿＿＿＿＿＿＿＿＿＿＿＿＿＿＿＿＿＿
9. リンパ浮腫に罹患している体肢の部位は？（該当するものをすべてチェック）

    左腕＿＿＿＿＿＿＿　　右腕＿＿＿＿＿＿＿

    左下肢＿＿＿＿＿＿　　右下肢＿＿＿＿＿＿

10. リンパ浮腫の治療を以前に受けたことがありますか？（該当するものをすべてチェック）

    手術＿＿＿＿＿＿＿　　弾性着衣＿＿＿＿＿＿＿

    抗生剤＿＿＿＿＿＿　　空気圧迫装置＿＿＿＿＿

    徒手リンパドレナージ＿＿＿＿＿＿＿＿＿＿＿

11. 気管支喘息の持病はありますか？＿＿＿＿＿＿＿＿＿＿＿＿＿＿＿＿＿＿＿＿＿＿＿＿
12. 高血圧の持病はありますか？＿＿＿＿＿＿＿＿＿＿＿＿＿＿＿＿＿＿＿＿＿＿＿＿＿＿
13. 糖尿病の持病はありますか？＿＿＿＿＿＿＿＿＿＿＿＿＿＿＿＿＿＿＿＿＿＿＿＿＿＿
14. アレルギーの持病はありますか？＿＿＿＿＿＿＿＿＿＿＿＿＿＿＿＿＿＿＿＿＿＿＿＿
15. 心臓の持病はありますか？＿＿＿＿＿＿＿＿＿＿＿＿＿＿＿＿＿＿＿＿＿＿＿＿＿＿＿
16. 腎臓の持病はありますか？＿＿＿＿＿＿＿＿＿＿＿＿＿＿＿＿＿＿＿＿＿＿＿＿＿＿＿
17. 循環器の持病はありますか？＿＿＿＿＿＿＿＿＿＿＿＿＿＿＿＿＿＿＿＿＿＿＿＿＿＿
18. 現在服用中の薬剤は何ですか？＿＿＿＿＿＿＿＿＿＿＿＿＿＿＿＿＿＿＿＿＿＿＿＿＿
19. 放射線治療を受けたことはありますか？＿＿＿＿＿＿＿＿＿＿＿＿＿＿＿＿＿＿＿＿＿
20. 化学療法を受けたことはありますか？＿＿＿＿＿＿＿＿＿＿＿＿＿＿＿＿＿＿＿＿＿＿
21. 何の手術を受けましたか？＿＿＿＿＿＿＿＿＿＿＿＿＿＿＿＿＿＿＿＿＿＿＿＿＿＿＿

（続く）

a

図6.2a, b　リンパ浮腫の評価

リンパ浮腫の評価(続き)

22. 当院を紹介した医師はどなたですか？ _____

    氏名：_____

    住所：_____

    電話番号：(　　　　　) _____

23. 当方がその医師に手紙を出すことや、リンパ浮腫の問題について相談することは可能ですか？

    _____ はい　　_____ いいえ

24. 当院で治療を受ける場合、ご自宅での維持プログラムを順守していただくことが必要となります

    内容は、

    a) 日中の弾性スリーブまたはストッキングの着用

    b) 夜間の体肢の包帯

    c) 感染症を予防するための綿密なスキンケア

    d) リンパの流れを促進するための治療的エクササイズ

    このようなプログラムを順守する意思はありますか？ _____

b

図6.2a, b　リンパ浮腫の評価

理学的検査

患者氏名：＿＿＿＿＿＿＿＿＿＿＿＿＿＿＿＿＿＿＿＿＿＿　日付：＿＿＿＿＿＿＿＿＿＿＿＿

生年月日：＿＿＿＿＿＿＿＿＿＿＿＿＿＿＿＿＿＿＿＿＿＿＿＿＿＿＿＿＿＿＿＿＿＿＿＿

全身の外観：＿＿＿＿＿＿＿＿＿＿＿＿＿＿＿＿＿　外性器：＿＿＿＿＿＿＿＿＿＿＿＿＿＿
＿＿＿＿＿＿＿＿＿＿＿＿＿＿＿＿＿＿＿＿＿＿　＿＿＿＿＿＿＿＿＿＿＿＿＿＿＿＿＿＿
＿＿＿＿＿＿＿＿＿＿＿＿＿＿＿＿＿＿＿＿＿＿　＿＿＿＿＿＿＿＿＿＿＿＿＿＿＿＿＿＿
＿＿＿＿＿＿＿＿＿＿＿＿＿＿＿＿＿＿＿＿＿＿　＿＿＿＿＿＿＿＿＿＿＿＿＿＿＿＿＿＿
＿＿＿＿＿＿＿＿＿＿＿＿＿＿＿＿＿＿＿＿＿＿　筋／骨格：＿＿＿＿＿＿＿＿＿＿＿＿＿＿

皮膚：＿＿＿＿＿＿＿＿＿＿＿＿＿＿＿＿＿＿＿　＿＿＿＿＿＿＿＿＿＿＿＿＿＿＿＿＿＿
＿＿＿＿＿＿＿＿＿＿＿＿＿＿＿＿＿＿＿＿＿＿　＿＿＿＿＿＿＿＿＿＿＿＿＿＿＿＿＿＿
＿＿＿＿＿＿＿＿＿＿＿＿＿＿＿＿＿＿＿＿＿＿　＿＿＿＿＿＿＿＿＿＿＿＿＿＿＿＿＿＿

頭部：頭＿＿＿＿＿＿＿＿＿＿＿＿＿＿＿＿＿＿　神経学的：＿＿＿＿＿＿＿＿＿＿＿＿＿
　　　目＿＿＿＿＿＿＿＿＿＿＿＿＿＿＿＿＿＿　＿＿＿＿＿＿＿＿＿＿＿＿＿＿＿＿＿＿
　　　耳＿＿＿＿＿＿＿＿＿＿＿＿＿＿＿＿＿＿　＿＿＿＿＿＿＿＿＿＿＿＿＿＿＿＿＿＿
　　　鼻＿＿＿＿＿＿＿＿＿＿＿＿＿＿＿＿＿＿　＿＿＿＿＿＿＿＿＿＿＿＿＿＿＿＿＿＿
　　　喉＿＿＿＿＿＿＿＿＿＿＿＿＿＿＿＿＿＿　その他：＿＿＿＿＿＿＿＿＿＿＿＿＿＿

頸部：＿＿＿＿＿＿＿＿＿＿＿＿＿＿＿＿＿＿＿　＿＿＿＿＿＿＿＿＿＿＿＿＿＿＿＿＿＿
＿＿＿＿＿＿＿＿＿＿＿＿＿＿＿＿＿＿＿＿＿＿

胸部／肺：＿＿＿＿＿＿＿＿＿＿＿＿＿＿＿＿＿
＿＿＿＿＿＿＿＿＿＿＿＿＿＿＿＿＿＿＿＿＿＿
＿＿＿＿＿＿＿＿＿＿＿＿＿＿＿＿＿＿＿＿＿＿

心臓：＿＿＿＿＿＿＿＿＿＿＿＿＿＿＿＿＿＿＿
＿＿＿＿＿＿＿＿＿＿＿＿＿＿＿＿＿＿＿＿＿＿
＿＿＿＿＿＿＿＿＿＿＿＿＿＿＿＿＿＿＿＿＿＿

腹部／背部：＿＿＿＿＿＿＿＿＿＿＿＿＿＿＿＿
＿＿＿＿＿＿＿＿＿＿＿＿＿＿＿＿＿＿＿＿＿＿
＿＿＿＿＿＿＿＿＿＿＿＿＿＿＿＿＿＿＿＿＿＿

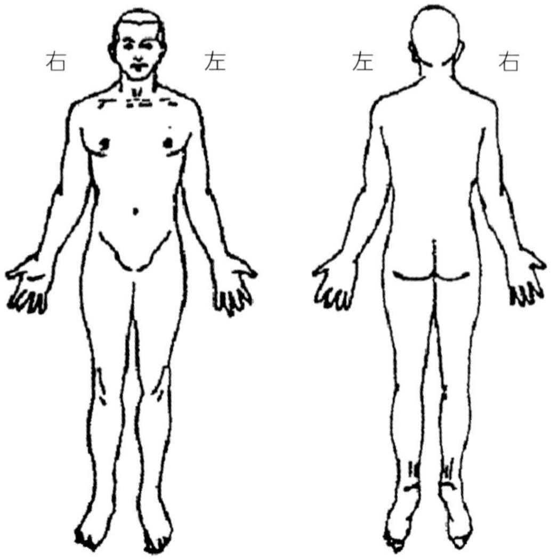

図6.3　理学的検査フォーム

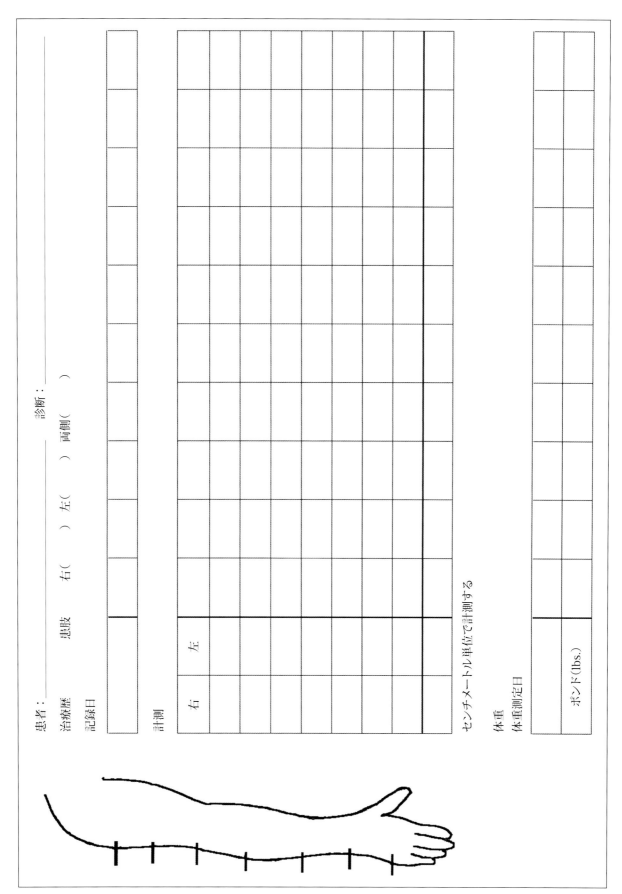

図6.4 上肢の計測フォーム

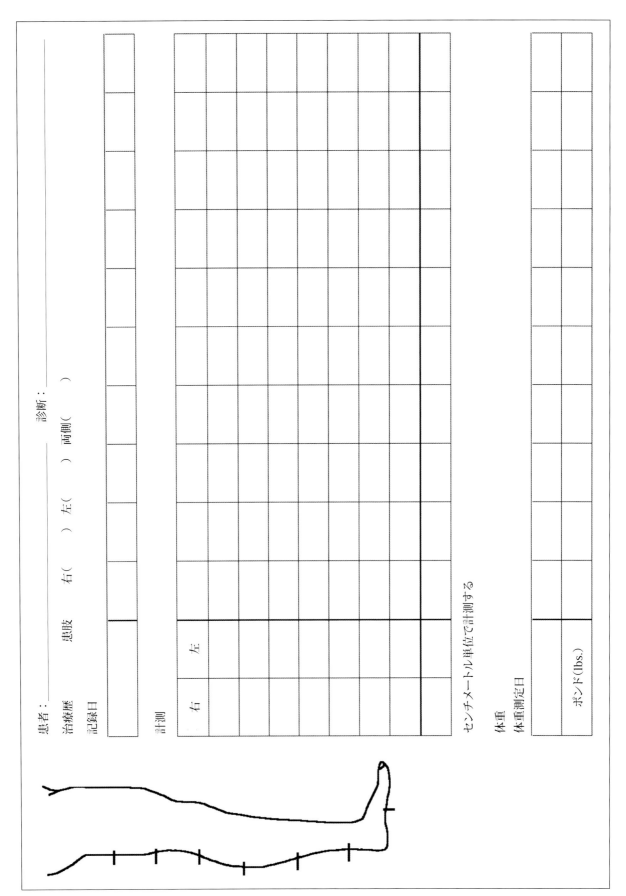

図6.5　下肢の計測フォーム

経過記録

患者：＿＿＿

生年月日：＿＿＿＿＿＿＿＿＿＿＿＿＿＿＿＿＿＿＿＿＿＿＿＿＿＿＿＿＿＿＿＿＿＿＿＿＿

日付	

図6.6 経過記録フォーム

撮影許可書

私、＿＿＿＿＿＿＿＿＿＿＿＿＿＿＿＿＿＿＿＿＿＿＿＿＿＿＿＿＿はここに、私の写真を撮影する絶対的かつ取り消し不能の権利と、私および私以外の他者と一緒に映る写真を使用する許可を、［施設名と住所］に付与します。

a) 上記施設自体の名称またはその施設が選択した名称あるいはその両者を同じ著作権で保護すること

b) 図示、宣伝、広告、営業などを含む（これらに限定されない）いかなる媒体においても、クリニックの広報医療スタッフへの医療情報提供の目的で、同写真の全体または一部を個別にまたは他の写真と組み合わせて再利用、発表および再発表すること

c) それに基づいて私の名前を使用すること　＿＿＿＿＿はい＿＿＿＿＿いいえ

d) 制約：＿＿＿＿顔写真は掲載しない＿＿＿＿その他＿＿＿＿＿＿＿＿＿＿＿＿＿＿＿＿＿
＿＿＿

　私は、名誉棄損、プライバシーの侵害などに限定されないあらゆるクレームを含み、写真の使用によってまたはそれと同時に生じるあらゆるクレームおよび要求から＿＿＿＿＿＿＿＿＿＿を解放し、免責するものとします。
本委任および譲渡状は＿＿＿＿＿＿＿＿＿＿の法定代理人、使用権の取得者、譲受人の利益を保証します。

　私は18歳以上であり、前述の内容を読み、完全に理解しました。

成人の許可	未成年者の許可
本人の氏名	未成年者の氏名
署名	親、後見人の署名
	本人との関係
証人	日付

図6.7　撮影許可書

プライバシー方針の告知
患者の同意書

医療機関名： _____

　保健社会福祉省は個人の医療情報のプライバシーを保護するためのプライバシールールを策定しました。プライバシールールは、特定の医療提供者が患者における治療の実施、支払または医療選択肢に関する健康情報の使用と開示について患者の同意を得るための標準を提供することも目的としています。私達は、患者であるあなた個人の診療記録のプライバシーを尊重すること、並びに、プライバシーを確保、保護するためにあらゆる策を講じます。私達は、あなたのプライバシーを保護するために常に適切な注意を払うよう努力いたします。あなたに最も適した医療を提供するため、あなたの健康情報、並びに、治療、支払または医療選択肢に関するあなたの情報の必要性を感じたときのみ最小限必要な情報を、適宜必要なときに提供します。

　また、あなたご自身の個人診療記録を完全に閲覧できるようサポートいたします。あなたとの治療関係は間接的である場合があり(医師とのみ交流し患者とは交流しない臨床検査室など)、治療、支払または医療選択肢の目的で個人健康情報を開示しなければならない場合があります。これらの場合は患者の同意を得る必要がないことが大半です。

　あなたの個人診療記録の使用または開示に対する同意を拒否することが認められますが、その場合書面による表明が必要です。

プライバシー方針の告知の
受領に関する通知書

1. (患者氏名) _____ は、(医療機関名) _____ のプライバシー方針の告知の写しを受領、確認しました。

患者または患者の後見人の署名：_____

日付：_____

図6.8　プライバシールール同意書

保護された健康情報の使用および第三者への開示に関する患者の許可書

医療機関名：＿＿＿＿＿＿＿＿＿＿＿＿＿＿＿＿＿＿＿＿＿＿＿＿＿＿＿＿＿＿＿

セクションA：すべての許可について記入すること

　私は、個別に特定可能な以下の健康情報の開示の使用を許可します。私は、本許可が任意であることを理解しています。私は情報の受領を認められた組織がヘルスプランあるいは医療提供者でない場合、解放した情報は連邦のプライバシー規制によってもはや保護されないことを理解しています。

患者氏名：＿＿＿＿＿＿＿＿＿＿＿＿＿＿＿＿＿＿＿＿＿＿　ID番号：＿＿＿＿＿＿＿＿＿＿＿＿

個人／組織の提供情報：＿＿＿＿＿＿＿＿＿＿＿＿＿＿＿＿＿＿＿＿＿＿＿＿＿＿＿＿＿
＿＿

個人／組織の受領情報：＿＿＿＿＿＿＿＿＿＿＿＿＿＿＿＿＿＿＿＿＿＿＿＿＿＿＿＿＿
＿＿

情報の特記（日付を含む）：＿＿＿＿＿＿＿＿＿＿＿＿＿＿＿＿＿＿＿＿＿＿＿＿＿＿
＿＿
＿＿

セクションB：ヘルスプランまたは医療提供者が許可を求めた場合のみ記入すること

1. 医療提供者は以下の記述内容に記入すること：
　　許可を求める医療提供者は上記の健康情報を使用または開示する代わりに経済的または現物による報酬を受けますか？
　　　＿＿＿＿＿＿はい＿＿＿＿＿＿いいえ
2. 患者は以下の記述内容を読み、頭文字を署名すること：
私は、私が署名した本書の写しを受領することを理解しています。患者の頭文字：＿＿＿＿＿＿

セクションC：すべての許可について記入すること

患者または患者の代理人は以下の記述内容を読み、頭文字を署名すること：

1. 私は本許可書が＿＿＿＿＿年＿＿＿＿＿月＿＿＿＿＿日をもって失効することを理解しています。
　　頭文字の署名：＿＿＿＿＿＿＿＿＿＿＿＿＿＿＿＿＿＿＿＿＿＿

2. 私は書面による医療機関の通知により随時、本許可書を取り消すことができることを理解しています。私は、彼らが取消を受ける前に講じたあらゆる措置に対し、この取消が何ら影響を及ぼさないことを理解しています。
　　頭文字の署名：＿＿＿＿＿＿＿＿＿＿＿＿＿＿＿＿＿＿＿＿＿＿

患者または患者の代理人の署名：＿＿＿＿＿＿＿＿＿＿＿＿＿＿＿＿＿＿＿＿＿＿＿＿＿

患者または患者の代理人の活字体氏名：＿＿＿＿＿＿＿＿＿＿＿＿＿＿＿＿＿＿＿＿＿

患者との関係：＿＿＿＿＿＿＿＿＿＿＿＿＿＿＿＿＿＿＿＿＿＿＿＿＿＿＿＿＿＿＿＿＿

図6.9　健康情報の取扱いに関する同意書

医学的必要性の説明書類

日付：

返信：

関係者各位様：

このたび、＿＿＿＿＿＿＿＿＿＿＿＿＿＿にて＿＿＿＿＿＿＿＿＿＿＿＿氏の診察を担当させていただきました。

当患者は、＿＿＿＿＿＿＿＿＿＿＿＿＿＿＿＿の後＿＿＿＿＿＿＿＿＿＿＿＿＿＿＿＿＿＿＿＿

の原発性／続発性リンパ浮腫を有することが認められました。

複合的理学療法の＿＿＿＿＿＿＿＿＿＿治療を計＿＿＿＿＿＿週間、毎日提供されることが当患者に有益であるものと思われます。

複合的理学療法：

各CDT治療は以下の4手順で構成されます：

1. 感染症の根絶を含む綿密な皮膚と爪のケア
2. 徒手リンパドレナージ、リンパ管がより頻繁に収縮するよう刺激し、リンパ液および浮腫液を近隣の機能するリンパ系へ経路変更する徒手治療テクニック。徒手リンパドレナージは、近隣の流域（頸部、対側／同側の腋窩または鼠径部）のリンパ管およびリンパ節を刺激することから始め、その後、患肢、上体、体肢の下部、手関節（足関節）、手（足）の分節順に徒手によるうっ滞除去を行う。浮腫液と阻害されたリンパ管は静脈角の方へ、身体の正中線をまたいで機能するリンパ領域の方へ、鼠径部へと下方へ、肩の上部を超えて、背部の周囲を回って、排出される。
3. 圧迫包帯法は徒手リンパドレナージの直後に実施される。包帯は体肢の遠位から近位に、遠位に最大圧迫、近位に最小圧迫をかけながら装着する。これは、圧迫分布を均一にしたり、あるいは、特に線維化が認められる部位の圧迫を高めたりするために、多層の綿包帯や発泡体材料を用いて行う。包帯は血流を阻害しないが、皮膚縮小や間質圧の増大をもたらす。これにより除去された浮腫液の再貯留を予防するとともに、間質腔へのリンパ液へのさらなるろ過も防ぐ。
4. 包帯を巻かれた患者は閉鎖されたスペースで、機能する筋と関節を用いた一連のうっ滞除去エクササイズの指導を受ける。エクササイズによって、機能するすべてのリンパ経路、および、静脈角への経路を形成するために用いられる側副経路のリンパ流が増大する。

　これにより当患者の腫脹は減少し、症状は安定します。この治療を行わなければ、腫脹は進行し合併症を招くことが予測されます。

　当患者は自宅で治療を継続できるよう、在宅維持プログラムの指導を受けます。

敬具

図6.10　医学的必要性の説明書類の例

リンパ浮腫に関する情報

リンパ浮腫とは

リンパ浮腫は身体部位、主に体肢に起こる腫脹です。顔面、体幹、腹部または外性器にも発症します。リンパ浮腫は表在組織に蛋白質の豊富な液が貯留した結果であり、未治療のまま放置すると、重大な病理的および臨床的結果をもたらします。この慢性の進行症状は、一度現れると消失することはありません。

リンパ浮腫の原因

リンパ浮腫は原発性または続発性のいずれかに分類されます。原発性リンパ浮腫はリンパ系の先天性形成不良を原因とし、誕生時にみられるかまたは後年に発症し、多くは思春期または妊娠期に発症します。原発性リンパ浮腫は通常下肢に罹患しますが、上肢に現れることもあります。

続発性リンパ浮腫の方が一般的で、多くは癌の手術や放射線療法の結果起こります。腋窩リンパ節の切除または放射線照射を伴う乳房切除術や腫瘍摘出術など、リンパ節切除を併用する手術が、米国における続発性リンパ浮腫の主な発症原因です。その他の原因としては、リンパ系の外傷または感染症が挙げられます。重度の静脈性不全もリンパ浮腫の発症に寄与します(静脈リンパうっ滞性浮腫)。

原発性および続発性リンパ浮腫は上肢または下肢に罹患します。一般に、原発性リンパ浮腫では下肢への罹患が多いのに対し、続発性リンパ浮腫では上肢への罹患が多いと言われます。

リンパ浮腫の症状

早期(ステージⅠ)リンパ浮腫は体肢をただ挙上するだけで一時的に減少します。ですが適切に治療しなければ、蛋白質豊富な腫脹が罹患した組織の進行性の硬化を引き起こします。この症状はリンパうっ滞性線維症と呼ばれ、ステージⅡのリンパ浮腫においてみられます。真菌感染症などの他の合併症、さらなる硬化、および、非常に多くみられる腫脹した体肢の体積の異常な増加がステージⅢのリンパ浮腫では典型的にみられます。

原発性および続発性リンパ浮腫は通常、片側の体肢にのみ罹患します；もしも両体肢に、たとえば両下肢に罹患した場合、腫脹は非対称に現れます。

治療法

投薬：リンパ浮腫をコントロールするために利尿薬が処方されることが多いですが、この症状の治療では長期的な結果は非常に悪いことが示されています。利尿薬が腫脹の水分量を減少させる一方、蛋白質分子は組織内に留まります。利尿薬の効果がなくなったとたんに、これらの蛋白質が浮腫患部領域へ水分を引き寄せ続けます。

手術：リンパ浮腫に対するいくつかの手術法があります。過去に実施されてきたこれらの手術のうちいくつかが一定の成果を示しているといってもいいでしょう。

空気圧迫装置：この装置は、患者の腫脹した体肢に使用される圧縮した空気を含むスリーブと一緒に作動します。これらの装置を不適切に用いると、リンパ浮腫患者に重篤な合併症を引き起こします。特殊な訓練を受けた療法士の監督下で、他の治療法と一緒にポンプが用いられる場合があります(以下を参照)。

複合的理学療法(CDT)：リンパ浮腫は治癒することがないため、治療の目的は腫脹を減少させ、その減少を維持することです。大半の患者において、安全で信頼性がある非侵襲性のこの地位療法をうまく適用することによってこの目的が達成されます。CDTは原発性および続発性リンパ浮腫の両方に良好な長期結果を示しており、2期の期間と以下の複合的な方法で構成されます。

徒手リンパドレナージ(MLD)：この優しい徒手治療テクニックは特定のリンパ管の活動性を増加させ、間質液を手で誘導します。正しく施術されると、一連のMLD治療によって患肢の体積が正常なあるいは正常に近いサイズにまで減少し、また、治療の第1期には毎日行われます。

圧迫療法：皮膚の弾性線維はリンパ浮腫によりダメージを受けます。液の再貯留を防ぐため、患肢に十分圧迫をかけることが必要です。

図6.11a, b　患者に対するリンパ浮腫に関する情報

(つづき)

　圧迫療法は筋ポンプの機能も改善し、線維化組織の減少を助け、静脈およびリンパ還流を促進します。
　CDTの第1期において、圧迫療法は特殊な低伸縮弾性包帯を使用することによって実現されます。これらの包帯材料はMLD治療の間用いられ、リンパ液の再貯留を防ぎ、MLDの治療中に患肢から流出させます。患肢のうっ滞除去を終えたら、患者さんは日中、弾性着衣を着用します。患者さんによっては、夜間さらに包帯を装着する必要がある方もいます。最良の結果を得るため、特殊な訓練を受けたスタッフがこれらの弾性サポート着衣のための計測を行います。体に合わないスリーブやストッキングは負の効果を及ぼします。着衣の種類（丸編みまたは平編み）と圧迫クラスは、患者さんの年齢や腫脹の重症度など多くの因子によって異なります。上肢リンパ浮腫の場合、圧迫クラスⅠ（20-30㎜Hg）またはⅡ（30-40㎜Hg）、下肢リンパ浮腫の場合。圧迫クラスⅡ、Ⅲ（40-50㎜Hg）またはⅣ（50㎜Hg超）が適しています。上肢リンパ浮腫に圧迫クラスⅢを使用する必要がある場合や、体肢リンパ浮腫にクラスⅣ以上の圧迫をかける必要がある場合もあります。この場合、それぞれの体肢上に2足のストッキングを重ねて履いたり、ストッキングの上から包帯を巻いたりすることによって実現します。
　最大の効果を得るために、着衣は毎日着用し、6カ月後に交換する必要があります。
　エクササイズ：療法士が各患者さんのためにカスタマイズ運動プログラムをデザインします。これらのうっ滞除去エクササイズは関節および筋ポンプの効果を補助するものであり、弾性包帯や着衣を着用した状態で実施する必要があります。疼痛を及ぼすような激しい動きやエクササイズは避けなければなりません。エクササイズはゆっくりと行い、患肢と健肢の両方で行う必要があります。
　スキンケア：リンパ浮腫の皮膚は非常に感染を受けやすく、通常乾燥しています。アルコールや香料を含まない低pHローションを使用して、皮膚を保湿し、感染症を予防する必要があります。患肢に真菌感染症が認められる場合は必ず、医師に相談してください。

すべきこととしてはならないこと

リンパ浮腫療法士は、リンパ浮腫を悪化させうる感染症その他の症状を予防するための方法を詳しくご説明します。以下に一般指針を簡単に記載します。

皮膚への損傷を避ける──ガーデニングをしたり、ペットの相手をしたり、家事を行ったりする際には注意してください。爪を切るときははさみを使わず、小皮は切らないようにしてください。小さい損傷でも感染症を引き起こすことがあります。

蚊に刺されない──外出するときは虫よけ剤を使用してください。蚊の咬刺傷1カ所でも感染症を引き起こします。

運動時は注意する──過剰な運動は避けてください。適度の運動や活動について療法士と相談してください。

熱を避ける──非常に熱いシャワー、体肢への温熱パック、日光浴、サウナの使用はリンパ浮腫に負の効果を及ぼします。患肢における温度の過剰な変化（熱い、冷たい）、マッサージ（スウェーデン式）または皮膚を刺激する化粧品は避けてください。

リンパ浮腫を有することをすべての医療提供者に伝える──患肢への注射や鍼治療は避けてください。血圧測定は健肢で行ってください。

栄養の重要性──リンパ浮腫に特殊な食事法はありません。今日では大半の栄養士が、減塩、低脂肪食を推奨しています。肥満は腫脹に負の効果を及ぼします。

旅行──蚊の流行地域は避けてください。飛行機で旅行するときは、着衣の上からさらに包帯を装着してください。

衣類──締めすぎる衣類は適切なリンパの流れを制限します。きついブラジャー、パンティー、ソックスは避け、貴金属類はゆるく装着してください。

医師の診察を受ける──感染症の徴候（発熱、悪寒、発赤、皮膚熱感）、真菌感染症が認められるとき、あるいは、リンパ浮腫に関連するかもしれない他の異常な変化に気付いた場合は、医師の診察を受けてください。

一般的な注意──日中は常に弾性着衣を着用し、必要であれば夜間に包帯も装着してください。日中はできるだけ何度も体肢を挙上してください。日中にエクササイズを実施し、リンパ浮腫に関して何か疑問がある場合は必ず、医師や療法士に相談してください。

b

図6.11a, b　患者に対するリンパ浮腫に関する情報

付録

索引 364

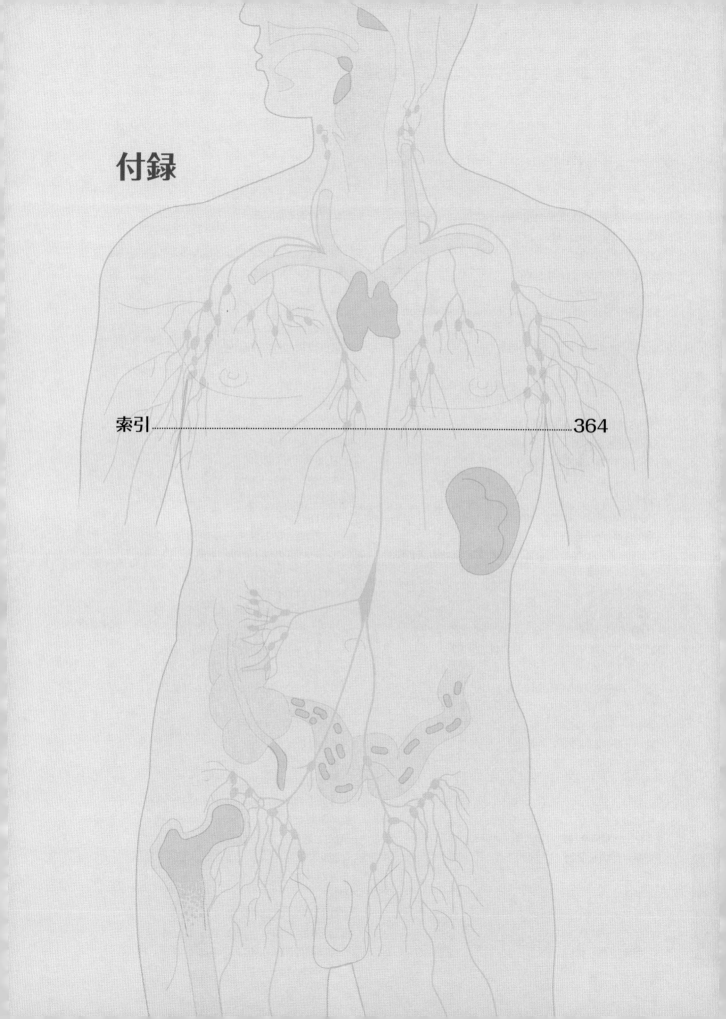

索引

Page numbers in italics refer to illustrations or tables

3D室内設計ソフトウェア（3DIDS）　236
AIDSとHIV　161, 162, 175
CONFBal　108
HIV疾患とAIDS　161, 162
King's Fundの提言　69
NEoLIN（National End of Life Intelligence Network）　30
NICE　国立医療技術評価機構を参照
PLISSIT介入モデル　175
『QIPP』（質、イノベーション、生産性、予防）（保健省）　66
SF-36健康調査票、心不全　83
SF-36健康調査票、心不全　83
WHO　世界保健機関を参照

あ

アウトカム評価　査定とアウトカム評価を参照
悪性腫瘍（がん）　77-9
アクティブ・エイジング　22-3, 25, 29, 30, 60, 62, 73-119
　健康状態と　73-119
　重要概念　62
　WHOのプログラム　2, 21, 22, 23, 202, 212
アクティブ・エイジングの一般的概念　23
足のケア　200
圧迫のリスク（皮膚の）　153
アテローム性動脈硬化　155, 170, 171, 174
アポトーシス　123
アラーム　234, 235
アルコール乱用　127, 174
アルツハイマー病　61, 67, 85, 92, 123, 124, 130, 133, 134, 135
　免疫系と　161
アレン認知機能評価の拡大版（LACLs）　86, 190
安寧　健康を参照
胃　167
イギリス
　イングランド、ウェールズも参照
　ケアラー戦略　208
　健康増進　60-1

社会政策　63-7
寿命　60
NEoLIN（National End of Life Intelligence Network）　30
移行、作業的　27-30
意識　127-8
意思決定能力法（Mental Capacity Act）（2005）　66
意志質問票（VQ）、双極性障害　76, 77
移乗　194, 196
痛み　135-6
　上肢骨折　90
遺伝学の老化理論　19
遺伝と老化　19
衣服、着ること　201
意味記憶　131, 132, 135
医療及び社会的ケア法（Health and Social Care Act）（2012）　66
医療専門職　多職種チーム、専門職を参照
『イングランドの終末期ケア戦略』　30, 214
インスリン　150, 167, 170, 171
陰性症状、統合失調症　99, 100
インターネット　235-6
インフルエンザワクチン　158, 160, 204
ウェストミード住まい安全性評価　108
ウェールズ、北、社会的ネットワーク　45-6
ウエストコーツ個別化アウトカム評価（WIOM）、がん　79
うつ病　87-9
　注意の選択　130
　における注意　130
　パーキンソン病　98
　慢性閉塞性肺疾患　80, 81
腕、肩、手の障害評価質問票（DASH）　90
腕　上肢を参照
運転（と適性）　225-30
　認知症と　86
運転の適性　運転を参照
運動
運動・移動　運動を参照
運動（運動・移動）　163, 165-6, 194-9
　神経筋骨格系疾患により損なわれる　165

ICFにおける　187, 194
　　を助ける生産品　197, 232-3
運動機能　133
　　運動課題の遂行　191
　　運動とプロセス技能モデルも参照
　　抗精神病薬の副作用　100
　　パーキンソン病における　96, 97
運動　身体活動を参照
運動とプロセス技能モデル（AMPS）　190
　　学習障害　92
　　心疾患　83
　　双極性障害　76, 77
　　統合失調症　101
　　認知症　86
　　脳卒中　104
　　慢性閉塞性肺疾患　81
運動ニューロン、下位（LMNs）　149, 163
衛生管理　200
　　口腔の　167, 169
栄養（と食事）　177-8, 202
　　食物も参照
　　統合失調症　101
　　皮膚と　152
　　不足　177-8, 202
栄養不良　177-8, 202
エキスパート患者プログラム　66, 116
エストロゲン　123, 150, 151, 163, 174
　　補充療法　170
エネルギー　129
　　保存のテクニック、慢性閉塞性肺疾患における　80-1
エビデンスに基づく実践　4-7
エピソード記憶　132
エラーの保存　191
遠隔ケア　234-5
遠隔ケア　234-5
嚥下障害　168, 168-9
嚥下障害　168, 168-9
欧州
　　高齢者の人口　61
　　終末期戦略（WHO欧州地域による）　30
欧州連合（EU）
　　『アクティブ・エイジングと世代間の連帯のための欧州年』
　　　（2012）　23
　　『健康寿命』　60
お茶をいれること　206-7
オン・オフ現象、パーキンソン病　96, 97, 204

恩恵と遠隔ケア　234
音声　126
温度
　　極端な環境　243-4
　　体温、調節不全　178-9
温度（体温）調節不全　178-9
温度調節不全　178-9
オーストラリア、ケアラー戦略　208
　　終末期　30

か

下位運動ニューロン（LMN）　149, 163
介護施設または施設（老人ホームを含む）　2, 38, 52
　　作業療法士　52
　　スピリチュアリティの指導者の訪問　214
　　仲間の支援　44
　　認知症　85
　　ペット　47
階段の昇降　198-9
階段を昇ること　198-9
快適性と不快　174, 201, 203
海馬　123
買物　206
　　食料品　9, 169
家族（と友人）　38, 43, 49
　　異文化間の視点　39-41
　　カップル、心情的関係　209
　　社会的ネットワーク、北ウェールズ　45
価値観　39, 44
カップル　209-10
　　の介護者の役割　配偶者の介護者を参照
活動　21, 120
　　機能障害／制限
　　　うつ病　88
　　　関節炎　95, 166
　　　学習障害　92
　　　がん　78
　　　心疾患　83
　　　上肢骨折　91
　　　双極性障害　75
　　　統合失調症　100
　　　ICFにおける　10, 185
　　　認知症　85
　　　脳卒中　103
　　　パーキンソン病　98
　　　慢性閉塞性肺疾患　80

サクセスフル・エイジングと　23, 24, 185-7
　　性差と　18
　　に影響を与える社会的因子　49-50
　　ICFにおける　8, 9, 185
　　　制限　10, 185
　　老化理論における　21, 22
活動別バランス自信尺度　108
家庭生活　187, 205-6
カナダ作業遂行測定（COPM）　74
　　うつ病　88, 89
　　がん　79
　　筋骨格疾患のケア　94
　　心疾患　83
　　認知症　86
　　慢性閉塞性肺疾患　81
感覚系（構造と機能）　121, 122, 135-9, 188-9
　　脳卒中と　103
　　目的をもった感覚的経験　188-9
環境　224-50
　　感覚的知覚　感覚系を参照
　　災害（自然災害）　243-5
　　心血管系の反応　156
　　転倒の査定　108
　　統合失調症と　100
　　ICFにおける　8, 9, 10, 224
関係（対人／社会的）　208-10
　　互恵性　WHOのICFにおける互恵性　187, 208を参照
　　カップルも参照
患者健康質問票（PHQ-9）　89
関節　149, 164
　　関節炎も参照
　　保護　94-5
関節炎　93-5, 166, 199
　　性機能と　174
関節可動域測定法　90
肝臓　167
冠動脈心疾患　82-4, 155
外傷／損傷
　　骨折も参照
　　脳　脳を参照
　　皮膚　152, 153
課題　186-192
　　タスク照明　238-9
　　の遂行　遂行を参照
監督的注意システム　131-3

臥位　195
外皮系（皮膚および皮膚付属器）　148, 151-3
　　病原体の侵入と　160, 161
学習障害　91-3, 124
　　注意と　130
　　転倒と　105, 107
学習と教育　188-9, 210-11
　　ICFにおける　186, 188-9
家事　206-7
感染症
　　呼吸器　157-8
　　性　175
　　の原因となる病原体に対する防御としての皮膚　160, 161
がん　77-9
記憶　131-3
　　意味　131, 132, 135
　　作動　131
　　短期　131, 132, 234, 235
　　長期　131
　　展望　132, 134
　　を助ける用具／機器　233, 234, 235
気質　129
　　統合失調症　100
基礎代謝率　169
基礎代謝率　169
基底核　124, 130, 173
　　パーキンソン病　96, 124
機能およびリハビリテーション環境の安全性評価（SAFER）　108
機能と構造（身体）　120-84
　　機能障害／制限　10
　　　うつ病　88
　　　関節炎　95
　　　学習障害　92
　　　がん　78
　　　心疾患　82, 83
　　　上肢骨折　91
　　　双極性障害　75
　　　超高齢者　28
　　　統合失調症　99, 100
　　　認知症　85
　　　脳卒中　103
　　　パーキンソン病　98
　　　慢性閉塞性肺疾患　80
　　国際生活機能分類（ICF）、生理学的変化も参照

定義　120
　　ICFの構成要素としての　8-9, 10, 120
嗅覚　167, 188, 189
嗅覚　167, 188, 189
教育　学習と教育を参照
協働的実践　67-8
恐怖　不安と恐怖を参照
極端な気候　243-4, 245
虚血性脳卒中　102
虚弱　28-9, 176-7
虚弱に対するライフコース・アプローチ　177
筋（骨格）　149, 150, 163, 164, 165, 166
　　サルコペニアも参照
　　脳卒中と　103
筋骨格系　150-1, 163-5
　　加齢変化　150-1, 163-5
　　疾患　93-5, 165
　　心血管系と　154
虐待
　　高齢者の　47-8, 153
　　薬物　127-8
薬（薬物療法）　203-4
　　自動服薬管理装置　233
　　副作用　159, 204
　　　　運転と　228
　　　　性機能障害　174
　　　　不眠症　128
　　副作用以外の問題　204
クライアント中心の実践　25, 52, 65, 66, 186, 193
　　阻害因子　26
車いす　232-3
車の運転　運転を参照
クロザピン　100
グループ　31
　　フォーカス、研究で用いる　5
ケア
　　遠隔　234-5
　　高齢者による他者の（介護の互恵性）　39-40, 44, 48, 51, 192, 207-8
　　終末期　29-30, 73, 214
　　中間期　65
　　ヒト中心の　64-5
　　配偶者も参照
　　病院の　病院のケアを参照
ケアの質委員会　63
『ケアの尊厳』　64

経済不況、世界的な　6, 68-9
軽躁病、双極性障害　75
継続性理論　21, 211
血管　148
血圧、高い（高血圧）　154, 155
血液　148
　　ガスのホメオスタシス　157
結合組織　164
研究
　　北ウェールズの高齢者の社会的ネットワーク　45-6
　　超高齢者の　28
　　によるエビデンス　4-6
研究におけるインタビュー　5
『健康寿命』（EU）　60
健康増進　60-1
　　心の　66-7
　　身体活動　104-5
健康（と安寧）
　　アクティブ・エイジングと健康状態　73-119
　　国際生活機能分類（ICF）も参照
　　社会的状況と　48-50
　　寿命　寿命を参照
　　に注意すること　202-5
　　によい生活習慣　49, 204
　　の増進における作業療法士の役割　179-80
　　のモデルとしてのICF　8
健康評価調査票（HAQ）、筋骨格疾患ケア　94
見当識　129
ゲイの男性　209
言語　134-5
『現代の社会的ケア制度の展望』（政策文書）　64
更衣　201
公共交通機関　225, 226
口腔の衛生管理　167, 169
高血圧　154, 155
甲状腺機能異常　171
甲状腺機能亢進症　171
甲状腺機能低下症　171
公正
　　遠隔ケアと　244
　　作業的、サクセスフル・エイジング　31-2
抗精神病薬　100
構造　機能と構造を参照
交通手段　225-30
　　運転も参照
口頭の情報　241, 242

『高齢化に関するマドリッド国際行動計画』 62-3
高齢者差別　差別を参照
高齢者の活動および転倒恐怖感調査（SAFFE）　108
『高齢者のナショナル・サービス・フレームワーク』 64, 65, 66, 73
　　学習障害　92
後弯　196
呼吸器系　149, 157-9
　　神経筋骨格系と　164
　　心血管系と　154
　　肺も参照
呼吸リハビリテーション　81
　　肺も参照
国際運動障害学会によるパーキンソン病統一スケール（UPDRS）の改訂版　96
国際生活機能分類（ICF）　2, 7-11, 73-4
　　個人因子も参照
　　心身機能・身体構造　8-9, 10, 120
　　実践の枠組みとしての　10-12
　　上肢骨折と　91
　　における活動　活動を参照
　　における環境　8, 9, 10, 224
　　における個人因子　8, 9, 10, 17
　　における参加　185
　　における領域　185-223
　　認知症と　85
　　の定義による能力VS実行状況　185
国際的な問題　世界的な問題を参照
国立医療技術評価機構（NICE）
　　『精神的な安寧と高齢者』（2008）　60
　　転倒の危険因子　106
国連の政策　62-3
心の健康　66-7
　　精神障害　74-7, 87-9, 99-102
個人因子（老年期の）　17-19
　　ICFにおける　8, 9, 10, 17
個人インタビュー（研究のための）　5
個人の衛生管理　衛生管理を参照
骨格筋　筋を参照
骨折と骨粗鬆症　89-91
骨　149, 150, 163
　　塩／量　163, 164-5, 169
　　喪失　163, 169, 170, 176
　　骨粗鬆症　163, 169, 172
　　と骨折　89-91
固定観念　39, 40, 41, 44, 51, 52, 53

孤独　41-2, 44, 46, 51, 192
　　孤立も参照
コミュニケーション　193-4
　　技能　78, 135
　　高齢者への情報の　241-2
　　ICFにおける　187
　　皮膚の役割　153
コミュニティ　地域社会を参照
雇用（仕事）　210-11
　　退職　27
孤立型の社会的ネットワーク　46
孤立、社会的な　41-2, 51, 79
　　孤独も参照
コンピューターとインターネット　235-6
互恵性（社会的関係の）　38, 43
　　介護／支援の　39, 44, 48, 51, 192, 207-8

さ

最適化（サクセスフル・エイジングにおける）　23, 24
細胞　121
　　アポトーシス　123
細胞と老化　19
作業機能状態評価法協業版（AOF-CV）、双極性障害　76, 77
作業的移行　27-30
作業的公正とサクセスフル・エイジング　31-2
作業に関する自己評価（OSA）、統合失調症　101
作業療法運転能力査定（OT-DORA）　229
作業療法士協会（COT）
　　運転と　227
　　がんと　79
　　政策展開と　59, 63
　　転倒管理と　107, 197
　　ICFについてのガイダンス　8
　　の推奨する健康増進の活動　78
　　パーキンソン病と　96, 98
サクセスフル・エイジング　22, 23-4, 25, 27, 28, 185-223
　　作業的公正と　31-2
　　死と　29, 30
アセスメントとアウトカム評価
　　うつ病　88-9
　　運転能力　227-30
　　課題の遂行　190
　　学習障害　92-3
　　がん　79

筋骨格疾患のケア　94
　　心疾患　82, 83, 83-4
　　上肢骨折　89
　　双極性障害　76, 77
　　転倒　107, 108
　　統合失調症　101
　　認知症　85-6
　　脳卒中　103, 104
　　パーキンソン病　98
　　慢性閉塞性肺疾患　80, 81
作動記憶　131, 132, 133
差別、年齢（高齢者差別）　17, 38, 39, 64
　　LGBTの人々と　209
サルコペニア　150, 197
　　肥満と　178
参加　120
　　研究への　5
　　サクセスフル・エイジングと　23, 185-7
　　制限／制約
　　　うつ病　88
　　　学習障害　92
　　　がん　78
　　　上肢骨折　91
　　　双極性障害　75
　　　統合失調症　100
　　　ICFにおける　10, 185
　　　認知症　85
　　　脳卒中　103
　　　パーキンソン病　98
　　　慢性閉塞性肺疾患　80
　　性差と　18
　　ICFにおける　8, 9
　　　制限　10, 185
　　を促す社会的接触　50
座位、からの立位　196
サービス（OT）
　　種類　1-2, 11
　　世界的な経済不況と　6, 68-9
　　に関する政策展開　59-72
　　入手　206
支援（社会的）　43-6
　　家族の　家族を参照
　　健康への影響　48-50
　　種類　43-5
　　における医療専門職　47
　　の互恵性　39, 44, 48, 51

支援的用具　230-43
視覚機能　136-7
　　運転と査定　228
　　障害　146-7, 188, 189
　　　支援的用具　237-40
視覚機能障害と触覚的手がかり　239-40
士気、に影響を与える社会的因子　43, 44, 48, 51
仕事　雇用を参照
死（終末期）　29-30, 73, 214
視床下部　171
姿勢
　　調整　138, 139
　　変換　196-7
　　保持　195-6, 197
　　前かがみの　196
施設　介護施設を参照
自然災害　243-5
失禁
　　尿　173
　　便　168
失神　128
死亡（死亡率）
　　心血管疾患による　155
　　自殺も参照
　　に影響を与える社会的因子　48-9, 50
死亡率　死亡、死、自殺を参照
市民生活、ICFにおける　187, 212-13
社会的状況　38-59
　　イギリスの社会政策　63-7
　　作業療法士にとっての意味　51-3
　　社会的孤立　41-2, 51, 79
　　社会的支援　支援を参照
　　における関係　関係を参照
　　の機能不全　47-8
習慣　146, 205
宗教　213-14
終末期　29-30, 73, 214
手術と性機能　174
出血性脳卒中　102
消化　167
消化器系　150, 166-9
消化器系　150, 166-9
消化器系　150, 166-9
障害
　　国際生活機能分類（ICF）も参照
　　のモデルとしてのICF　8

を伴う老年期　24-5
生涯学習　210
食事　食物、栄養を参照
食物
　栄養も参照
　買物　9, 169
　摂取と消化　167
　食べること　201-2
　調理　206-7
触覚
触覚　135, 188
処理（中枢神経系）　133
視力　視覚機能を参照
進化論の老化理論　19
神経学　神経系を参照
神経筋骨格系　149, 163-176
神経系（神経構造）　121-6, 149, 163-5
　疾患と損傷　122, 165
　自律　170
　脳、脊髄も参照
神経遮断薬（抗精神病薬）　100
神経伝達物質　124
神経の伝導速度　123, 124, 125, 133, 137, 138
心血管系　148, 153-6
　外皮系と　151
　神経筋骨格系と　164
　心臓も参照
心臓　148, 154, 156
　冠動脈心疾患　82-4, 155
　心血管系も参照
　心不全　82-4, 158
身体
　機能　機能を参照
　を洗うこと、各部の手入れ　200
身体活動と運動　194-5
　心不全における　84
　の推進　194-5
　の喪失または大幅な減少　175-6
身体系に生じる生理学的変化　147-51
身体的虐待　47-8, 153
心不全における息切れ（呼吸困難）　84
心不全における呼吸困難　84
親密な関係および性的関係　174-5, 208-9
心理学的な影響
　社会的支援の　48
　ストレスも参照

転倒の　106
　慢性閉塞性肺疾患の　80, 81
心理社会的な老化理論　21-2
心理社会的発達　22
心理的要求、対処　192-3
自覚的運動強度のボルグ・スケール　81
自己管理、関節炎　95
自己免疫疾患　161
自殺　87, 193
自宅　240-3
　での生活（家庭生活）　187, 205-6
　訪問　240-3
　　転倒予防と　94
　　バーチャルテクノロジーと　236
自宅の転倒および事故のスクリーニングツール（HOME FAST）　108
実行機能　133-4
実践
　エビデンスに基づく　4-7
　協働的　67-8
　クライアント中心の　クライアント中心の実践を参照
　の課題　3-7
　の枠組みとしてのICF　10-12
自分の身体を洗うこと　200
　入浴も参照
ジャマー握力測定法　90
寿命
　イギリス　60
　健康　62
　　VS 実際の寿命　20
　先進国　59
上肢（腕）
　拘束誘発性運動療法（Constraint Induced Movement Therapy）　105
　骨折と骨粗鬆症　89-91
　物の運搬・移動・操作　197
情動の安寧　134
　支援　43, 48
情報、高齢者への伝達　241-2
女性（高齢）
　課題の遂行　191
　高血圧　155
　社会的支援　43
　男性との比較　18, 60, 191, 212
　レジャー活動　212
　レズビアン　209

自律神経系　170
自律性　23, 25, 26, 62, 205, 206, 231, 234
自立性　62, 63
　　遠隔ケアと　244
　　セルフケアの　199
　　放棄　134
人格　129
　　統合失調症　100
人権　23, 62, 63, 66
人口の高齢化　1, 62
　　欧州　61
　　心疾患と　82
　　双極性障害と　75
人生の後期　老年期を参照
腎臓　151, 170, 172
人的災害　243-5
CI療法（Constraint Induced Movement Therapy）　105
遂行機能障害症候群の行動評価（BADS）　104
遂行（作業／課題）
　　一般的な課題　187, 189-93
　　家事　206-7
　　ICFの定義　185
　　薬物療法と　204
膵臓　167
水分のバランス　169
睡眠および睡眠障害　127-8
『健やか高齢者研究』31, 211
ストレス　50, 171, 192-3
　　心血管系と　156, 171
　　対処　192-3
　　免疫系と　161
ストレスによる失禁　173
スピリチュアリティ　213-14
生活習慣、健康的な　49, 204
生活の質　59
生活領域
　　家庭　187, 205-6
　　主要な、ICFにおける　187
性機能　174-5, 208-9
政策展開　59-72
性差と老化　18, 60, 191, 212
　　男性、女性も参照
生産性　65-6, 210
生産品　230-40
　　歩行　197, 232
精神運動機能　133

精神機能　121, 126-35
　　個別的　121, 129-35
　　全般的　121, 127-9
　　認知機能も参照
　　認知症における、査定　85
精神疾患　74-7, 87-9, 99-102
精神障害の診断・統計マニュアル（DSM-IV）
　　うつ病　88
　　統合失調症　99
『精神的な安寧と高齢者』（NICE 2008）　60
政治活動　188, 212-13
性　性差、男性、女性を参照
生物医学的な老化理論　23
生物学的な老化理論　19-20
生物心理社会的な老化理論　22-4, 186
生物心理社会的モデル
　　健康および生活機能の　2.8
　　老化の　22-4, 186
西洋社会　24, 39
　　心血管疾患　155
世界人権宣言（1948）　62
世界的・国際的な問題
　　経済的不況の危機　6, 68-9
　　政策展開　59-63
世界的な問題
世界保健機関
　　アクティブ・エイジングのプログラム　2, 22, 23, 31, 62, 202, 212
　　協働的実践の定義　67
　　ICF　国際生活機能分類を参照
　　コミュニティへの参加と　211
　　終末期戦略（WHO欧州地域による）　30
　　生活の質の定義　59
　　長期ケアのツールキット　61
脊髄　122
世代間交流のプロジェクト　52
摂取　167
セルフケア　199-205
　　統合失調症、問題　100
　　ICFにおける　187, 199
セルフネグレクト　50
潜在記憶　131, 132
先進国、寿命　59
戦争と紛争　243, 244, 245, 246
選択、最適化、補償（SOC）（サクセスフル・エイジングの）　23, 24

先天免疫　149, 159-60
セント・ジョージ呼吸器質問票　81
せん妄　128
専門職(医療、その他)　38, 42
　　多職種チームも参照
　　による社会的支援　47
　　リスクを取ること　26
全身麻酔　128
前庭系　138
双極性障害　74-7
装置　189
　　放棄　231
躁病、双極性障害における 74, 75, 76

た
退院　6, 26, 65-66, 236, 240
代謝　169
　　骨　164-5
　　肥満と　178
退職　27
対人関係　関係を参照
態度　1, 8, 17, 18, 19, 21, 25, 38, 39, 41, 48, 52, 53, 64, 68, 175, 207, 209
多組織の協働　多組織の多職種のチームを参照
多組織の多職種のチーム　3, 68, 106
　　うつ病　89
　　がん　78
　　筋骨格疾患のケア　94
　　骨粗鬆症による上肢骨折　90
　　心疾患　83, 84
　　統合失調症　101
　　COPDにおける呼吸リハビリテーション　81
　　認知症　85, 86
　　脳卒中　103, 104, 105
　　パーキンソン病　96, 98
多発性硬化症　25
食べること　201-2
単一課題　189-92
短期記憶　131, 132, 234, 235
第一次の健康増進　61
大災害　243-5
第三次の健康増進　61
第二次の健康増進　61
ダウン症候群　91-3
男性(高齢)
　　介護者としての　192

課題の遂行　191
ゲイ　209
高血圧　155
社会的支援　43
女性との比較　18, 60, 191, 212
レジャー活動　212
地域社会　11, 38
　　活動、ICFにおける　188
　　社会的ネットワーク　45-6
チェシントン作業療法神経学的評価バッテリー
　　(COTNAB)、脳卒中　104
知覚　134
　　リバーミード知覚評価バッテリーも参照
知識
　　移転　7
　　の応用、ICFにおける　187, 188-9
知的機能　129
注意　97, 130-1
　　リバーミード行動性無視検査、監督的注意システム、日常の注意力テストも参照
注意の維持　130
注意の維持　130
注意の選択　130
注意の配分　130-1
中間期ケア　65
中枢神経系　122-3, 124
　　記憶と　132
　　処理　133
　　脳、脊髄も参照
腸　167-8
腸　167-8
聴覚機能　137
　　を助ける手がかり　239-40
長期記憶　131, 132
長期ケアのツールキット(WHO)　61
超高齢者における障害の逆説　28
調理　206-7
聴力　聴覚機能を参照
陳述記憶　131, 132
低栄養　177-8
低体温　178-9
手先の器用さ　173, 197, 202, 238
テストステロン　150, 151, 174
　　補充療法　170
手続き記憶　131, 132
手のスプリント、脳卒中患者の　105

手のスプリント、脳卒中患者の　105
てんかん　128
転倒　66, 105-9, 198, 231, 234
　　階段における　198
　　恐怖感　106, 108, 198
　　自宅訪問と予防　94
　　つまずき時の転倒防止メカニズム　125
　　認知症と　105, 106, 107, 235
　　床からの起き上がり　196-7
展望記憶　132, 134
電解質のバランス　169
電動車いす　233
伝導（神経）、速度　123, 124, 125, 133, 137, 138
統合失調症　99-102
糖尿病　154, 174
　　2型　171
　　　肥満と　178
投票　213
特異的免疫　149, 160
動機づけ　129
同質性　17, 21
ドーパミン　124
　　パーキンソン病　96, 124

な

内分泌系　150, 169-72
　　神経筋骨格系と　164
二重課題　131, 133, 191, 192
日常生活活動（ADLs）　186
日常の注意力テスト（TEA）　104
日課、遂行　192
　　日常生活活動も参照
入院不安・抑うつ状態評価尺度（HADS）
　　心疾患　83
　　パーキンソン病　98
　　慢性閉塞性肺疾患　81
入浴　200
　　補助機器　241
ニューヨーク心臓協会の心機能分類　83
尿の随意調節／失禁　173
人間作業モデル　61
人間作業モデルスクリーニングツール（MOHOST）　86, 101
認知機能（と機能障害）　127
　　アセスメント
　　　運転能力と　228, 229-30
　　精神機能も参照
　　認知症　86
　　脳卒中　104
認知行動療法、うつ病　89
認知症　31-2, 61, 63, 67, 84-6, 123, 135
　　アルツハイマー病も参照
　　栄養不良　202
　　学習障害と　91, 92, 93
　　転倒　105, 106, 107, 235
　　における痛み　136
　　配偶者の介護者　161, 208
ネグレクト　47-8
　　セルフネグレクトも参照
ネットワーク、社会的　41-46
年金　17, 60, 209
年齢差別　差別を参照
脳　123-4
　　萎縮　123, 133
　　記憶と　132
　　主要な領域　122
　　損傷　122
　　　バーチャルテクノロジー　236
　　注意と　130
　　脳卒中も参照
脳卒中　55, 102-5, 122
　　性機能　174
　　食べることと飲むこと　201-2
　　転倒　105, 106
　　バーチャルテクノロジー　236
能力、ICFの定義　185
飲むこと　201-2

は

配偶者の介護者　207-8
　　男性　192
　　認知症における　161, 208
　　カップルも参照
排泄　167-8
排泄　200-1
排尿筋過活動　173
肺胞　149, 157
肺（無血管の肺組織）　157
　　慢性閉塞性疾患　79-81, 158
白質の変化や喪失　123, 124, 133
発汗　179
発汗　179

発話　126
反応時間　133
　運転と　228, 230
バランス　138-9, 195, 197
　自信、査定　108
　つまずき時の修正　125
　耳と　137, 138
バーチャルテクノロジー　236
パーキンソン病　95-8, 124, 133, 135, 191, 192
　転倒　105, 106
パーキンソン病統一スケールの改訂版（MDS-UPDRS）、国際運動障害学会による　96
パーソナライゼーション　64-5
パートナーシップ　65
光と照明　237-9
膝、変形性関節症　166
非特異的（先天）免疫　149, 159-160
ヒト中心のケア　64-5
ヒト免疫不全ウイルス（HIV）とAIDS　161, 162
泌尿生殖器系　151, 172-5
泌尿生殖器系　151, 172-5
皮膚　外皮系を参照
肥満　177-8
疲労　25, 77-105, 128, 156, 158, 176, 206, 213
ビタミンD　150, 151, 164-5, 167, 170, 176
　補給　170, 172
病院のケア
　精神疾患、双極性障害　75
　総合病院　65-6
不安と恐怖
　イベント後不安、性機能に影響を与える　174
　転倒と　106, 108, 198
　慢性閉塞性肺疾患　80, 81
フォーカスグループ、研究で用いる　5
不快　174, 201, 203
副甲状腺ホルモン（PTH）　164-5, 170, 176
複数課題　189-92
負傷　外傷を参照
不当な扱い（虐待）　47-8, 153
不眠症　128
フリーラジカル理論　19, 121, 123
紛争と戦争　243, 244, 245, 246
物品の入手　206
　買物も参照
文化　38, 39-41
文書の情報　241, 242

プール活動レベル評価法（PAL）　86
閉塞性肺疾患、慢性　79-81, 158
ヘイフリック限界の理論　19
変形性関節症　93-5, 166
便失禁　168
便秘　168
ペット　46-7
法と法律　64, 66
訪問、自宅　自宅を参照
歩行　198
歩行　191, 194, 198
　生産品　197, 232
補償（サクセスフル・エイジングにおける）　23, 24
ホメオスタシス（平衡／均衡の維持）　146, 175-80
　血液ガス　157
　障害　175-80
　代謝　169
ホルモン補充療法　170
　内分泌系も参照
膀胱　失禁173を参照
勃起障害　174
ボランティア　23, 44-5, 51, 210, 211, 212
保護
　関節　94-5
　高齢者の　64
補助用具　232
ポストポリオ症候群　25, 225
ポリオおよびポストポリオ症候群　25, 225

ま

前かがみの姿勢　196
末梢神経系　122, 125-6
慢性疾患及び障害者法（Chronically Sick and Disabled Persons Act）（1970）　64
慢性閉塞性肺疾患　79-81, 158
味覚　167
味覚　167
ミドルセックス高齢者精神状態評価（MEAMS）、脳卒中　104
ミニメンタルステート検査　86
ミネソタ認知機能評価（CAM）、脳卒中　104
耳
　聴覚機能　聴覚機能を参照
　バランス能力　137, 138
無害と遠隔ケア　234
目　136-7

視覚機能も参照
免疫系　149、159-62
面接インタビュー（研究のための）　5
妄想型統合失調症　99-102
目標の設定、がん　79
物
　　運搬、移動、操作　197-8
　　家庭用品の管理　207
　　を見る　238, 239
物の移動　197-8
物の運搬　197-8
物の操作　197-8

や

薬物乱用　127-8
薬物乱用　127-8
薬物療法　薬を参照
友人　家族（と友人）を参照
友人、の喪失　43-4
有髄神経の変化　124
有病状態、圧縮理論　20-1, 22
有病状態の圧縮理論　20-1, 22
要求（一般的な）、ICFにおける　187, 189-92
用具、支援的　230-43
陽性症状、統合失調症　99
予防接種（ワクチン）、インフルエンザ　158, 160, 204
ヨーロッパ人権条約（1951）　62

ら

『ライフスタイル再構築プログラム』（『ライフスタイル・マターズ』）　31
ライフスタイルホーム　240
リカバリー・スター　76, 101
リスクを取ること　26
離脱理論、老化の　21
立位　195, 232
　　座位からの　196
リバーミード行動記憶検査　104
リバーミード行動性無視検査　104
リバーミード知覚評価バッテリー　104
倫理的問題と遠隔ケア　234
レクリエーションとレジャー　211-12
レジャーとレクリエーション　211-12
レズビアン、ゲイ、バイセクシュアル、トランスジェンダー（LGBT）　209
老嚥（嚥下障害）　168, 168-9

老化　1
　　アクティブな　アクティブ・エイジングを参照
　　異文化間の視点　39-41
　　サクセスフルな　サクセスフル・エイジングの理論
　　　　19-24を参照
　　老年期も参照
老化の社会的モデルと医学モデルの統合（生物心理社会的モデル）　22-4, 186
老人性難聴　137
老人斑　124
老人ホーム　施設または介護施設を参照
老年期うつ病評価尺度（GDS）　89, 98
老年期（人生の後期）
　　個人因子と　個人因子を参照
　　障害を伴う　24-5
　　超高齢期への移行　27-8
　　定義／意味　16-7
老年的超越理論　22

わ

ワクチン、インフルエンザ　158, 160, 204

著者：

ヨアヒム E. ツター (Joachim E. Zuther)
アカデミー・オブ・リンパティック・スタディ（米フロリダ州セバスチャン）設立者
北米リンパ浮腫教育協会(NALEA) 共同設立者

スティーブ ノートン (Steve Norton)
CDT 公認インストラクター, CLT-LANA
ノートンスクール・オブ・リンパティック・セラピー（米ニュージャージー州マッタワン）常任理事
北米リンパ浮腫教育協会(NALEA) 共同設立者

監修・監訳者：

加藤 逸夫 (かとう いつお)
社会医療法人真泉会　今治第一病院名誉院長。公立学校共済組合　四国中央病院名誉院長。徳島大学名誉教授。学会認定日本心臓血管外科名誉専門医、日本脈管学会脈管専門医。心臓血管外科のほか　早くからリンパ浮腫の臨床と研究に従事。後進の育成にも力を注ぐ。今治第一病院名誉院長に就任。所属学会：国際リンパ学会、日本リンパ学会（名誉会員）、日本静脈学会（名誉会員）、日本血管外科学会（名誉会員）、日本脈管学会（特別会員）など。共著：『リンパ浮腫　診療実践ガイド』医学書院、『原発性リンパ浮腫診断治療指針』メディカルトリビューン、『リンパ浮腫診断治療指針　2013』メディカルトリビューンなど。監修書：『リンパ浮腫診療の実際　現状と展望』文光堂、『浮腫疾患に対する圧迫療法　複合的理学療法による治療とケア』文光堂、『リンパ浮腫治療のセルフケア』文光堂など。

佐藤 佳代子 (さとう かよこ)
日本人初のフェルディ式複合的理学療法認定教師資格取得。フォダー式リンパ浮腫セラピスト。ドイツ連邦共和国医療マッサージ師国家資格取得。リンパ浮腫療法士認定(リンパ浮腫療法士認定機構)。NPO法人日本医療リンパドレナージ協会副理事長、主席認定教師。学校法人後藤学園附属リンパ浮腫研究所所長（現職）。リンパ浮腫治療セラピスト育成、リンパ浮腫外来設立支援活動、医療機関や患者会講演、リンパ浮腫に関する著書や医療用品の開発などを行なう。所属学会：国際リンパ学会、欧州リンパ学会、日本脈管学会、日本静脈学会、日本リンパ学会、日本緩和医療学会、日本乳がん学会、日本がん看護学会など。著書：『リンパ浮腫治療のセルフケア』文光堂、『DVD暮らしのなかのリンパ浮腫ケア実践ガイド上巻/下巻』青海社。共著に『リンパ浮腫診療の実際─現状と展望』文光堂、『リンパ浮腫の治療とケア』医学書院、『乳がん・子宮がん・卵巣がん術後のリンパ浮腫を自分でケアする』主婦の友社など。

翻訳者：

藤田 真樹子 (ふじた まきこ)
大阪大学人間科学部人間科学科卒業。翻訳書に『筋骨格系の触診マニュアル』『エビデンスに基づいた徒手療法』『治療効果をあげるための自動的・他動的ストレッチ』（いづれもガイアブックス）など。

Lymphedema Management The Comprehensive Guide for Practitioners
リンパ浮腫マネジメント　〜理論・評価・治療・症例〜

発　　　行	2015 年 12 月 20 日	
発　行　者	吉田　初音	
発　行　所	株式会社 ガイアブックス	
	〒107-0052 東京都港区赤坂1-1　細川ビル	
	TEL.03 (3585) 2214　FAX.03 (3585) 1090	
	http://www.gaiajapan.co.jp	

Copyright GAIABOOKS INC. JAPAN2015
ISBN978-4-88282-940-9 C3047

落丁本・乱丁本はお取り替えいたします。
本書を許可なく複製することは、かたくお断わりします。
Printed in China